Marino's
The Little ICU Book
Second Edition

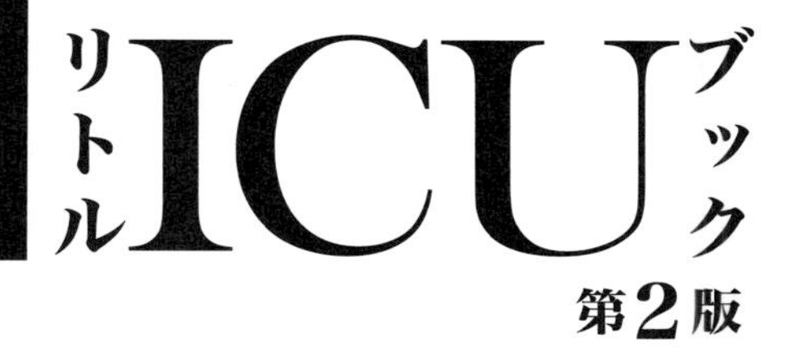

監訳 **稲田英一**

順天堂大学医学部 麻酔科学・ペインクリニック講座 主任教授

Paul L. Marino, MD, PhD, FCCM

Clinical Associate Professor
Weill Cornell Medical College
New York, New York

With contributions from:

Samuel M. Galvagno Jr., DO, PhD, MS, FCCM

Associate Professor
Division Chief, Critical Care Medicine
Associate Medical Director, Surgical Intensive Care Unit
Shock Trauma Center
Program in Trauma and Division of Critical Care Medicine
Department of Anesthesiology
The University of Maryland School of Medicine
Baltimore, Maryland

Lt. Col, USAFR, MC, SFS
Director of Critical Care Air Transport Team (CCATT) Operations
943rd Aerospace Medicine Squadron
943rd Rescue Group Davis-Monthan Air Force Base, Arizona

Illustrations by Patricia Gast

メディカル・サイエンス・インターナショナル

To Daniel Joseph Marino,

my 29 year-old son,

who is well into manhood,

but didn't forget

to bring the boy along.

Authorized translation of the original English edition,
"Marino's The Little ICU Book", Second Edition
by Paul L. Marino

Published by arrangement with Wolters Kluwer

Printed and Bound in Japan

Seek simplicity, and distrust it.

（シンプルな解を求めよ，そしてそれを疑いの目で見よ）

Alfred North Whitehead
The Concept of Nature, 1919

日本語版監訳者の序

“*Marino's the Little ICU Book, 2nd Edition*” は，その名が示す如くその親版である “*Marino's the ICU Book, 4th Edition*”（邦訳：『ICU ブック 第 4 版』，メディカル・サイエンス・インターナショナル刊）のエッセンスをまとめたものである。ただ，小ぶりになってはいるが，その内容はかなり充実したものとなっている。“*Marino's the Little ICU Book, 2nd Edition*” においては，Marino に加え，Galvagno が加わっており，内容も大きく刷新され，より evidence-based な記載が増加している。図表のうち，特に表は大きく変更されており，図も見やすくなっている。

Marino の一貫した考え方に沿って記載されているために，読者も読み進めやすいだろう。通読することをお勧めする。本書を読んでから『ICU ブック』を読むと，より詳細な知識を得ることができるだろう。本書は，白衣のポケットに入れて，随時参照していただくにも便利であろう。

初めて ICU をローテーションする先生方に是非とも読んでいただきたいと考えている。

平成 30 年 3 月 23 日

稲田英一

序文

“*Marino's the Little ICU Book*” 第2版では，初版の意図を守り続けた。すなわち，親本である “*The ICU Book*” の要約版として，重症患者管理に必須の情報を，簡潔に，容易に探し出せる形で提供するという意図である。「リトル本」の構成と章タイトルは親本を反映したものだが，すべての章は書き直され，evidence にもとづく臨床治療ガイドラインでの推奨に重きを置いてアップデートされている。また，この版は Dr. Sam Galvagno との共同作業が実を結んだもので，彼はいくつかの章において，見識と豊富な知識を提供してくれた。

“*Marino's the Little ICU Book, 2nd Edition*” は見た目は小さいかもしれないが，ICU における重症患者の治療に広く役立つ知見がぎっしりと詰め込まれた書籍である。

謝辞

本書のデザインは Patricia Gast の傑出した技術による。彼女はすべての図表とレイアウトについて貢献してくれた。本書は私たちの共同作業による 4 冊目の書籍で，私は彼女の才能と仕事への真摯な姿勢にいつも驚いている。

Wolters Kluwer 社の担当編集者 Keith Donnellan は，著者とその著作物に必要なことを理解するたぐいまれなる能力を持っている。本書を見ればわかるように，彼は真のプロフェッショナルだ。そして，企画編集担当の Kate Heaney には，本書の立案を導き確固たるものにしてくれたことを感謝したい。

監訳者・訳者一覧

■ 監訳者

稲田英一　順天堂大学医学部 麻酔科学・ペインクリニック講座 主任教授

■ 訳者（翻訳章順）

平田直之　札幌医科大学医学部 麻酔科学講座 講師（1，2 章）

祖父江和哉　名古屋市立大学大学院医学研究科 麻酔科学・集中治療医学分野 教授（3 章）

山浦　健　福岡大学医学部 麻酔科学講座 教授（4 章）

稲田英一　順天堂大学医学部 麻酔科学・ペインクリニック講座 主任教授（5，6，7，8，9 章）

飯島毅彦　昭和大学歯学部 全身管理歯科学講座 歯科麻酔科学部門 教授（10，11，12 章）

西村晶子　昭和大学歯学部 全身管理歯科学講座 歯科麻酔科学部門 講師（10，12 章）

香取信之　国立病院機構 東京医療センター 麻酔科・集中治療科 医長（13 章）

下山　哲　自治医科大学附属さいたま医療センター 救命救急センター 助教（14，15，47 章）

石川晴士　順天堂大学医学部 麻酔科学・ペインクリニック講座 教授（16，17 章）

山本俊介　大分大学医学部 麻酔科学講座 助教（18，19 章）

中澤弘一　東京医科大学 麻酔科学分野 教授（20，21，22 章）

廣田弘毅　富山大学附属病院 麻酔科 診療教授（23，24，25 章）

佐々木利佳　富山大学附属病院 麻酔科 診療教授（23，24，25 章）

外山裕章　東北大学病院 麻酔科 講師（26，27 章）

平木照之　久留米大学医学部 麻酔学教室 教授(28，29，30 章)

小山　薫　埼玉医科大学総合医療センター 麻酔科 教授(31 章)

石川岳彦　北海道大学病院 先進急性期医療センター ICU 診療准教授(32，33，44 章)

溝部俊樹　京都府立医科大学大学院 医学研究科 麻酔科学教室 講師(34 章)

本田　完　新潟医療生活協同組合 木戸病院 麻酔科(35 章)

江木盛時　神戸大学大学院医学研究科 外科系講座 麻酔科学分野 准教授(36，37，38 章)

水谷　光　大阪労災病院 麻酔科 部長・中央材料室長(39 章)

紙谷義孝　新潟大学大学院医歯学総合研究科 麻酔科学分野 准教授(40，43 章)

本田博之　新潟大学医歯学総合病院高次救命災害治療センター 集中治療部 副部長(40，43 章)

石田和慶　地域医療機能推進機構徳山中央病院 麻酔科 主任部長(41，42 章)

松永　明　鹿児島大学病院 手術部 部長(45，46 章)

平田一雄　上尾中央総合病院 麻酔科 科長(付録)

目次

VII. 肺疾患

VIII. 人工呼吸

IX. 酸塩基平衡障害

X. 腎臓と電解質の異常

XI. 腹部と骨盤内臓器

XII. 体温障害

XIII. 栄養と代謝

XIV. 神経系障害

注　意

本書の準備に携わった全員が，ここに示された情報が正確であり，確実に実臨床を反映したものとなるよう極力努力した。しかしながら，監訳者，訳者ならびに出版社は，本書の情報を用いた結果生じたいかなる不都合に対しても責任を負うものではない。本書の内容の特定な状況への適用に関しての責任は，医師各自のうちにある。

監訳者，訳者ならびに出版社は，本書に記載した薬物の選択，用量については，出版時の最新の推奨，および臨床状況に基づいていることを確認するよう努力を払っている。しかし，医学は日進月歩で進んでおり，政府の規制は変わり，薬物療法や薬物反応に関する情報は常に変化している。本書に記載されている薬物の情報は，日本での一般的な使用法とは合致しない点もあるので，読者は，薬物の使用にあたっては個々の薬物の添付文書を参照し，適応，用量，付加された注意・警告に関する変化を常に確認することを怠ってはならない。これは，推奨された薬物が新しいものであったり，汎用されるものではない場合に，特に重要である。

Chapter 1

中心静脈アクセス

Central Venous Access

重症患者の血管アクセスとして，胸腹部の大静脈内に長く柔軟性のあるカテーテルの留置がよく行われる。本章では，この中心静脈アクセスを中心に述べる。

I. 感染制御

中心静脈カニュレーション時に推奨される感染予防法を表 1.1 に示す[1, 2]。ここで示された 5 つの方法を包括的に(“バンドル” として)用いることで，カテーテル関連血流感染の発生を効果的に予防することができる[3]。これらの予防法について以下に簡潔に述べる。

A 皮膚の消毒

1. カテーテル挿入前後および手袋着用前後には手洗いが推奨される[1]。可能であれば，アルコール製剤による手指の消毒が望ましいが[1, 4]，石鹸(抗菌作用はあってもなくてもよい)と水洗いによる手洗いも有効である[4]。

表 1.1 中心静脈ラインバンドル

内容	推奨項目
手指の衛生	カテーテル挿入および操作前後には，アルコール製剤を用いた手指消毒または石鹸を用いた手洗いを行う。
防護的予防策	カテーテル挿入および交換の際には，帽子，マスク，滅菌手袋，滅菌ガウン，全身型の滅菌ドレープを使用し，最大限の防護的予防を行う。
皮膚の消毒	クロルヘキシジン溶液を用いてカテーテル挿入部位を消毒し，2 分間乾燥させる。
挿入部位	可能であれば，大腿静脈からの穿刺は避ける。
カテーテル抜去	カテーテルが不要となった場合，速やかに抜去する。

(Institute for Healthcare Improvement[2]より)

2. カテーテル挿入直前に，挿入部位を無菌化しなくてはならない。クロルヘキシジン製剤は生体消毒薬として望ましい[1)]。

a. クロルヘキシジンの利点は長時間の抗菌作用にあり，単回使用で6時間以上の抗菌作用がある。

b. クロルヘキシジンによる消毒後，2分以上皮膚を乾燥させることで抗菌効果は最大となる[1)]。

B 無菌バリア

中心静脈および動脈へのカニュレーションは，感染防御を徹底したうえで行わなくてはならない。帽子，マスク，無菌手袋，無菌ガウンを着用し，頭から足まで無菌ドレープで覆う[1)]。

C カテーテル挿入部位の選択

従来のガイドラインでは[1)]，カテーテル関連敗血症の予防のために，大腿静脈へのカニュレーションは避けるべきとされている。しかしながら，大腿静脈カテーテルによる敗血症の発生率(1,000日間のカテーテル留置あたり2〜3件の感染)は鎖骨下静脈カテーテルや内頸静脈カテーテルによる敗血症発生率と差がないことが臨床研究により示されている[5, 6)]。

II. カテーテル

A カテーテルサイズ

1. 静脈カテーテルのサイズは外径によって表記される。サイズの単位は，メートル法にもとづく**フレンチ**(French：Fr)サイズ，または銅線の太さを表す単位である**ゲージ**(gauge：G)サイズで表記される。

a. フレンチサイズは一連の整数で表され，1 Fr増えるごとに約0.33 mmずつ大きくなる(例えば，1 Fr＝0.33 mm，2 Fr＝0.66 mm)。

b. ゲージサイズ(本来は銅線の太さを表す単位)は他の計測単位との間の単純な関係がないため，換算表を参考にする(付録3)。

B 中心静脈カテーテル

1. **中心静脈カテーテル**(central venous catheter)とは，内頸静脈，鎖骨下静脈，大腿静脈から上大静脈または下大静脈まで挿入されたカテーテルのことを示す。

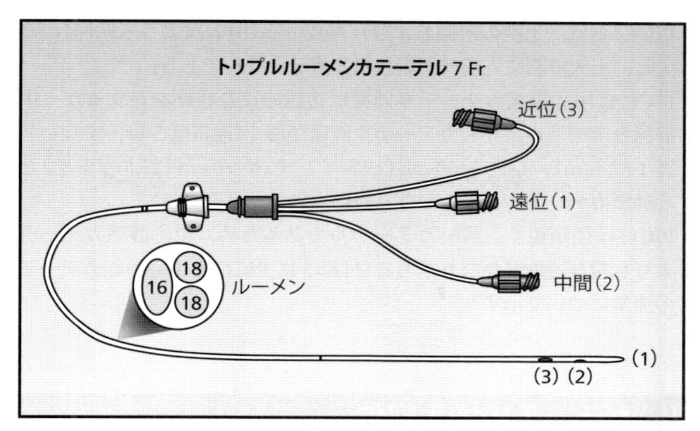

図 1.1　トリプルルーメンカテーテル
各投与経路のゲージサイズとカテーテル遠位端での開口部位を示す。

2. 最近の中心静脈カテーテルは，複数の投与経路を有している。図 1.1 は，臨床で広く用いられるトリプルルーメンカテーテルである。このカテーテルは外径が 2.3 mm (7 Fr) で，16 cm (6 インチ)，20 cm (8 インチ)，30 cm (12 インチ) とさまざまな長さのカテーテルがある(寸法は製造元により異なる)。

C 抗菌薬コーティングカテーテル

1. 中心静脈カテーテルでは，2 種類の抗菌薬コーティングがある。(a) クロルヘキシジン/スルファジアジン銀(Arrow International 社)によるコーティングと(b)ミノサイクリン/リファンピシン(Cook Critical Care 社)によるコーティングである。いずれも，カテーテル関連血流感染症のリスクを軽減する[7)]。

2. ガイドラインでは[1)]，カテーテル留置期間が 5 日以上と予測され，かつ，集中治療室におけるカテーテル関連感染症発生率がきわめて高い場合に，抗菌薬コーティングカテーテルを使用することが推奨されている。

D 末梢挿入中心静脈カテーテル

1. 末梢挿入中心静脈カテーテル(peripherally-inserted central catheter：

PICC)とは，上腕の橈側および尺側皮静脈(肘前窩よりも頭側)から挿入し，上大静脈に先端が留置されるカテーテルである。

2. PICC は中心静脈カテーテル同様に複数の投与経路を有するが，中心静脈カテーテルよりもカテーテル直径が細く(通常は 5 Fr，すなわち外径 1.65 mm)，長さも 50 cm(19.5 インチ)や 70 cm(27.5 インチ)と中心静脈カテーテルよりもかなり長い。
3. PICC は径が細く，長いカテーテルであるため，中心静脈カテーテルよりも投与速度がかなり落ちる(付録 3 に PICC と中心静脈カテーテルの流量について示す)。

III. カテーテル挿入部位

中心静脈カテーテルの 4 つの挿入部位である，内頸静脈，鎖骨下静脈，大腿静脈，肘静脈について以下に簡潔に述べる。

A 内頸静脈

1. 血管の解剖学的位置

a. 内頸静脈は胸鎖乳突筋(図 1.2)の背側に位置し，耳介から胸鎖関節方向に沿って斜め方向へ走行する。下部頸部では，内頸動脈の前外側に位置することが多いが，両者の解剖学的位置関係はさまざまで

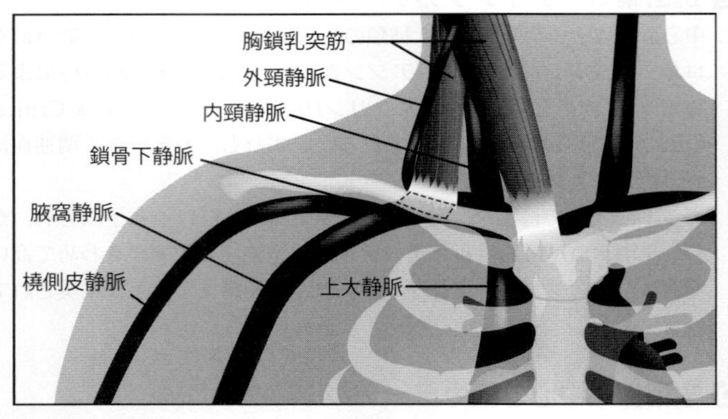

図 1.2　胸部へ流入する太い静脈

ある[16]。

b. 頸部根元で，内頸静脈は鎖骨下静脈と合流し，腕頭静脈(無名静脈)となる。左右の腕頭静脈が合流し上大静脈を形成する。

c. 右内頸静脈は右房まで直線的に走行するため，挿入部位として左内頸静脈よりも望ましい。挿入部位から右房までは，約 15 cm であることから，右内頸静脈から挿入するカテーテルの長さは 15 cm を超えてはならない(カテーテル先端が右房に到達することを避ける)。

2. 挿入時の体位

a. 水平面から 15°頭低位〔トレンデレンブルグ(Trendelenburg)位〕とすることで内頸静脈の直径が 20～25%拡張する[8]。頭低位の角度をさらにあげても静脈直径はほとんど変わらない[8]。

b. 15°頭低位は血管内容量が減少している患者での内頸静脈穿刺を容易にするが，うっ血性疾患患者では必要ない。また，頭蓋内圧亢進患者では頭低位は避ける。

c. 静脈の走行を直線的にするために，頭部を穿刺部と反対方向にわずかに回転させる。正中位から 30°を超えて過度に回転すると，静脈伸展により直径が減少し挿入が難しくなる[16]。

3. 静脈の位置確認

a. 内頸静脈の位置を確認し，安全に穿刺するために超音波画像の標準使用が推奨されている[9]。超音波ガイドにより，穿刺の成功率が向上し，穿刺回数は減少，カニュレーションまでの時間が短縮し，内頸動脈穿刺リスクが減少することが報告されている[9-11]。

b. 内頸静脈と内頸動脈の断面像を描出するため，胸鎖乳突筋頭で構成される三角部を横切るように超音波プローブをあてる(図 1.2)。この操作により図 1.3 のような画像が得られる。左図では，内頸静脈が内頸動脈の前外側に位置している。超音波プローブを下方へ圧迫すると右図のように内頸静脈は虚脱する(この方法は内頸静脈と内頸動脈を見分ける簡便な方法でもある)。

4. 合併症

a. 内頸静脈穿刺時の最も避けるべき合併症は内頸動脈穿刺である。内頸動脈穿刺の発生率は，ランドマーク法で 0.5～11% [10-12]，超音波ガイド下で 1%と報告されている[10]。

b. 内頸静脈穿刺は頸部処置のため気胸の発生は考えにくいが，ランドマーク法による内頸静脈穿刺の気胸発生率は，1.3%と報告されて

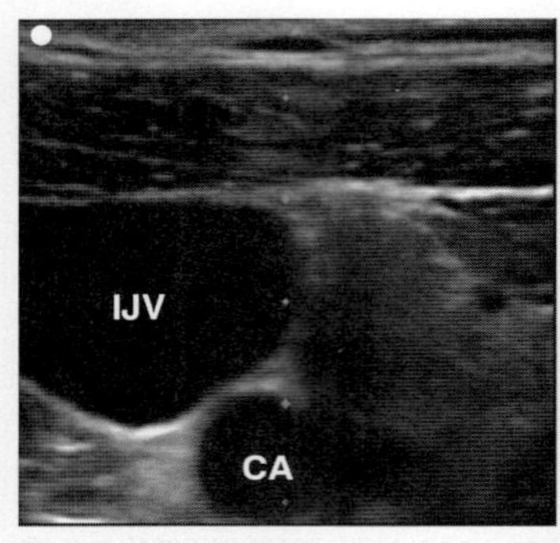

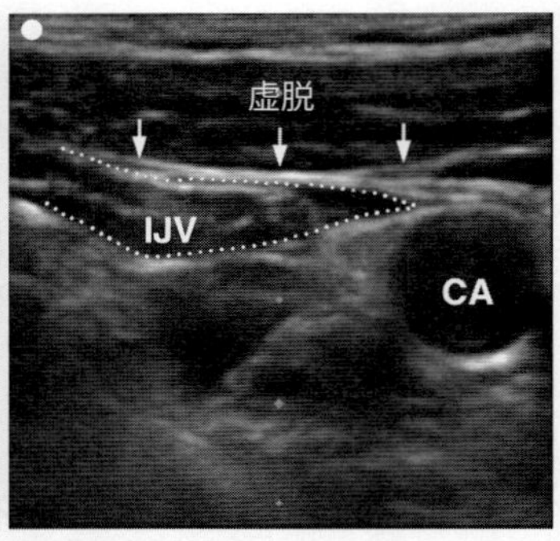

図 1.3　右内頸静脈(IJV)と右内頸動脈(CA)の超音波画像
右図は，皮膚の上からの圧迫による静脈虚脱を示している。左上の白い丸印は，それぞれの画像における外側を示す。(画像は Cynthia Sullivan，RN と Shaun Newvine，RN の厚意による)

いる[10]。

B 鎖骨下静脈

1. 血管の解剖学的位置

a. 鎖骨下静脈は腋窩静脈から続いており，第 1 肋骨上を通過する(図 1.2 参照)。鎖骨下静脈の大部分は鎖骨背側を走行し，胸腔入口部で内頸静脈と合流し腕頭静脈となる。

b. 鎖骨下静脈の背側には前斜角筋とともに横隔神経が位置している。横隔神経は，鎖骨下静脈の背足側で接している。前斜角筋のさらに背側には鎖骨下動脈と腕神経叢が位置している。

c. 鎖骨下静脈は周辺の強固な筋膜により固定されているため，血管径(仰臥位では直径 7～12 mm)は内頸静脈のように呼吸性変動することはない[13]。そのため，血管内容量減少でも鎖骨下静脈は虚脱しないとする意見もあるが，議論の分かれるところである[14]。

2. 挿入時の体位

a. 頭低位により鎖骨下静脈は 8～10%拡張し[13]，穿刺が容易となる。

b. 肩の伸展や肩の下に枕をおくことなどで穿刺が容易になると考えられているが，これらの方法は，実際には鎖骨下静脈の横断面を減少させる[13, 15]。

3. 静脈の位置確認

a. 鎖骨下静脈は鎖骨により超音波透過が阻害されるため，超音波画像として示すことが難しい。そのため，ランドマーク法が今もなお一般的な方法である。

b. 鎖骨下静脈は胸鎖乳突筋の鎖骨筋頭を同定することで位置を把握することができる(図 1.2 参照)。この部位で，鎖骨下静脈は鎖骨背側に位置しており鎖骨の上方および下方からカニュレーションが可能である。この部分の鎖骨に，図 1.2 に示すように小さな長方形の印をつけることで，刺入部の目印となる。

4. 合併症

a. ランドマーク法を用いた鎖骨下静脈カニュレーションの合併症としては，鎖骨下動脈穿刺(≦5％)，気胸(≦5％)，腕神経叢損傷(≦3％)，横隔神経損傷(≦1.5％)があげられる[11, 14]。

b. 鎖骨下静脈カテーテル抜去後，数日から数カ月は鎖骨下静脈狭窄が生じる可能性があり，その発生率は 15〜60％と報告されている[16]。そのため，(動静脈シャントを用いた)透析アクセスが必要となる患者では，シャント側での鎖骨下静脈穿刺は避けなくてはならない[16]。

C 大腿静脈

1. 血管の解剖学的位置

大腿静脈は伏在静脈から続く鼠径部の静脈で，図 1.4 に示すように大腿動脈，大腿神経とともに大腿三角部に位置している。鼠径皺の高さで，大腿動脈の内側，皮下数 cm を走行している。下肢を外転することで大腿静脈へのカニュレーションは容易となる。

2. 静脈の位置確認

大腿静脈は外転位でのカニュレーションが容易である。

a. 鼠径部の皺の中間地点より内側直下で大腿動脈拍動を触知し，大腿静脈の位置を把握する。

b. 可能であれば，超音波プローブを用いる。大腿動脈拍動を触知できる部位に超音波プローブをあて，横断面を描出する。図 1.3 で示したように，静脈は圧迫により虚脱することで同定できる。

c. 超音波画像を使用できないときは，動脈触知部位から 1〜2 cm 内側部から試験穿刺する(針先は 12 時方向)。皮下 2〜4 cm で大腿静脈へ達する。

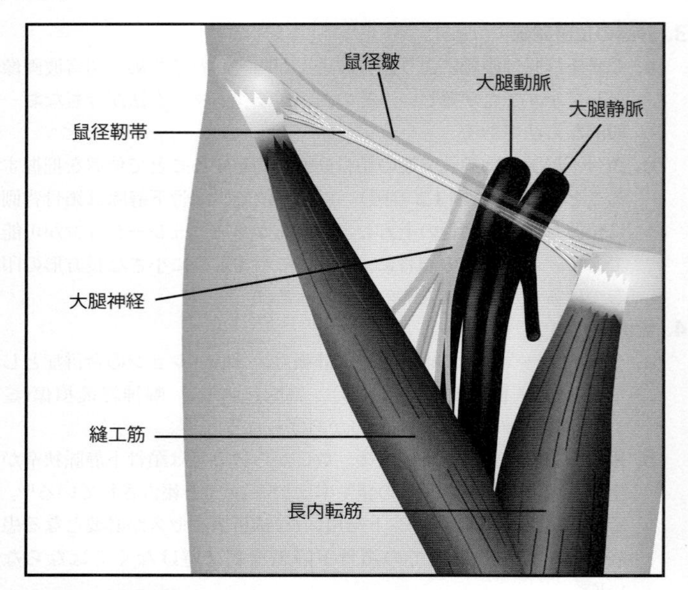

図 1.4　大腿三角部の解剖

3. 合併症

a. 大腿静脈カニュレーションの合併症として，大腿動脈穿刺，大腿静脈血栓症，カテーテル関連敗血症があげられる。

b. カテーテル関連血栓症は，疑われている以上に生じていると考えられているが，ほとんどの症例で無症状である。留置された大腿静脈カテーテルに関する研究において，超音波法を用いて血栓が認められた症例は10％であったが，臨床的に明らかな血栓症を生じた症例は1％未満であったと報告されている[17]。

c. 大腿静脈カニュレーションによる感染症発生リスクは，前述のように(本章 I-C 項)，他の部位からの中心静脈カテーテルによる感染症発生リスクと差がない[5, 6]。

D 末梢挿入中心静脈カテーテル

1. 末梢挿入中心静脈カテーテル(PICC)は，上腕の橈側皮静脈および尺側皮静脈から挿入し，上大静脈に達する長いカテーテル(50〜70 cm)

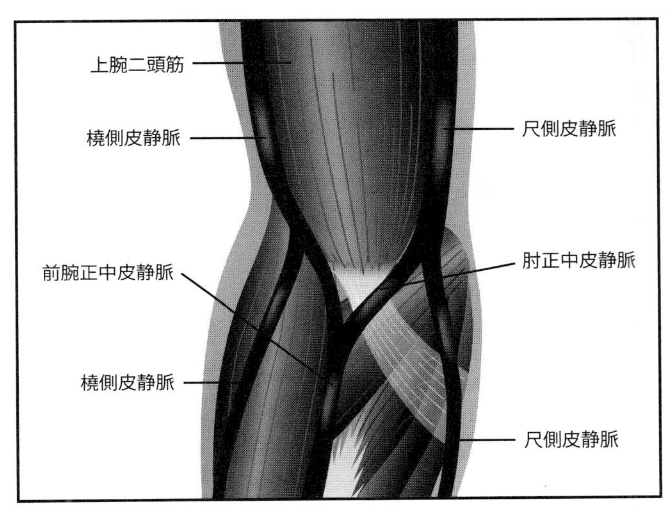

図 1.5　右上腕肘前窩領域における主要な血管

である(図 1.5)。尺側皮静脈は上腕内側面を上行しており，橈側皮静脈よりも内径が大きく，より直線的な走行を示すため，PICC 刺入に適している。

2. PICC の利点は，中心静脈カテーテルと比較すると患者が快適で動きやすいこと，中心静脈カテーテル留置に伴う合併症(気胸など)を避けることができる点にある。

3. PICC の合併症として最も多いのはカテーテルによる腋窩静脈や鎖骨下静脈の血栓症である。PICC 留置患者では，血栓性静脈閉塞による上腕の腫脹が 2～11％発生すると報告されている[18, 19]。血栓症の既往を有する患者[18]や癌患者[19]で本合併症のリスクが高い。

4. PICC による敗血症は 1,000 日間のカテーテル留置で 1 例の発症率と報告されており[20]，中心静脈カテーテルと同等である。

IV. 早期合併症

A 静脈空気塞栓

中心静脈内への空気の流入は中心静脈カテーテルの致死的合併症となる可能性がある[21, 22]。

1. 病態生理

a. 血管内カテーテルが胸腔内静脈に留置される際にカテーテル末端が大気に開放されていると，自発呼吸により生じた胸腔内陰圧により，空気が静脈循環へ吸引される。

b. 静脈内空気容量と吸引速度は静脈空気塞栓症の重症度に影響する。200〜300 mL（3〜5 mL/kg）の空気が数秒間で静脈内に吸引されると致死的合併症を招く[22]。

c. 静脈空気塞栓により，急性右心不全（右室内空気貯留による血流障害），毛細血管への漏出による肺水腫，急性塞栓性脳梗塞（卵円孔を通過した気泡による）を生じる可能性がある[22]。

2. 予防策

陽圧呼吸は静脈空気塞栓の予防法の1つであり，全呼吸周期において持続陽圧呼吸が行われている場合には本合併症は発生しない。自発呼吸患者で内頸静脈や鎖骨下静脈からのカテーテル挿入を行う場合には，頭低位（トレンデレンブルグ位）で手技を行うことで本合併症発生リスクを減らすことができる。十分な予防策を講じることで，症状を有する静脈空気塞栓症の発生率は1％未満に抑えられると考えられる[21]。

3. 臨床症状

a. 静脈空気塞栓症は臨床的に無症状のことがある[21]。

b. 有症状の場合に最初に現れる症状は，重篤な咳嗽を伴う突然の呼吸困難である。

c. 重症例では，低血圧，無尿，意識障害（心原性ショックによる）が急速に進行する。右室で空気と血液が混合することにより，心血管系虚脱の直前には，ドラムの音のような水車様雑音が生じる[22]。

4. 診断

a. 静脈空気塞栓症は通常，臨床的に診断される。

b. 時間的に許容される場合は，経胸壁ドプラ超音波法を用いることで心臓内の空気を認識できる[22]（ドプラ超音波法は流速を音に変換するため，心臓内の空気は特徴的な高いピッチ音を生じる）。

5. 対処方法

静脈空気塞栓の初期管理は，呼吸循環サポートである。以下に述べる処置には十分なエビデンスがないが，有用であるかもしれない[22)]。

- **a.** 中心静脈カテーテルから空気の流入が疑われた場合は，カテーテル末端からシリンジを用いて空気の吸引を行う。
- **b.** 純酸素呼吸により毛細血管内を脱窒素化することで，肺循環内の空気容量を減らすことが可能かもしれない。
- **c.** 右室流出路が空気でブロックされることを防ぐことを目的とした左側臥位は，従来から行われる方法の 1 つである。
- **d.** 胸骨圧迫は肺流出路から空気を押し出し，肺循環維持に役立つかもしれない。

B 気胸

1. 気胸は鎖骨下静脈カテーテル留置の際に危惧すべき合併症で，発生率は 5%以下と報告されている[11, 14)]。
2. ポータブル胸部 X 線撮影は，胸膜内の空気を認識することが難しい。特に仰臥位では腹側に空気が貯留するため感度は低い[23)]。
3. 超音波検査はポータブル胸部 X 線撮影と比較すると感度が高く，胸膜内の空気を認識できる可能性がある[24)]。超音波検査をすぐに施行できるのであれば，ICU 患者での気胸診断の手段となる。

C カテーテル先端の位置

中心静脈カテーテルおよび PICC の留置位置異常は 5〜12％で生じるため[11, 20)]，カテーテル挿入後は胸部 X 線撮影を行い，適正な位置かどうか評価する。

1. 適正な留置位置

中心静脈カテーテルや PICC は，上大静脈または大静脈に留置され，カテーテル先端が右房の 1〜2 cm 上方に位置しなくてはならない。気管分岐部(気管が左右の主気管支に分岐している部分)は上大静脈と右房の境界直上に位置しており，カテーテル先端位置評価の目印として有用である[26)]。中心静脈カテーテルの適切な位置を図 1.6 に示す。カテーテル先端は気管分岐部の直上に位置している。

2. 右房内留置

カテーテル先端が気管分岐部以下に位置している場合は，先端が右房内にある可能性が高い。右房内カテーテルは右房穿孔や心タンポナー

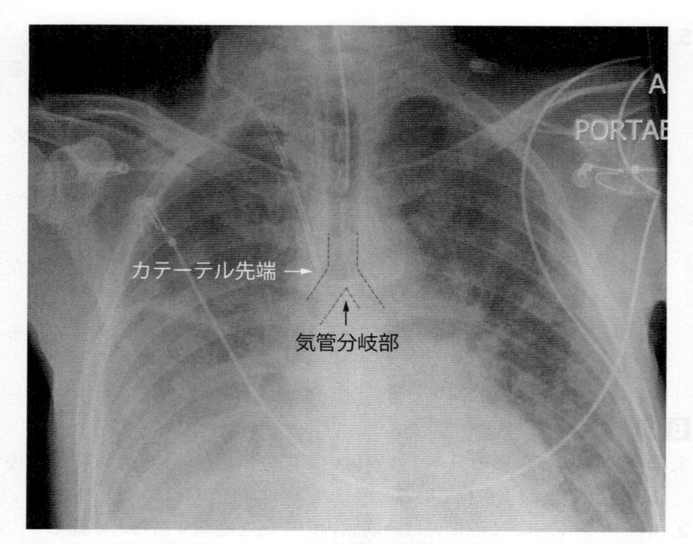

図 1.6　中心静脈カテーテル先端が気管分岐部の直上に位置しており，正しく留置されていることを示すポータブル胸部X線写真
画像処理によりカテーテルが強調されている。

デのリスクがあるため[27)]，先端が気管分岐部を越えている場合には，カテーテルを引き戻すことが一般には望ましい。しかしながら，ある研究では中心静脈カテーテル先端の右房内留置が25％も生じていたと報告されている[28)]。にもかかわらず，中心静脈カテーテルによる右房穿孔合併症はきわめてまれであり[27)]，右房内留置カテーテルの位置調整については議論の分かれるところである。

参考文献

1. O'Grady NP, Alexander M, Burns LA, et al. and the Healthcare Infection Control Practices Advisory Committee（HICPAC）. Guidelines for the Prevention of Intravascular Catheter-related Infections. *Clin Infect Dis* 2011; 52:e1-e32.
2. Institute for Healthcare Improvement. Implement the central line bundle. Available at www.ihi.org/resources/Pages/Changes/ImplementtheCentralLineBundle.aspx（Accessed July 11, 2014）.

3. Furuya EY, Dick A, Perencevich EN, et al. Central line bundle implementation in U.S. intensive care units and impact on bloodstream infection. *PLoS ONE* 2011; 6 (1) : e15452. (Open access journal available at www.plosone.org (Accessed November 5, 2011).)
4. Tschudin-Sutter S, Pargger H, and Widmer AF. Hand hygiene in the intensive care unit. *Crit Care Med* 2010; 38(Suppl):S299-S305.
5. Deshpande K, Hatem C, Ulrich H, et al. The incidence of infectious complications of central venous catheters at the subclavian, internal jugular, and femoral sites in an intensive care unit population. *Crit Care Med* 2005; 33:13-20.
6. Parienti J-J, Thirion M, Megarbane B, et al. Femoral vs jugular venous catheterization and risk of nosocomial events in adults requiring acute renal replacement therapy. *JAMA* 2008; 299:2413-2422.
7. Casey AL, Mermel LA, Nightingale P, Elliott TSJ. Antimicrobial central venous catheters in adults: a systematic review and metaanalysis. *Lancet Infect Dis* 2008; 8:763-776.
8. Clenaghan S, McLaughlin RE, Martyn C, et al. Relationship between Trendelenburg tilt and internal jugular vein diameter. *Emerg Med J* 2005; 22:867-868.
9. Feller-Kopman D. Ultrasound-guided internal jugular access. *Chest* 2007; 132:302-309.
10. Hayashi H, Amano M. Does ultrasound imaging before puncture facilitate internal jugular vein cannulation? Prospective, randomized comparison with landmark-guided puncture in ventilated patients. *J Cardiothorac Vasc Anesth* 2002; 16:572-575.
11. Ruesch S, Walder B, Tramer M. Complications of central venous catheters: internal jugular versus subclavian access - A systematic review. *Crit Care Med* 2002; 30:454-460.
12. Reuber M, Dunkley LA, Turton EP, et al. Stroke after internal jugular venous cannulation. *Acta Neurol Scand* 2002; 105:235-239.
13. Fortune JB, Feustel. Effect of patient position on size and location of the subclavian vein for percutaneous puncture. *Arch Surg* 2003; 138:996-1000.
14. Fragou M, Gravvanis A, Dimitriou V, et al. Real-time ultrasoundguided subclavian vein cannulation versus the landmark method in critical care patients: A prospective randomized study. *Crit Care Med* 2011; 39:1607-1612.
15. Rodriguez CJ, Bolanowski A, Patel K, et al. Classic positioning decreases cross-sectional area of the subclavian vein. *Am J Surg* 2006; 192:135-137.
16. Hernandez D, Diaz F, Rufino M, et al. Subclavian vascular access stenosis in dialysis patients: Natural history and risk factors. *J Am Soc Nephrol* 1998; 9:1507-1510.
17. Parienti J-J, Thirion M, Megarbane B, et al. Femoral vs jugular venous catheterization and risk of nosocomial events in adults requiring acute renal replacement therapy. *JAMA* 2008; 299:2413-2422.
18. Evans RS, Sharp JH, Linford LH, et al. Risk of symptomatic DVT associated with peripherally inserted central catheters. *Chest* 2010; 138:803-810.
19. Hughes ME. PICC-related thrombosis: pathophysiology, incidence, morbidity, and the effect of ultrasound guided placement technique on occurrence in cancer patients. *JAVA* 2011; 16:8-18.

20. Ng P, Ault M, Ellrodt AG, Maldonado L. Peripherally inserted central catheters in general medicine. *Mayo Clin Proc* 1997; 72:225-233.
21. Vesely TM. Air embolism during insertion of central venous catheters. *J Vasc Interv Radiol* 2001; 12:1291-1295.
22. Mirski MA, Lele AV, Fitzsimmons L, Toung TJK. Diagnosis and treatment of vascular air embolism. *Anesthesiology* 2007; 106:164-177.
23. Tocino IM, Miller MH, Fairfax WR. Distribution of pneumothorax in the supine and semirecumbent critically ill adult. *Am J Radiol* 1985; 144:901-905.
24. Collin GR, Clarke LE. Delayed pneumothorax: a complication of central venous catheterization. *Surg Rounds* 1994; 17:589-594.
25. Xirouchaki N, Magkanas E, Vaporidi K, et al. Lung ultrasound in critically ill patients: comparison with bedside chest radiography. *Intensive Care Med* 2011; 37:1488-1493.
26. Stonelake PA, Bodenham AR. The carina as a radiological landmark for central venous catheter tip position. *Br J Anaesth.* 2006; 96:335-340.
27. Booth SA, Norton B, Mulvey DA. Central venous catheterization and fatal cardiac tamponade. *Br J Anaesth.* 2001; 87:298-302.
28. Vezzani A, Brusasco C, Palermo S, et al. Ultrasound localization of central vein catheter and detection of postprocedural pneumothorax: an alternative to chest radiography. *Crit Care Med* 2010; 38:533-538.

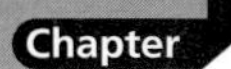

血管内留置カテーテル

The Indwelling Vascular Catheter

本章では血管内留置カテーテル，特に中心静脈カテーテルにおける日常のケアと有害事象について述べる。

I. カテーテルの日常のケア

血管内留置カテーテルの，日常のケアにおける推奨項目について表 2.1 にまとめた。

A カテーテル挿入部のドレッシング

1. カテーテル留置継続のために，挿入部は滅菌ドレッシング材で覆う。滅菌ガーゼのパッドまたは粘着性のある透明プラスチック膜で覆う〔**閉鎖性ドレッシング**(occlusive dressing)〕。

表 2.1 推奨されるカテーテルの日常ケア

内容	推奨項目
滅菌ドレッシング	接着性透明ドレッシング材はカテーテル挿入部位の観察が行えるため推奨される。 滅菌ガーゼによるドレッシングは，挿入部位の乾燥状態を維持することが困難である場合に用いる。 接着性透明ドレッシング材と滅菌ガーゼによるドレッシングは，カテーテルへの菌定着防止作用は同等である。
抗菌ジェル	透析カテーテル以外では，抗菌ジェルをカテーテル挿入部位に使用してはならない。
カテーテルの交換	中心静脈カテーテルの定期的な交換は推奨されない。
カテーテルのフラッシュ	カテーテルをフラッシュする溶液としてヘパリンの使用は避ける。

(参考文献 1 の臨床実践ガイドラインより)

2. 閉鎖性ドレッシングに用いる透明膜は半透過性のため，皮下の水蒸気を透過させるが液体分泌物は透過させない。そのため，皮下の過度の乾燥を防ぎ，創傷治癒に有益な湿潤環境を作り出す。
3. 透明膜による閉鎖性ドレッシングが望ましい理由として，カテーテル挿入部を日常的に観察ができることがあげられる。カテーテル挿入部の乾燥状態を保つことが難しい場合は，滅菌ガーゼによるドレッシングが望ましい[1)]。
4. 滅菌ガーゼおよび透明膜は，カテーテル感染の予防効果はほぼ同等である[1, 2)]。しかしながら，閉鎖性ドレッシングによりドレッシング材下に水分が貯留すると細菌繁殖の温床となるため[2)]，水分貯留を認めた場合は速やかに交換しなくてはならない。

B 抗菌ジェル

カテーテル挿入部に抗菌ジェルを使用しても，カテーテル関連感染は減少しない[1)]。例外的に，透析カテーテルでは有用と報告されている[3)]。したがって，透析カテーテルだけは，透析後に抗菌ジェルを使用することが推奨されている[1)]。

C カテーテルのフラッシュ

1. 血管内カテーテルは，血栓閉塞を防ぐために一定期間ごとにフラッシュが行われる。
2. 従来，カテーテルのフラッシュには，ヘパリン化(10〜1,000 IU/mL)生理食塩液が用いられてきたが，ヘパリン誘発性血小板減少症のリスクのため，ヘパリン使用は避ける傾向にある(第12章参照)。
3. 静脈カテーテルのフラッシュは，生理食塩液単独でもヘパリン化生理食塩液と同等の効果があるとされるが[4)]，動脈カテーテルでは異なる[5)]。動脈カテーテルの開通を維持するために，ヘパリンの代わりとして1.4%クエン酸ナトリウムが適している[6)]。

D カテーテルの交換

1. 中心静脈カテーテルを定期的に交換しても(ガイドワイヤーを用いた交換，または新たな穿刺による交換にかかわらず)カテーテル関連感染症は減少せず[7)]，むしろ合併症(機械的合併症や感染)を助長する可能性がある[8)]。そのため，**中心静脈カテーテルの定期的な交換は推奨されていない**[1)]。末梢挿入中心静脈カテーテル(pheripherally-inserted

central catheter：PICC)，透析カテーテル，肺動脈カテーテルについても同様である[1]。

2. カテーテル挿入部周辺に紅斑を認めた場合でも，紅斑のみでは感染を示す所見ではないため，カテーテル交換は必須ではない[9]。

3. カテーテル挿入部より排膿を認めた場合のカテーテル交換は，新たな血管穿刺部位から挿入しなければならない。

II. 非感染性合併症

A カテーテルの閉塞

中心静脈カテーテルの閉塞は，血栓や投与薬物による不溶性沈殿物が原因となり生じる。ガイドワイヤーを用いた閉塞物の除去は，塞栓症のリスクがあるため避ける。その代わりに，次に述べる薬物を用いた閉塞物溶解が望ましい。

1. 血栓閉塞

血栓症(カテーテル内への血液逆流による)はカテーテル閉塞の原因として最も多い[10]。血栓溶解薬であるアルテプラーゼ(組換え型組織プラスミノゲン活性化因子)は閉塞カテーテルの 80〜90％を再開通させる[11, 12]。Cathflo Activase™ (Genentech 社)は閉塞性カテーテルの再開通目的に広く用いられている[12]。

2. 非血栓性閉塞

a. 不溶性沈殿物によるカテーテル閉塞は，不溶性薬物(ジアゼパム，ジゴキシン，フェニトイン，トリメトプリム・スルファメトキサゾール合剤)や陽イオン陰イオン複合体(リン酸カルシウムなど)により生じる[13]。希釈酸(0.1 N 塩酸)注入は上記沈殿物の溶解に有用である[14]。

b. 脂肪製剤(プロポフォールや経静脈脂肪製剤)の脂質残留物はカテーテル閉塞の要因の 1 つである。70％エタノール注入は脂肪性異物を溶解し，カテーテルを再開通させる[13]。

B 静脈血栓症

カテーテル先端の血栓は中心静脈留置カテーテルの 40〜65％で生じていることが示され(超音波検査や静脈造影を用いた研究にもとづく)[15, 16]，癌患者で特に多いとされる[16]。しかしながら，有症状(閉塞性)血栓症の発生頻度は低く[15-17]，最も発生頻度の高い大腿静脈カテーテルで発生率が

3.4%，PICC で 3%と報告されている[17, 18]。

1. 上肢の血栓症

a. 腋窩静脈や鎖骨下静脈の血栓閉塞は上腕の腫脹を生じ，知覚異常や運動麻痺を合併することがある[19]。血栓が伸展して上大静脈まで及び，**上大静脈症候群**(頭部腫脹など)を生じることはまれである[20]。

b. 症状のある肺動脈血栓症の発症率は，上肢の血栓閉塞症の 10%未満である[19]。

c. 圧迫超音波検査(図 1.3 はこの方法の一例)は上肢血栓症で選択される検査法で，感度および特異度ともに 95%以上を示す[19]。

d. 上肢の血栓症には抗凝固療法が推奨され[19]，下肢血栓症と同じ治療法を用いる(第 4 章参照)。原因となっているカテーテルの抜去は必ずしも必要ではないが，上腕の腫脹が顕著で痛みがある場合や抗凝固療法を行えない場合には抜去を考慮する[19]。

C 血管穿孔

1. 上大静脈穿孔

a. 上大静脈穿孔は左側から中心静脈カテーテルを挿入し，中心静脈カテーテル先端が，上大静脈側壁に直角に進んだ場合に最も生じやすい。

b. 特異的な臨床症状はなく，胸部 X 線写真上，突然生じた縦隔拡大や胸水により穿孔が疑われることが多い(図 2.1)[21]。

c. 大静脈穿孔が疑われた場合は，輸液などの投与を速やかに中止しなくてはならない。胸腔穿刺により，胸水に輸液製剤の成分などが認められれば本合併症の可能性がある。造影剤をカテーテルから投与し，縦隔が造影された場合に診断が確定する。

d. 確定診断がなされた場合は，カテーテルはすぐに抜去しなくてはならない(カテーテル抜去は縦隔出血を引き起こさない)[21]。胸水が感染によるものでなければ，抗菌薬治療は必要ない[21]。

2. 右房穿孔

a. 右房穿孔(続発性心タンポナーデを伴う)は中心静脈カテーテルの合併症としてはまれであるが，見落とされることも多く，発症した場合の死亡率は 40〜100%に達する[22]。

b. 心タンポナーデの初期症状は突然の呼吸困難で，1 時間以内に心血管虚脱に至る。超音波法を用いて，心膜液貯留と拡張期の右房虚脱所見により診断する。

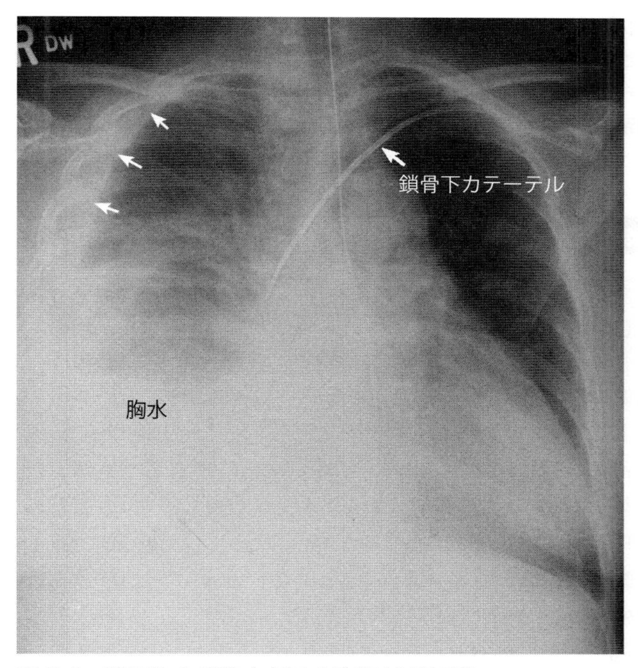

図 2.1　著明な右側胸水を示す胸部 X 線写真
左側から挿入された中心静脈カテーテルが上大静脈を穿孔したために生じたもの。画像は John E. Heffner, MD の厚意による。（参考文献 21 より）

c. 迅速な心膜穿刺が必要であり，心膜血腫が繰り返される場合には，緊急開胸術が必要となるかもしれない。

d. この合併症を防ぐためには，予防が最も重要である。すなわち，カテーテル先端が気管分岐部を越えないように適切に留置することが重要である（図 1.6 参照）。

III. カテーテル関連感染症

（注意：本章では，カテーテル関連血流感染に関与しない末梢静脈カテーテルについては述べない)。病原菌は中心静脈カテーテルの血管内挿入部位に定着し，血流により播種する。表 2.2 に ICU の各ユニットにおけるカテーテル関連血流感染の発生率を示す[23]。血流感染の頻度は，カテーテル留置日数という観点から示される点に留意する(カテーテルが留置されている間は，日々感染リスクがあるため)。

表 2.2 2010 年米国におけるカテーテル関連血流感染症(CABI)の発生率

ICU の種類	1,000 日カテーテル留置における感染症発生率	
	感染率(pooled mean)	範囲(10〜90%)
熱傷ユニット	3.5	0〜0.8
外傷ユニット	1.9	0〜4.0
内科ユニット	1.8	0〜3.5
外科ユニット	1.4	0〜3.2
内科外科ユニット	1.4	0〜3.1
冠動脈疾患ユニット	1.3	0〜2.7
脳外科ユニット	1.3	0〜2.7
心臓胸部外科ユニット	0.9	0〜2.0

大学病院など教育病院の ICU におけるデータ。(National Healthcare Safety Network [23] より)

A 定義

中心静脈カテーテルに起因する感染症を同定するために用いられる定義について以下に示す*1。

1. catheter-associated bloodstream infection(CABI)は血管内カテーテル以外に感染源が見あたらない血流感染症である。この定義は，臨床調査のために使用される定義であり(表 2.2 はその一例)，感染が疑われるカテーテルでの菌増殖を証明する必要はない。
2. catheter-related blood stream infection(CRBI)は，末梢血で同定された細菌が，カテーテル先端やカテーテル経由で採取された血液からも同定され，末梢血よりも有意量の菌が検出された血流感染症である(有意量の基準については後述する)。これは，実際の臨床診療で用いられる定義であり，末梢血で同定された菌がカテーテル感染と関連していることが示されなくてはならない。

3. CABI の診断基準(臨床調査で使用)は CRBI の診断基準(実際の臨床診療で使用)ほど厳密ではないため，臨床調査では CRBI 発生率を過大評価していると考えられる[24]。

B 臨床的特徴

1. CRBI はカテーテル挿入後 48 時間以内に発症することはない。
2. CRBI の臨床症状は非特異的である(発熱や白血球増加など)。
3. カテーテル挿入部の炎症から敗血症の存在を予測することは難しく[12]，挿入部からの排膿は，血流へ波及しない血管外感染の所見である可能性がある[2]。
4. CRBI を臨床的見地から診断することは困難であり，確定診断および除外診断のためには次に述べる何らかの培養検査が必要である(表 2.3 参照)。

表 2.3　カテーテル関連血流感染症(CRBI)診断のための培養方法

培養方法	CRBI 診断基準[a]
カテーテル先端の半定量的培養	カテーテル先端と末梢血の細菌が同じであり，カテーテル先端の細菌が 24 時間以内に 15 コロニー形成単位(CFU)以上増殖する。
定量的血液培養	末梢血とカテーテル血の細菌が同じであり，カテーテル血の細菌コロニー数が末梢血の細菌コロニー数の 3 倍以上である。

a：参考文献 25 より

C カテーテル先端部分の培養

カテーテル関連血流感染症が疑われた場合の最も一般的なアプローチは，カテーテル先端の培養と末梢静脈血液培養の併用である。この場合，カテーテルを抜去する必要がある。

＊1 訳注：catheter-associated bloodstream infection (CABI) と catheter-related blood stream infection (CRBI) はいずれもカテーテル関連血流感染症と訳されるが，定義が異なる。

1. カテーテル抜去は滅菌環境下で行い，カテーテル先端部分 2 インチ(約 5 cm)を切り取り滅菌培養チューブに保存する。

2. カテーテル先端の培養は，半定量的方法である“ロールプレート”法で行う。ロールプレート法は，カテーテル先端を血液培地プレート上で直接回転させる方法で，24 時間以内にプレート上に出現したコロニー形成単位(colony forming unit：CFU)の数で評価する。

3. プレート上で 15 CFU 以上の菌増殖を認め，同じ菌が血液培養でも分離された場合に，CRBI と診断される[25]。

4. 以上の方法が CRBI の代表的診断法であるが，以下のような欠点があげられる。

　a. カテーテルを抜去する必要があり，感染が疑われた抜去カテーテルの 3 分の 2 以上では，培養で菌が検出されない[26]。

　b. カテーテル内腔面に存在する感染について認識できない(菌がカテーテル接続部を介して定着している場合がある)。

D 定量的血液培養

定量的血液培養では，カテーテル抜去を必要としない。カテーテルが感染原因である場合，カテーテルを介して吸引した血液は，末梢血よりも菌がより多く存在するであろうという予測にもとづく方法である。この方法では，血液中の菌の密度を定量的に評価する必要があり，培養結果は血液 1 mL あたりの CFU 数(CFU/mL)として示される。

1. 血液サンプルは特殊なチューブに採取する(例えば，Isolator Culture System，DuPont 社)。このチューブには，細胞を溶解し細胞内の菌を放出させる物質が含まれている。

2. 感染の原因と考えられるカテーテル(複数のルーメンを有するカテーテルでは，遠位に位置するルーメンを使用する)を吸引して血液を採取し，末梢静脈からも血液を採取する。

3 同じ菌が両方の血液から検出され，カテーテル吸引による血液中の菌密度(CFU/mL)が末梢血液の菌密度の 3 倍以上である場合に CRBI と確定診断される。CRBI と診断された症例での菌増植密度を比較した例を図 2.2 に示す[27]。

4. この方法では，カテーテル外面の感染を確認することは困難であるが，カテーテル先端の培養(一般的な方法)と比較しても診断精度は 94％と高い[24]。

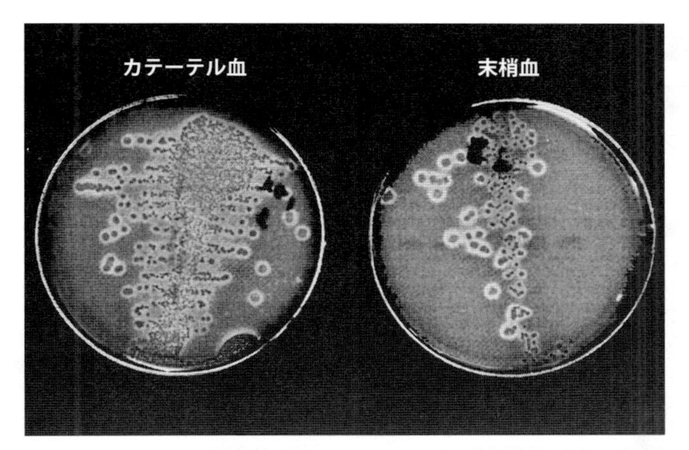

図 2.2　培養上に中心静脈カテーテルおよび末梢静脈血の菌増殖によるコロニーが形成されている
カテーテル血は菌密度が高く，CRBI の根拠となる。（参考文献 27 より）

E 菌スペクトル

1. CRBI に関与する菌は(発生頻度順に)コアグラーゼ陰性ブドウ球菌，好気性グラム陰性桿菌(緑膿菌など)，腸球菌，黄色ブドウ球菌，カンジダ種である[28]。
2. コアグラーゼ陰性ブドウ球菌(ほとんどは表皮ブドウ球菌)はカテーテル関連血流感染の約 3 分の 1 を占めており，腸内病原菌(腸球菌，好気性グラム陰性桿菌)が約半数をしめる。
3. 最近の北米における ICU の調査によると，カンジダ種による CRBI が増えており，CRBI の 3 番目の原因菌であることが明らかにされている[29]。

F 経験的抗菌薬治療

CRBI が疑われる患者に対しては，血液培養が行われた直後から経験的抗菌薬治療を開始することが推奨されている。推奨される抗菌薬治療について表 2.4 に示す[25]。

1. バンコマイシンはカテーテル関連感染症の 50％を占めるブドウ球菌(コアグラーゼ陰性菌やメチシリン耐性株)，腸球菌に対して最も有効

表 2.4 カテーテル関連感染症の原因として疑われる菌種に対する経験的抗菌薬治療

菌種	推奨される薬物
ブドウ球菌	抗菌薬：バンコマイシン 注意事項：MRSA が MIC＞2 mg/mL 分離された場合は，ダプトマイシンを用いる。
腸球菌	抗菌薬：バンコマイシン 注意事項：バンコマイシン耐性が懸念される場合は，ダプトマイシンを用いる。
グラム陰性桿菌	抗菌薬：ピペラシリン・タゾバクタム，セフェピム，カルバペネム系薬[a]のいずれかを選択する。 注意事項：好中球減少症や多剤耐性菌のリスクが高い場合にはアミノグリコシドを追加する。
カンジダ種	抗真菌薬：エキノキャンディン系薬[b] 注意事項：カンジダ症の危険因子として以下があげられる；腹部外科手術後早期，移植後早期，免疫抑制，広域スペクトル抗菌薬の投与，複数部位でのカンジダ種。

投与量については第 44 章を参照。MIC：最小発育阻止濃度。
a：カルバペネム系薬：イミペネム，メロペネム，ドリペネム。
b：エキノキャンディン系薬：カスポファンギン，ミカファンギン，アニデュラファンギン。
（参考文献 25 のガイドラインより）

な薬物であるため，抗菌薬治療として最初に選択される[28]。バンコマイシン耐性腸球菌の感染リスクがある場合は，ダプトマイシンを代替薬物として使用する。

2. 腸内グラム陰性桿菌は，ICU 患者における CRBI の原因菌として 2 番目に多い[28]。したがって，腸内グラム陰性桿菌に最も有効である抗菌薬として，カルバペネム系薬(メロペネムなど)，第 4 世代セファロスポリン系薬(セフェピムなど)，βラクタム系薬 / βラクタマーゼ阻害薬合剤(ピペラシリン・タゾバクタム)を選択する。

3. カンジダ種に対する経験的抗菌薬治療は，表 2.4 に示すようなリスクの高い患者の際に考慮する必要がある。特に，72 時間の経験的抗菌薬治療が無効である場合に考慮する。カンジダ種のいくつかは，アゾール系薬(フルコナゾールなど)に耐性があるため，エキノキャンディン系薬(カスポファンギンなど)の投与が望ましい。

4. 上記の抗菌薬の推奨投与量については第 44 章を参照のこと。

G 培養による感染の確定

1. 培養の結果 CRBI が確定した場合，同定された菌に対応した，より効果的な抗菌薬治療を行わなくてはならない。
2. CRBI が確定し，原因菌がコアグラーゼ陰性ブドウ球菌や腸球菌以外の場合や，経験的抗菌薬治療の効果がない場合には，留置されたままのカテーテルやガイドワイヤーで交換されたカテーテルは抜去し，新たに別の部位から挿入する[25)]。
3. 黄色ブドウ球菌による感染症例では，発症 5〜7 日後に経食道心エコー法を用いた心内膜炎の評価を全例行うべきであるという意見もある[25)]。
4. **治療期間**

   抗菌薬治療の治療期間は原因菌の種類，カテーテルの状況(再留置か持続留置かなど)，抗菌薬治療の治療効果により決定される。抗菌薬治療開始 72 時間以内に有効性を認めた患者では，以下に示す治療期間が推奨される[25)]。

   a. コアグラーゼ陰性黄色ブドウ球菌感染でカテーテルが抜去されている場合は，5〜7 日間抗菌薬治療を継続し，カテーテルが残存している場合は 10〜14 日間継続する。
   b. 黄色ブドウ球菌が原因である場合，カテーテルが抜去されていて患者に免疫不全がなく，心内膜炎の可能性がなければ，抗菌薬治療は 14 日間以内とする[25)]。免疫不全や心内膜炎の可能性がある場合には，4〜6 週間抗菌薬治療を継続することが推奨される。
   c. 腸球菌，グラム陰性桿菌による感染の場合，カテーテルの有無にかかわらず，7〜14 日間抗菌薬治療を継続することが推奨される[25)]。
   d. 合併症のないカンジダ感染症では，血液培養で陰性となった後，抗真菌薬投与を 14 日間継続する[25)]。

H 持続性敗血症

抗菌薬治療開始 72 時間後も敗血症や感染症状が継続する場合は，以下の状態について評価を行う必要がある。

1. **化膿性血栓性静脈炎**

   これまで述べてきたように，血管内カテーテル留置により血栓は容易に形成され，その血栓が感染した場合，血管内膿瘍となる。原因菌として最も多いのは黄色ブドウ球菌である[25)]。

   a. 臨床的所見が認められることはまれであるが，カテーテル挿入部位からの排膿，静脈血栓閉塞による四肢の腫脹，感染性塞栓による肺の空洞病巣を生じる場合がある。

b. 化膿性血栓性静脈炎はカニュレーションされた血管に血栓が存在すること(超音波などで診断する)や，他に明らかな原因がない感染症状の持続により診断される(挿入部位からの排膿は化膿性血栓性静脈炎よりは血管外感染の可能性がある)。

c. 治療はカテーテル抜去と，4〜6 週間の抗菌薬治療である[25]。感染血栓の外科的切除は多くの場合必要ないが，敗血症が繰り返す場合には考慮する。

d. この病態では，ヘパリンを用いた抗凝固療法についてはコンセンサスが得られていない。CRBI に関する最近のガイドラインでは，ヘパリンによる治療を考慮してもよいとされている(必須ではない)[25]。

2. 心内膜炎

a. CRBI は院内発症心内膜炎の 30〜50％の原因と考えられており，ブドウ球菌(ほとんどは黄色ブドウ球菌)が原因の 75％を占める[30, 31]。メチシリン耐性黄色ブドウ球菌(MRSA)がおもな原因とする報告がある[32]。

b. 心内膜炎の典型的な症状(心雑音の新規発症または変化)は黄色ブドウ球菌が関与する院内発症心内膜炎患者の 3 分の 2 で認められない[31]。そのため，黄色ブドウ球菌感染症患者では，抗菌薬治療が有効な患者も含め，心内膜炎について念頭においておく必要がある[25]。

c. 心内膜炎の診断は経食道心エコー法(経胸壁ではなく)で行う。

d. 心内膜炎に対しては，4〜6 週間の抗菌薬治療が推奨されるが，患者の約 30％は病態が改善しない[30-32]。

3. 播種性カンジダ症

a. カンジダ種は血液培地での培養が難しいため，CRBI が疑われる症例で，経験的抗菌薬治療に効果がなく血液培養が陰性である場合には，播種性カンジダ症を考慮する必要がある。カンジダ症患者の危険因子(表 2.4 参照)を念頭においておかなければならない。

b. 播種性カンジダ症の診断は困難であるが，β-D-グルカン(カンジダ種の細胞壁成分)のような血清バイオマーカーがカンジダ感染症の同定に広く用いられている[33]。

c. エキノキャンディン系薬(カスポファンギンなど)を用いた抗真菌薬療法は明らかな臓器感染がない場合には有効である。一方，アムホテリシン B は，臓器感染がある場合(心内膜炎など)にはより適切であるかもしれない[33]。

参考文献

1. O'Grady NP, Alexander M, Burns LA, et al. and the Healthcare Infection Control Practices Advisory Committee (HICPAC). Guidelines for the Prevention of Intravascular Catheter-related Infections. *Clin Infect Dis* 2011; 52:e1-e32.
2. Maki DG, Stolz SS, Wheeler S, Mermi LA. A prospective, randomized trial of gauze and two polyurethane dressings for site care of pulmonary artery catheters: implications for catheter management. *Crit Care Med* 1994; 22:1729-1737.
3. Lok CE, Stanle KE, Hux JE, et al. Hemodialysis infection prevention with polysporin ointment. *J Am Soc Nephrol* 2003; 14:169-179.
4. Peterson FY, Kirchhoff KT. Analysis of research about heparinized versus non-heparinized intravascular lines. *Heart Lung* 1991; 20:631-642.
5. American Association of Critical Care Nurses. Evaluation of the effects of heparinized and nonheparinized flush solutions on the patency of arterial pressure monitoring lines: the AACN Thunder Project. *Am J Crit Care* 1993; 2:3-15.
6. Branson PK, McCoy RA, Phillips BA, Clifton GD. Efficacy of 1.4% sodium citrate in maintaining arterial catheter patency in patients in a medical ICU. *Chest* 1993; 103:882-885.
7. Cook D, Randolph A, Kernerman P, et al. Central venous replacement strategies: a systematic review of the literature. *Crit Care Med* 1997; 25:1417-1424.
8. Cobb DK, High KP, Sawyer RP, et al. A controlled trial of scheduled replacement of central venous and pulmonary artery catheters. *N Engl J Med* 1992; 327:1062-1068.
9. Safdar N, Maki D. Inflammation at the insertion site is not predictive of catheter-related bloodstream infection with short-term, noncuffed central venous catheters. *Crit Care Med* 2002; 30:2632-2635.
10. Jacobs BR. Central venous catheter occlusion and thrombosis. *Crit Care Clin* 2003; 19:489-514.
11. Deitcher SR, Fesen MR, Kiproff PM, et al. Safety and efficacy of alteplase for restoring function in occluded central venous catheters: results of the cardiovascular thrombolytic to open occluded lines trial. *J Clin Oncol* 2002; 20:317-324.
12. Cathflo Activase (Alteplase) Drug Monograph. San Francisco, CA: Genentech, Inc, 2005.
13. Trissel LA. Drug stability and compatibility issues in drug delivery. *Cancer Bull* 1990; 42:393-398.
14. Shulman RJ, Reed T, Pitre D, Laine L. Use of hydrochloric acid to clear obstructed central venous catheters. *J Parent Ent Nutr* 1988; 12:509-510.
15. Timsit J-F, Farkas J-C, Boyer J-M, et al. Central vein catheter-related thrombosis in intensive care patients. *Chest* 1998; 114:207-213.
16. Verso M, Agnelli G. Venous thromboembolism associated with long-term use of central venous cathters in cancer patients. *J Clin Oncol* 2003; 21:3665-3675.
17. Evans RS, Sharp JH, Linford LH, et al. Risk of symptomatic DVT associated with peripherally inserted central catheters. *Chest* 2010; 138:803-810.

18. Joynt GM, Kew J, Gomersall CD, et al. Deep venous thrombosis caused by femoral venous catheters in critically ill adult patients. *Chest* 2000; 117:178-183.
19. Kucher N. Deep-vein thrombosis of the upper extremities. *N Engl J Med* 2011; 364:861-869.
20. Otten TR, Stein PD, Patel KC, et al. Thromboembolic disease involving the superior vena cava and brachiocephalic veins. *Chest* 2003; 123:809-812.
21. Heffner JE. A 49-year-old man with tachypnea and a rapidly enlarging pleural effusion. *J Crit Illness* 1994; 9:101-109.
22. Booth SA, Norton B, Mulvey DA. Central venous catheterization and fatal cardiac tamponade. *Br J Anaesth.* 2001; 87:298-302.
23. Dudeck MA, Horan TC, Peterson KD, et al. National Healthcare Safety Network (NHSN) Report, data summary for 2010, deviceassociated module. *Am J Infect Control* 2011; 39:798-816.
24. Bouza E, Alvaredo N, Alcela L, et al. A randomized and prospective study of 3 procedures for the diagnosis of catheter-related bloodstream infection without catheter withdrawal. *Clin Infect Dis* 2007; 44:820-826.
25. Mermel LA, Allon M, Bouza E, et al. Clinical practice guidelines for the diagnosis and management of intravascular catheterrelated infection: 2009 update by the Infectious Diseases Society of America. *Clin Infect Dis* 2009; 49:1-45.
26. Mermel LA, Farr BM, Sherertz RJ, et al. Guidelines for the management of intravascular catheter-related infections. *Clin Infect Dis* 2001; 32:1249-1272.
27. Curtas S, Tramposch K. Culture methods to evaluate central venous catheter sepsis. *Nutr Clin Pract* 1991;6:43-51.
28. Richards M, Edwards J, Culver D, Gaynes R. Nosocomial infections in medical intensive care units in the United States. *Crit Care Med* 1999; 27:887-892.
29. Vincent JL, Rello J, Marshall J, et al. International study of the prevalence and outcomes of infection in intensive care units. *JAMA* 2009; 302:2323-2329.
30. Martin-Davila P, Fortun J, Navas E, et al. Nosocomial endocarditis in a tertiary hospital. *Chest* 2005; 128:772-779.
31. Gouello JP, Asfar P, Brenet O, et al. Nosocomial endocarditis in the intensive care unit: an analysis of 22 cases. *Crit Care Med* 2000; 28:377-382.
32. Fowler VG, Miro JM, Hoen B, et al. Staphylococcus aureus endocarditis: a consequence of medical progress. *JAMA* 2005; 293:3012-3021.
33. Leon C, Ostrosky-Zeichner L, Schuster M. What's new in the clinical and diagnostic management of invasive candidiasis in critically ill patients. *Intensive Care Med* 2014; 40:808-819.

Chapter 3

消化管予防処置

Alimentary Prophylaxis

本章では，消化管(口から直腸まで)での以下のような予防処置について述べる。

1. ストレス潰瘍による出血を予防するための胃酸分泌の抑制。
2. 院内肺炎の予防のための口腔内除菌。
3. 消化管除菌による腸内病原菌の全身播種の予防。

I. ストレス関連粘膜傷害

A 導入

1. ICU 入室から 24 時間以内に，75～100％の患者で胃粘膜に糜爛が発生する[1)]。これらの糜爛〔**ストレス潰瘍**(stress ulcer)〕は，通常は胃粘膜に限局し，臨床的に症状を示すことはない。しかし，糜爛が粘膜下組織まで拡大し，出血を生じることがある。
2. ストレス潰瘍からの臨床的に明らかな出血は，ICU 患者の最大 15％に生じることが報告されているが[2)]，臨床的に重篤な出血(すなわち，輸血が必要な出血)は，わずか 3～4％の患者にしか生じない[3)]。
3. 以下に述べるすべての予防策は，ストレス潰瘍による出血の発生率を低下させることが示されているが[2)]，その効果のほとんどは臨床的に明らかな出血に対するものであり，このような出血は重篤な結果には通常ならない。

B 危険因子

1. ICU 患者の約 90％が，ストレス潰瘍による出血の予防処置を受けているとされているが[4)]，これは過剰な対応である。予防処置は，ストレス潰瘍による出血の明らかな危険因子をもつ患者に対してのみ行う。
2. ストレス潰瘍による出血の危険因子を表 3.1 に示す[5, 6)]。注目すべきは，独立危険因子(つまり，出血を促進する他の危険因子を必要としない)は，48 時間以上の人工呼吸，重篤な血液凝固障害，および広範熱傷だけであるという点である。
3. これらの独立危険因子のいずれかに該当する患者，ならびに，表 3.1

表 3.1 ストレス潰瘍による出血の危険因子

独立危険因子	その他の危険因子
1. 人工呼吸(>48 時間) 2. 血液凝固障害 a. 血小板数<5 万/μL，または b. INR>1.5，または c. PTT>基準値の 2 倍 3. 体表面積の 30%を超える熱傷	1. 循環性ショック 2. 重症敗血症 3. 多発外傷 4. 外傷性脳・脊髄損傷 5. 腎機能障害 6. ステロイド療法

に示した他の危険因子のうち 2 項目以上が該当する患者に予防処置を行う。

C 胃酸分泌抑制

ストレス潰瘍による出血を予防するおもな対策は，ヒスタミン H_2 受容体拮抗薬もしくはプロトンポンプ阻害薬を使って胃酸分泌を抑制することである。目標は胃酸分泌の pH を 4 より高くすることであるが，胃酸 pH がモニターされることはほとんどない。

1. ヒスタミン H_2 受容体拮抗薬

a. ヒスタミン H_2 受容体拮抗薬(H_2 拮抗薬)は，ストレス潰瘍の予防に最も頻繁に使われる薬物である[4]。

b. ラニチジンとファモチジンは，ストレス潰瘍の予防に最も頻繁に使われる H_2 拮抗薬である。両方の薬物とも，表 3.2 に示したレジメンのように静注できる[7, 8]。ファモチジンは，ラニチジンよりも作用時間が長く，投与間隔は長くなる。この 2 種の薬物は，ストレス潰瘍による出血の予防効果は同程度と考えられている。

c. H_2 拮抗薬は連続的に使用すると，胃酸抑制効果は減弱するが，ストレス潰瘍による出血の予防効果を低減させるものではない[9]。

d. 腎機能障害の患者では，H_2 拮抗薬が蓄積し，錯乱，興奮，痙攣といった神経毒症候群を生じる場合がある[10]。したがって，腎不全患者では投与量を減らす必要がある。そのためには，投与間隔を長くすればよい(ラニチジンについては 24 時間，ファモチジンについては 36〜48 時間)[10]。

2. プロトンポンプ阻害薬

a. プロトンポンプ阻害薬(proton pump inhibitor：PPI)は，胃酸分泌をより確実に抑制し，継続的使用でも薬効が減弱することがないため，ストレス潰瘍の予防薬として H_2 拮抗薬にとって代わりつつある[11)]。

b. 薬理学的に有利な点はあるが，ストレス潰瘍による出血の予防についてPPIは H_2 拮抗薬よりも効果的とはいえない[2, 12)]。

c. 2種のPPIのレジメンを表3.2に示す。両薬物とも静注するが，ストレス潰瘍の予防には静注が推奨投与経路である[11)]。ランソプラゾールでは，注射液内の粒子を捕捉するため，インラインフィルターを用いる必要があり，また，ゆっくり(30分かけて)投与する必要がある[11)]。もう1つの薬物(パントプラゾール)ではこのような制限がなく，したがって，ストレス潰瘍の予防に好まれるPPIである。

d. PPIの副作用は，おもに胃酸レベルの低下に関係する(次項を参照)。クロピドグレルとの相互作用に注意が必要である。それは，PPIが肝臓でのクロピドグレル(抗血小板薬としてよく使われる)の活性化を阻害する[13)]ためである。この相互作用がどのような意味をもつものであるかについては不明だが，現在の意見としては，クロピドグレルを使った抗血小板療法が実施されている間は，可能であればPPIの使用を避けることが望ましいとされる。

表 3.2 ストレス潰瘍による出血を予防するためのレジメン

医薬品	薬物クラス	用法・用量
ファモチジン	H_2 拮抗薬	20 mg 静注，12 時間ごと[a]
ラニチジン	H_2 拮抗薬	50 mg 静注，8 時間ごと[b]
ランソプラゾール	プロトンポンプ阻害薬	30 mg 静注，1 日 1 回
パントプラゾール	プロトンポンプ阻害薬	40 mg 静注，1 日 1 回
スクラルファート	細胞保護薬	1 g 経口/胃内投与，6 時間ごと

a：腎不全では投与間隔を 36〜48 時間にのばす。
b：腎不全では投与間隔を 24 時間にのばす。

3. 感染リスク

a. 図3.1に示しているように，胃酸の殺菌作用により，胃は比較的無菌状態である[14)]。この実験では，胃のpHが4から2に低下すると，1時間でサルモネラ菌が完全に駆除された。

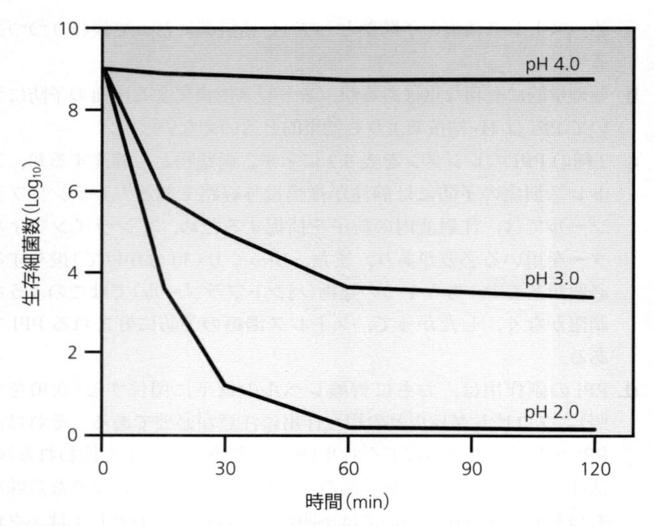

図 3.1 *Salmonella typhimurium* の増殖に対する胃内 pH の影響

Salmonella typhimurium は感染性腸炎の原因菌として一般的である。
(参考文献 14 より)

b. 図 3.1 のような観察から，**胃酸は**，食事や糞便-経口ルートで侵入した病原菌を駆除する**抗菌防御システムである**という考えがでてきた。

c. 胃酸分泌の抑制に関連して以下の 3 種の感染症が生じると考えられてきた：肺炎(微生物を含んだ胃分泌物の気道への誤嚥による)[8, 15, 16]，特発性細菌性腹膜炎[10]，クロストリジウム・ディフィシル腸炎[17-20]。PPI は，H_2 拮抗薬よりもこれらの感染症のリスクがはるかに高い[16, 18]。

d. ストレス潰瘍による出血の予防に関しては，PPI には H_2 拮抗薬を超える優位性はないので[2, 12]，これらの薬物に伴う感染リスクを避けるために，ストレス潰瘍による出血の予防としての PPI 使用は避けるほうが賢明と思われる。

D 胃粘膜細胞保護薬

細胞保護薬であるスクラルファートが，ストレス潰瘍を予防するための胃酸分泌抑制薬に代わる薬物である。

1. スクラルファート

a. スクラルファートはショ糖硫酸エステルアルミニウム塩であり，胃粘膜の障害部位に付着する。これにより，ペプシンや胃酸のもたらす損傷から障害された粘膜を保護する。

b. **スクラルファートは胃酸分泌を抑制するものではない。そのため，感染リスクを高めることはない。**

c. スクラルファートの望ましい製剤は懸濁液（1 g/10 mL）であり，栄養チューブを使って胃に投与できる。スクラルファートは 1 回の投与（1 g）で胃粘膜におよそ 6 時間付着するので，6 時間の投与間隔が推奨される（表 3.2 参照）。

d. スクラルファートは腸管内でいくつかの薬物と結合し，それらの薬物のバイオアベイラビリティーを低下させる可能性がある[21]。そのような薬物としては，シプロフロキサシン，ノルフロキサシン，ジゴキシン，ケトコナゾール，フェニトイン，ラニチジン，チロニシン，ワルファリンがある。これらの薬物を経口投与あるいは栄養チューブから投与する場合には，薬物相互作用を最小限に抑えるため，スクラルファートの投与を少なくとも 2 時間あけてから行うべきである。

e. スクラルファートのアルミニウム成分は，腸管内のリン酸と結合するが，低リン酸血症を生じることはあまりない[22]。スクラルファートは，血漿アルミニウム濃度を高めることはなく，長期間使用する場合でも同様である[23]。

2. スクラルファート vs. ラニチジン

ストレス潰瘍予防について，スクラルファートとラニチジンを比較した臨床試験がいくつかあり，それらの臨床試験の結果は，以下のようにまとめることができる[9]：

a. 臨床的に明らかなストレス潰瘍出血は，ラニチジンのほうが発生頻度が低い。しかし，その差は小さい（2%）。

b. ストレス潰瘍出血に関するラニチジンの利点は，ラニチジンに関連する院内肺炎の罹患率が高いことで打ち消される。

c. 院内肺炎のほうがストレス潰瘍による出血よりも死亡率が高いため（50% vs. 10%），スクラルファートのほうがストレス潰瘍のリスクが高いにもかかわらず，(肺炎が原因の)死亡数が少ないためラニチジンよりも望ましいと考えられる。

d. これらの知見は，いずれの薬物も他方に対して絶対的な優位性を持つわけではないことを表しており，調査からは，ストレス潰瘍予防薬の選択は担当者の好みによっていることが示されている[4]。

II. 口腔内除菌

口腔内分泌物の上部気道への誤嚥は，人工呼吸器関連肺炎のほとんどの症例で認められる[24, 25]。

A 口腔粘膜のコロニー形成

1. 健常者の中咽頭に生息する微生物は非病原性であるが，重症患者の中咽頭には，病原性微生物がコロニーを形成しており，おもに緑膿菌のようなグラム陰性桿菌である[24, 26]。
2. 口内の微生物スペクトルの変化は，環境によって生じるだけはなく，疾病の存在および重篤度によって生じるものである。このことを図3.2に示している[26]。
3. 上皮細胞への細菌接着の変化が，細菌叢の変化の機序であることがわかっている。上皮細胞には特定の細菌が結合する特別な細胞表面受容体があり，宿主に重篤な疾患があると，上皮細胞に異なる細胞表面受容体が発現し，それまでと異なる微生物が口腔粘膜にコロニー形成することが可能になる。
4. グラム陰性桿菌が人工呼吸器関連肺炎の最も一般的な原因であるので(第16章参照)，口腔粘膜におけるグラム陰性桿菌のコロニー形成は，肺炎のリスクが最高に高まった赤信号とみなすことができる。このことが，人工呼吸器依存患者において口腔内除菌を行う根拠である。

B クロルヘキシジン

クロルヘキシジンは活性持続時間が長い(6時間)ため，皮膚の消毒に最も一般的に使用される。口腔内除菌にも使われており，人工呼吸器依存患者の口腔内除菌に標準的に使用されている。

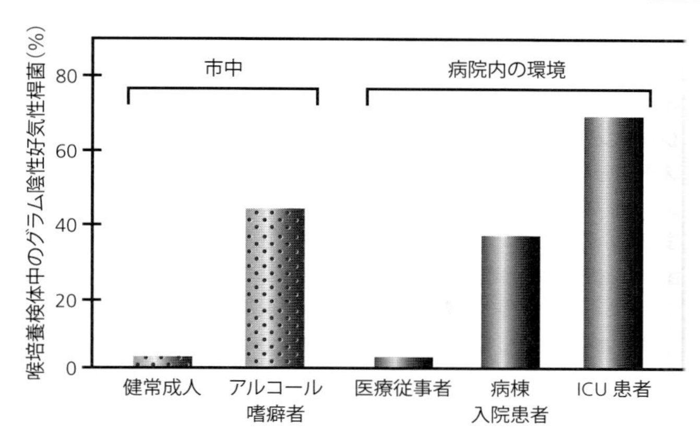

図 3.2 中咽頭でグラム陰性好気性桿菌がコロニー形成している割合
さまざまな程度の疾患をもつ被検者において比較した。(参考文献 26 より)

1. レジメン

手袋をした手で，0.12％クロルヘキシジン溶液 15 mL を 4 時間ごとに口腔粘膜に塗布する。この処置を人工呼吸中は継続する。

2. 有効性

a. クロルヘキシジンの有効性については，結果にばらつきがあった。今日まで，クロルヘキシジンによる口腔内ケアが，人工呼吸器関連肺炎を有意に減少させることを示した研究は，7 件中 4 件しかない[27]。

b. このように成功例が限られていることの説明の 1 つとして，クロルヘキシジンの抗菌スペクトルが狭いことがある。すなわち，**クロルヘキシジンはグラム陽性菌に対して活性があるが[28]，重症患者の口腔内ではグラム陰性菌が優勢である(図 3.2 参照)[26]**。これは留意しておくべき問題である。

C 非吸収性抗菌薬

1. 口腔内除菌の方法として従来から行われてきたのは，非吸収性抗菌薬を局所塗布することである。複数の抗菌薬を用いるほうが，抗菌活性スペクトルがより広くなるため，クロルヘキシジンよりも有利である。

2. 口腔内除菌に複数の非吸収性抗菌薬を使うと，人工呼吸器関連肺炎の発生率を確実に低下させることが，臨床研究で示されている(後述)。効果的な抗菌薬レジメンの一例を次に示す[29]。

3. レジメン

メチルセルロース軟膏(Orabase)に2%ゲンタマイシン，2%コリスチン，2%バンコマイシンを混合したものを薬剤師が調合する。抜管するまで，6時間ごとにこの軟膏を口腔粘膜に塗布する[*1]。

a. この抗菌薬混合製剤は，ブドウ球菌，グラム陰性好気性桿菌，ならびにカンジダ種に対して活性がある。正常な口腔内細菌叢に対しては活性がほとんどないため，口腔内の正常な微生物叢の回復を早めることになる。

b. 抗菌範囲の選択性により，このレジメンは**選択的口腔内除菌**(selective oral decontamination)として知られている。

4. 有効性

コロニー形成ならびに肺への感染に対する選択的口腔内除菌(上記のレジメン)の効果について，図3.3に示す。この研究では，選択的口腔内

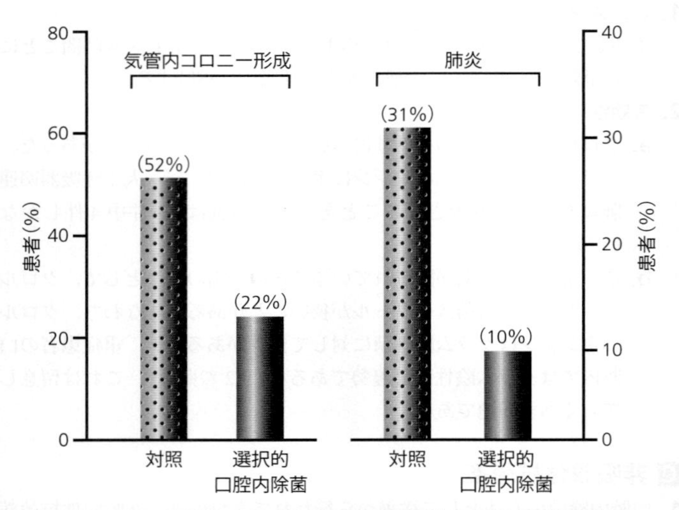

図3.3　人工呼吸中の患者に対する選択的口腔内除菌の効果
気管内コロニー形成および肺炎の発生率に対する効果を示した。(参考文献29より)

除菌を用いることで気管内コロニー形成の出現率は，相対的に57%低下し，人工呼吸器関連肺炎の発生率は，相対的に67%低下した。他の研究でも同様の結果が報告されている[30]。

III. 選択的消化管除菌

選択的消化管除菌(selective digestive decontamination)は，選択的口腔内除菌と原理は同じである。つまり，病原菌を駆除し，正常な微生物叢はそのままにしておくことが目標である。選択的消化管除菌の標的は，口から直腸までの消化管全体である。選択的消化管除菌は，ICUに72時間以上滞在する予定のすべての患者に用いることを視野に入れ，ICUの滞在中は継続する。

A レジメン

1. 効果が証明されている一般的な選択的消化管除菌レジメンを表3.3に示す。選択的口腔内除菌レジメンと同様，選択的消化管除菌レジメンでも複数の非吸収性抗菌薬を使って，ブドウ球菌，グラム陰性好気性桿菌，ならびにカンジダ種を除菌する。クロストリジウム・ディフィシルのような日和見病原菌がコロニー形成するのを防ぐため，通常の

表3.3　選択的消化管除菌

標的	レジメン
口腔	メチルセルロース軟膏(Orabase)に2%トブラマイシン，2%アムホテリシン，2%ポリミキシンを混合させた製剤を調剤し，ICU滞在中4時間ごとに口腔粘膜に塗布。
消化管	10 mLの等張食塩液に80 mgトブラマイシン，500 mgアムホテリシン，100 mgポリミキシンを混合させた薬物を調剤し，ICU滞在中6時間ごとに経鼻胃管から投与。
全身投与	静注セフロキシム1.5 gを8時間ごと，最初の4日間投与。

(参考文献31より)

＊1 **訳注**：表3.3にあるように，グラム陰性菌に対してポリミキシン(コリスチンが選択されることもある)とアミノグリコシド系あるいはニューキノロン系，真菌に対してはアムホテリシンを選択することが一般的である。

腸内常在菌(例えば，嫌気性菌)は温存する。

2. 除菌が不完全な状態のうちに腸内病原菌が播種されないように，選択的消化管除菌を開始してからの数日間は，抗菌薬の全身投与を行う。
3. 腸管の完全な除菌が達成されるには，約 7 日間を要する。

B 有効性

1. 選択的消化管除菌は，ICU における感染症発症の頻度を低下させることを多くの研究が示している[31-33]。研究結果の 1 つを図 3.4 に示す[32]。この研究では，グラム陰性桿菌が関与する ICU における菌血症の発生率に対する，選択的消化管除菌の影響について評価した。罹患について 2 通りの方法で評価しているが，選択的消化管除菌はどちらの方法でも 70%低下した。図には示していないが，この研究では菌血症が低減するのに合わせて死亡率も低下していた。
2. 選択的消化管除菌に関する初期の研究では，生存率に影響は認められなかったが，最近のより大規模な臨床試験によれば，生存率を向上さ

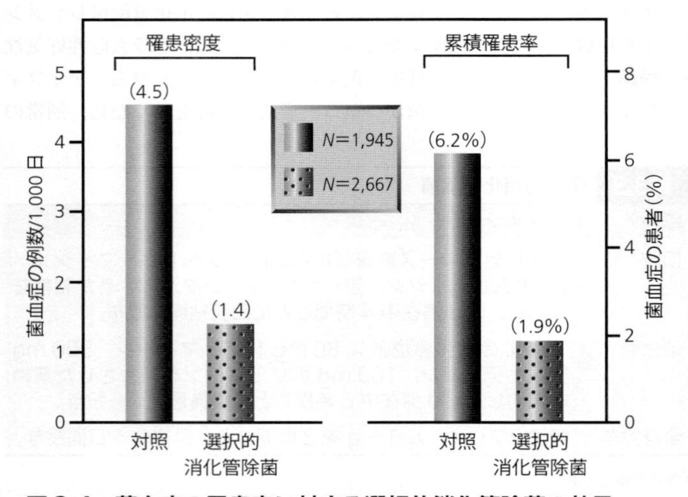

図 3.4　菌血症の罹患率に対する選択的消化管除菌の効果

ICU における，グラム陰性菌による菌血症の罹患率に対する選択的消化管除菌の効果を，1,000 日あたりの菌血症の症例数(罹患密度)と，菌血症の患者の割合(累積罹患率)で表現している。*N* は介入群と対照群の患者数。(参考文献 32 より)

せる効果があることは明らかである[33, 34]。

C 抗菌薬耐性

選択的消化管除菌のための抗菌薬に長期間曝露されると，抗菌薬耐性微生物が出現する懸念が高まる。しかし，選択的消化管除菌に関する多くの臨床試験によれば，抗菌薬耐性の出現を示すエビデンスはなかった[30-35]。耐性に関する研究の 1 つは，5 年間にわたる長期間の選択的消化管除菌の施行でも，抗菌薬耐性は増加しないことを示した[35]。

参考文献

1. Fennerty MB. Pathophysiology of the upper gastrointestinal tract in the critically ill patient: rationale for the therapeutic benefits of acid suppression. *Crit Care Med* 2002; 30(Suppl):S351-S355.
2. Krag M, Perner A, Wetterslev J, et al. Stress ulcer prophylaxis versus placebo or no prophylaxis in critically ill patients. *Intensive Care Med* 2014; 40:11-22.
3. Mutlu GM, Mutlu EA, Factor P. GI complications in patients receiving mechanical ventilation. *Chest* 2001; 119:1222-1241.
4. Daley RJ, Rebuck JA, Welage LS, et al. Prevention of stress ulceration: current trends in critical care. *Crit Care Med* 2004; 32:2008-2013.
5. Cook DJ, Fuller MB, Guyatt GH. Risk factors for gastrointestinal bleeding in critically ill patients. *N Engl J Med* 1994; 330:377-381.
6. Steinberg KP. Stress-related mucosal disease in the critically ill patient: Risk factors and strategies to prevent stress-related bleeding in the intensive care unit. *Crit Care Med* 2002; 30(Suppl):S362-S364.
7. Ranitidine. *AHFS Drug Information, 2011.* Bethesda, MD: American Society of Health System Pharmacists, 2011:2983-2990.
8. Famotidine. *AHFS Drug Information, 2011.* Bethesda, MD: American Society of Health System Pharmacists, 2011:2977-2983.
9. Huang J, Cao Y, Liao C, et al. Effect of histamine-2-receptor antagonists versus sucralfate on stress ulcer prophylaxis in mechanically ventilated patients: A meta-analysis of 10 randomized controlled trials. *Crit Care* 2010; 14:R194-R204.
10. Self TH. Mental confusion induced by H2-receptor antagonists. How to avoid. *J Crit Illness* 2000; 15:47-48.
11. Pang SH, Graham DY. A clinical guide to using intravenous proton pump inhibitors in reflux and peptic ulcers. *Ther Adv Gastroenterol* 2010; 3:11-22.
12. Lin P-C, Chang C-H, Hsu P-I, et al. The efficacy and safety of proton pump inhibitors vs histamine-2 receptor antagonists for stress ulcer bleeding prophylaxis among critical care patients: A meta-analysis. *Crit Care Med* 2010; 38:1197-1205.

13. Egred M. Clopidogrel and proton-pump inhibitor interaction. *Br J Cardiol* 2011; 18:84-87.
14. Gianella RA, Broitman SA, Zamcheck N. Gastric acid barrier to ingested microorganisms in man: studies *in vivo* and *in vitro*. *Gut* 1972; 13:251-256.
15. Gulmez SE, Holm A, Frederiksen H, et al. Use of proton pump inhibitors and the risk of community-acquired pneumonia. *Arch Intern Med* 2007; 167:950-955.
16. Herzig SJ, Howell MD, Ngo LH, Marcantonio ER. Acid-suppressive medication use and the risk for hospital-acquired pneumonia. *JAMA* 2009; 301:2120-2128.
17. Dial S, Delaney JAC, Barkun AN, Suissa S. Use of gastric acid-suppressing agents and the risk of community-acquired *Clostridium difficile*-associated disease. *JAMA* 2005; 294:2989-2994.
18. Dial S, Alrasadi K, Manoukian C, et al. Risk of *Clostridium-difficile* diarrhea among hospitalized patients prescribed proton pump inhibitors: cohort and case-control studies. *Canad Med Assoc J* 2004; 171:33-38.
19. Lowe DO, Mamdani MM, Kopp A, et al. Proton pump inhibitors and hospitalization for *Clostridium difficile*-associated disease: a population-based study. *Clin Infect Dis* 2006; 43:1272-1276.
20. Aseri M, Schroeder T, Kramer J, Kackula R. Gastric acid suppression by proton pump inhibitors as a risk factor for *Clostridium difficile*-associated diarrhea in hospitalized patients. *Am J Gastroenterol* 2008; 103:2308-2313.
21. Sucralfate. *AHFS Drug Information, 2011*. Bethesda, MD: American Society of Health System Pharmacists, 2011:2996-2998.
22. Miller SJ, Simpson J. Medication-nutrient interactions: hypophosphatemia associated with sucralfate in the intensive care unit. *Nutr Clin Pract* 1991; 6:199-201.
23. Tryba M, Kurz-Muller K, Donner B. Plasma aluminum concentrations in long-term mechanically ventilated patients receiving stress ulcer prophylaxis with sucralfate. *Crit Care Med* 1994; 22:1769-1773.
24. Estes RJ, Meduri GU. The pathogenesis of ventilator-associated pneumonia: I. Mechanisms of bacterial transcolonization and airway inoculation. *Intensive Care Med* 1995; 21:365-383.
25. Higuchi JH, Johanson WG. Colonization and bronchopulmonary infection. *Clin Chest Med* 1982; 3:133-142.
26. Johanson WG, Pierce AK, Sanford JP. Changing pharyngeal bacterial flora of hospitalized patients. Emergence of gram-negative bacilli. *N Engl J Med* 1969; 281:1137-1140.
27. Chlebicki MP, Safdar N. Topical chlorhexidine for prevention of ventilator-associated pneumonia: a meta-analysis. *Crit Care Med* 2007; 35:595-602.
28. Emilson CG. Susceptibility of various microorganisms to chlorhexidine. *Scand J Dent Res* 1977; 85:255-265.
29. Bergmans C, Bonten M, Gaillard C, et al. Prevention of ventilator-associated pneumonia by oral decontamination. *Am J Respir Crit Care Med* 2001; 164:382-388.
30. van Nieuwenhoven CA, Buskens E, Bergmans DC, et al. Oral decontamination is

cost-saving in the prevention of ventilator associated pneumonia in intensive care units. *Crit Care Med* 2004; 32:126-130.

31. Stoutenbeek CP, van Saene HKF, Miranda DR, Zandstra DF. The effect of selective decontamination of the digestive tract on colonization and infection rate in multiple trauma patients. *Intensive Care Med* 1984; 10:185-192.
32. Oostdijk EA, de Smet AM, Kesecioglu J, et al. The role of intestinal colonization with Gram-negative bacteria as a source for intensive care unit-acquired bacteremia. *Crit Care Med* 2011; 39:961-966.
33. de Smet AMGA, Kluytmans JAJW, Cooper BS, et al. Decontamination of the digestive tract and oropharynx in ICU patients. *N Engl J Med* 2009; 360:20-31.
34. de Jonge E, Schultz MJ, Spanjaard L, et al. Effects of selective decontamination of digestive tract on mortality and acquisition of resistant bacteria in intensive care: a randomized controlled trial. *Lancet* 2003; 362:1011-1016.
35. Ochoa-Ardila ME, Garcia-Canas A, Gomez-Mediavilla K, et al. Long-term use of selective decontamination of the digestive tract does not increase antibiotic resistance: a 5-year prospective cohort study. *Intensive Care Med* 2011; 37:1458-1465.

cost saving in the prevention of ventilator-associated pneumonia in intensive care units. Crit Care Med 2004; 32: 126-130.

31. Stoutenbeek CP, van Saene HKF, Miranda DR, Zandstra DF. The effect of selective decontamination of the digestive tract on colonisation and infection rate in multiple trauma patients. Intensive Care Med 1984; 10: 185-192.

32. Oostdijk EA, de Smet AM, Kesecioglu J, et al. The role of intestinal colonization with Gram-negative bacteria as a source for intensive care unit-acquired bacteremia. Crit Care Med 2011; 39: 961-966.

33. de Smet AM, Kluytmans JA, Cooper BS, et al. Decontamination of the digestive tract and oropharynx in ICU patients. N Engl J Med 2009; 360: 20-31.

34. de Jonge E, Schultz MJ, Spanjaard L, et al. Effects of selective decontamination of digestive tract on mortality and acquisition of resistant bacteria in intensive care: a randomised controlled trial. Lancet 2003; 362: 1011-1016.

35. Ochoa-Ardila ME, García-Cañas A, Gómez-Mediavilla K, et al. Long-term use of selective decontamination of the digestive tract does not increase antibiotic resistance: a 5-year prospective cohort study. Intensive Care Med 2011; 37: 1458-1465.

Chapter 4

静脈血栓塞栓症

Venous Thromboembolism

本章では静脈血栓塞栓症(venous thromboembolism：VTE)，すなわち静脈血栓症および肺塞栓症の予防，診断，治療について述べる。VTE は入院患者における予防可能な死の原因であることから，特に予防法に重点をおいて述べる[1)]。

I. 危険因子

A 大手術

1. 入院患者では大手術(30 分以上続く脊髄くも膜下麻酔あるいは全身麻酔下での手術)を受けることが，VTE のリスクである[2-4)]。大手術後の VTE の誘因は血管損傷と，手術による損傷組織からのトロンボプラスチン(組織因子)の放出である。
2. 術後に VTE を高率に合併するのは，股関節や膝関節の整形外科大手術である[3, 4)]。

B 重度外傷

1. 重度外傷患者の 50%以上が入院中に VTE を合併し，肺塞栓は受傷当日生存していた患者の 3 番目に多い死亡原因である[3)]。誘因は血管損傷と，損傷組織からのトロンボプラスチンの放出である(外科手術関連の VTE と同様)。
2. 重度外傷のうち最も VTE のリスクが高いのは，脊髄損傷，脊椎骨折，股関節骨折，骨盤骨折である[3, 4)]。

C 急性内科疾患

1. 急性内科疾患による入院は VTE のリスクを 8 倍に上昇させる[5)]。
2. VTE のリスクが高い急性内科疾患は，急性脳卒中，神経筋脱力性疾患，重症敗血症，悪性腫瘍，右心不全である。
3. 急性内科疾患における VTE のリスクは大手術後や重症外傷患者に比べて高くないが[2-4)]，VTE が原因の死亡としては内科疾患を有する患者が多く(70～80%)を占める[3)]。

D ICU 患者

1. 長期人工呼吸(48 時間以上), 中心静脈カテーテル, 昇圧薬の使用, 薬物投与による神経筋麻痺や長期の不動化がリスクである。

2. ICU 患者は通常の危険因子に加えて上記のような高リスク状況におかれているため, すべての ICU 患者は VTE の高リスク患者として考え[3], 血栓予防の対象とすべきである(後述)。

II. 血栓予防法

VTE 予防はすべての ICU 患者に入室時より行う標準対策である(十分に抗凝固療法を受けている患者を除く)。リスクに応じて適切な予防対策を行う(表 4.1)。

表 4.1 各種の臨床状況における血栓予防法

臨床状況	血栓予防法
急性内科疾患	LDUH, または LMWH
腹部大手術	(LDUH, または LMWH)+(弾性ストッキング, または間欠的空気圧迫装置)
胸部手術	(LDUH, または LMWH)+(弾性ストッキング, または間欠的空気圧迫装置)
心臓手術(合併症あり)	(LDUH, または LMWH)+間欠的空気圧迫装置
開頭術	間欠的空気圧迫装置
股関節あるいは膝関節手術	LMWH
重症外傷	LDUH, または LMWH, または間欠的空気圧迫装置
頭部あるいは脊髄損傷	(LDUH, または LMWH)+間欠的空気圧迫装置
上記疾患で活動性出血あるいは出血リスクが高い場合	間欠的空気圧迫装置

LDUH:低用量未分画ヘパリン, LMWH:低分子ヘパリン。
(参考文献 3 より)

A 未分画ヘパリン

標準ヘパリン，すなわち未分画ヘパリンは，分子サイズおよび抗凝固作用の異なるムコ多糖分子の不均一混合物である。

1. 作用

a. ヘパリンは補助因子であるアンチトロンビン(アンチトロンビン III とも呼ばれた)と結合してその効果を発現する間接作用型の抗凝固薬である。ヘパリン-アンチトロンビン複合体は複数の凝固因子を不活性化し，特にトロンビン(第 IIa 因子)の不活性化(抗トロンビン効果)は他の凝固因子に対する作用の 10 倍にも及ぶ[6]。

b. ヘパリンは血小板上の特定のタンパクにも結合し，抗原複合体を形成し，これに対する IgG 抗体も作られる。これらの抗体は血小板結合部位に結合し，血小板を活性化して血栓形成を促進し，消費性の血小板減少症を引き起こす。これが**ヘパリン誘発性血小板減少症**(heparin-induced thrombocytopenia：HIT)の機序であり，第 12 章で詳述する。

2. 投与量

ヘパリン-アンチトロンビン複合体は強力な抗トロンビン作用を有するため，全身性の抗凝固作用を引き起こすことなく血栓形成を抑制するには，低用量のヘパリンで十分である。

a. 低用量未分画ヘパリン(low-dose unfractionated heparin：LDUH)の標準投与法は，5,000 IU を 12 時間ごと(1 日 2 回)に皮下投与する。8 時間ごと(1 日 3 回)に投与する方法は，2 回投与法よりも優れているというエビデンスはない[2,7]。

b. LDUH は ICU 患者[8]および術後患者[9]において，下肢の静脈血栓症を 50〜60％低下させる効果をもっている。

c. しかし，LDUH の標準投与法(5,000 IU を 12 時間ごと)は，肥満患者においては薬物の分布容量の増加により効果が低下する可能性がある。肥満患者における LDUH の推奨投与量を表 4.2 に示す[10]。

3. 合併症

a. LDUH による大出血のリスクは 1％未満であり[7]，凝固検査によるモニタリングの必要はない。

b. ヘパリン誘発性血小板減少症は，LDUH を受けた患者の 2.6％に発症する[11]。

表 4.2 血栓予防における抗凝固薬の投与方法

未分画ヘパリン	
通常：	5,000 IU 皮下注 12時間ごと
高リスク：	5,000 IU 皮下注 8時間ごと
肥満患者：	5,000 IU 皮下注 8時間ごと(BMI<50) 7,500 IU 皮下注 8時間ごと(BMI≧50)
エノキサパリン(LMWH)	
通常：	40 mg 皮下注 1日1回
高リスク：	30 mg 皮下注 1日2回
肥満患者：	0.5 mg/kg 皮下注 1日1回(BMI>40)
腎不全：	30 mg 皮下注 1日1回(クレアチニンクリアランス<30 mL/min)
ダルテパリン(LMWH)	
通常：	2,500 IU 皮下注 1日1回
高リスク：	5,000 IU 皮下注 1日1回
腎不全：	投与量調整の推奨なし

LMWH：低分子ヘパリン。
(参考文献 2，10，13-16 より)

4. 適応

LDUH は股関節および膝関節手術以外の高リスク患者に適応となる(表 4.1 参照)[3]。

B 低分子ヘパリン

低分子ヘパリン(low-molecular-weight haparin：LMWH)は，ヘパリン分子を酵素作用でより小さく，均一な分子に分解したものである。これにより，未分画ヘパリンよりも強力で確実な抗凝固作用が期待できる。LMWH はアンチトロンビンと結合し，おもに活性化第 Xa 因子の不活性化を引き起こす。

1. 利点

LMWH は未分画ヘパリンと比較して以下の有用性がある。

a. 用量反応関係がはっきりしており，凝固モニタリングの必要がない[5]。

b. 長時間作用性のため頻回投与の必要がない。

c. HIT のリスクが低い(LMWH 0.2% vs. LDUH 2.6%)[11]。

2. 欠点

LMWH は腎排泄のため，腎不全患者では調整が必要である。しかし，腎不全における蓄積性の傾向は個々で異なる(後述)。

3. 相対効果

ICU において予防的な抗凝固療法が推奨される他の状況下でも，低分子ヘパリンは低用量未分画ヘパリン療法に代わる方法として使用することが可能であり[11]，股関節手術および膝関節手術においては予防効果としては優れている[3, 4]。

4. 投与量

2 種類の低分子ヘパリン製剤，エノキサパリンとダルテパリン(フラグミン)による血栓予防法が最もよく研究されている。予防的投与方法は表 4.2 に示す。

a. エノキサパリン：1 日 1 回 40 mg の皮下投与[13]。高リスク(重症外傷，股関節および膝関節手術)の場合 1 回 30 mg の 1 日 2 回投与を行う[13]。腎不全患者[13]や病的肥満患者[14]における投与量の調整は表 4.2 に示す。

b. ダルテパリン(フラグミン)：エノキサパリンに比べて 2 つの利点がある，すなわち(a) 1 日 1 回投与である[15]，(b)腎不全でも減量せずに安全に使用できる[16]。病的肥満患者に対する至適投与量は不明である。

C 脊髄幹鎮痛

抗凝固療法による予防法では，くも膜下および硬膜外へのカテーテルの挿入および抜去時に血腫を形成する可能性がある。このリスクを避けるため，くも膜下および硬膜外へのカテーテルの挿入および抜去は抗凝固薬による効果が最も低い時期に行うべきであり，これらの手技の後，少なくとも 2 時間は抗凝固薬の投与を避けるべきである[2]。

D 機械的補助

下肢の機械的圧迫は下肢からの静脈還流を促進し，VTE のリスクを軽減する。この方法は出血している，あるいは出血リスクの高い患者において抗凝固療法の代替療法として用いられるほか，抗凝固療法(表 4.2 参照)を補助するためにも用いられる。おもに 2 種類の方法がある。

1. 弾性ストッキング

弾性ストッキングは，足首を 18 mmHg，大腿部を 8 mmHg で加圧するようにつくられている[17]。その結果として生じる 10 mmHg の圧較差により，下肢の静脈血還流を促進する。

a. 弾性ストッキングは大手術後の単独使用によりVTEを低下させるが[18]，ICU患者においてはその単独使用は推奨されない[3]。

2. 間欠的空気圧迫装置

間欠的空気圧迫装置(intermittent pneumatic compression：IPC)は，下肢に巻いたカフと空気ポンプからなる。カフの膨張中は足首を35 mmHg，大腿部を20 mmHgで加圧でき，一定の間隔で膨張と収縮を繰り返すことで下肢の静脈還流を生み出す装置である[17]。

a. IPCのほうが弾性ストッキングよりもVTEの予防法として効果的であり[3, 4]，頭蓋内手術後の血栓予防としても単独で使用することが可能である[3]。

III. 診断的評価

下肢の深部静脈血栓の多くは臨床的には無症状で，肺塞栓症の症状が現れてはじめて疑われる。したがって，ここで述べるのは急性肺塞栓症の疑いに対する診断的評価である。

A 初期評価

肺塞栓症(pulmonary embolism：PE)の診断は，PEの症状が非特異的であるため，疑い症例の10%でしか確定できない[19]。

1. PE疑いの臨床所見および検査所見の陽性および陰性予測値を表4.3に示す[20]。いずれの所見もPEを確定したり除外したりするのに信頼できるものではないことに注意が必要である。

2. 血漿Dダイマー濃度(線溶を反映)はVTEの患者で上昇していることが多い。しかし，その他の状態(敗血症，心不全，腎不全など)でも血漿Dダイマーは上昇し，ICU患者の80%近くはVTEがなくても血漿Dダイマー濃度は上昇している[21]。そのため，血漿Dダイマー濃度の測定はICUにおいては信頼性の高いものではない。

3. PEの診断は臨床所見あるいは検査所見だけでは十分でなく，次に示すような診断のための追加の検査が必要である。これらの検査は図4.1に示すような流れで進める。

表 4.3　肺塞栓症が疑われる患者での臨床症状と血液検査所見の予測値

所見	陽性予測値(%)[a]	陰性予測値(%)[b]
呼吸困難	37	75
頻脈	47	86
頻呼吸	48	75
肋膜性胸痛	39	71
血痰	32	67
肺浸潤	33	71
胸水	40	69
低酸素血症	34	70

a：陽性予測値：肺塞栓症があった患者でその症状がみられた割合。
b：陰性予測値：肺塞栓症がなかった患者でその症状がみられなかった割合。
(参考文献 20 より)

B 超音波静脈検査

ほとんどの肺塞栓は太い近位の下肢静脈の血栓に由来するとされているので[22)]，肺塞栓症が疑われた場合には，まず下肢静脈から評価をはじめる。超音波静脈検査はベッドサイドで可能である，放射線造影剤が必要ない，という 2 つの利点がある。

1. 下肢の近位の深部静脈血栓(deep vein thrombosis：DVT)の検出には，超音波検査の感度は 95％以上，特異度は 97％以上である[23)]。これらの数値は超音波静脈検査が診断的検査として信頼性が高いことを示している。
2. 報告された PE のうち，下肢の近位 DVT が証明されたのは 45％にすぎない[24)]。しかし，DVT と PE の治療法は基本的には同じであるため，PE の評価のための追加検査は必要ない。
3. 超音波静脈検査で確認できない場合は，評価のための次のステップとして肺疾患の有無について評価する(図 4.1 参照)

C CT 血管造影法

肺疾患のある患者(ICU 患者ではほとんどの患者)における PE の診断で最も信頼性の高い検査は CT 血管造影法(computed tomographic angiography：CTA)である。この検査は主肺動脈を観察するために，造影剤を用

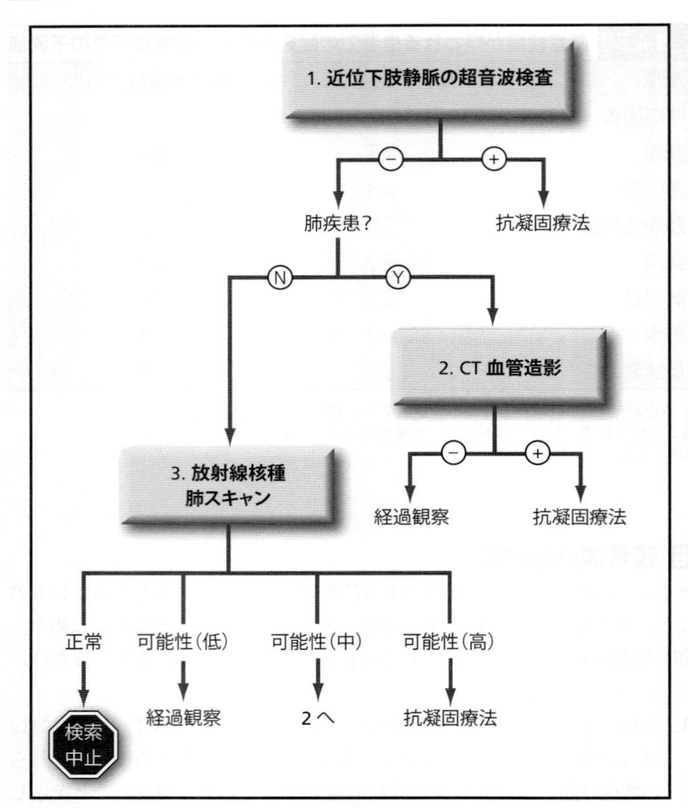

図 4.1　肺塞栓症が疑われる場合の評価のフローチャート
−：陰性，＋：陽性，N：いいえ，Y：はい。

いてヘリカルCT（ヘリカルCTでは，検知器が回転しながら患者の周りを動くため，立体視できる二次元画像を作成できる）と組み合わせる。

1. CTAによるPEの検出感度は83%，特異度は96%であり，陽性予測値86%，陰性予測値95%である[25]。
2. CTAでは小血管や亜区域領域の血管の塞栓は検出できないが，CTAで検出できないからといって抗凝固療法をしないことは予後に悪影響を与える[26]。
3. CTAは特に腎不全，糖尿病，脱水患者においては，放射線造影剤による腎毒性のリスクがある。これらの危険因子がある場合は CTA を行うかどうかを慎重に判断しなければならない(造影剤による腎傷害については第 26 章参照)。

D 放射性核種肺スキャン

換気血流肺スキャンは，肺疾患(特に浸潤性の肺疾患)がある場合，約 90％の症例で異常なスキャンの結果が得られる[27]。肺スキャンは肺疾患のない患者で最も役に立つ(ほとんどの ICU 患者は該当しない)。肺スキャンを行った場合，結果は以下のように解釈される[27]。

1. 正常な肺スキャン所見が得られた場合，肺塞栓の存在は除外される。一方，高確度な肺スキャン所見が得られた場合，肺塞栓の陽性診断率は 90％である。
2. 低確度な肺スキャン所見では，肺塞栓の存在を確信をもって除外できない。しかし，下肢の超音波検査所見が陰性であれば，低確度スキャン所見でも肺塞栓症の診断を中止し経過観察とする十分な理由となる。
3. 中確度もしくは不確定な肺スキャン所見から肺塞栓の存在の有無を予測することはできない。この場合の選択肢としては，血管造影ヘリカル CT または通常の肺血管造影(次に述べる)がある。

E 血管造影

血管造影は PE の診断の標準的方法であるが，PE が強く疑われるが他の診断的検査が不十分である場合など，ごくわずかな症例でしか実施されていない。

IV. 管理

A 抗凝固療法

生命に危険を及ぼさない程度の血栓塞栓症でまず行われる治療は，ヘパリンによる抗凝固療法である。

1. 未分画ヘパリン

初期治療では急速な抗凝固効果が期待でき，モニタリングが容易なヘパリンの静注(ボーラス投与に引き続き持続投与)が望ましい。

a. 急速な抗凝固作用を得るには，未分画ヘパリンは固定量を投与するより表 4.4 に示すように体重を基準とした投与量で使用する[28]。

表 4.4　体重を基準としたヘパリン投与法

1. 80 IU/kg を初回ボーラス投与し，それに引き続き 18 IU/kg/h で持続投与する（実測体重を用いる）。			
2. 持続投与開始 6 時間後に PTT をチェックし，以下のように投与量を調節する。			
PTT（秒）	**PTT 比**	**ボーラス投与量**	**持続投与量**
<35	<1.2	80 IU/kg	4 IU/kg/h ずつ増量
35～45	1.2～1.5	40 IU/kg	2 IU/kg/h ずつ増量
46～70	1.5～2.3	—	—
71～90	2.3～3.0	—	2 IU/kg/h ずつ減量
>90	>3	—	1 時間中止後，3 IU/kg/h ずつ減量
3. 投与量を調節した 6 時間後に PTT をチェックする。PTT が適正な範囲（46～70 秒）であれば，1 日 1 回のモニタリングを行う。			

（参考文献 28 より）

b. 抗凝固効果は活性化部分トロンボプラスチン時間（activated partial thromboplastin time：PTT）を参考にモニタリングする必要があり，PTT が 46～79 秒，あるいは PTT 比が 1.5～2.5 になるようにする[6)]。

2. 低分子ヘパリン

低分子ヘパリンも未分画ヘパリン同様に VTE に対する有用な薬物であるが[29)]，前述した理由により初期治療薬としては好ましくない。

a. エノキサパリンは急性 PE に対する治療法として最も広く研究されているため好まれる。標準的な投与法は，エノキサパリン 1 mg/kg を 12 時間ごとに皮下注である。クレアチニンクリアランス 30 mL/min 未満の腎不全の場合は，この量の半量投与が推奨されている[6)]。

b. 腎不全患者のように低分子ヘパリンの抗凝固作用についてモニタリングすることが望まれる場合は血漿ヘパリン-Xa（抗 Xa）の検査を行う。この場合は，低分子ヘパリン投与 4 時間後に測定する。望ましい抗 Xa レベルは 1 日 2 回のエノキサパリンの場合は 0.6～1.0 単位/mL，1 日 1 回のエノキサパリンの場合は 1 単位/mL 以上である[6)]。

3. ワルファリン

a. ワルファリンを用いた経口抗凝固療法は，ヘパリン療法の初日に開始すべきである。初期投与量として 1 日 5 mg で開始し，その後はプロトロンビン時間国際標準比（international normalized ratio：INR）を基準に調整する。

b. INR で 2〜3 に達したら，ヘパリンを中止できる。

B 血栓溶解療法

1. VTE に対する血栓溶解療法の一般的な特徴については表 4.5 にまとめる。

2. 血栓溶解療法の適応は，血行動態が不安定あるいは右心不全を伴う急性 PE である。血行動態の改善は期待できるが，生命予後の改善は期待できない[29, 30]。

3. 標準治療はアルテプラーゼ（組換え型組織プラスミノゲン活性化因子）を 2 時間かけて投与する[29]。より急速な血栓溶解が必要な場合は，表 4.5 に示すように他の薬物投与法もある[31, 32]。

4. ヘパリンの持続投与は血栓溶解療法と併用して用いられる。血栓溶解はトロンビンを放出し，これによる再血管閉塞を起こしうるため，その防止のためにはヘパリンは特に有効である。

5. 血栓溶解療法後の重篤な出血は 10〜12％に，頭蓋内出血は 1〜2％にみられる[29, 30]。

表 4.5　急性肺塞栓症における血栓溶解療法
適応時期： 1. 血行動態が不安定な肺塞栓症 2. 右心不全を伴う肺塞栓症
治療法： 1. 溶解療法と併用してヘパリンの持続投与を行う。 2. 標準療法 アルテプラーゼ：100 mg を 2 時間かけて投与。 3. 急速溶解療法 アルテプラーゼ：0.6 mg/kg を 15 分かけて投与。 レテプラーゼ：10 U をボーラス投与し，30 分後に同量を追加投与。
合併症： 1. 重篤な出血：10〜12% 2. 頭蓋内出血：1〜2%

（参考文献 29-32 より）

C 塞栓摘出術

生命を脅かすような PE に対しては，可及的速やかに塞栓摘出術を検討すべきである。緊急塞栓摘出術の生存率は 83%と報告されている[33]。

D 下大静脈フィルター

フィルターは(経皮的なアプローチにより)下大静脈に留置し，下肢の静脈からの血栓を捕捉し，肺塞栓を予防する[34]。

1. 下大静脈フィルターの適応は
- **a.** 抗凝固療法を行っているにもかかわらず生じた急性肺塞栓。
- **b.** 静脈血栓塞栓症があるにもかかわらず抗凝固療法が禁忌の場合。
- **c.** 下肢の近位 DVT があり，血栓が浮動して遊離しそうな状態にある場合(血栓の尖端が静脈壁に付着していない状態)，あるいは心肺予備能が低い場合(肺塞栓に耐えられそうにない状態)。

参考文献

1. Shojania KG, Duncan BW, McDonald KM, et al, eds. *Making healthcare safer: a critical analysis of patient safety practices*. Evidence report/technology assessment No. 43. AHRQ Publication No. 01-E058. Rockville, MD: Agency for Healthcare Research and Quality, July, 2001.
2. Geerts WH, Bergqvist D, Pineo GF, et al. Prevention of venous thromboembolism. American College of Chest Physicians evidence-based clinical practice guideline (8th edition). *Chest* 2008; 133(Suppl):381S-453S.
3. Guyatt GH, Aki EA, Crowther M, et al. Executive summary: Antithrombotic Therapy and Prevention of Thrombosis, 9th ed: American College of *Chest* Physicians Evidence-Based Clinical Practice Guidelines. *Chest* 2012; 141(Suppl):7S-47S.
4. McLeod AG, Geerts W. Venous thromboembolism prophylaxis in critically ill patients. *Crit Care Clin* 2011; 27:765-780.
5. Heit JA, Silverstein MD, Mohr DM, et al. Risk factors for deep vein thrombosis and pulmonary embolism: a population-based case-control study. *Arch Intern Med* 2000; 160:809-815.
6. Garcia DA, Baglin TP, Weitz JI, Samama MM. Parenteral anticoagulants. Antithrombotic Therapy and Prevention of Thrombosis, 9th ed: American College of Chest Physicians Evidence-Based Clinical Practice Guidelines. *Chest* 2012; 141(Suppl): e24S-e43S.
7. King CS, Holley AB, Jackson JL, et al. Twice vs three times daily heparin dosing for thromboembolism prophylaxis in the general medical population. A meta-analysis. *Chest* 2007; 131:507-516.

8. Cade JF. High risk of the critically ill for venous thromboembolism. *Crit Care Med* 1982; 10:448-450.
9. Collins R, Scrimgeour A, Yusuf S. Reduction in fatal pulmonary embolism and venous thrombosis by perioperative administration of subcutaneous heparin: overview of results of randomized trials in general, orthopedic, and urologic surgery. *N Engl J Med* 1988; 318:1162-1173.
10. Medico CJ, Walsh P. Pharmacotherapy in the critically ill obese patient. *Crit Care Clin* 2010; 26:679-688.
11. Martel N, Lee J, Wells PS. The risk of heparin-induced thrombocytopenia with unfractionated and low-molecular-weight heparin thromboprophylaxis: a meta-analysis. *Blood* 2005; 106:2710-2715.
12. The PROTECT Investigators. Dalteparin versus unfractionated heparin in critically ill patients. *N Engl J Med* 2011; 364:1304-1314.
13. Enoxaparin. *AHFS Drug Information, 2012.* Bethesda, MD: American Society of Health System Pharmacists, 2012:1491-1501.
14. Rondina MT, Wheeler M, Rodgers GM, et al. Weight-based dosing of enoxaparin for VTE prophylaxis in morbidly obese medical patients. *Thromb Res* 2010; 125:220-223.
15. Dalteparin. *AHFS Drug Information, 2012.* Bethesda, MD: American Society of Health System Pharmacists, 2012:1482-1491.
16. Douketis J, Cook D, Meade M, et al. Prophylaxis against deep vein thrombosis in critically ill patients with severe renal insufficiency with the low-molecular-weight heparin dalteparin: an assessment of safety and pharmacokinetics. *Arch Intern Med* 2008; 168:1805-1812.
17. Goldhaber SZ, Marpurgo M, for the WHO/ISFC Task Force on Pulmonary Embolism. Diagnosis, treatment and prevention of pulmonary embolism. *JAMA* 1992; 268:1727-1733.
18. Sachdeva A, Dalton M, Amarigiri SV, Lees T. Graduated compression stockings for prevention of deep vein thrombosis. *Cochrane Database Syst Rev* 2010; 7: CD001484.
19. Kabrhel C, Camargo CA, Goldhaber SZ. Clinical gestalt and the diagnosis of pulmonary embolism. *Chest* 2005; 127:1627-1630.
20. Hoellerich VL, Wigton RS. Diagnosing pulmonary embolism using clinical findings. *Arch Intern Med* 1986; 146:1699-1704.
21. Kollef MH, Zahid M, Eisenberg PR. Predictive value of a rapid semiquantitative D-dimer assay in critically ill patients with suspected thromboembolism. *Crit Care Med* 2000; 28:414-420.
22. Hyers TM. Venous thromboembolism. *Am J resp Crit Care Med* 1999; 159:1-14.
23. Tracey JA, Edlow JA. Ultrasound diagnosis of deep venous thrombosis. *Emerg Med Clin N Am* 2004; 22:775-796.
24. Girard P, Sanchez O, Leroyer C, et al. Deep venous thrombosis in patients with acute pulmonary embolism. Prevalence, risk factors, and clinical significance. *Chest* 2005; 128:1593-1600.

25. Stein PD, Fowler SE, Goodman LR, et al. Multidetector computed tomography for acute pulmonary embolism. *N Engl J Med* 2006; 354:2317-2327.
26. Quiroz R, Kucher N, Zou KH, et al. Clinical validity of a negative computed tomography scan in patients with suspected pulmonary embolism. *JAMA* 2005; 293:2012-2017.
27. The PIOPED Investigators. Value of the ventilation/perfusion scan in acute pulmonary embolism. Results of the prospective investigation of pulmonary embolism diagnosis (PIOPED). *JAMA* 1990; 263:2753-2759.
28. Raschke RA, Reilly BM, Guidry JR, et al. The weight-based heparin dosing nomogram compared with a "standard care" nomogram. *Ann Intern Med* 1993; 119:874-881.
29. Tapson VF. Treatment of pulmonary embolism: anticoagulation, thrombolytic therapy, and complications of therapy. *Crit Care Clin* 2011; 27: 825-839.
30. Meyer G, Vicaut E, Danays T, et al. Fibrinolysis for patients with intermediate-risk pulmonary embolism. *N Engl J Med* 2014; 370:1402-1411.
31. Goldhaber SZ, Agnelli G, Levine MN. Reduced-dose bolus alteplase vs. conventional alteplase infusion for pulmonary embolism thrombolysis: an international multicenter randomized trial: the Bolus Alteplase Pulmonary Embolism Group. *Chest* 1994; 106:718-724.
32. Tebbe U, Graf A, Kamke W, et al. Hemodynamic effects of double bolus reteplase versus alteplase infusion in massive pulmonary embolism. *Am Heart J* 1999; 138:39-44.
33. Sareyyupoglu B, Greason KL, Suri RM, et al. A more aggressive approach to emergency embolectomy for acute pulmonary embolism. *Mayo Clin Proc* 2010; 85:785-790.
34. Fairfax LM, Sing RF. Vena cava interruption. *Crit Care Clin* 2011; 27:781-804.

Chapter 5

肺動脈カテーテル

The Pulmonary Artery Catheter

本章では，肺動脈カテーテルとそれから得られる血行動態パラメータについて解説する。これらのパラメータの臨床応用については，後の章で解説する。

I. 肺動脈カテーテルの基本

A 原理

肺動脈(PA)カテーテルにはバルーンが装備されている。バルーンを膨らませると，バルーンは静脈血流に乗り，カテーテルを右心系から肺動脈へと誘導する。このバルーン浮遊の原理により，透視ガイダンスを用いずに右心系および肺動脈のカテーテル検査が可能となる。

B 肺動脈カテーテルの構造

1. カテーテルは長さ 110 cm(中心静脈カテーテルより約 5〜6 倍も長い)で，外径は 2.3 mm(ほぼ 7 Fr)である。
2. 内部には 2 つのルーメンがあり，その 1 つはカテーテルの先端に開口しており。もう 1 つは先端から 30 cm の部位に開口している(肺動脈カテーテルが適切な位置にあれば，このルーメンは右房内に位置するようになっている)。
3. カテーテルの先端には，膨張可能なバルーン(容量 1.5 mL)がついており，カテーテルをその最終目的地である肺動脈まで運ぶ役目を果たす。
4. カテーテルには，先端近くに小型のサーミスタ(温度変化を電気抵抗の変化に変換するセンサーデバイス)がついている。このデバイスにより熱希釈法で心拍出量を測定できる(これについては本章の後半で解説する)。

C 肺動脈カテーテルの留置

肺動脈カテーテルは，通常，鎖骨下静脈または内頸静脈に留置された大口径(8〜9 Fr)のイントロデューサカテーテルを通して挿入する。遠位ルーメンを圧トランスデューサに接続し，カテーテルの位置がわかるようにす

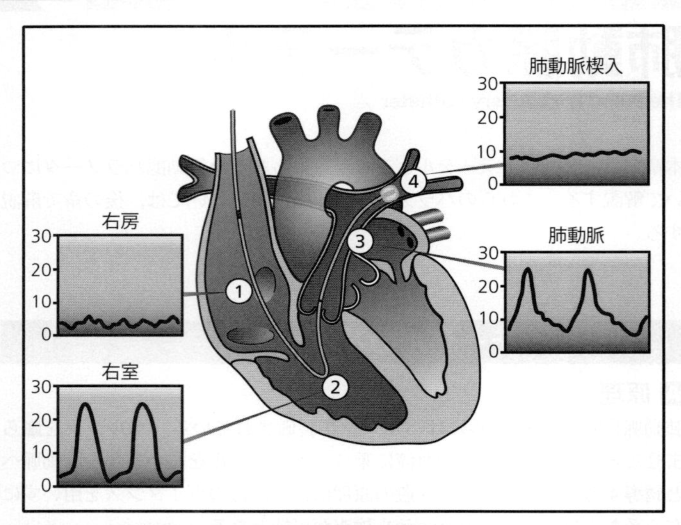

図 5.1　肺動脈カテーテルの位置と圧波形
説明は本文を参照。

る。肺動脈カテーテルの先端がイントロデューサカテーテルを通過して上大静脈に入ると，静脈圧波形が出現する。そこでバルーンを膨らませて，図 5.1 に示すような圧波形を参考に肺動脈カテーテル先端の位置を判断する。

1. 上大静脈圧は，振幅の小さい非拍動性の圧である。この圧波形はカテーテル先端が右房に入った後も変化しない。

2. カテーテルの先端が三尖弁を超えて右室に入ると，拍動性の波形が現れる。圧の最大値(収縮期圧)は，右室の収縮能で変化し，また，圧の最小値(拡張期圧)は右房圧と同等である。

3. カテーテルが肺動脈弁を超えて肺動脈の主幹部に入ると，圧波形の収縮期圧は変化しないが，拡張期圧は急激に上昇する。この拡張期圧の上昇は，肺循環における血流に対する抵抗により生じる。

4. カテーテルが肺動脈内をさらに進むと，拍動性の波形が消失して，肺動脈拡張期圧と同レベルの非拍動型の波形になる。これは，**肺動脈閉塞圧**(pulmonary artery occlusion pressure)，もしくは**肺毛細管楔入圧**(pulmonary capillary wedge pressure：PCWP)，あるいは単に**楔入圧**

と呼ばれる。この圧は左室の拡張期充満圧を反映する(次項で説明する)。

5. PCWP が現れたところで，肺動脈カテーテルの位置はそのままにしておく(それ以上は進めない)。バルーンの空気を抜く。そうすると，拍動性の波形が再び現れるはずである。そうしたら，カテーテルをその位置で固定する。
6. 肺動脈カテーテル挿入例の約 25%では，カテーテルを肺動脈に最大限まで進めても，拍動性の肺動脈圧波形が消失しない[1)]。このような現象に遭遇したら，肺動脈拡張期圧を PCWP の代用として使用する。ただし，肺高血圧がある場合は除く(この場合は楔入圧は，肺動脈拡張期圧よりも低い)。

D バルーン

1. カテーテルの留置中は常にバルーンを脱気しておかなければならない(長期間にわたりバルーンを膨らませたままにしておくと，肺動脈の破裂や肺梗塞の危険性がある)。バルーンの拡張は PCWP の測定時のみにする。
2. PCWP を測定する際は，1.5 mL の空気で一気にバルーンを最大拡張させてはならない(カテーテルがしばしば細い肺動脈に迷入していることがあり，バルーンを最大拡張させると血管が破れることがある)。バルーンは PCWP の波形が得られるまでゆっくりと膨らませる。
3. PCWP を記録したら，バルーンを完全に脱気する。バルーンの空気注入ポートから注射器をはずしておくことは，カテーテル留置中に誤ってバルーンが拡張を防ぐのに有用である。

II. 肺毛細管楔入圧(PCWP)

A 原理

PCWP 測定の原理を図 5.2 に示す。

1. 肺動脈カテーテルのバルーンを膨らませることにより，肺動脈の血流(Q)を妨げる。そのため，肺動脈カテーテル先端と左房の間に静的な液柱ができる。このような状況では，肺動脈カテーテル先端の“楔入”圧(P_W)と，肺毛細管圧(P_C)，そして左房圧(P_{LA})が等しくなる。つまり，$Q=0$ では，$P_W=P_C=P_{LA}$ となる。

2. 楔入圧は，肺毛細管圧が肺胞圧(P_A)よりも高い場合($P_C > P_A$)に限り，左房圧を反映する。この条件は，楔入圧に呼吸性変動が見られるときには満たされない[2)](後述)。

3. 僧帽弁が正常な場合，左房圧(楔入圧)は，左室拡張終期圧(充満圧)と等しい。したがって，僧帽弁疾患がなければ，楔入圧は，左室充満圧の測定値となる。

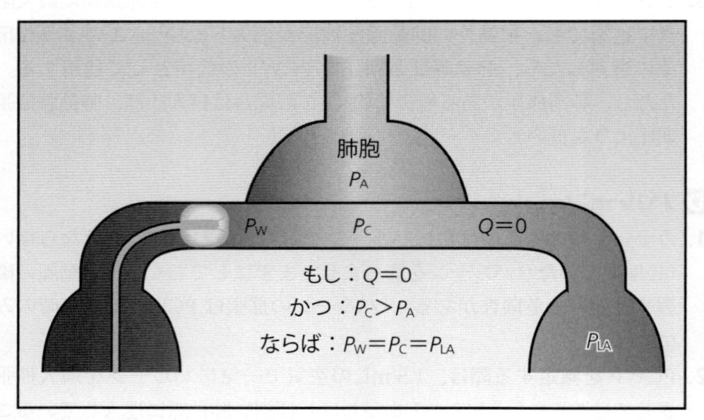

図 5.2　楔入圧測定の原理
バルーンの拡張により血流が停止すると($Q=0$)，楔入圧(P_W)は肺毛細管圧(P_C)および左房圧(P_{LA})と等しくなる。しかしこれは，肺毛細管圧が肺胞圧(P_A)を上回っている($P_C > P_A$)ときのみ成り立つ。

B 楔入圧と肺毛細管圧

1. 楔入圧は，肺毛細管の生理的圧測定であるとしばしば誤解される。しかし，楔入圧は血流がない場合の測定値であり，この考えは正しくない[3, 4)]。バルーンを脱気して血流が再開したときには，**肺毛細管圧は，左房圧(楔入圧)よりも高くなければならない。そうでなければ，肺静脈の血流を保つ圧較差が存在しないことになる。**

2. 肺毛細管圧(P_C)と，左房圧(P_{LA})の差は，血流速度(Q)と，肺静脈の血流に対する抵抗(R_V)により決定される。すなわち，

$$P_C - P_{LA} = Q \times R_V \tag{5.1}$$

楔入圧(P_W)は，左房圧と等しいので，式 5.1 は，次のように変換する

ことができる。

$$P_C - P_W = Q \times R_V \tag{5.2}$$

3. したがって，**血流がある状態では，楔入圧は常に肺毛細管圧を過小評価する。**個々の患者において，R_V を測定することができないので，P_C と P_W の差の程度を決定することはできない。しかし，低酸素症，エンドトキシン血症，急性呼吸促迫症候群(ARDS)などにより肺静脈収縮が引き起こされる状況では，P_C と P_W の圧較差は大きくなる[5,6]。

III. 熱希釈法

肺動脈カテーテルにはサーミスタがそなわっており，熱希釈法(thermodilution method)により心拍出量測定ができる。これを図 5.3 に示す。

A 測定方法

1. 血液よりも温度が低いブドウ糖液または生理食塩液を，カテーテルの近位ポート(通常は右房内に位置)に注入する。冷水は右心腔内の血液温を下げ，冷却された血液はカテーテルの遠位端にあるサーミスタを通過する。
2. サーミスタは血液温の経時的変化を計測する。熱希釈曲線の曲線下面積は，肺動脈内の血流量に反比例する。この血流量は(平均)心拍出量に等しい。
3. 肺動脈カテーテルのサーミスタは電子機器に接続されており，温度-時間曲線下面積が積分され，計算された心拍出量がデジタル表示される。
4. 心拍出量を確定するためには，複数回の測定を行うことが推奨される。測定値のばらつきが 10%未満であれば，3 回の測定で十分である。この場合，心拍出量はすべての測定値の平均値を採用する。複数回の測定でばらつきが 10%より大きい場合は信頼できないと考えられる[7]。

B 測定誤差の原因

1. 三尖弁逆流

三尖弁逆流(機械式陽圧換気でよくみられる)では，逆流により注入液が再循環し，低心拍出量に類似した，持続時間が長く振幅の小さい熱希釈曲線になる。その結果，心拍出量は実際よりも少なく計算され

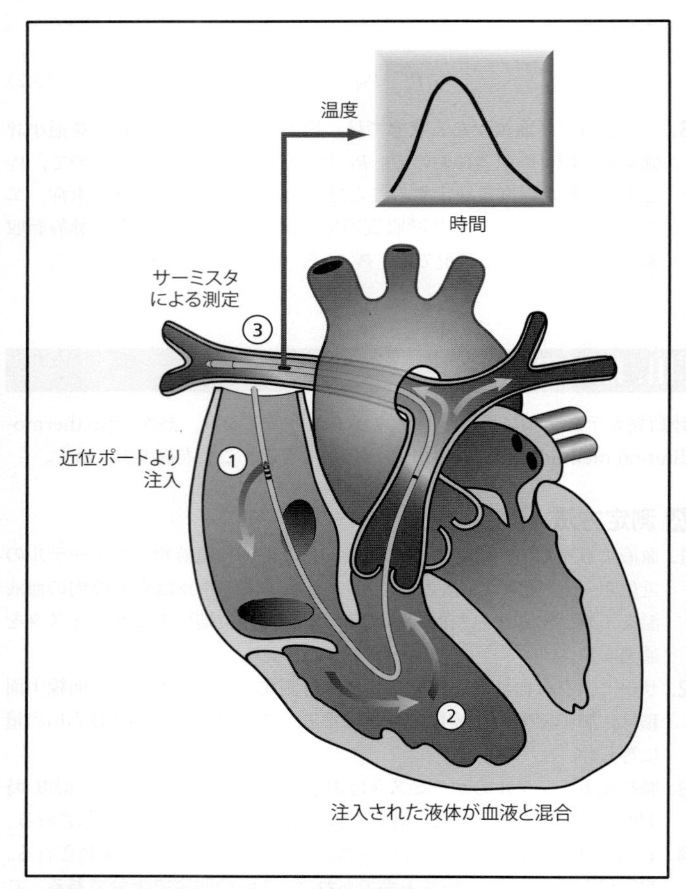

図 5.3　熱希釈法による心拍出量測定
説明は本文を参照。

る[8]。

2. 心内シャント

心内シャントが存在すると，心拍出量は実際よりも多く計算される。

a. 右-左シャントの場合は，注入液の一部がシャントを通過して，高心拍出量と同様な幅の狭い熱希釈曲線になる。

b. 左-右シャントの場合は，シャントした血液により右心の血液容量が増加して注入液が希釈されるので，熱希釈曲線は高心拍出量と同様な幅の狭い形となる。左 - 右シャントにより冷たい注入液による血液温の変化が小さくなる。

IV. 血行動態パラメータ

肺動脈カテーテルは，心血管機能および全身の酸素運搬についての豊富な情報を提供する。この情報より得られる血行動態パラメータは，心パフォーマンスおよび，低血圧の血行動態的原因についての情報を提供する。これらのパラメータを表 5.1 に示した。

表 5.1　血行動態および酸素運搬のパラメータ

パラメータ	略語	正常範囲
中心静脈圧	CVP	0～5 mmHg
肺動脈楔入圧	PAWP	6～12 mmHg
心係数	CI	2.4～4.0 L/min/m^2
1 回拍出係数	SI	20～40 mL/m^2
体血管抵抗係数	SVRI	25～30 Wood 単位[a]
肺血管抵抗係数	PVRI	1～2 Wood 単位[a]
酸素供給量	Do_2	520～570 mL/min/m^2
酸素摂取量	Vo_2	110～160 mL/min/m^2
酸素抽出率	O_2ER	0.2～0.3

a：mmHg/L/min/m^2。

A 心充満圧

1. 中心静脈圧（CVP）

肺動脈カテーテルが適切な位置にあれば，近位ポートは右房内に存在しているはずである。そこで測定される圧は平均右房圧であり，**中心静脈圧**（central venous pressure：CVP）とも呼ばれる。三尖弁の機能障害がなければ，CVP は右室拡張終期圧（right-ventricular end-diastolic pressure：RVEDP）と等しい。

$$CVP = RVEDP \tag{5.3}$$

CVP は正常では低圧（0〜5 mmHg）であるので，静脈還流の右心系への流れ込みを促進する。

2. 肺毛細管楔入圧（PCWP）

肺毛細管楔入圧（PCWP）については，本章の前半で説明した。僧帽弁機能が正常であれば，PCWP は，左室拡張終期圧（LVEDP）と等しい。

$$PCWP = LVEDP \tag{5.4}$$

正常の PCWP（6〜12 mmHg）は，CVP よりやや高く，この圧較差のために，卵円孔は閉鎖したままとなる（このことにより，心内右 - 左シャントは防がれる）。

変動：PCWP は自然に変化するが，変動の大きさはほとんどの患者で 4 mmHg を超えることはない[10)]。**したがって，PCWP の変動が 4 mmHg を超えた場合には，臨床的な意味をもつ変化と考えるべきである。**

3. 呼吸性変動

胸腔内圧の変動は，胸腔内に存在する血管に伝達されるので，図 5.4 に示すように CVP や PCWP に呼吸性変動を生じる。壁内外圧較差（生理学的に重要な圧）は変化していないので，これらの胸腔内圧変化による血管内圧変化は誤りを招くものである[10)]。したがって，CVP や PCWP の呼吸性変動が大きい場合には，これらの圧は胸腔内圧が大気圧（すなわち圧＝0 の較正点）に最も近くなる呼気終末で測定すべきである。

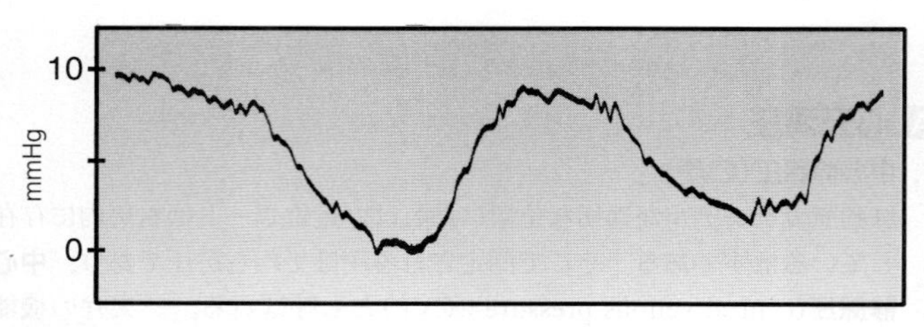

図 5.4　中心静脈圧の呼吸性変動

B 心係数（CI）

熱希釈法で測定した心拍出量（cardiac output：CO）は，体表面積（body surface area：BSA）で補正する。体表面積で補正した心拍出量を心係数（cardiac index：CI）と呼ぶ。

$$CI = CO/BSA \tag{5.5}$$

（体格で補正した血行動態パラメータには一般に「係数」という言葉が付けられる）

1. 肺動脈カテーテルのサーミスタを心拍出量モニターに接続する。心拍出量モニターは患者の身長と体重から自動的に体表面積を算出する。体表面積は以下の単純な公式からも算出することができる[11]。

$$体表面積(m^2) = [身長(cm) + 体重(kg) - 60]\ /100 \tag{5.6}$$

（標準的な体格の成人の体表面積は 1.7 m^2 である）

2. 正常の心係数は 2.4～4 L/min/m^2 であるが，±10％程度の自然変動がある[10]。つまり，**心係数が 10％よりも大きく変動する場合には，臨床的に意味のある変化と考えるべきということになる。**

C 1 回拍出係数（SI）

1 回拍出量（収縮期に心室から駆出される血液量）は，心拍出量よりも心パフォーマンスのより直接的な測定値である。1 回拍出係数（stroke index：SI）は，心拍出量ではなく心係数を用いた場合の 1 回拍出量の表現である。

$$SI = CI/HR \tag{5.7}$$

（HR は心拍数を表す）

D 血管抵抗

体循環および肺循環における流量に対する抵抗は，流量に依存するものであり，さらに血管が剛体ではなく圧迫可能であるため，臨床的には測定できない。以下の血管抵抗は，平均流速（心拍出量）と血管内圧較差の関係を単純に表現したものである。

1. 体血管抵抗係数（SVRI）

体血管抵抗係数（systemic vascular resistance index：SVRI）は，平均動脈圧と中心静脈圧との差（MAP－CVP）を心係数で割って計算する。

$$SVRI = (MAP - CVP)/CI \tag{5.8}$$

SVRI は Wood 単位(mmHg/L/min/m^2)で表される。Wood 単位に 80 をかければ一般的な単位(dyne・s/cm^5/m^2)に変換できる[12]。しかし，この変換に利点があるわけではない。

2. 肺血管抵抗係数(PVRI)

肺血管抵抗係数(pulmonary vascular resistance index：PVRI)は，平均肺動脈圧(MPAP)と左房圧あるいは楔入圧(PCWP)との差を心係数で割って求めることができる。

$$PVRI = (MPAP - PCWP)/CI \tag{5.9}$$

PVRI は体血管抵抗係数(SVRI)と同様に Wood 単位(mmHg/L/min/m^2)で表される。SVRI と同様の限界をもっている。

V. 酸素運搬のパラメータ

酸素運搬のパラメータは，全身の酸素供給量と酸素消費量についての測定であり，組織酸素化の間接的な指標となる(次の章で説明する)。これらのパラメータは体格に関係している。それぞれのパラメータの正常値は表 5.1 に掲げる。

A 酸素供給量(Do_2)

動脈血による酸素運搬量は酸素供給量(oxygen delivery：Do_2)として知られており，心係数(CI)と動脈血酸素含量(Cao_2)の積となる。

$$Do_2 = CI \times Cao_2 \times 10 \tag{5.10}$$

1. 動脈血酸素含量は，100 mL の血液に含まれる酸素量を mL 単位で表したものである。それを 10 倍すれば，1 L 中の血液に含まれる酸素量(mL/L)となる。

2. 動脈血酸素含量は，ヘモグロビン値(Hb，g/100 mL)と 1 g のヘモグロビンに結合する酸素量(1.34 mL/g)と動脈血酸素飽和度(Sao_2)の積である。

$$Do_2 = CI \times (1.34 \times \text{ヘモグロビン値} \times Sao_2) \times 10 \tag{5.11}$$

3. Do_2 は mL/min/m^2 で表現され，その正常値は 520〜600 mL/min/m^2 である。

B 酸素摂取量(Vo_2)

酸素摂取量(oxygen uptake：Vo_2)は，全身の毛細血管から組織へ取り込まれる酸素量である。酸素は組織内に備蓄されないので，Vo_2 は酸素消費量に等しい。Vo_2 は動脈血と静脈血の酸素含量の差(Cao_2-Cvo_2)と心係数の積である。

$$Vo_2 = CI \times (Cao_2 - Cvo_2) \times 10 \qquad (5.12)$$

(10 倍したのは，Do_2 のところで述べたのと同じ理由である)　この式は，心拍出量に関するフィック(Fick)式〔$CO = Vo_2/(Cao_2 - Cvo_2)$〕を修正したものである。

1. もし，Cao_2 と Cvo_2 をその構成要素まで分解すると，式 5.12 は以下のように書き換えられる。

$$Vo_2 = CI \times 1.34 \times Hb \times (Sao_2 - Svo_2) \times 10 \qquad (5.13)$$

ここで，Sao_2 は動脈血酸素飽和度，Svo_2 は静脈血酸素飽和度を示す(ここでいう静脈血とは，肺動脈内の混合静脈血である)。

2. Vo_2 は mL/min/m^2 の単位で表され，その正常値は 110〜160 mL/min/m^2 である。重症患者(代謝率が低いことはまれである)において Vo_2 が正常値を下回っていることは，組織酸素化が障害されていることの妥当な証拠となる。
3. 算出された Vo_2 の自然変動は大きい(±18%)。これは，Vo_2 は 4 つの構成要素からなることによる[10, 13, 14]。
4. 修正フィック式から算出された Vo_2 は，肺の酸素消費量を含んでいないため，全身の酸素消費量ではない。肺の Vo_2 は，体全体の Vo_2 の 5%未満である[1]。しかし，肺の炎症がある場合(ICU 患者ではよく起こることである)は，肺の Vo_2 は全身 Vo_2 の 20%にもなることがある[16]。

C 酸素抽出率(O_2ER)

酸素供給量(Do_2)と酸素消費量(Vo_2)のバランスは酸素抽出率(oxygen extraction ratio：O_2ER)で表現される。O_2ER は Vo_2/Do_2 に等しい(しばしば%で表すために 100 倍される)。

$$O_2ER = \dot{V}O_2 / \dot{D}O_2 \tag{5.14}$$

1. O_2ER の正常範囲は 0.2〜0.3 であるが，これは運搬された酸素量の 20〜30％しか全身毛細管で取り込まれないことを意味している。酸素供給量が減少した場合，O_2ER は 0.5〜0.6 まで上昇しうる。この O_2ER の上昇は，酸素供給量が減少しても組織酸素化が保たれることを助けている。
2. 次の章では，O_2ER が組織酸素化を評価するのにどのように用いられているかを説明する。

参考文献

1. Swan HJ. The pulmonary artery catheter. *Dis Mon* 1991; 37:473-543.
2. O'Quin R, Marini JJ. Pulmonary artery occlusion pressure: clinical physiology, measurement, and interpretation. *Am Rev Respir Dis* 1983; 128:319-326.
3. Cope DK, Grimbert F, Downey JM, et al. Pulmonary capillary pressure: a review. *Crit Care Med* 1992; 20:1043-1056.
4. Pinsky MR. Hemodynamic monitoring in the intensive care unit. *Clin Chest Med* 2003; 24:549-560.
5. Tracey WR, Hamilton JT, Craig ID, Paterson NAM. Effect of endothelial injury on the responses of isolated guinea pig pulmonary venules to reduced oxygen tension. *J Appl Physiol* 1989; 67:2147-2153.
6. Kloess T, Birkenhauer U, Kottler B. Pulmonary pressure-flow relationship and peripheral oxygen supply in ARDS due to bacterial sepsis. *Second Vienna Shock Forum*, 1989: 175-18.
7. Nadeau S, Noble WH. Limitations of cardiac output measurement by thermodilution. *Can J Anesth* 1986; 33:780-784.
8. Konishi T, Nakamura Y, Morii I, et al. Comparison of thermodilution and Fick methods for measurement of cardiac output in tricuspid regurgitation. *Am J Cardiol* 1992; 70:538-540.
9. Nemens EJ, Woods SL. Normal fluctuations in pulmonary artery and pulmonary capillary wedge pressures in acutely ill patients. *Heart Lung* 1982; 11:393-398.
10. Sasse SA, Chen PA, Berry RB, et al. Variability of cardiac output over time in medical intensive care unit patients. *Chest* 1994; 22:225-232.
11. Mattar JA. A simple calculation to estimate body surface area in adults and its correlation with the Dubois formula. *Crit Care Med* 1989; 846-847.
12. Bartlett RH. *Critical Care Physiology*. New York: Little, Brown & Co, 1996:36.
13. Schneeweiss B, Druml W, Graninger W, et al. Assessment of oxygen-consumption by use of reverse Fick-principle and indirect calorimetry in critically ill patients. *Clin Nutr*

1989; 8:89-93.

14. Bartlett RH, Dechert RE. Oxygen kinetics: Pitfalls in clinical research. *J Crit Care* 1990; 5:77-80.
15. Nunn JF. Non respiratory functions of the lung. In: Nunn JF (ed). *Applied Respiratory Physiology*. Butterworth, London, 1993:306-317.
16. Jolliet P, Thorens JB, Nicod L, et al. Relationship between pulmonary oxygen consumption, lung inflammation, and calculated venous admixture in patients with acute lung injury. *Intensive Care Med* 1996; 22:277-285.

Chapter 6

全身の酸素化

Systemic Oxygenation

ICU 患者の管理において重要な目標の 1 つは，十分な組織の酸素化を維持することであるが，臨床的に組織酸素レベルについてモニターすることはいまだに可能ではない。本章では，現在測定されている「全身」の酸素運搬をモニターするパラメータ，およびそれらが組織酸素化の評価にどのように用いられているかについて述べる。

I. 全身の酸素運搬測定

A 血中酸素含量

血液中の酸素濃度〔**酸素含量**(oxygen content)と呼ばれる〕は，ヘモグロビンに結合した酸素と血漿に溶解した酸素の総和である。

1. ヘモグロビン結合酸素量

ヘモグロビン酸素結合量(HbO_2)は，以下のように決定される[1]。

$$HbO_2(mL/dL) = 1.34 \times Hb \times So_2 \quad (6.1)$$

Hb は血中ヘモグロビン値(g/dL)である(血液 100 mL あたりのグラム数)。1.34 はヘモグロビンの酸素結合能力(mL/g)，So_2 はヘモグロビン酸素飽和度であり，酸素ヘモグロビン/総ヘモグロビンの比で表現される。

a. 式 6.1 は，ヘモグロビンが酸素で完全に飽和されているとき(So_2＝1)，ヘモグロビン 1g は 1.34mL の酸素と結合していることを表している。

2. 溶存酸素量

血漿に溶解している酸素濃度は，以下のように求められる[2]。

$$溶存酸素量(mL/dL) = 0.003 \times Po_2 \quad (6.2)$$

Po_2 は血液中の酸素分圧(mmHg)，0.003 は正常体温における血漿の酸素溶解係数(mL/dL/mmHg)である。

a. 式 6.2 は，この数値は，正常体温(37℃)において，Po_2 が 1 mmHg 上昇するごとに血漿 100 mL に溶解する酸素の量は，0.003 mL/dL

(あるいは 0.03 mL/L)増加することを示している[2)]。これは，**酸素が血漿に比較的溶解しにくいこと**(したがって，酸素運搬分子としてヘモグロビンが必要であること)を如実に示している。

3. 総酸素含量

血液中の総酸素含量(mL/dL)は，式 6.1 と式 6.2 を合わせたものから得られる。

$$\text{総酸素含量} = (1.34 \times \text{Hb} \times So_2) + (0.003 \times Po_2) \tag{6.3}$$

動脈血および静脈血中の酸素濃度の正常値(ヘモグロビン結合酸素量，溶存酸素量，総酸素含量)を表 6.1 に示す。溶存酸素量の寄与が非常に小さいことに注意してほしい。その結果，**血液酸素含量は，ヘモグロビンに結合した酸素量と同等とみなされる**。

$$\text{酸素含量(mL/dL)} = 1.34 \times \text{Hb} \times So_2 \tag{6.4}$$

B 酸素供給量(Do_2)

1. 動脈血による酸素の運搬量は酸素供給量(oxygen delivery：Do_2)と呼ばれる。Do_2 は心拍出量(CO)と動脈血の酸素含量(Cao_2)の積で表される[3)]。

$$Do_2\text{(mL/min)} = \text{CO} \times Cao_2 \times 10 \tag{6.5}$$

(10 倍するのは酸素含量を mL/dL から mL/L に変換するためである)

Cao_2 をその構成成分に分解すると，式 6.5 は次のように書き換えることができる。

$$Do_2 = \text{CO} \times (1.34 \times \text{Hb} \times Sao_2) \times 10 \tag{6.6}$$

注意：Sao_2 はパルスオキメータにより持続的にモニターされる。心拍出量は肺動脈カテーテルを用いたり(61〜63 ページで述べた)，参考文献 4 で示されるような非侵襲的な方法により測定が可能である。

2. Do_2 の正常範囲は表 6.2 に示す。Do_2(および Vo_2)は，絶対量と，体格で補正した量で表現されていることに注意してほしい。体格補正は，体表面積(m^2)にもとづいて行う。

表 6.1　血中の酸素濃度の正常値

パラメータ	動脈血	静脈血
酸素分圧(Po_2)	90 mmHg	40 mmHg
ヘモグロビン酸素飽和度	98%	73%
ヘモグロビン結合酸素量(HbO_2)	19.7 mL/dL	14.7 mL/dL
溶存酸素量	0.3 mL/dL	0.1 mL/dL
総酸素含量	20.0 mL/dL	14.8 mL/dL
血液量[a]	1.25 L	3.75 L
酸素容量	250 mL	555 mL

体温 37℃，血中ヘモグロビン値 15 g/dL のときの値を示した。
a：総血液量が 5L で，そのうち動脈内に 25%，静脈内に 75%と仮定した場合。

表 6.2　酸素バランスの測定値

パラメータ	正常	組織低酸素症
酸素供給量(Do_2)	900～1,100 mL/min あるいは 520～600 mL/min/m^2	さまざま
酸素摂取量(Vo_2)	200～270 mL/min あるいは 110～160 mL/min/m^2	200 mL/min 未満あるいは 110 mL/min/m^2 未満
酸素抽出率(O_2ER)	20～30%	≧50%
混合静脈血酸素飽和度(Svo_2)	65～75%	≦50%
中心静脈血酸素飽和度($Scvo_2$)	70～80%	?
乳酸値	1～2.2 mmol/L[a]	>1～2.2 mmol/L[a]

a：正常の乳酸値は 1.0～2.0 mmol/L である。

C 酸素消費量

酸素は組織内に備蓄されないので，組織への酸素取り込み速度は，**酸素消費量**(oxygen consumption：Vo_2)と等しい。Vo_2 を決定するには 2 つの方法がある。

1. Vo_2 の計算値

酸素消費量は心拍出量(CO)と，動脈血酸素含量と静脈血酸素含量の差(Cao_2-Cvo_2)の積として求められる。

$$\dot{V}O_2 (mL/min) = CO \times (CaO_2 - CvO_2) \times 10 \quad (6.7)$$

（10倍するのは酸素含量をmL/dLからmL/Lに変換するためである）
CaO_2とCvO_2には，1.34×ヘモグロビン値という共通項があるので，式6.7は以下のように書き換えることができる。

$$\dot{V}O_2 = CO \times 1.34 \times Hb \times (SaO_2 - SvO_2) \times 10 \quad (6.8)$$

注意：$\dot{V}O_2$を算出するための4つの測定値のうち3つは，DO_2の算出でも用いられる。もう1つの測定値がSvO_2であるが，これについては章の後半で説明する。

a. $\dot{V}O_2$の正常値を表6.2に示す。$\dot{V}O_2$はDO_2よりもずっと小さいことに注意してほしい。その乖離の意味合いは，後述する。

b. $\dot{V}O_2$を算出するためのすべての測定値は自然変動するため，4つの測定値すべてを合わせた変動幅は±18％となる[5-7]。したがって，算出した$\dot{V}O_2$が有意の変化があるとみなすためには，少なくとも18％よりも大きい変動がなければならない。

2. 算出した$\dot{V}O_2$ vs. 全身$\dot{V}O_2$

算出した$\dot{V}O_2$は肺の酸素消費量を含まないため，全身$\dot{V}O_2$とは異なる。正常では，肺の$\dot{V}O_2$は全身$\dot{V}O_2$の5％未満である[8]。肺の$\dot{V}O_2$は肺の炎症性病変があると，全身$\dot{V}O_2$の20％にもなる[9]。

3. $\dot{V}O_2$の実測値

全身$\dot{V}O_2$は酸素分析器を用いて，吸入気および呼出されたガスの酸素分画を測定すれば得られる。

$$\dot{V}O_2 = \dot{V}_E \times (F_IO_2 - F_EO_2) \quad (6.9)$$

F_IO_2とF_EO_2はそれぞれ，吸気中と呼気中の酸素分画である。$\dot{V}_E$は1分あたりの呼気量である。

a. 栄養補助サービスで使われる代謝カートを用いて，ベッドサイドで全身$\dot{V}O_2$を測定することができる（第36章I-B項参照）。

b. 測定した$\dot{V}O_2$の自然変動幅は±5％であり[5, 7]，算出した$\dot{V}O_2$の自然変動幅の±18％よりはずっと小さい。

D 酸素抽出率

1. 酸素供給量と酸素消費量の関係は，**酸素抽出率**（oxygen extraction ratio：O_2ER）で示される。すなわち，

$$O_2ER = \dot{V}O_2/DO_2 \quad (6.10)$$

（この比は100倍してパーセント表示される）　これは，組織に運搬された酸素が好気的代謝により用いられる酸素分画を表現している。

2. O_2ERの正常域は0.2〜0.3（20〜30％）である。これは，**健康成人は安静時に，運搬されてきた酸素の20〜30％しか好気的代謝に用いていないことを意味している。**

3. $\dot{V}O_2$とDO_2は（Q×1.34×Hb×10）という共通項を含むので，式6.10は以下のように書き換えることができる。

$$O_2ER = (SaO_2 - SvO_2)/SaO_2 \quad (6.11)$$

通常の診療では，SaO_2は90％よりも高く保つ（つまり，SaO_2は1.0に近い）ので，式6.11は以下のように書き換えられる。

$$O_2ER = SaO_2 - SvO_2 \quad (6.12)$$

あるいは，

$$O_2ER = 1 - SvO_2 \quad (6.13)$$

したがって，**酸素供給量と酸素消費量のバランスはたった1つの変数，すなわち静脈血酸素飽和度（SvO_2）でモニターできることになる。**これについては次に説明する。

E 混合静脈血酸素飽和度

1. 全体（全身の）静脈血酸素飽和度（SvO_2）は肺動脈内の静脈血から得られ，**混合静脈血酸素飽和度**（mixed venous O_2 saturation）と呼ばれる。混合静脈血酸素飽和度測定を行うためには肺動脈カテーテル（第5章で記述）が必要であり，ルーチンに測定できるわけではない。

2. SvO_2の決定要因は，式6.8を書き換えることにより得られる。すなわち，

$$SvO_2 = SaO_2 - (\dot{V}O_2/CO \times 1.34 \times Hb) \quad (6.14)$$

動脈血が完全に酸素化されていれば（SaO_2〜1），括弧内の分母はDO_2と等しくなる（式6.6を参照）。式6.14は以下のように書き換えることができる。

$$Svo_2 = 1 - Vo_2/Do_2 \qquad (6.15)$$

（これは，式6.13の項を入れ替えたものである）

3. 式6.15からは，Vo_2が増加(代謝率が上昇)するとSvo_2は低下すること，あるいはDo_2の減少(例えば貧血や低心拍出量など)が予測できる。
4. Svo_2の正常値は65～75%である[10]。

F 中心静脈血酸素飽和度

1. 上大静脈内の酸素飽和度は，**中心静脈血酸素飽和度**(central venous O_2 saturation：$Scvo_2$)として知られており，測定がSvo_2よりも簡単なことから，Svo_2の代用としてよく用いられる。
2. $Scvo_2$は，中心静脈カテーテルから採血して測定することもできるし，ファイバーオプティックカテーテル(PreSep Catheters，Edwards Life Sciences社)を用いて持続的にモニターすることもできる。
3. $Scvo_2$は，重症患者においてはSvo_2よりも平均して5%高い[11]。したがって，$Scvo_2$の正常値は70～80%(つまり，Svo_2の正常値より5%高い)となる。しかし，血行動態が不安定な患者では，$Scvo_2$とSvo_2には大きな隔たりがあることがある。
4. $Scvo_2$の変化とSvo_2の変化はよく相関する[11, 12]。その結果，$Scvo_2$のトレンドは，1回測定よりも信頼性が高いと考えられている。

II. 全身酸素バランス

A Vo_2の調節

1. 好気的代謝システムは，酸素供給量(Do_2)が変化しても，好気的代謝による酸素消費量を一定に維持するように機能している。Do_2の変化と逆方向に酸素抽出率(O_2ER)の変化が起こるために，このことが可能となっている。これらの関係は式6.10を変換することで得られる。すなわち，

$$Vo_2 = Do_2 \times O_2ER \qquad (6.16)$$

2. 式6.16からは，Do_2の変化に，同等で反対向きのO_2ERの変化が伴えば，Vo_2は変化しないことが予測される。しかし，O_2ERが固定され

不変であれば，Do_2 の変化は，同等の Vo_2 の変化をもたらす。したがって，**酸素抽出の調節性により，酸素供給量の変化に依存せずに，Vo_2 は一定に保たれることになる**。

B Do_2-Vo_2 曲線

1. Do_2 の減少に対する反応を図 6.1 のグラフに示す[13]。図の上部にある式は，式 6.16 と同様であるが，酸素抽出は，式 6.12 と同様に(Sao_2－Svo_2)で表されている。

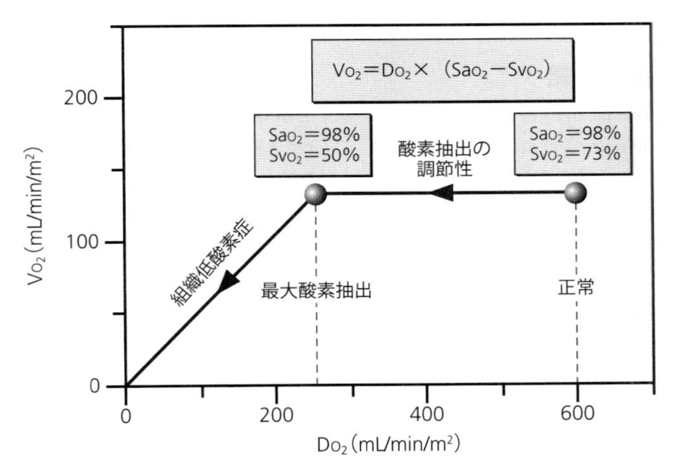

図 6.1　酸素供給量(Do_2)が進行性に減少した場合の，Do_2 と酸素消費量(Vo_2)，そして酸素抽出率(Sao_2－Svo_2)の関係を示したグラフ
説明は本文を参照。

a. Do_2 が減少すると(矢印で示した，曲線に沿った左方向への動き)，Vo_2 は Svo_2 が 73%から 50%に低下するまで，酸素抽出率(Sao_2－Svo_2)が 25%から 48%に上昇するまで，一定に保たれる。この点は，酸素供給量減少に対する反応の酸素抽出の最高到達点である。

b. 酸素抽出が最大となったとき，Do_2 のさらなる減少は Vo_2 の同等の減少を伴う。こうしたことが起こると，好気的代謝は酸素供給量により制限され，嫌気的解糖に変化し，乳酸が蓄積するようになる。

c. したがって，**酸素抽出が最大になる点が嫌気的閾値であり**，臨床的には以下に述べるようなことで発見される。

III. 組織低酸素症の発見

組織低酸素症は，酸素供給が，好気的代謝の必要量に対して不足するときに起こる。表 6.2 はこのような状況における酸素化の臨床的測定上で起こる変化を示している。

A 酸素供給

1. 酸素抽出が最大となったときの DO_2 を**限界酸素供給量**（critical oxygen delivery：critical DO_2）と呼ぶ。このときが，好気的代謝を完全にサポートするのに必要な最小の DO_2 である。

2. critical DO_2 は，重症患者における研究間で大きく異なっているため[13，14]，個々の患者において critical DO_2 を決定することはできない。

B 酸素消費量

1. 正常よりも低い VO_2 は，代謝率低下か，組織低酸素症の結果として起こりうる。

2. 重症患者では代謝低下が起こることは少ないため，VO_2 が低い（$<$ 200 mL/min あるいは $<$110 mL/min/m^2）は，組織低酸素症の証拠として用いることができる。

C 酸素抽出率（$SaO_2 - SvO_2$）

1. 図 6.1 に示されるように，（$SaO_2 - SvO_2$）が約 50％まで増加した場合には，最大酸素抽出率（つまり，嫌気的代謝閾値）に至っていることを表す。

2. したがって，（$SaO_2 - SvO_2$）が 50％以上であれば，組織酸素化が障害されていたり，その危機の近づいている証拠として用いることができる。

D 静脈血酸素飽和度（SvO_2，$ScvO_2$）

1. 図 6.1 のグラフは，SvO_2 が 50％になったとき，酸素抽出率は最大（つまり，嫌気的代謝閾値）に達している。

2. したがって，Svo_2 が 50%以下であれば，組織酸素化が障害されているか，危機にさらされている証拠となる。
3. 中心静脈血酸素飽和度($Scvo_2$)が 70%未満であれば異常と考えられ，$Scvo_2$ を 70%よりも高くすることが，酸素供給量を増加させる目標であると推奨されてきた[15, 16]。しかし，組織低酸素症を発見する $Scvo_2$ 値は同定されていない。

E 血中乳酸値

注意：組織酸素化に関係のないいくつかの状況で，血中乳酸値の上昇が起こる。これらについては第 24 章で述べる。以下の状況が，組織酸素化障害で起こる高乳酸血症である。

1. 乳酸は嫌気的解糖の最終産物であり，血中の乳酸の蓄積は，組織低酸素症の最も広く用いられているマーカーである。
2. 乳酸は，静脈血でも動脈血でも測定できるが，その値は同等である[17]。
3. 血清乳酸値の正常上限は 1.0～2.2 mmol/L であり，検査室により異なるが[17]，2 mmol/L は一般的なカットオフ値のようである。
4. 血清乳酸値は診断的ツールであるだけでなく，生存率の予測値でもある。つまり，**生存率は初期の乳酸値(治療前)と，乳酸値が正常化するまでの時間(乳酸クリアランスと呼ばれる)に関係している**。これらの関係を図 6.2 に示す。
   a. 図 6.2 の左のグラフは敗血症患者におけるデータであり[18]，初期の乳酸値と院内死亡率には直接的関係があることを示している。また，最初の 72 時間における死亡率は，初期の乳酸値が 4 mmol/L よりも高いと劇的に上昇することも示している。他の研究でも，血清乳酸値が 4 mmol/L よりも高くなると，ICU における死亡率が最も高くなることが報告されている[19]。
   b. 図 6.2 の右のグラフは，血行動態が不安定な患者を含む研究[20]からとったものであり，乳酸値が 24 時間以内に正常化した場合には死亡率は最も低いこと，一方，乳酸値が 48 時間経過しても上昇したままの場合には死亡率が劇的に上昇することを示している。
5. 敗血症性ショック患者を含む研究では，**乳酸クリアランス率が，初期乳酸値よりもより正確に予後を予測することを示している**[20, 21]。その結果，乳酸値が高いすべての患者において，乳酸値を継続してフォローすることが推奨される。

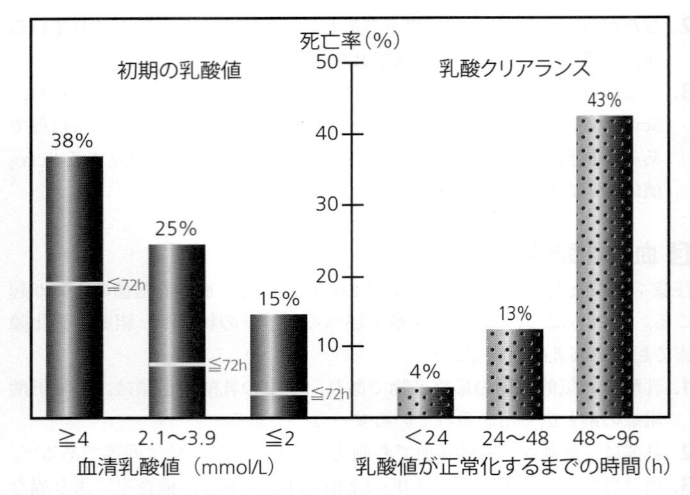

図 6.2　血清乳酸値の予後との関係
左のグラフは，初期の乳酸値と入院死亡率，入院後最初の 3 日の死亡率を示している[18]。右のグラフは，上昇した乳酸値が正常化するまでの時間(乳酸クリアランス)と院内死亡率の関係を示している[20]。

F 細胞障害性低酸素症

酸素不足による嫌気的代謝は，ミトコンドリアにおける酸素利用障害の結果としても起こる。この状況は**細胞障害性低酸素症**(cytopathic hypoxia)と呼ばれる[22]。これは，**敗血症性ショックにおける細胞機能障害の機序**であると考えられている。(敗血症性ショックにおける)細胞障害性低酸素症は，組織低酸素症と以下の点で異なっている。

1. 細胞障害性低酸素症患者では，組織酸素分圧が低下しているわけではない。これは，全身性敗血症患者において，組織 Po_2 が上昇しているという研究から支持される[23]。また，敗血症性ショックのほとんどの患者では，$Scvo_2$ は減少しているのではなく，むしろ正常である[24]。

2. 敗血症性ショック患者においては，乳酸値上昇は，診断的にも予後予測の意味でも同様の価値をもっている[18, 21]。しかし，敗血症における乳酸蓄積は，不十分な酸素供給ではなく，むしろ，ピルビン酸デヒドロゲナーゼ(この酵素はピルビン酸をアセチル CoA に変換する)の抑制に関係しているだろう[25]。

3. 細胞障害性低酸素症(敗血症性ショック)において，組織酸素レベルでの不足がないことは，これらの患者管理において重要な意味をもっている(第 9 章参照)。

参考文献

1. Zander R. Calculation of oxygen concentration. In: Zander R, Mertzlufft F, eds. *The oxygen status of arterial blood*. Basel: S. Karger, 1991:203-209.
2. Christoforides C, Laasberg L, Hedley-Whyte J. Effect of temperature on solubility of O_2 in plasma. *J. Appl Physiol* 1969; 26: 56-60.
3. Hameed S, Aird W, Cohn S. Oxygen delivery. *Crit Care Med* 2003; 31 (Suppl) : S658-S667.
4. Mohammed I, Phillips C. Techniques for determining cardiac output in the intensive care unit. *Crit Care Clin* 2010; 26:353-364.
5. Schneeweiss B, Druml W, Graninger W, et al. Assessment of oxygen-consumption by use of reverse Fick-principle and indirect calorimetry in critically ill patients. *Clin Nutr* 1989; 8:89-93.
6. Sasse SA, Chen PA, Berry RB, et al. Variability of cardiac output over time in medical intensive care unit patients. *Chest* 1994; 22:225-232.
7. Bartlett RH, Dechert RE. Oxygen kinetics: Pitfalls in clinical research. *J Crit Care* 1990; 5:77-80.
8. Nunn JF. Non respiratory functions of the lung. In Nunn JF (ed). *Applied Respiratory Physiology*. Butterworth, London, 1993:306-317.
9. Jolliet P, Thorens JB, Nicod L, et al. Relationship between pulmonary oxygen consumption, lung inflammation, and calculated venous admixture in patients with acute lung injury. *Intensive Care Med* 1996; 22:277-285.
10. Maddirala S, Khan A. Optimizing hemodynamic support in septic shock using central venous and mixed venous oxygen saturation. *Crit Care Clin* 2010; 26:323-333.
11. Reinhart K, Kuhn H-J, Hartog C, Bredle DL. Continuous central venous and pulmonary artery oxygen saturation monitoring in the critically ill. *Intensive Care Med* 2004; 30: 1572-1578.
12. Dueck MH, Kilmek M, Appenrodt S, et al. Trends but not individual values of central venous oxygen saturation agree with mixed venous oxygen saturation during varying hemodynamic conditions. *Anesthesiology* 2005; 103:249-257.
13. Leach RM, Treacher DF. Relationship between oxygen delivery and consumption. *Disease-a-Month* 1994; 30:301-368.
14. Ronco J, Fenwick J, Tweedale M, et al. Identification of the critical oxygen delivery for anaerobic metabolism in critically ill septic and nonseptic humans. *JAMA* 1993; 270:1724-1730.
15. Vallet B, Robin E, Lebuffe G. Venous oxygen saturation as a transfusion trigger. *Crit*

Care 2010; 14:213-217.

16. Dellinger RP, Levy MM, Rhodes A, et al. Surviving sepsis campaign: international guidelines for management of severe sepsis and septic shock: 2012. *Intensive Care Med* 2013; 39:165-228.
17. Kraut JA, Madias NE. Lactic acidosis. *N Engl J Med* 2014; 371:2309-2319.
18. Trzeciak S, Dellinger RP, Chansky ME, et al. Serum lactate as a predictor of mortality in patients with infection. *Intensive Care Med* 2007; 33:970-977.
19. Aduen J, Bernstein WK, Khastgir T, et al. The use and clinical importance of a substrate-specific electrode for rapid determination of blood lactate concentrations. *JAMA* 1994; 272:1678-1685.
20. McNelis J, Marini CP, Jurkiewicz A, et al. Prolonged lactate clearance is associated with increased mortality in the surgical intensive care unit. *Am J Surg* 2001; 182:481-485.
21. Okorie ON, Dellinger P. Lactate: biomarker and potential therapeutic target. *Crit Care Clin* 2011; 27:299-326.
22. Fink MP. Cytopathic hypoxia. Mitochondrial dysfunction as a mechanism contributing to organ dysfunction in sepsis. *Crit Care Clin* 2001; 17:219-237.
23. Sair M, Etherington PJ, Winlove CP, Evans TW. Tissue oxygenation and perfusion in patients with systemic sepsis. *Crit Care Med* 2001; 29:1343-1349.
24. Vallee F, Vallet B, Mathe O, et al. Central venous-to-arterial carbon dioxide difference: an additional target for goal-directed therapy in septic shock? *Intensive Care Med* 2008; 34:2218-2225.
25. Thomas GW, Mains CW, Slone DS, et al. Potential dysregulation of the pyruvate dehydrogenase complex by bacterial toxins and insulin. *J Trauma* 2009; 67:628-633.

Chapter 7

出血と循環血液量減少

Hemorrhage and Hypovolemia

循環システムは比較的少ない容量と，容量反応性ポンプで作動している。エネルギー効率がよいデザインであるが，容量が失われると急速に弱体化する。肺や肝臓，腎臓などほとんどの器官はその機能する容積の75%まで失っても生命を脅かすような器官障害を起こさないが，血液量はその半分以下の喪失でも致命的となりうる。出血への耐性のなさが，出血している患者では最も重大な関心事となる。

I. 体液と出血

A 体液分布

成人における体液分布量を表7.1に示す[1)]。以下の点に注意が必要である。

1. 総体液量(L)は，成人男性においては除脂肪体重の約60%(600 mL/kg)であり，女性では約50%(500 mL/kg)である。
2. 血液量は総体液量の11〜12%にすぎない。
3. 血漿量は間質液量の約25%を占める。この関係は，ナトリウムを豊富に含む晶質液(これについては章の後半で述べる)の容量効果を理解するために重要である。

表7.1 成人における体液分画

体液	男性		女性	
	mL/kg	75 kg[a]	mL/kg	60 kg[a]
総体液量	600	45 L	500	30 L
間質液	150	11.3 L	125	7.5 L
血液量	66	5 L	60	3.6 L
赤血球量	26	2 L	24	1.4 L
血漿	40	3 L	36	2.2 L

a：平均的男性と女性の除脂肪体重。
〔血液量，赤血球量と血漿量(mL/kg)は参考文献1より〕

B 出血の重症度

米国外科学会(American College of Surgeons)は，急性出血についての以下のようなクラス分類を提唱している[2)]。

1. クラス I

a. 血液量の 15%未満(<10 mL/kg)の出血。

b. この程度の出血は通常，間質液の移動(毛細血管再充満)により完全に代償され，血液量は維持されるので，臨床所見は軽微なものであるか，もしくはみられない。

2. クラス II

a. 血液量の 15〜30%(10〜20 mL/kg)の出血。

b. 代償性の循環血液量減少である。血液量は減少するが，血圧は体血管の収縮により維持される。脈拍数と血圧の体位性変動がみられることもあるが，みられないこともある。

c. この段階では四肢は冷たくなり，尿量は減少する。しかし，尿量が 0.5 mL/kg/h 未満の乏尿となることはない。

3. クラス III

a. 血液量の 30〜45%(20〜30 mL/kg)の出血。

b. この段階は非代償性の出血，すなわち**出血性ショック**(hemorrhagic shock)であり，血管収縮反応ではもはや血圧と臓器灌流を維持することはできない。

c. 臨床的症候には，仰臥位での低血圧，冷たい四肢，昏迷，乏尿(尿量<0.5 mL/kg/h)と血中乳酸値の上昇が起こる。

4. クラス IV

a. 血液量の 40%を超える(>30mL/kg)出血。

b. この程度の出血が起こると進行性の出血性ショックとなる。**大量出血**(massive blood loss)，つまり血液量の 50%よりも多い出血が 3 時間のうちに起きているような状況も含む。

c. 臨床症候には，四肢のチアノーゼ，多臓器機能不全(例えば，嗜眠，乏尿，肝酵素の上昇など)と進行性の乳酸アシドーシスが含まれる。

II. 臨床的評価

循環血液量減少の臨床的な診断には大きな問題があり，間違いの喜劇(comedy of errors)と呼ばれてきた[3)]。

A バイタルサイン

出血の指標としてのバイタルサインの信頼性は表 7.2 に示した[4, 5]。以下の点に注意が必要である。

表 7.2　循環血液量減少を発見するためのバイタルサインの精度

異常所見	感度 / 特異度	
	出血量 (450〜630 mL)[a]	出血量 (630〜1,150 mL)[b]
仰臥位での頻脈 1	0% / 96%	12% / 96%
仰臥位での低血圧 2	13% / 97%	33% / 97%
体位変換に伴う脈拍数変化 3	22% / 98%	97% / 98%
起立性低血圧 4		
年齢＜65 歳	9% / 94%	未研究
年齢≧65 歳	27% / 86%	未研究

1. 脈拍数＞100bpm。
2. 収縮期血圧＜95mmHg。
3. 脈拍数増加＞30bpm。
4. 収縮期血圧低下＞20mmHg。
a：平均的体格の男性における循環血液量の 10〜12%の喪失に相当。
b：平均的体格の女性における循環血液量の 12〜25%の喪失に相当。
（参考文献 4，5 より）

1. 出血量が 1.1 L（平均的な体格の男性の循環血液量の 25％の喪失に相当）でも，仰臥位での頻脈や低血圧は認められない（感度が低い）。
2. 出血量が 630 mL 未満の場合，体位による脈拍数増加（30 bpm 以上）と体位による低血圧（収縮期血圧の 20 mmHg の低下）が起こることは少ない。しかし，出血量がさらに増すと，起立性の脈拍数増加は循環血液量減少のマーカー（感度も特異性も高い）となる。

B 中心静脈圧

1. 中心静脈圧（central venous pressure：CVP）は，血管内容量を評価するうえで重要な役割を果たしてきた。しかし臨床研究では，CVP と客観的測定による血液量との相関は乏しいことが常に示されてきた[5]。これを図 7.1 に示す[7]。
2. CVP と血液量には相関がないことは定説となり，**CVP は血液量の評価に使用すべきではない**ということが推奨されるに至った[6]。

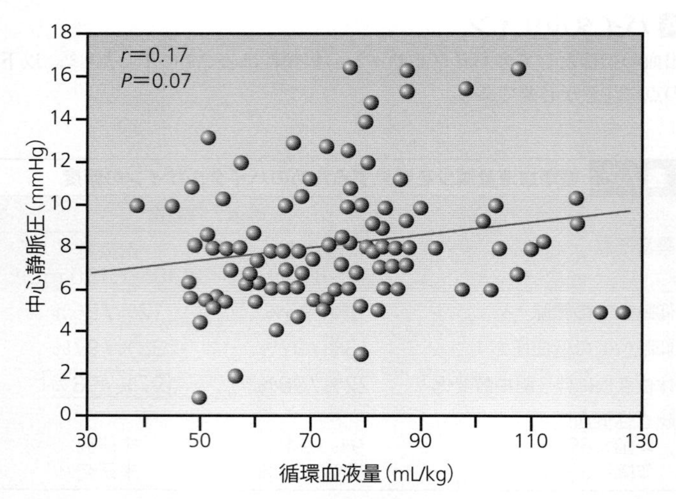

図 7.1 術後患者における循環血液量と中心静脈圧のペア測定の散布図

相関係数(r)と P 値は，この 2 つの測定値に有意な関係がないことを示唆している。(参考文献 7 より)

C 静脈血酸素飽和度

1. 上大静脈での酸素飽和度($Scvo_2$)は，肺動脈で測定する混合静脈血酸素飽和度(Svo_2)の代替であり，全身酸素供給量(Do_2)と酸素消費量(Vo_2)のバランスのマーカーである(式 6.15 を参照)。
2. 循環血液量減少は心拍出量減少を起こし，さらに Do_2 減少を起こすので，$Scvo_2$ が低下する。正常の $Scvo_2$ は 70〜80%であり，循環血液量減少が疑われる患者では，$Scvo_2$ が 70%未満であれば確定診断の助けとなる($Scvo_2$ については第 6 章 I-F 項，III-D 項を参照されたい)。

D ヘモグロビン値とヘマトクリット値

1. 急性出血では全血が失われるので，ヘモグロビン値やヘマトクリット値の低下が起きるとは考えられない。これは，急性出血においてヘマトクリット値と出血量(あるいは赤血球喪失量)の相関関係は乏しいという研究から支持される[8]。
2. 急性出血におけるヘモグロビン値やヘマトクリット値の低下は，血液を含まない輸液(例えば生理食塩液)による容量蘇生により血漿量が増加して，ヘモグロビン値とヘマトクリット値が希釈性に低下したことを反映している[9)]。

3. これらの理由から，ヘモグロビン値とヘマトクリット値を急性出血量の評価に**決して用いてはならない**[2)]。

E 血清乳酸値

1. 急性出血においては，血清乳酸値の上昇(一般的には＞2 mmol/L)に，たとえ低血圧がなくても，出血性ショックである証拠である(組織酸素化のマーカーとしての乳酸産生については第 6 章 III-E 項を参照)。
2. 乳酸値は予後予測の価値もある。すなわち，
   a. 乳酸値の上昇の程度は，死亡率と密接に相関する[10)]。
   b. 乳酸値の低下速度(乳酸クリアランス)も，予後と関係する(第 6 章，図 6.2 参照)。出血性ショックを伴う外傷患者におけるある研究では，乳酸値が 24 時間以内に正常化した患者では死亡率は 0％であったのに対し，48 時間後も乳酸値が上昇し続けていた患者の死亡率は 86％であった[11)]。したがって，**乳酸値を 24 時間以内に正常化することは，出血性ショックの蘇生のエンドポイントとして用いることができる**(後述)。

F 動脈血塩基欠乏

1. 塩基欠乏とは，1 L の全血を pH 7.40(P_{CO_2} は 40 mmHg)にまでするために必要な塩基量(mmol)をいう。塩基欠乏は血清重炭酸濃度よりも特異度が高い代謝性アシドーシスのマーカーであると考えられている[12)]。
2. 塩基欠乏の正常範囲は，±2 mmol/L である。塩基欠乏の増加は，軽症(−3〜−5 mmol/L)，中等症(−6〜−14 mmol/L)と重症(−15 mmol/L 以上)に分類される。
3. 出血している患者では，塩基欠乏の重症度と出血量には直接的な相関があり，塩基欠乏の急速な是正により予後が改善される[13)]。
4. 外傷蘇生において塩基欠乏のモニタリングはよく用いられてきたが，塩基欠乏は基本的には乳酸アシドーシスの代替測定であり，外傷患者においては乳酸値よりも予後予測の精度は低い[14)]。乳酸値は容易に測定できるので，塩基欠乏をモニターすることの正当化はできない。

G 血液量の測定

1. 血液量測定は臨床的には，労力も時間もかかるものであり有用ではなかったが，1時間以内で血液量を測定できる半自動血液測定分析器(Daxor Corporation社)の導入で，この考え方は変わってきた。
2. この新しいテクノロジーが有用である可能性は，外科患者におけるショック蘇生の研究で示されている[15)]。この研究では，血液量測定の行われた53%で輸液管理が変更され，死亡率は大きく低下した(24%から8%へ低下)。

III. 輸液反応性

輸液反応性の評価は，発見されていない**機能的循環血液量減少**を発見するためにデザインされたものであり，血行動態が不安定な患者や，尿量が減少してきている患者に用いられる。このアプローチの目的は，容量蘇生において重症患者の予後を悪化させるような有害な効果をもつ輸液過負荷のリスクを防ぐことにある[16)]。

A 輸液チャレンジ

1. 輸液チャレンジ(fluid challenge)の目標は，心室拡張終期容積を増加させることにある。**急速輸液**が，この目的を達するために最も重要な要因である[17)]。
2. 輸液チャレンジに関して普遍的な標準的方法はないが，**200 mL または3 mL/kgの膠質液，あるいは500 mLの晶質液を5〜10分で輸液すること**が推奨されている[17, 18)]。
3. 輸液反応性は1回拍出量あるいは心拍出量の変化を(侵襲的あるいは非侵襲的に)モニターすることで評価できる。
   - a. 1回拍出量あるいは心拍出量が少なくとも10%増加すれば輸液反応性があることが示唆される[18)]。
   - b. この反応は短時間しか持続しない。輸液チャレンジ後30分で消失しうる[18)]。
4. 心拍出量よりもより容易に測定できるパラメータと輸液チャレンジとの関係について研究されてきているが，以下の反応は心拍出量増加反応とよい相関がある。
   - a. 観血的血圧測定上，脈圧の23%を超える増加[19)]。

b. 中心静脈血酸素飽和度($Scvo_2$)の 4%を超える増加[20]。
c. 呼気終末二酸化炭素分圧の 5%以上の上昇[21]。

B 受動的下肢挙上

1. 仰臥位の際に下肢を水平から 45° 上げると，下肢から 150〜750 mL の血液が心臓に向かって移動するので[22]，「内因性」輸液チャレンジとなる。自己輸液効果は，患者を半座位(水平から 45° 上げた状態)から，仰臥位にして下肢を挙上すると，内臓からの血液も移動させることができる[23]。
2. 21 編の研究結果をまとめると，受動的下肢挙上の効果陽性(すなわち心拍出量の 10%以上の増加)は，輸液チャレンジに対する反応と非常によく相関する[24]。
3. このように，受動的下肢挙上は輸液チャレンジの信頼性の高い代替法であり，輸液容量の制限が必要な場合には，望ましいかもしれない。腹圧が上昇した患者では血行動態への効果が弱まったり失われたりしているので，この方法は推奨できない[25]。

C 輸液反応性の予測

呼吸性変動による特定のパラメータの変化は，輸液チャレンジをしないで輸液反応性を予測する方法として提案されている。重大な問題点もあるが，これらの方法は広く用いられているので，簡単に述べておく。

1. 下大静脈径

a. 下大静脈径(IVCD)は，下大静脈が右房に入る 2 cm ほど遠位で，肋骨下領域で超音波検査の長軸像を用いて測定する(IVCD 測定には M モードを選択することもある)。
b. 自発呼吸をしている患者では，吸気時の下大静脈のつぶれやすさは，中心静脈圧とよく相関する。つまり，吸気時の IVCD の減少が大きいほど，中心静脈圧も低い[26]。この観察から，IVCD の呼吸性変動は輸液反応性の予測に用いることができるかもしれないという提案がなされた。しかし，表 7.3 に示すように，呼吸性の IVCD 変化と輸液反応性には一定の相関はない。

2. 1 回拍出量変動

陽圧呼吸中は，吸気時には左室拍出量の増加が起こり(一部は，肺静脈血が左房に流れ込み，左室前負荷を増加させることによる)，肺脱気時には左室拍出量が減少する(肺静脈システムの中が空虚となり，左室前

表 7.3　下大静脈径変化（ΔIVCD）から輸液反応性予測した際の不一致

状態	観察
自発呼吸	1. ΔIVCD≧40～42%は輸液反応性を予測するが，ΔIVCD＜40～42%は輸液反応者を除外しない。（*Crit Care* 2012; 16:R188; 2015; 19:400） 2. ΔIVCD と輸液反応性に相関はない。（*Emerg Med Australas* 2012; 24:534）
人工呼吸中[a]	1. ΔIVCD＞12%であれば輸液反応性を予測する。（*Intensive Care Med* 2004; 30:1834） 2. ΔIVCD＞12%は輸液反応性に特異的ではない。（*J Intensive Care Med* 2011; 26:116） 3. ΔIVCD＞18%は輸液反応性を予測する。（*Intensive Care Med* 2004; 30:1740） 4. ΔIVCD と輸液反応性には相関がない。（*J Cardiothorac Vasc Anesth* 2015; 29:663）

a：従量式換気で 1 回換気量を 8 mL/kg（予測体重）と設定し，自発呼吸努力がない場合。

負荷が減少するため）。**この 1 回拍出量変化**（stroke volume variation：SVV）**は，左室の前負荷（輸液）反応性の指標となる。**

a. 12 の臨床研究の結果をまとめると，SVV が 12%より大きい場合には 72%の確率をもって輸液反応性があることが予想される[27)]。

b. SVV モニタリングには以下のことが必要である。

1）観血的血圧測定。

2）動脈圧波形から 1 回拍出量を得るような電気的システムを用いていること（FloTrac sensor and Vigileo monitor，Edwards Lifesciences 社）。

3）自発呼吸がなく従量式人工呼吸をしていて，1 回換気量が 8 mL/kg（予測体重）以上（1 回換気量の変化を拡大させるため）。

4）心リズムが整であること。

c. いくつもの条件を満たす必要があることや，SVV モニタリング装置の価格から，その応用は限られている。さらに，1 回拍出量を決定するために動脈圧波形を用いることは，不正確性の要因となる。

3. 脈圧変動

陽圧呼吸中の 1 回拍出量の呼吸性変動は，脈圧でも同様の変化を伴う。その結果，**脈圧変動**（pulse pressure variation：PPV）**も前負荷（輸液）反応性の指標とされている。**

a. 22の臨床研究をまとめると，PPVが13%よりも大きい場合，輸液反応性は78%の確率で認められる（SVVよりも高い確率である）[27]。右室機能不全がある患者では偽陽性となることが報告されている[28]。

b. 1回拍出量を決定する電気的システムが必要ないことを除き，PPVモニタリングもSVVと同様の要件が必要である。脈圧は，動脈圧波形から直接測定可能である。

c. （SVVモニタリングと同様に）PPVモニタリングでもいくつもの必要要件があるため，その応用は限られている。ある研究では，ICU患者の2%しかPPVモニタリングの基準を満たさなかった[29]。しかし，基準が満たされれば，輸液反応性を評価するためにはPPVのほうがSVVよりも好ましいだろう（より正確で，データが得やすい）。

IV. 輸液剤

細い鋼管を定常流が流れる場合の流量は，**ハーゲン-ポアズイユの式**（Hagen-Poiseuille equation）に従う[30]。

$$Q = \Delta P(\pi r^4/8\mu L) \tag{7.1}$$

この式は，鋼管内を流れる定常流は駆出圧（ΔP）と，チューブ内径（r）の4乗に比例し，チューブ長（L）と流体の粘度（μ）に反比例することを示している。これらの関係は，血管内カテーテルを通した輸液蘇生のところでも述べる。

A 中心静脈カテーテルか末梢カテーテルか

1. ハーゲン-ポアズイユの式は，流量は，短く，太いカテーテルの場合に多いことを予測させる。図7.2は，重力に従って水を流した場合，内径が同じであれば，長い（8インチ）中心静脈カテーテルよりも，短い（1.2インチ）末梢カテーテルを通して流したほうが流量がはるかに多いことを示している。

2. 図7.2は，強力な容量蘇生において，短く内径が大きい末梢カテーテルが長い中心静脈カテーテルよりも望ましい理由を示している。

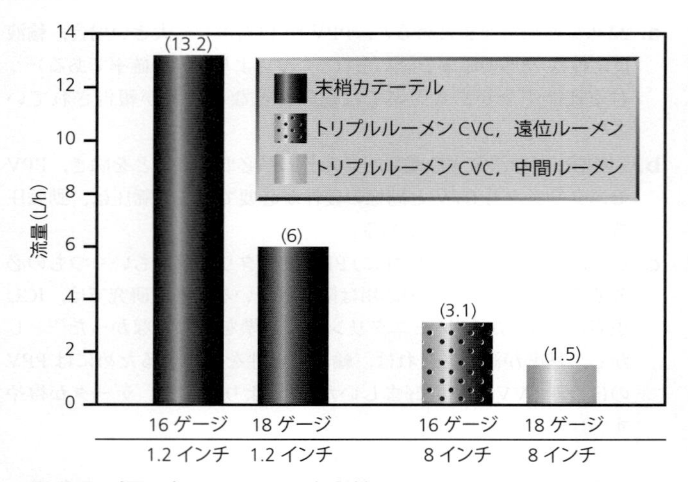

図 7.2　短い(1.2 インチの)末梢カテーテルと，長い(8 インチの)トリプルルーメン中心静脈カテーテル(CVC)を通して重力に従って流した場合の流量

末梢カテーテルの流量は *Ann Emerg Med* 1983; 12:149 と Emergency Medicine Updates (www.emupdates.com) から引用した。トリプルルーメン CVC の流量は製造会社(Arrow International)から提供されたものである。

B イントロデューサシース

外傷患者における蘇生では，最初の 1 時間に 5 L を超える輸液が必要になることがある。1 時間に 50 L 以上もの輸液を行った症例も報告されている[31]。

1. 内径の太いイントロデューサシース(通常は肺動脈カテーテル挿入の導管として用いられる)を用いると非常に速い流速が得られるので，それだけで輸液をできるデバイスともなりうる。サイズは 8.5 Fr と 9 Fr (それぞれ外径は 2.7 mm と 3 mm)。

2. イントロデューサシースを用いた場合の流量は 15 mL/s (54 L/h) にも達し，標準的な静脈チューブ(内径 3 mm)で得られる最大流量(18 mL/s あるいは 65 L/h)よりもわずかに少ない流量である[32]。

3. サイド注入ポートをもつイントロデューサシースもあるが，そのポートからの流量の限度はイントロデューサシースの 25%にすぎない[32]ため，急速輸液にサイド注入ポートを用いてはならない。

C 赤血球輸血

1. 出血量補充のための全血は入手できないので，赤血球喪失分は，赤血球液(packed red blood cell)を用いて行う。
2. 赤血球液のヘマトクリット値は55～60％であり，その粘度は水の約6倍である[33]。その結果，ハーゲン-ポアズイユの式から予測されるように，カテーテルを通した流速は遅いので，晶質液による希釈がしばしば必要となる。
3. 以下は18ゲージのカテーテルを通して，重力を利用して赤血球液を流す場合の希釈の影響について示している[34]。
   a. 希釈しない場合，赤血球液の流量は5 mL/min(1単位の赤血球液350 mLを流し終えるのに1時間かかる)である。
   b. 1単位の赤血球液を100 mLの生理食塩液で希釈した場合，流量は39 mL/min(希釈しない場合の流量の8倍)となる。
   c. 1単位の赤血球液を250 mLの生理食塩液で希釈した場合，流量は60 mL/min(希釈しない場合の流量の12倍)となる。この速度であれば，1単位の赤血球液は5～6分で流し終えることができる。
   d. 赤血球液を加圧して投与すれば，重力を用いた場合の2倍の流量が得られる[34]。
4. 乳酸リンゲル液はカルシウムを含んでおり，赤血球液中に凝固防止目的で用いられているクエン酸と結合し，凝血を起こすので，赤血球液の希釈に用いてはならない(リンゲル液については第10章において詳述する)。

V. 蘇生法

活動性出血や出血性ショックの蘇生において以下のようなことが実践されている。一般的目標とエンドポイントは表7.3にまとめた。

A 標準的蘇生法

1. 膠質液のほうが晶質液よりも血漿増量効果が優れている(図10.1参照)にもかかわらず，晶質液が容量蘇生においては好まれている。
2. 活動性出血があったり低血圧となっている外傷患者における標準的な

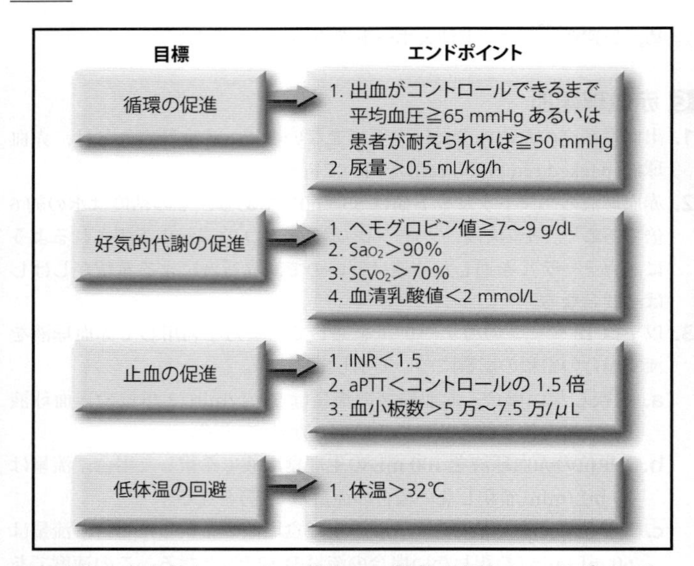

図 7.3　出血性ショックの蘇生の一般的目標とエンドポイント
aPTT：活性化トロンボプラスチン時間。Sao_2：動脈血酸素飽和度，$Scvo_2$：中心静脈血酸素飽和度。

治療法は，2 L の晶質液を 15 分で輸液することである[35]。

3. 低血圧や出血が持続していれば，晶質液に加え赤血球液を以下の目標を達成するように投与する。
   a. 平均血圧≧65 mmHg
   b. 尿量＞0.5 mL/kg/h
   c. 併存症がない患者ではヘモグロビン値が 7 g/dL 以上，冠動脈疾患がある場合には 9 g/dL 以上[36]
   d. 中心静脈血酸素飽和度（$Scvo_2$）＞70％
   e. 乳酸値は正常（通常＜2 mmol/L）

B ダメージコントロール蘇生

出血性ショックにおいてコントロールできない出血が主たる死因であるため，**大量出血**（24 時間で循環血液量と同等の出血）が起きている場合には，出血量を少なくするために以下のようなことを実践する。これらの実践は，まとめて**ダメージコントロール蘇生**（damage control resuscitation）として知られている[37]。

1. 低血圧蘇生

a. 貫通性外傷における観察研究から，積極的な容量補充は出血を増すことが示されている[37-39]。

b. この観察から，出血性ショックに陥っている外傷患者においては出血がコントロールできるまで，低血圧(収縮期血圧 90 mmHg あるいは平均血圧 50 mmHg)を許容することが強調されている[37]。

c. この戦略により蘇生に必要な容量が減少し[38, 39]，生存率が上昇することが示されている[38]。

d. 十分な臓器灌流が保たれている証拠(例えば，患者は意識があり命令に従う)がある場合にのみ，低血圧を維持する。

2. 止血蘇生

a. **新鮮凍結血漿**：大量出血における蘇生においては，希釈性凝固障害を避けるため，6 単位の赤血球液に対して 1 単位の新鮮凍結血漿を投与するというのが伝統的な方法であった[34]。しかし，重症外傷患者においては，しばしば初期から凝固障害が起きている[40]という発見から，**赤血球液 1〜2 単位に対し 1 単位の新鮮凍結血漿を投与する**ということが行われ，生存率も上昇したと報告されている[37, 38, 41]。INR を 1.5 未満，活性化トロンボプラスチン時間(aPTT)を正常の 1.5 倍未満とすることを目標に新鮮凍結血漿を投与する[42]。

b. **クリオプレシピテート**：新鮮凍結血漿はフィブリノゲンのよい供給源(2〜5 g/L)だが，クリオプレシピテートはずっと小容量で同量のフィブリノゲンを供給できる(150 mL で 3.2〜4 g，2 pool のクリオプレシピテート)[42]。容量をコントロールする必要があるならば，血清フィブリノゲン値を 1 g/L 以上に保つために，クリオプレシピテートを使用することができる。

c. **血小板濃厚液**：赤血球液 10 単位に対して血小板濃厚液 1 単位を投与するという標準的方法には疑問がもたれ，赤血球液 2〜5 単位に対して血小板濃厚液 1 単位を投与することで生存率が改善することが報告されている[34]。赤血球液に対する最適な血小板濃厚液の投与比はまだ決まっていないが，血小板濃厚液輸血は血小板数をガイドに行うことができる。活動性出血がある場合には血小板数を 5 万/μL よりも高く保つのが標準的な目標であるが，出血がコントロールされるまで血小板数を 7.5 万/μL よりも高く保つべきであるとする主張もある[42]。

3. 低体温の回避

a. 重症外傷では体温調節機構の障害を伴い，外傷に関係する低体温(<32℃)では，おそらく凝固因子活性や血小板機能の低下により死亡率が上昇する[37]。

b. 血液製剤(4℃で保存)の輸血により低体温が進行するため，大量出血における蘇生では輸液加温器をルーチンで使用する。

c. 野戦病院では，加温ブランケットと輸液加温器の使用により低体温の発生頻度が1%未満に減少した[37]。

VI. 蘇生後傷害

出血性ショックにおいて血圧とヘモグロビン値が回復しても，48〜72時間後に進行性の多臓器不全が起こりうるので，良好な予後が保証されるわけではない[43]。

A 特徴

1. 蘇生後傷害は，再灌流障害の結果である[44]。虚血に陥った腸管の再灌流により炎症性サイトカインが全身循環に放出されるため，内臓循環が再灌流障害の源と信じられている。

2. 最も早く現れるのは，急性呼吸促迫症候群(ARDS；第17章で述べる)による進行性呼吸不全で，その後，腎臓，肝臓，心臓，そして中枢神経系へと進行性に機能障害が起こる。

3. 死亡率は，障害を受けた臓器数により決まるが，平均は50〜60%である[43]。

B 増悪因子

1. 組織虚血が回復するまでの時間(例えば，乳酸クリアランス>24時間)，輸血された赤血球液単位数(12時間で6単位より多い)，赤血球液の保存期間(>3週間)といったいくつかの蘇生後傷害を起こす増悪因子がある[43]。

2. 蘇生後3日以上もたってから発症する場合には，感染が関係していることがある[43]。

C 治療法

1. 治療は，全身的な支持療法も含むが，虚血からの急速な回復（乳酸クリアランス<24 時間）に注意を払うことで，蘇生後障害のリスクを低下させることができるかもしれない。
2. 遅発性（>72 時間）の蘇生後傷害においては，基礎となる感染の早期発見と治療が必須である。

参考文献

1. Walker RH（ed）. *Technical Manual of the American Association of Blood Banks. 10th ed.*, Arlington, VA: American Association of Blood Banks, 1990:650.
2. American College of Surgeons. *Advanced Trauma Life Support for Doctors（ATLS）: Student Course Manual. 8th ed.* Chicago, IL: American College of Surgeons, 2008.
3. Marik PE. Assessment of intravascular volume: A comedy of errors. *Crit Care Med* 2001; 29:1635.
4. McGee S, Abernathy WB, Simel DL. Is this patient hypovolemic. *JAMA* 1999; 281: 1022-1029.
5. Sinert R, Spektor M. Clinical assessment of hypovolemia. *Ann Emerg Med* 2005; 45:327-329.
6. Marik PE, Baram M, Vahid B. Does central venous pressure predict fluid responsiveness? *Chest* 2008; 134:172-178.
7. Oohashi S, Endoh H. Does central venous pressure or pulmonary capillary wedge pressure reflect the status of circulating blood volume in patients after extended transthoracic esophagectomy? *J Anesth* 2005; 19:21-25.
8. Cordts PR, LaMorte WW, Fisher JB, et al. Poor predictive value of hematocrit and hemodynamic parameters for erythrocyte deficits after extensive vascular operations. *Surg Gynecol Obstet* 1992; 175:243-248.
9. Stamler KD. Effect of crystalloid infusion on hematocrit in nonbleeding patients, with applications to clinical traumatology. *Ann Emerg Med* 1989; 18:747-749.
10. Okorie ON, Dellinger P. Lactate: biomarker and potential therapeutic agent. *Crit Care Clin* 2011; 27:299-326.
11. Abramson D, Scalea TM, Hitchcock R, et al. Lactate clearance and survival following injury. *J Trauma* 1993; 35:584-589.
12. Severinghaus JW. Case for standard-base excess as the measure of non-respiratory acid-base imbalance. *J Clin Monit* 1991; 7:276-277.
13. Davis JW, Shackford SR, Mackersie RC, Hoyt DB. Base deficit as a guide to volume resuscitation. *J Trauma* 1998; 28:1464-1467.
14. Martin MJ, Fitzsullivan E, Salim A, et al. Discordance between lactate and base deficit in the surgical intensive care unit: which one do you trust? *Am J Surg* 2006; 191:625-630.

15. Yu M, Pei K, Moran S, et al. A prospective randomized trial using blood volume analysis in addition to pulmonary artery catheter, compared with pulmonary artery catheter alone to guide shock resuscitation in critically ill surgical patients. *Shock* 2011; 35:220-228.
16. Boyd JH, Forbes J, Nakada TA, et al. Fluid resuscitation in septic shock: A positive fluid balance and elevated central venous pressure are associated with increased mortality. *Crit Care Med* 2011; 39:259-265.
17. Cecconi M, Parsons A, Rhodes A. What is a fluid challenge? *Curr Opin Crit Care* 2011; 17:290-295.
18. Marik PE. Fluid responsiveness and the six guiding principles of fluid resuscitation. *Crit Care Med* 2016; DOI 10.1097/CCM.0000000000001483.
19. Lakhal K, Ehrmann S, Perrotin S, et al. Fluid challenge: tracking changes in cardiac output with blood pressure monitoring (invasive or non-invasive). *Intensive Care Med* 2013; 39:1953-1962.
20. Giraud R, Siegenthaler N, Gayet-Ageron A, et al. ScvO (2) as a marker to define fluid responsiveness. *J Trauma* 2011; 70:802-807.
21. Monnet X, Bataille A, Magalhaes E, et al. End-tidal carbon dioxide is better than arterial pressure for predicting volume responsiveness by the passive leg raising test. *Intensive Care Med* 2013; 39:93-100.
22. Enomoto TM, Harder L. Dynamic indices of preload. *Crit Care Clin* 2010; 26:307-321.
23. Monnet X, Teboul JL. Passive leg raising: five rules, not a drop of fluid. *Crit Care* 2015, Jan 14 (Epub). Free article available on PubMed (PMID 25658678).
24. Monnet X, Marok P, Teboul JL. Passive leg raising for predicting fluid responsiveness: a systematic review and meta-analysis. *Intensive Care Med* 2016, Jan 29 (Epub ahead of print). Abstract available at PubMed (PMID: 26825952).
25. Mahjoub Y, Touzeau J, Airapetian N, et al. The passive leg-raising maneuver cannot accurately predict fluid responsiveness in patients with intra-abdominal hypertension. *Crit Care Med* 2010; 36:1824-1829.
26. Rudski LG, Lai WW, Afialo J, et al. Guidelines for the echocardiographic assessment of the right heart in adults: A report from the American Society of Echocardiography. *J Am Soc Echocardiogr* 2010; 23:685-687.
27. Marik PE, Cavallazzi R, Vasu T, Hirani A. Dynamic changes in arterial waveform derived variables and fluid responsiveness in mechanically ventilated patients: A systematic review of the literature. *Crit Care Med* 2009; 37:2642-2647.
28. Mahjoub Y, Pila C, Frigerri A, et al. Assessing fluid responsiveness in critically ill patients: False-positive pulse pressure variation is detected by Doppler echocardiographic evaluation of the right ventricle. *Crit Care Med* 2009; 37:2570-2575.
29. Mahjoub Y, Lejeune V, Muller L, et al. Evaluation of pulse pressure variation validity criteria in critically ill patients: a prospective, observational multicentre point-prevalence study. *Br J Anaesth.* 2014; 112:681-685.
30. Chien S, Usami S, Skalak R. Blood flow in small tubes. In Renkin EM, Michel CC (eds).

Handbook of Physiology. Section 2: The cardiovascular system. Volume IV. The microcirculation. Bethesda: American Physiological Society, 1984:217-249.

31. Barcelona SL, Vilich F, Cote CJ. A comparison of flow rates and warming capabilities of the Level 1 and Rapid Infusion Systems with various-size intravenous catheters. *Anesth Analg* 2003; 97:358-363.
32. Hyman SA, Smith DW, England R, et al. Pulmonary artery catheter introducers: Do the component parts affect flow rate? *Anesth Analg* 1991; 73:573-575.
33. *Documenta Geigy Scientific Tables, 7th ed.* Basel: Documenta Geigy, 1966:557.
34. de la Roche MRP, Gauthier L. Rapid transfusion of packed red blood cells: effects of dilution, pressure, and catheter size. *Ann Emerg Med* 1993; 22:1551-1555.
35. American College of Surgeons. *Shock. In Advanced Trauma Life Support Manual, 7th ed.* Chicago: American College of Surgeons, 2004: 87-107.
36. Napolitano LM, Kurek S, Luchette FA, et al. Clinical practice guideline: red blood cell transfusion in adult trauma and critical care. *Crit Care Med* 2009; 37:3124-3157.
37. Beekley AC. Damage control resuscitation: a sensible approach to the exsanguinating surgical patient. *Crit Care Med* 2008; 36:S267-S274.
38. Bickell WH, Wall MJ Jr, Pepe PE, et al. Immediate versus delayed fluid resuscitation for hypotensive patients with penetrating torso injuries. *N Engl J Med* 1994; 331:1105-1109.
39. Morrison CA, Carrick M, Norman MA, et al. Hypotensive resuscitation strategy reduces transfusion requirements and severe postoperative coagulopathy in trauma patients with hemorrhagic shock: preliminary results of a randomized controlled trial. *J Trauma* 2011; 70:652-663.
40. Brohi K, Singh J, Heron M, Coats T. Acute traumatic coagulopathy. *J Trauma* 2003; 54:1127-1130.
41. Magnotti LJ, Zarzaur BL, Fischer PE, et al. Improved survival after hemostatic resuscitation: does the emperor have no clothes? *J Trauma* 2011; 70:97-102.
42. Stainsby D, MacLennan S, Thomas D, et al, for the British Committee for Standards in Hematology. Guidelines on the management of massive blood loss. *Br J Haematol* 2006; 135:634-641.
43. Dewar D, Moore FA, Moore EE, Balogh Z. Postinjury multiorgan failure. *Injury* 2009; 40:912-918.
44. Eltzschig HK, Collard CD. Vascular ischaemia and reperfusion injury. *Br Med Bull* 2004; 70:71-86.

Chapter 8

急性心不全

Acute Heart Failure(s)

心不全は単一の病態ではなく，障害される心周期(収縮期あるいは拡張期心不全)や障害される部位(右心不全または左心不全)により分類される。本章ではさまざまなタイプの心不全について説明するとともに，ICU における管理が必要な進行した心不全に焦点をあてて説明する。

I. 心不全のタイプ

A 収縮期心不全と拡張期心不全

心不全は，古典的には収縮期の心収縮不全，すなわち**収縮期心不全**(systolic heart failure)であるとされてきた。しかし，心不全で入院する患者の約 50%は拡張期の機能障害，すなわち**拡張期心不全**(diastolic heart failure)である[1]。

1. 圧-容積関係

図 8.1 の圧-容積曲線を用いて，収縮期心不全と拡張期心不全の類似点と相違点について説明する。

a. 図 8.1 の上段の曲線(**心室機能曲線**と呼ばれる)は，心不全では，1 回拍出量の減少と拡張終期圧の上昇とを伴うことを示している。このような変化は両方のタイプの心不全で生じうる。

b. 図 8.1 の下段の曲線(**心室コンプライアンス曲線**)は，収縮期心不全では拡張終期圧の上昇は拡張終期容積の**増加**を起こすこと，また，拡張期心不全では拡張終期圧の上昇は拡張終期容積の**減少**を起こすことを示している。

c. 拡張期心不全と収縮期心不全における拡張終期容積の差は，心室の広がりやすさ，すなわちコンプライアンス(C)に差がある結果である。心室コンプライアンスは以下の関係で定義される。

$$C = \Delta \text{拡張終期容積} / \Delta \text{拡張終期圧} \tag{8.1}$$

図 8.1 の下の曲線の傾斜は，心室コンプライアンスを反映している。拡張期心不全における傾斜の減少はコンプライアンスの低下を示している。したがって，**拡張期心不全における機能的障害は，心**

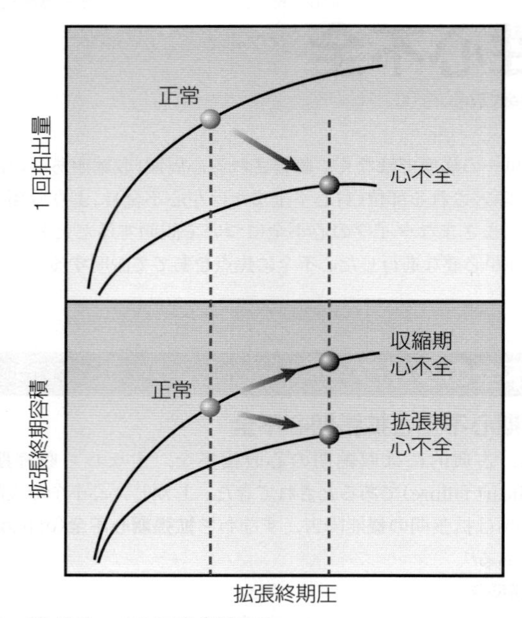

図 8.1　圧-容積曲線
収縮期心不全と拡張期心不全が心パフォーマンスに与える影響を示している。上は心室機能曲線，下は心室コンプライアンス曲線。説明は本文を参照。

室拡張性の低下であり，それが拡張期における心室充満を妨げている。

d. 図 8.1 は，拡張終期容積（拡張終期圧ではなく）が，収縮期心不全と拡張期心不全を区別する特徴であることを示している（表 8.1 参照）。しかし，拡張終期容積は容易に測定できないので，駆出率（次

表 8.1　収縮期心不全および拡張期心不全の特徴

心機能パラメータ	収縮期心不全	拡張期心不全
拡張終期圧	上昇	上昇
拡張終期容積	増加	減少
駆出率 [a]	≦40%	≧50%

a：参考文献 1 より。

に説明する)が，心不全のタイプを同定するために用いられる。

2. 駆出率

収縮期に駆出される血液量と拡張終期容積の比は**駆出率**(ejection fraction)と呼ばれ，拡張終期容積と1回拍出量の比と等しい。

$$\text{駆出率} = \text{1 回拍出量}/\text{拡張終期容積} \qquad (8.2)$$

駆出率は心室収縮の強さと直接関係しており，収縮機能の測定に用いられる。駆出率測定のために最もよく用いられる方法が経胸壁心エコー図検査である[1)]。

a. 基準：左室駆出率が40%以下の場合は収縮期心不全であり，左室駆出率が50%以上の場合は拡張期心不全である(表8.1参照)[1)]。左室駆出率が41〜49%である心不全は中間のカテゴリーに入るが，このタイプの心不全は拡張期心不全に似た特徴をもっている[1)]。

3. 用語

心不全の多くはある程度の収縮性および拡張性機能障害をもっているため，それぞれのタイプの心不全を表すために以下のような用語が提唱されている[1)]。

a. 収縮機能障害が主たるものである心不全は，駆出率低下を伴う心不全(heart failure with reduced ejection fraction)と呼ぶ。

b. 拡張機能障害が主である心不全は，駆出率が保たれた心不全(heart failure with preserved ejection fraction)と呼ぶ。

これらの用語は長く，心室パフォーマンスの主たる問題を同定する利点はないため，「収縮期心不全」と「拡張期心不全」という用語を本章および本書全体で用いる。

4. 病因

a. 収縮期心不全の原因は，大きく分類すると虚血性心筋症と拡張型心筋症に分けられる。拡張型心筋症は，中毒性(例えばアルコール)，代謝性(例えばチアミン不足)，感染(例えばHIV)などの疾患が混じりあった群を含む[1)]。

b. 拡張期心不全の最も多い原因は，左室肥大を伴う高血圧であり，症例の90%をも占める[1)]。

B 右心不全

右心不全はICU患者で想定されているよりも頻度が高い[2, 3)]。ほとんどの症例は，肺高血圧症(肺塞栓症，急性呼吸促迫症候群あるいは慢性閉塞性肺疾患などによる）と，下壁梗塞の結果起こる。

1. 右室機能

a. 右心不全は通常，収縮期心不全であるため，右室拡張終期容積の増加を起こす。

b. 右室拡張終期容積は増加するが，右室拡張終期圧の測定値である中心静脈圧は右心不全患者の約 3 分の 1 で正常である[2]。

c. 中心静脈圧は右室拡張の増加が心膜により制限される（pericardial constraint）ようになるまで上昇しない。静脈圧上昇が遅れて起こるため，右心不全の臨床的診断は遅れる。

2. 心エコー図検査

心エコー図検査は，集中治療室における右心不全の診断的な価値が大きい。経食道心エコー法では右室をよりよく描出できるが，経胸壁心エコー図検査でも以下のような重要な測定が行える（表 8.2 参照）[3]。

a. **右室/左室面積比**は，拡張終期に 2 つの心腔の面積をトレースすることで測定できる。

b. **右室面積変化率**（right ventricular fractional area change：RVFAC）は，右室収縮期と拡張終期における右室面積の比であり，右室駆出率の代替となる。RVFAC が 32％未満であれば，右室収縮機能不全が示唆される。より包括的な右室のエコー図検査による評価については参考文献 3 と 4 を参照されたい。

表 8.2　経胸壁心エコー図検査による右心不全の発見

測定量	エコー像	異常値
右室 / 左室面積比	心尖部四腔断層像	>0.6
右室面積変化率（RVFAC）	心尖部四腔断層像	<32%

（参考文献 3 より）

C 急性心不全

1. 急性心不全のほとんど（80～85％）は慢性心不全の増悪によるものであり，服薬アドヒアランスの低さや，未治療の高血圧，心室心拍数の多い心房細動などの結果起こる[5]。

2. 約 15～20％の症例は，新しい心不全の発生であり，急性冠症候群が主たる原因である[5]。

3. 急性心不全の新しい原因として，**ストレス誘発性心筋症**について述べておく必要がある。これは，カテコールアミン過剰によるものであり，典型的には感情的ストレスがある閉経後の女性，くも膜下出血や外傷性脳損傷などによる急性神経傷害患者で起こる[6)]。

a. 臨床的症候には，息切れと胸痛があり，しばしば急性冠症候群と誤診される。心電図変化にはST部分の変化とT波の陰転化を含む[6)]。

b. 心エコー図検査では，典型的には心尖部バルーニング，あるいは左室心尖部を含む収縮性低下を認める。

c. 重症心不全を伴うことがあり血行動態も不安定となるが，病態は数日から数週間で回復する[6)]。

d. この病態では，血行動態治療のためにカテコールアミン(例えばドブタミン)を使用することは**薦められない**。

II. 臨床的評価

急性心不全は，病歴，浮腫の存在(肺や末梢)，そして心機能障害を示す検査(心電図と心エコー図検査)にもとづく臨床診断である。以下の検査も有用である。

A 脳性ナトリウム利尿ペプチド

1. 心房や心室壁の伸展がトリガーとなって，**ナトリウム利尿ペプチド**(natriuretic peptide)が心筋から分泌される。これらのペプチドは尿中へのナトリウム排泄を促進する(これにより心室前負荷は減少)とともに，体血管を拡張させて(これにより心室後負荷は低下)，心室の負荷を軽減する。

2. これらのナトリウム利尿ペプチドの1つが脳性(B型)ナトリウム利尿ペプチド〔brain-type (B-type) natriuretic peptide：BNP〕である。BNPは前駆体，すなわちプロホルモン(proBNP)として放出され，分解されてBNP(活性のあるホルモン)とN末端(NT)-proBNP(代謝的には不活性)ができる。

3. NT-proBNPはBNPよりも半減期が長く，その血漿濃度はBNPの3～5倍高い。

4. 診断における応用

a. BNPおよびNT-proBNPの血漿濃度は，心不全の存在と重症度の評価に用いられる。これらのペプチド濃度の予測的価値は表8.3に示す[7-9]。

b. 高齢や腎不全でペプチド濃度は上昇する。その他のペプチド濃度を上昇させる状態には，重症疾患や細菌性敗血症，貧血，閉塞性睡眠時無呼吸，重症肺炎がある[1]。

c. 心不全以外のペプチド濃度を上昇させる状態(重症疾患を含む)はICU患者ではほとんど全員で起こるため，ICU患者におけるペプチド濃度の臨床的有用性には疑問がある。

表 8.3 急性心不全における脳性(B型)ナトリウム利尿ペプチド

ペプチド	心不全である尤度		
	可能性が低い	不明確	可能性が高い
BNP(pg/mL)			
≧18歳	＜100	100～500	＞500
GFR＜60mL/min	＜200	200～500	＞500
NT-proBNP(pg/mL)			
18～49歳	＜300	300～450	＞450
50～75歳	＜300	300～900	＞900
＞75歳	＜300	300～1,800	＞1,800

B 循環血液量の測定

放射線ラベルしたアルブミン(Daxor Corp社)を用いた臨床的に有用な血液量測定方法の導入は，急性心不全の診断と管理において重要な意義をもっている。非代償性心不全患者においてこの方法を用いた予備的研究[10]では，すべての患者が循環血液量増加ではなく，利尿療法により体重は大きく減少したにもかかわらず，血液量の大きな減少はなかったと報告されている。この結果は，心不全の評価と管理における循環血液量の測定に価値がある可能性を示している。

III. 管理計画

ここで述べる心不全の管理は，非代償性，左心，収縮期心不全に対する，静脈内投与(経口投与ではなく)の薬物による治療を中心に述べる。このアプローチは，最初の血圧にもとづいて計画される。

A 高血圧

約 5%の心不全患者は来院時，高血圧である[5]。

1. 推奨

循環血液量増加の証拠がある場合は，ニトログリセリンあるいはニトロプルシドを用いた血管拡張療法と，利尿薬療法(フロセミドを使用)を組み合わせる[1]。ニトログリセリンとニトロプルシドについては第45章(V，VI 項を参照)で詳述する。これらの薬物の推奨投与量は表8.4 に示す。フロセミド投与量は本章の後半で述べる。

表 8.4　急性心不全における血管拡張療法

血管拡張薬	推奨投与量
ニトログリセリン	1. ポリ塩化ビニル(PCB)チューブを通して持続静注してはならない(ニトログリセリンは PCB に結合する)。 2. 開始投与量は 5～10 μg/min とし，望む効果が得られるまで 5 分ごとに 5～10 μg/min ずつ増量する。ほとんどの症例で，効果を発揮する量は 100 μg/min 以下である。 3. 亜硝酸耐性は 24 時間すると起こりうる。
ニトロプルシド	1. ニトロプルシドから放出されるシアン化物と結合させるために，チオ硫酸塩(ニトロプルシド 50 mg に対してして 550 mg)を加える。 2. 開始速度は 0.2～0.3 μg/kg/min とし，望む効果が得られるまで 5 分ごとに増量する。ほとんどの患者において有効投与量は 2～5 μg/kg/min であるが，シアン化物中毒のリスクを下げるため，3 μg/kg/min より多い投与量は避ける。 3. チオシアン酸塩中毒のリスクを下げるため，腎不全患者においては，ニトロプルシドの投与は避ける。
ネシリチド	1. ヘパリンコーティングしたカテーテルの使用を避ける(ネシリチドはヘパリンに結合する)。 2. ボーラス投与 2 μg/kg で開始し，0.01 μg/kg/min で持続投与。必要であれば，再度 1 μg/kg でボーラス投与し，持続投与量を 0.005 μg/kg/min 増量する。これは，最大投与速度 0.03 μg/kg/min に達するまで，3 時間ごとに実施可能である。

2. なぜ血管拡張薬が好まれるか？

ニトログリセリンはより安全性が高い選択である。ニトロプルシドは，シアン化物中毒とチオシアン化物中毒のリスクがあるだけでなく（第45章参照），急性冠症候群患者では，虚血に陥っている心筋部位の拡張していない血管から血流を奪うように移動させることにより**冠動脈盗血症候群**（coronary steal syndrome）を起こしうる[11]。

3. 警告

急性心不全の初期治療に利尿薬を投与するというのは標準的治療であるが，フロセミドの静脈内投与では，レニン放出を刺激する結果，強力な血管収縮薬であるアンギオテンシンIIが産生され，急性血管収縮反応を起こす[12]。この反応は高血圧を増悪させうるので，積極的なフロセミド投与は，血圧が血管拡張療法によりコントロールされるまで，できれば延期すべきである。

B 正常血圧

急性心不全の半数以上の患者では，血圧は正常である[5]。

1. 推奨

a. 循環血液量増加の証拠がある場合は，ニトログリセリンあるいはニトロプルシドを用いた血管拡張療法と，利尿薬療法（フロセミドを使用）を組み合わせる。

b. 血管拡張療法に耐えられない場合（すなわち，低血圧）や，全身低灌流の徴候（尿量減少など）があれば，ドブタミン，ミルリノンあるいはレボシメンダンなどを用いた強心血管拡張薬（inodilator）療法が適切である。

c. 肺水腫を伴う急性心不全の場合には，補助療法として陽圧呼吸を用いることもできる。

2. ネシリチド

a. ネシリチドは遺伝子組換え型のBNPであり，血管拡張作用に加えて利尿を促進するので，他の血管拡張薬よりも利点が多い可能性がある。しかし，臨床研究では，利尿効果は少なく，臨床的予後を改善しないと報告されている[13]。現在のところ，ニトログリセリンに代わってネシリチドを投与する理由はない。

3. 強心血管拡張薬

強心血管拡張薬は，陽性変力作用と血管拡張作用をもつ薬物である。これらの薬物には，ドブタミン，ミルリノンとレボシメンダンが含まれる。推奨投与量は表 8.5 に示す。

表 8.5　急性心不全の治療に用いられる薬物

薬物	推奨投与量
ドブタミン	1. アルカリ性の溶液と持続静注してはならない。 2. 5 μg/kg/min で開始し，必要に応じて 3～5 μg/kg/min ずつ増量する。通常の投与量は 5～20 μg/kg/min である。
レボシメンダン	1. 初回投与量は 12 μg/kg を 10 分かけて投与し，引き続き 0.1 μg/kg/min で持続投与する。1 時間後，投与速度を必要に応じて 0.2 μg/kg/min まで増量できる。 2. 投与時間は通常 24 時間以内に限定される。これは，長時間作用性の活性代謝物が少なくとも 7 日間有益な効果をもたらすためである。
ミルリノン	1. 初回投与量は 50 μg/kg を 10 分かけて投与し，その後 0.375～0.75 μg/kg/min で持続投与を開始する。1 日投与量は 1.13 mg/kg を超えてはならない。 2. クレアチニンクリアランスが 50 mL/min の場合は投与量の調整を行うことが推奨される。

クレアチニンクリアランス（mL/min）	50	40	30	20	10	5
投与量（μg/kg/min）	0.43	0.38	0.33	0.28	0.23	0.20

ドブタミン：ドブタミンは合成カテコールアミンであり，陽性変力作用（β_1 受容体刺激）と，軽度の血管拡張作用（β_2 受容体刺激）をもつ。ドブタミンについては第 45 章 I 項で詳述する。ドブタミンはカテコールアミンであるため，心筋酸素消費量増加などの不要な心臓刺激を起こしうる[14)]。これは，虚血心筋（酸素供給が障害を受けている）および不全に陥っている心筋（すでに酸素消費量は増加している）において悪影響を及ぼす。

ミルリノン：ミルリノンはホスホジエステラーゼ阻害薬であり，ドブタミンと同様の経路（すなわち，環状 AMP を介したカルシウムの心筋内流入）を介して作用する。ドブタミンと比べ，ミルリノンは，不要な心臓刺激を起こしにくいが，低血圧を起こしやすい[15]。クレアチニンクリアランスが 50 mL/min 以下の場合には，表 8.5 に示すように減量することが薦められる[14]。

レボシメンダン：レボシメンダンは新しい強心薬であり，(a)心筋のフィラメントのカルシウムへの感受性を上げることにより心筋収縮力を増加させる，(b)血管平滑筋へのカリウム流入を促進することにより血管拡張を起こす，そして(c)心筋保護作用(アポトーシスを減少させる)をもつ。レボシメンダンは**心筋酸素消費量を増加させず**[16]，**生存率上昇が証明されている唯一の強心薬**である[17]。レボシメンダンは，長時間作用性の活性代謝物を産生し，その最大効果は治療開始後 72 時間で認められるので，レボシメンダンの持続静注時間は通常 24 時間までとする。副作用には，頻脈と低血圧があるが，活性代謝物があるため，遷延しうる。レボシメンダンには利点が多いが，米国においては認可されていない。

4. 警告

拡張期心不全においては，血管拡張薬は(低血圧を起こすリスクがあるので)慎重に用いるべきである。また，収縮機能は正常であるため，強心薬は使用するべきではない。

5. 陽圧呼吸

a. 陽圧呼吸は，収縮期における壁内外圧較差を減少させることで左室後負荷を減少させるため[18]，左室からの駆出量は増加する[19]。

b. 心原性肺水腫患者における臨床研究は，通常の治療に加え陽圧呼吸をした場合，臨床的改善を促進することが報告されている[20, 21]。

c. 陽圧呼吸の方法には，持続気道陽圧(CPAP)と，非侵襲的プレッシャーサポート換気がある(これらの換気様式については第 20 章を参照)。

C 低血圧(心原性ショック)

低血圧を伴う急性心不全(症例の約 10％を占める)は，生命に危機を及ぼす状態であり，しばしば**全身の低灌流**(すなわち尿量減少)と**血中乳酸値の上昇を伴う**心原性ショックとなる。この状態の最も多い原因は急性心筋梗塞である。より頻度が低い原因には，心タンポナーデ，重症肺塞栓症，急性僧帽弁逆流や急性大動脈弁逆流がある。

1. 推奨

a. 適切な治療法を選択するためには心エコー図検査は必須である(例

えば，心タンポナーデという診断がつけば，心膜穿刺が最も適切な治療法である)。

b. 収縮不全が問題の場合には，ドブタミンとノルアドレナリンを併用して，平均血圧を 65 mmHg 以上とし[22]，症例によっては，機械的循環補助を引き続いて行う。

2. 薬理学的補助

a. 心原性ショックにおいては(a) 1 回拍出量を増加させる，(b)平均血圧を上昇させる，という 2 つの血行動態的目標がある。

b. ドブタミンは強心作用により 1 回拍出量を増加させるが，血管拡張作用があるため，しばしば十分な平均血圧の上昇が得られないので，血管収縮を促進し，平均血圧を上昇させるためにノルアドレナリンを追加する。

c. ノルアドレナリンは負荷量を投与せず，持続静注を行う。開始持続投与量は 2～3 μg/min とするが，通常使用量の範囲は 2～20 μg/min である(ノルアドレナリンに関するより詳細な情報は第 45 章 VII 項を参照)。

3. 機械的循環補助

機械的循環補助は，冠血行再建術が予定されている急性心筋梗塞患者で主として用いられる。機械的補助については本章の後半で述べる。

D 利尿薬治療

1. 利尿薬と心拍出量

体液貯留に対する代表的な治療は利尿薬療法であるが，いくつかの不利な点がある。

a. 急性心不全患者におけるいくつかの研究において，利尿薬治療(フロセミドの静脈内投与)では，静脈還流量が減少する結果，心拍出量減少を伴うことが報告されている[23-25]。そのため，急性心不全の治療において，利尿薬治療は決して単独で行ってはならず，常に血管拡張療法あるいは強心血管拡張療法と組み合わせて行うべきである。

b. 十分な心臓充満に問題がある拡張期心不全患者では，利尿薬治療による心拍出量減少効果が強く現れうる。したがって，拡張期心不全患者(例えば高血圧性心不全)では，利尿薬は慎重に投与しなければならない。

2. フロセミドのボーラス投与

a. フロセミドのボーラス静脈内投与後，利尿効果は 15 分以内に認められ，1 時間でピークに達し，2 時間持続する[26]。

b. 腎機能が正常な患者では，フロセミドの初回静脈内投与量は 40 mg とすべきである。もし，2 時間しても利尿が不十分な場合(1 L 未満)，投与量は 2 倍の 80 mg とする。その後は，十分な利尿を得られる投与量を，1 日に 2 回投与する。フロセミド 80 mg 静脈内投与に反応しない場合は，利尿薬抵抗性の証拠であり，次の項で述べるように治療する。

c. 腎不全患者においては，フロセミドの初回静脈内投与量は 100 mg とし，必要に応じて 200 mg に増量する。その後は，十分な利尿を得られる投与量を，1 日に 2 回投与する。フロセミド 200 mg 静脈内投与に反応しない場合は，利尿薬抵抗性の証拠である。

d. 利尿の目標は，少なくとも 5〜10％の体重減少である[27]。

3. 利尿薬抵抗性

進行した心不全では，フロセミドに対する反応性が低下していることが多い。これは，反跳性のナトリウム貯留，腎血流量減少，あるいは利尿薬ブレーキング(つまり，循環血液量増加が解決すると，反応性が低下する)などの結果でありうる[28]。以下のような方法で，フロセミド反応性を促進できる。

a. サイアザイド追加：サイアザイド系利尿薬は，遠位尿細管におけるナトリウム再吸収をブロックし，フロセミド(ヘンレループにおけるナトリウム再吸収をブロックする)の利尿効果を促進しうる。好まれるサイアザイド系薬は腎不全があっても有効に作用するメトラゾンである[28]。メトラゾンは 2.5〜10 mg を 1 日 1 回経口投与する。利尿効果は 1 時間で出現し，9 時間でピークに達するので，フロセミドを投与する何時間か前に投与すべきである。

b. フロセミドの持続静注：フロセミドの利尿効果は尿中流出速度(血漿濃度ではない)に関係しているため，間欠的投与よりも持続静注のほうがより強い利尿効果を発揮する[29]。フロセミドの持続静注量は腎機能に影響される[27, 28]。

クレアチニンクリアランス	負荷量	初期持続注入量
＞75 mL/min	100 mg	10 mg/h
25～75 mL/min	100～200 mg	10～20 mg/h
＜25 mL/min	200 mg	20～40 mg/h

持続静注速度は求める尿量(例えば 100 mL/h 以上)が得られるように調整する。推奨される最大投与速度は 240～360 mg/h[28)]，あるいは高齢者では 170 mg/h である[30)]。

IV. 機械的循環補助

機械的循環補助には 3 つのタイプがある。(a)左室の圧負荷減少(大動脈内バルーンポンプ)，(b)左室の容量負荷軽減(左室補助デバイス，LVAD)，(c)体外式膜型人工肺(ECMO)を用いた両心室容量負荷軽減である。残念ながら，いずれの方法も生存率を改善することは証明されていない[31, 32)]。以下は，最もよく用いられる機械的心臓サポート法である大動脈内バルーンパンピング(intra-aortic balloon pumping：IABP)に焦点を絞って説明する。

A 大動脈内バルーンパンピング

心原性ショックを伴う急性心筋梗塞患者では，IABP は冠血行再建(経皮的インターベンションあるいは外科手術)が予定されている場合の一時的サポートに用いられる[31)]。大動脈弁閉鎖不全や，大動脈解離がある場合には禁忌である。

1. 方法

a. 大動脈内バルーンは細長いポリウレタンバルーンであり，大腿動脈から経皮的に挿入し，左鎖骨下動脈起始部の直下まで大動脈内に進める(図 8.2)。

b. バルーンに接続したポンプでヘリウム(低密度のガス)を用いて，バルーンを急速に膨らませたり，しぼませたりする。バルーンの拡張は大動脈弁が閉鎖した直後(心電図上の R 波をトリガーとする)の拡張期開始のときに開始し，大動脈弁が開放される直前の心室収縮期開始時にバルーンの収縮を開始する。

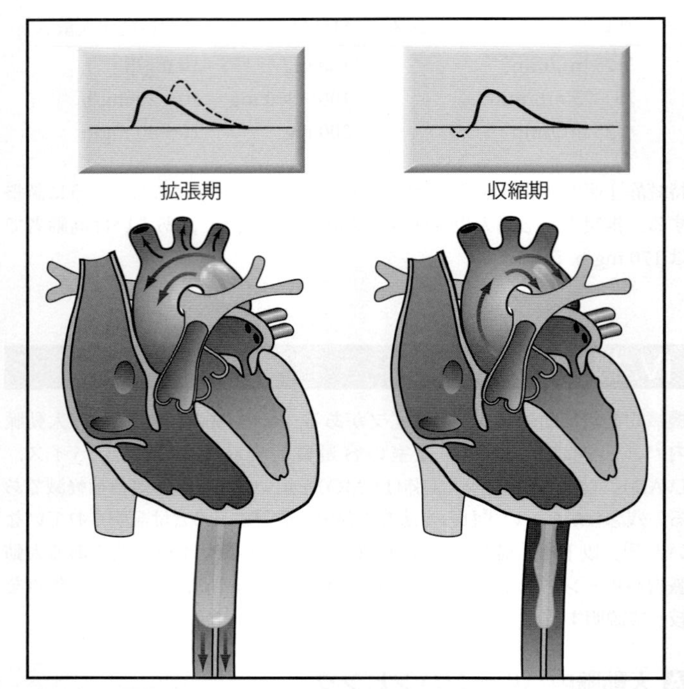

図 8.2 大動脈内バルーンパンピング
左は拡張期におけるバルーン膨張を示し，右は収縮期におけるバルーンの収縮を示す。矢印は血流の方向を示す。大動脈圧波形における効果は，点線で示してある。

2. 効果

IABP によるサポートの血行動態的効果は図 8.2 に示す。

a. 左の大動脈圧波形は，拡張期のバルーン膨張により最大拡張期圧が上昇し，続いて平均血圧が上昇（大動脈圧波形の積算した面積と同じ）する。

b. 最大拡張期圧の上昇は冠血流量を増加させる（これは主として拡張期に起こる）。平均血圧上昇により昇圧薬の必要性が減少するが，体血流量の増加は伴わない[31)]。

c. 右の大動脈圧波形は，大動脈弁が開放した際にバルーン収縮による吸引効果によって大動脈圧が低下していることを示している。これにより，左室駆出のインピーダンス(つまり後負荷)が減少し，心室からの駆出量が増加する。左室後負荷の減少により，心仕事量と心筋酸素消費量が減少する。

d. まとめると，IABP は心筋酸素供給量を増加(冠血流量増加による)させ，心筋酸素消費量を減少させ，1 回拍出量を増加させる。これらの有用な効果にもかかわらず，**数多くの研究では，IABP による生存率改善について一定した結果が示されていない**[31, 32]。

3. 合併症

a. 2〜20％の患者で下肢の虚血が起きたと報告されている[33, 34]。下肢の虚血はバルーンが留置されている間や，除去後すぐに起こる。ほとんどの症例は，バルーン挿入部の血栓によるものである。

b. 下肢の感覚や運動機能が保たれている限り，末梢の脈を触れないことだけではバルーン抜去は薦められない[35]。下肢の感覚や運動機能喪失があれば，すべての症例において直ちにバルーンの抜去を行うべきである。

c. 下肢の虚血が起きた場合，30〜50％の症例で外科的処置が必要になる[35]。

d. IABP 中に 50％の患者で発熱が起こるが，菌血症は 15％の患者でしか報告されていない[36]。

参考文献

1. Yancy CW, Jessup MJ, Bozkurt B, et al. 2013 ACCF/AHA guideline for the management of heart failure. Report of the American College of Cardiology Foundation / American Heart Association Task Force on Practice Guidelines. *Circulation* 2013; 128:e240-e327.
2. Isner JM. Right ventricular myocardial infarction. *JAMA* 1988; 259:712-718.
3. Acute right ventricular dysfunction. Real-time management with echocardiography. *Chest* 2015; 147:835-846.
4. Rudski LG, Lai WW, Afilalo J, et al. Guidelines for the echocardiographic assessment of the right heart in adults: A report from the American Society of Echocardiography. *J Am Soc Echocardiogr* 2010; 23:685-713.
5. Gheorghiade M, Pang PS. Acute heart failure syndromes. *JACC* 2009; 53:557-573.
6. Boland TA, Lee VH, Bleck TP. Stress-induced cardiomyopathy. *Crit Care Med* 2015; 43:686-693.
7. Maisel AS, Krishnaswamy P, Nomak RM, et al. Rapid measurement of B-type natriuretic peptide in the emergency diagnosis of heart failure. *N Engl J Med* 2002; 347:161-

167.
8. Maisel AS, McCord J, Nowak J, et al. Bedside B-type natriuretic peptide in the emergency diagnosis of heart failure with reduced or preserved ejection fraction. *JACC* 2003; 41:2010-2017.
9. Januzzi JL, van Kimmenade R, Lainchbury J, et al. NT-proBNP testing for diagnosis and short-term prognosis in acute destabilized heart failure: an international pooled analysis of 1256 patients. *Europ Heart J* 2006; 27:330-337.
10. Miller WL, Mullan BP. Understanding the heterogeneity in volume overload and fluid distribution in decompensated heart failure is key to optimal volume management. *JACC Heart Fail* 2014; 2:298-305.
11. Mann T, Cohn PF, Holman LB, et al. Effect of nitroprusside on regional myocardial blood flow in coronary artery disease. Results in 25 patients and comparison with nitroglycerin. *Circulation* 1978; 57:732-738.
12. Francis GS, Siegel RM, Goldsmith SR, et al. Acute vasoconstrictor response to intravenous furosemide in patients with chronic congestive heart failure. *Ann Intern Med* 1986; 103:1-6.
13. O'Connor CM, Starling RC, Hernanadez PW, et al. Effect of nesiritide in patients with acute decompensated heart failure. *N Engl J Med* 2011; 365:32-43.
14. Milrinone Lactate. In: McEvoy GK, ed. *AHFS Drug Information, 2014*. Bethesda, MD: American Society of Health System Pharmacists, 2014:1753-55.
15. Bayram M, De Luca L, Massie B, Gheorghiade M. Reassessment of dobutamine, dopamine, and milrinone in the management of acute heart failure syndromes. *Am J Cardiol* 2005; 96(Suppl): 47G-58G.
16. Nieminem MS, Fruhwald S, Heunks LMA, et al. Levosimendan: current data, clinical use and future development. *Heart Lung Vessel* 2013; 5:227-245.
17. Belletti A, Castro ML, Silvetti S, et al. The effects of inotropes and vasopressors on mortality. A meta-analysis of randomized clinical trials. *Br J Anaesth.* 2015; 115: 656-675.
18. Naughton MT, Raman MK, Hara K, et al. Effect of continuous positive airway pressure on intrathoracic and left ventricular transmural pressures in patients with congestive heart failure. *Circulation* 1995; 91:1725-1731.
19. Bradley TD, Holloway BM, McLaughlin PR, et al. Cardiac output response to continuous positive airway pressure in congestive heart failure. *Am Rev Respir Crit Care Med* 1992; 145:377-382.
20. Nouira S, Boukef R, Bouida W, et al. Non-invasive pressure support ventilation and CPAP in cardiogenic pulmonary edema: a multicenter randomized study in the emergency department. *Intensive Care Med* 2011; 37:249-256.
21. Ducros L, Logeart D, Vicaut E, et al. CPAP for acute cardiogenic pulmonary edema from out-of-hospital to cardiac intensive care unit: a randomized multicenter study. *Intensive Care Med* 2011; 37:1501-1509.
22. Levy P, Perez P, Perny J, et al. Comparison of norepinephrine-dobutamine to epineph-

rine for hemodynamics, lactate metabolism, and organ function variables in cardiogenic shock. A prospective, randomized pilot study. *Crit Care Med* 2011; 39:450-455.

23. Kiely J, Kelly DT, Taylor DR, Pitt B. The role of furosemide in the treatment of left ventricular dysfunction associated with acute myocardial infarction. *Circulation* 1973; 58:581-587.
24. Mond H, Hunt D, Sloman G. Haemodynamic effects of frusemide in patients suspected of having acute myocardial infarction. *Br Heart J* 1974; 36:44-53.
25. Nelson GIC, Ahuja RC, Silke B, et al. Haemodynamic advantages of isosorbide dinitrate over frusemide in acute heart failure following myocardial infarction. *Lancet* 1983a; i:730-733.
26. Furosemide. In: McEvoy GK, ed. *AHFS Drug Information, 2014*. Bethesda, MD: American Society of Health System Pharmacists, 2014:2822-2825.
27. Jenkins PG. Diuretic strategies in acute heart failure. *N Engl J Med* 2011; 364:21.
28. Asare K, Lindsey K. Management of loop diuretic resistance in the intensive care unit. *Am J Health Syst Pharm* 2009; 66:1635-1640.
29. Amer M, Adomaityte J, Qayyum R. Continuous infusion versus intermittent bolus furosemide in ADHF: an updated meta-analysis of randomized control trials. *J Hosp Med* 2012; 7:270-275.
30. Howard PA, Dunn MI. Aggressive diuresis for severe heart failure in the elderly. *Chest* 2001; 119:807-810.
31. Werden K, Gielen S, Ebelt H, Hochman JS. Mechanical circulatory support in cardiogenic shock. *Eur Heart J* 2014; 35:156-167.
32. Ahmad Y, Sen S, Shun-Sin MJ, et al. Intra-aortic balloon pump therapy for acute myocardial infarction. A meta-analysis. *JAMA Intern Med* 2015; 175:931-939.
33. Boehner JP, Popjes E. Cardiac failure: mechanical support strategies. *Crit Care Med* 2006; 34(Suppl):S268-S277.
34. Arafa OE, Pedersen TH, Svennevig JL, et al. Vascular complications of the intra-aortic balloon pump in patients undergoing open heart operations: 15-year experience. *Ann Thorac Surg* 1999; 67:645-651.
35. Baldyga AP. Complications of intra-aortic balloon pump therapy. In Maccioli GA, ed. *Intra-aortic balloon pump therapy*. Philadelphia: Williams & Wilkins, 1997, 127-162.
36. Crystal E, Borer A, Gilad J, et al. Incidence and clinical significance of bacteremia and sepsis among cardiac patients treated with intra-aortic balloon counterpulsation pump. *Am J Cardiol* 2000; 86:1281-1284.

Chapter 9

全身感染症と炎症

Systemic Infection and Inflammation

過去 20〜30 年において重症患者管理における最も重大な発見は，重症患者での多臓器不全の病態において炎症が重要な役割を果たしていることである。本章では，重要臓器のおける炎症性傷害による 4 つの病態，すなわち敗血症，敗血症性ショック，アナフィラキシーおよびアナフィラキシー様ショックについて述べる。

I. 臨床症候群

A 全身性炎症反応症候群

1. 炎症反応は宿主の機能的統合性を脅かす状態により引き起こされる複雑なプロセスである。このような状態には，身体的傷害(外傷)，化学的傷害(例えば胃酸誤嚥)，オキシダントによる傷害(例えば放射線)，熱による傷害(熱傷)と，微生物の侵入などが含まれる。

2. 炎症反応の臨床像を表 9.1 に示す。これらのうち少なくとも 2 つが存在する場合には全身性炎症反応症候群(systemic inflammatory response syndrome：SIRS)と呼ばれる[1]。

表 9.1 全身性炎症反応症候群(SIRS)

SIRS の診断には以下のうち 2 項目以上が必要である。

1. 体温＞38℃もしくは＜36℃
2. 心拍数＞90 bpm
3. 呼吸数＞20 回 /min または Pa_{CO_2}＜32 mmHg(＜4.3 kPa)
4. 白血球数＞12,000/μL もしくは＜4,000/μL，または幼若好中球＞10%

(参考文献 2 より)

3. SIRS の診断は，強調すべき 2 つの限界がある。

a. SIRS の存在は感染症があることを示唆しない。感染症が同定されるのは SIRS の患者の 25〜50%にすぎない[2, 3]。

b. SIRS の存在は炎症の存在を常に示唆するものではない。例えば，不安は頻脈や頻呼吸を起こすが，このように炎症反応がなくても

SIRS の診断基準を満たす。

4. SIRS は基本的には，その原因となる状態(主として感染)を探すためのシグナルである。

B 敗血症

敗血症は，感染に対する宿主のコントロールされていない反応により引き起こされる，生命を脅かす器官機能障害と定義される[4]。器官機能障害は炎症性傷害によるものであり，コントロールされない炎症や，炎症性傷害に対する宿主の不十分な防御によりもたらされる。

1. SOFA スコア

感染症が疑われたり，診断されている患者において，器官機能障害を同定するために，Sepsis-related Organ Failure Assessment (SOFA) スコアを用いることが推奨されている[4, 5](SOFA スコアについては付録 4 を参照)。

a. SOFA スコアでベースラインから 2 ポイント以上の変化は器官機能障害の証拠であり，合併症のない感染と比較して，死亡率は 2～25 倍にもなる[4]。

b. 患者が元から器官機能障害をもたなければ，ベースラインの SOFA スコアは 0 と仮定できる。

2. Quick SOFA クライテリア

SOFA スコアをつけるためには検査所見が必要であり，そのために器官機能障害の発見が遅れることがある。しかし，表 9.2 に示すような Quick SOFA (qSOFA) クライテリアを用いることにより，器官機能障害の早期発見が可能となる[4]。

a. qSOFA クライテリアのうち 2 つが存在していれば，器官障害の暫定的証拠となる[4]。

b. qSOFA クライテリアはスクリーニングのツールとして用いるべきであり，その結果が陽性であれば，直ちに器官機能障害の評価をさ

表 9.2　Quick SOFA (qSOFA) クライテリア
感染に以下のうちの 2 つを伴う場合には敗血症である可能性が高い： 1. 呼吸数≧22 回 /min 2. 意識の変化(グラスゴー昏睡スコア≦13) 3. 収縮期血圧≦100 mmHg

(参考文献 4 より)

らに進めるべきである(例えばオリジナルのSOFAスコア)。

C 敗血症性ショック

1. 敗血症性ショックは敗血症の一種であり，以下のような状況から特徴づけられる[4)]。

a. 容量蘇生によって是正できない低血圧

b. 平均血圧を65 mmHg以上に保つために昇圧薬がずっと必要

c. 血清乳酸値＞2 mmol/L

2. 敗血症性ショックの死亡率は35〜55％であり，敗血症の死亡率である10〜20％よりはるかに高い[4)]。

II. 敗血症性ショックの治療

敗血症性ショックの治療のためには，次に述べるように血行動態変化や，エネルギー代謝の変化について理解する必要がある。

A 病態生理学

1. 血行動態変化

a. 敗血症性ショックは，動脈も静脈も含めた全身の血管拡張であり，心室前負荷(静脈拡張による)と心室後負荷(動脈拡張による)の低下を起こす。血管の変化は，血管内皮における一酸化窒素(血管拡張作用をもつ)の産生増加による[6)]。

b. 血管内皮傷害(好中球の接着や脱顆粒)による体液の血管外漏出と循環血液量減少[6)]が，静脈拡張による心臓充満低下に加わる。

c. 炎症性サイトカインが心臓機能障害(収縮性および拡張性機能障害)を起こすが，頻脈と後負荷減少により心拍出量は通常は増加する[7)]。

d. 敗血症性ショックにおいては，心拍出量は増加するものの，内臓血流量は典型的には減少する[6)]。そのため，腸管粘膜が破綻し，腸管内の病原微生物やエンドトキシンが粘膜を通り抜けて全身循環系に入る「トランスロケーション」が起こる。これが，進行性の制御されない全身性炎症の原因となりうる(これが敗血症および敗血症性ショックの器官機能障害の原因である)。

e. 敗血症性ショックの進行期では，心拍出量は減少しはじめ，心原性ショックに似た血行動態パターン(心充満圧上昇，低心拍出量，体血管抵抗上昇)になる。

2. 細胞障害性低酸素症

a. 第6章の最後(III-F項)で述べたように，敗血症性ショックのエネルギー代謝障害はミトコンドリアにおける酸素利用障害の結果であり[8]，細胞障害性低酸素症(cytopathic hypoxia)[9]として知られた状態である。組織酸素レベルは低下しておらず，上昇していることもある[10]。

b. 敗血症性ショックでは組織酸素レベルは障害されていないので，**組織酸素化を改善すること(例えば輸血)は正当化されない。**

B 初期治療

ここで述べる敗血症性ショックの治療は，最も最近のSurviving Sepsis Campaignのガイドライン[11]をもとにしている。初期治療(診断後最初の6時間以内)については表9.3にまとめた。

表9.3 敗血症性ショックの初期(最初の6時間)の管理

カテゴリー	要素
インターベンション	1. 晶質液30 mL/kgを投与 2. 低血圧が持続するようであれば昇圧薬を追加(ノルアドレナリンが望ましい) 3. 中心静脈圧と $Scvo_2$ をモニターするために中心静脈カテーテルを挿入 4. 血液培養を行い，広域スペクトル抗菌薬を投与
目標	1. 自発呼吸の患者では中心静脈圧を8 mmHg，機械換気の患者では12～15 mmHg 2. 平均血圧≧65 mmHg 3. 尿量≧0.5 mL/kg/h 4. $Scvo_2$≧70% 5. 血清乳酸値を下げるか正常化

$Scvo_2$：中心静脈血酸素飽和度。
(参考文献11より)

1. 容量蘇生

敗血症性ショックにおいては，心臓充満が(a)血管拡張と，(b)血管透過性の亢進(leaky capillary)に伴う体液の血管外漏出による血管内容量の減少，という2つの理由で低下しているので，容量負荷が最も重要である。

a. 価格が安いので晶質液が好まれる（第10章IV項における膠質液と晶質液の議論を参照）。

b. 推奨される輸液量は30 mL/kgであり[11]，最初の3時間で投与すべきである。

c. 初期の容量蘇生後は，輸液維持投与速度は，不必要な体液貯留を避けるように調整すべきである。敗血症性ショックでは輸液バランスが正になると，死亡率が上昇するからである[12]。

2. 昇圧薬治療

敗血症性ショックにおいて容量蘇生は低血圧を是正しないので，平均血圧を65 mmHg以上に保つには血管収縮薬治療が必要である。

a. 敗血症性ショックにおいては，ノルアドレナリンが望ましい昇圧薬である[11]。通常の投与量は2〜20 μg/minである（ノルアドレナリンに関しての詳細は第45章VII項を参照）。

b. ノルアドレナリン投与に対して効果が出にくかったり，治療抵抗性の低血圧が認められる場合にはバソプレシンを加えてもよいが，昇圧薬として単独使用すべきではない。このような状況での推奨投与量は0.03〜0.04 U/minである[11]。バソプレシンは血圧上昇を助けるかもしれないが，蓄積してきた経験では，バソプレシンは敗血症性ショックの予後には影響しない[28]。

c. 治療抵抗性の低血圧がある症例では，アドレナリンの追加も推奨されている[11]が，アドレナリン投与では乳酸産生が促進されるので，乳酸クリアランス（初期治療の目標）を妨げるようなこの推奨は誤っているようにみえる（アドレナリン投与量と副作用については第45章III項を参照）。

d. 頻脈性不整脈発生のリスクがあるので，ドパミンは絶対的な，あるいは相対的な徐脈がある患者でのみ推奨される[11]（ドパミン投与量と副作用については第45章II項を参照）。

3. 強心薬治療

昇圧薬治療で血圧が是正されても，中心静脈血酸素飽和度（$Scvo_2$）が低い（＜70％）場合には，酸素供給量が不十分なので，強心薬であるドブタミン持続投与の適応がある（ドブタミン投与量に関する情報については第45章I項を参照）。この時点では，心拍出量測定（侵襲的あるいは非侵襲的）が推奨される。

4. 抗菌薬治療

適切な抗菌薬治療の開始の遅れは敗血症患者の予後を悪化させるため，抗菌薬治療は敗血症性ショックの診断がついたら1時間以内に開始すべきであるという推奨のもととなっている[11)]。これは，血液培養をしたり，抗菌薬をオーダーして調剤し運んでくる時間などを考えると実際に行うのは難しい。しかし，抗菌薬治療はできるだけ早く開始すべきである(敗血症が疑われる患者における経験的抗菌薬治療に関する推奨は第35章を参照)。

5. 血液培養

抗菌薬を1回投与すると，数時間のうちに血液培養は滅菌化されうるので，血液培養は抗菌薬投与前に実施しておくべきである。

a. 1つは経皮的に，もう1つは血管アクセスデバイスを通して，少なくとも2セットの血液培養を実施することが推奨される[11)]。

b. 中心静脈カテーテルが48時間よりも長く留置されている場合は，カテーテルのそれぞれのルーメンから血液培養を行い，定量的培養法を用いて，経皮的血液培養と比較すべきである(第2章III-D項を参照)。

c. 血液培養結果は，培養した血液量に影響されるので，それぞれの培養ボトルに10 mL注入することが推奨される[11)]。

C 初期治療の目標

Surviving Sepsis Campaignの治療目標は表9.3に示したが，これらは敗血症性ショックの診断後6時間以内に達成すべきである。しかし，これらの治療目標には以下のような限界がある。

1. 中心静脈圧

治療目標として中心静脈圧(CVP)を使用することは，CVPは循環血液量の正確な指標ではないというエビデンスに反する(図7.1を参照)ので，輸液管理のガイドとして用いるべきではない。

2. 中心静脈血酸素飽和度

治療目標として中心静脈血酸素飽和度($Scvo_2$)を使用することは，組織酸素レベルが敗血症性ショックでは低下しているという仮定にもとづいている。これは，敗血症性ショックにおいては組織酸素レベルは低下していないという研究結果[10)]に反しており，敗血症性ショックのほとんどの患者では，$Scvo_2$は正常である[14)]という結果にも反している。

3. 生存率

表 9.3 に示した早期治療目標は，別々の国(米国，英国，オーストラリア)から出されたサンプル数の多い 3 つのランダム化研究では，これらの目標を達成することによる生存率の改善は示されておらず[15]，その価値に疑義が生じている。

D コルチコステロイド

多くのエビデンスが，ステロイドは敗血症性ショックの予後を改善しないこと[16]を示しているが，敗血症性ショックの一部ではその使用が推奨されている。以下に最近の推奨を述べる[11]。

1. 昇圧薬抵抗性の低血圧がある場合は，ステロイド投与を考慮すべきである。副腎不全のエビデンス(迅速 ACTH 負荷試験)は必要ない。
2. 推奨されるステロイド投与法は，ヒドロコルチゾン 1 日量 200 mg を持続静注するというものである(ボーラス投与による高血糖のリスクを下げるため)。
3. 昇圧薬治療が必要である期間は，ステロイド投与も継続すべきである。

E 支持療法

1. 前述したように，敗血症性ショック患者で正の体液バランスにあると死亡率が上昇するというエビデンスがあるため，体液貯留を避けるように十分に注意を払う[12]。この点から，毎日輸液バランスをチェックすることは必須である。
2. 血糖値は 180 mg/dL 以下にすべきである[11]。これは，血糖値コントロールで用いられる標準的な上限値 110 mg/dL よりも高い。この推奨は，血糖値の上限を 110 mg/dL ではなく，180 mg/dL としたほうが死亡率が低いという大規模研究にもとづいた推奨である[17]。この推奨では，血糖値の下限は定められていないが，重症患者においては高血糖よりも低血糖のほうが危険であり[18]，低血糖を避けるように注意することは必須である。
3. 赤血球輸血は，免疫抑制作用をもつ(第 11 章 V-E 項を参照)ので，敗血症性ショック患者において不必要な赤血球輸血を避けることは重要である。活動性出血がなければ，ヘモグロビン値が 7 g/dL より低くなるまで，赤血球輸血は推奨されない[11]。

III. アナフィラキシー

アナフィラキシーは好塩基球とマスト細胞から免疫的に放出される炎症性メディエータにより起こる急性多臓器機能不全症候群である。その特徴は，外因性の抗原に対する過剰な免疫グロブリンE(IgE)による過敏性反応である。一般的なトリガーには食物，抗菌薬，そして昆虫咬傷がある。

A 臨床的特徴

1. アナフィラキシー反応は典型的には突然発症し，外因性トリガーに曝されてから数分以内に発症する。しかし，なかには72時間も経過して発症する反応もある[19]。

2. アナフィラキシー反応の特徴は，血管透過性の亢進と体液の血管からの漏出により起こる対象臓器の浮腫と腫脹である。

3. アナフィラキシーの臨床的特徴を表9.4に示す。

a. 最もよくみられるのは，蕁麻疹と皮下血管浮腫である(典型的には顔面に現れる)。

b. 問題を起こすのは，上気道の血管浮腫(例えば喉頭浮腫)，気管支痙攣と低血圧である。

c. 最も恐れられているのは**アナフィラキシーショック**であり，全身低灌流を伴う低血圧(例えば意識低下)が起こる。

表9.4 アナフィラキシーの臨床症候

症候	発生頻度
蕁麻疹	85〜90%
皮下血管浮腫	85〜90%
上気道血管浮腫	50〜60%
気管支痙攣と喘鳴	45〜50%
低血圧	30〜35%
腹痛，下痢	25〜30%
心窩部痛	4〜6%
皮疹を伴わない痒み	2〜5%

(参考文献19より)

B アナフィラキシーの治療

1. アドレナリン

アドレナリンは，感作を受けた好塩基球やマスト細胞からの炎症性メディエータの放出を抑制する。重症アナフィラキシー反応の第1選択薬である。アドレナリンは，表9.5に示すように多くの水溶液として市販されている(混乱を招くほど多い)。

表9.5　水性アドレナリン溶液と臨床使用

希釈度	適応	用量・用法
1：100 (10 mg/mL)	喉頭浮腫	0.25 mL (2.5 mg) を生理食塩液2 mLに溶解してネブライザーで投与
1：1,000 (1 mg/mL)	アナフィラキシー	0.3〜0.5 mL (mg) を大腿部に深く筋肉内投与，必要に応じて5分ごとに反復
1：10,000 (0.1 mg/mL)	心静止あるいは無脈性電気活動	10 mL (1 mg) を3〜5分ごとに必要に応じて投与
1：100,000 (10 μg/mL)	アナフィラキシーショック	1：1,000倍溶液1 mLを生理食塩液100 mLに溶解(1 mg/100 mLあるいは10 μg/mL)として30〜100 mL/h (5〜15 μg/min) で持続静注

(参考文献19より)

a. アナフィラキシー反応の一般的な治療は，アドレナリンを大腿外側部に0.3〜0.5 mg(1：1,000倍溶液として0.3〜0.5 mL)を深く筋注するというものである。必要に応じて5分ごとに反復する[19]。

b. アドレナリンは喉頭浮腫に対して表9.5に示すようにネブライザーで投与することもできるが，その効用については不明である。

c. グルカゴン：アドレナリンはβアドレナリン受容体刺激により炎症性細胞からの脱顆粒を抑制するが，同時にβ遮断薬投与をすると，この反応は抑制されたり，起きなかったりする。グルカゴンはアドレナリン反応性を回復させ得る(その機序については第46章III-B項を参照)。グルカゴンは1〜5 mgをゆっくりと静脈投与後，5〜15 μg/minで持続静注する[19]。グルカゴンは嘔吐を誘発しうるので，意識が低下した患者では，側臥位として誤嚥のリスクを減らすようにするべきである。

2. セカンドラインの薬物

以下の薬物はアナフィラキシー後に起こる病態の治療に用いられるが，基礎で起こっているプロセスの解決を促進するものではない。

a. 抗ヒスタミン薬：ヒスタミン受容体拮抗薬は，皮膚反応で起こる痒みを軽減する。ヒスタミン H_1 拮抗薬であるジフェンヒドラミン(25〜50 mg を経口投与，筋肉内投与あるいは静脈内投与)とヒスタミン H_2 拮抗薬であるラニチジン(50 mg を静脈内投与あるいは150 mg を経口投与)を併用投与すべきである。2 つを組み合わせることでより効果がでるためである。

b. 気管支拡張薬：サルブタモールのような β_2 刺激薬は気管支痙攣の軽減のために用いられる。ネブライザー(2.5 mL あるいは 0.5％溶液)で投与するか，定量噴霧式吸入器で投与する。

c. ステロイドは投与しない：過敏性反応に対してステロイドはよく用いられるが，ステロイドがアナフィラキシー反応を抑制したり，進行を遅らせたり，再発を予防するというエビデンスは存在しない[19)]。その結果，アナフィラキシー治療の最新のガイドラインにはステロイド治療に関する推奨は含まれていない[19)]。

C アナフィラキシーショックの治療

アナフィラキシーショックは全身の血管拡張と，血管透過性の亢進による体液喪失により，直ちに生命を脅かすものである。血行動態変化は敗血症性ショックのものに似るが，より高度である。

1. アドレナリン

アナフィラキシーショックに対するアドレナリン投与に関する標準的な用法はないが，表 9.5 に示す静注による治療(5〜15 μg/min)がよく引用されている[19)]。持続静注開始前に，アドレナリン 5〜10 μg をボーラス投与してもよい[20)]。

2. 容量蘇生

アナフィラキシーショックでは血管透過性が亢進した毛細管(leaky capillary)から 35％もの血管内容量が失われるため，積極的な容量蘇生が必須である[19)]。初期の容量蘇生では，1〜2 L(あるいは 20 mL/kg)の晶質液あるいは 5％アルブミン溶液 500 mL を 5〜10 分で投与する[19)]。その後の持続輸液量は，血行動態に応じて調整すべきである。

3. 治療抵抗性の低血圧

アドレナリン持続静注と容量蘇生によっても低血圧が持続する場合には，グルカゴンかほかの昇圧薬(例えばノルアドレナリン)を追加することで治療する。

参考文献

1. American College of Chest Physicians/Society of Critical Care Medicine Consensus Conference Committee. Definitions of sepsis and organ failure and guidelines for the use of innovative therapies in sepsis. *Chest* 1992; 101:1644-1655.
2. Pittet D, Range-Frausto S, Li N, et al. Systemic inflammatory response syndrome, sepsis, severe sepsis, and septic shock: incidence, morbidities and outcomes in surgical ICU patients. *Intensive Care Med* 1995; 21:302-309.
3. Rangel-Frausto MS, Pittet D, Costigan M, et al. Natural history of the systemic inflammatory response syndrome (SIRS). *JAMA* 1995; 273:117-123.
4. Singer M, Deutschman CS, Seymore CW, et al. The Third International Consensus Definitions for Sepsis and Septic Shock (Sepsis-3). *JAMA* 2016; 315:801-810.
5. Vincent JL, de Moreno R, Takala J, et al. The SOFA (Sepsis-related Organ Failure Assessment) score to describe organ dysfunction/failure. *Intensive Care Med* 1996; 22:707-710.
6. Abraham E, Singer M. Mechanisms of sepsis-induced organ dysfunction. *Crit Care Med* 2007; 35:2409-2416.
7. Snell RJ, Parillo JE. Cardiovascular dysfunction in septic shock. *Chest* 1991; 99:1000-1009.
8. Ruggieri AJ, Levy RJ, Deutschman CS. Mitochondrial dysfunction and resuscitation in sepsis. *Crit Care Clin* 2010; 26:567-575.
9. Fink MP. Cytopathic hypoxia. Mitochondrial dysfunction as mechanism contributing to organ dysfunction in sepsis. *Crit Care Clin* 2001; 17:219-237.
10. Sair M, Etherington PJ, Winlove CP, Evans TW. Tissue oxygenation and perfusion in patients with systemic sepsis. *Crit Care Med* 2001; 29:1343-1349.
11. Dellinger RP, Levy MM, Rhodes A, et al. Surviving Sepsis Campaign: International guidelines for management of severe sepsis and septic shock, 2012. *Intensive Care Med* 2013; 39:165-228.
12. Boyd JH, Forbes J, Nakada T-A, et al. Fluid resuscitation in septic shock: a positive fluid balance and elevated central venous pressure are associated with increased mortality. *Crit Care Med* 2011; 39:259-265.
13. Polito A, Parisini E, Ricci Z, et al. Vasopressin for treatment of vasodilatory shock: an ESICM systematic review and metaanalysis. *Intensive Care Med* 2012; 38:9-19.
14. Vallee F, Vallet B, Mathe O, et al. Central venous-to-arterial carbon dioxide difference: an additional target for goal-directed therapy in septic shock? *Intensive Care Med* 2008;

34:2218-2225.

15. Angus DC, Barnato AE, Bell D, et al. A systematic review and meta-analysis of early goal-directed therapy for septic shock: the ARISE, ProCESS, and ProMISe Investigators. *Intensive Care Med* 2015; 41:1549-1560.
16. Volbeda M, Wetterslev J, Gluud C, et al. Glucocorticoids for sepsis: systematic review with meta-analysis and trial sequential analysis. *Intensive Care Med* 2015; 41:1220-1234.
17. NICE-SUGAR Study Investigators. Intensive versus conventional glucose control in critically ill patients. *N Engl J Med* 2009; 360:1283-1297.
18. Marik PE, Preiser J-C. Toward understanding tight glycemic control in the ICU. *Chest* 2010; 137:544-551.
19. Lieberman P, Nicklas RA, Oppenheimer J, et al. The diagnosis and management of anaphylaxis practice parameter: 2010 update. *J Allergy Clin Immunol* 2010; 126:480.e1-480.e42.
20. Sampson HA, Munoz-Furlong A, Campbell RL, et al. Second symposium on the definition and management of anaphylaxis: summary report. *Ann Emerg Med* 2006; 47:373-380.

Chapter 10

膠質液と晶質液

Colloid and Crystalloid Resuscitation

本章では，臨床使用されるさまざまな膠質液と晶質液について述べるとともに，それぞれの輸液の特徴について説明する。

I. 晶質液

晶質液は血漿と間質の間を自由に拡散できる電解質溶液である。晶質液の成分として代表的なのは無機塩の塩化ナトリウムである。

A 分布容量

晶質液は細胞外液(血漿と間質液)に均等に分布する。血漿の容量は間質液の容量の25%であることから(表7.1参照)，輸液された晶質液の25%は血漿中に，75%は間質液中に拡散する[1]。つまり，**晶質液はおもに間質液中に分布し，血漿の増量効果は主ではない**。

B 等張食塩液

最も広く使用される晶質液は0.9%塩化ナトリウム(0.9% NaCl)液であり，**生理食塩液**(normal saline)として知られる(あとで示すように，誤った命名である)。

1. 組成

0.9%塩化ナトリウム液のおもな組成を表10.1に示す[2]。血漿と比較すると(表10.1参照)，0.9%塩化ナトリウム液はナトリウム濃度が高く(154 vs. 141 mEq/L)，塩素濃度はさらに高く(154 vs. 103 mEq/L)，pHは低い(5.7 vs. 7.4)。0.9%塩化ナトリウム液と血漿の組成のうち，一致するのは浸透圧だけである。つまり，**生理食塩液とは化学的に生理的な組成をもつ溶液ではなく，血漿と等張の溶液であるといえる**。したがって，適切な名称をつけるなら，生理食塩液ではなく**等張食塩液**(isotonic saline)となる。

注意：表10.1に示す氷点降下法により測定された浸透圧は，計算(溶液中の浸透圧活性電解質の濃度を積算する)によって求められた浸透圧よりも*in vivo*での浸透圧活性を正確に反映している。ここで留意すべ

表 10.1　晶質液と血漿の比較

成分	血漿	0.9% NaCl 液	乳酸リンゲル液	Normosol, Plasma-Lyte
Na^+ (mEq/L)	135〜145	154	130	140
Cl^- (mEq/L)	98〜106	154	109	98
K^+ (mEq/L)	3.5〜5.0	—	4	5
Ca^{2+} (mEq/L)	3.0〜4.5	—	4	—
Mg^{2+} (mEq/L)	1.8〜3.0	—	—	3
緩衝剤 (mmol/L)	HCO_3 (22〜28)	—	乳酸(28)	酢酸(27)，グルコン酸(23)
pH	7.36〜7.44	5.7	6.5	7.4
計算による浸透圧 (mOsm/L)	291	308	273	295
測定による浸透圧[a] (mOsm/kg H_2O)	287	286	256	271

a：*in vivo* での浸透圧活性をより正確に反映している。本文を参照。
（参考文献 2 より）

きは，測定された浸透圧活性は計算された（予測される）浸透圧活性よりも低いという点である。この差は，溶液中のイオン同士の静電相互作用によって浸透圧活性粒子の数が減少するために生じる。メーカーから販売されている晶質液輸液製剤は，計算された浸透圧活性を用いて輸液剤の *in vivo* における体液動態を説明しているため，注意が必要である。

2. 容量効果

血漿と間質液中の 0.9%塩化ナトリウム液の容量効果を図 10.1 に示す。

a. 1 L の 0.9%塩化ナトリウム液を投与すると，血漿量は 275 mL，間質液量は 825 mL 増量される[1]。この容量分布は晶質液輸液でも同様である。

b. 留意すべきは図 10.1 で示すように細胞外液の増量分の合計

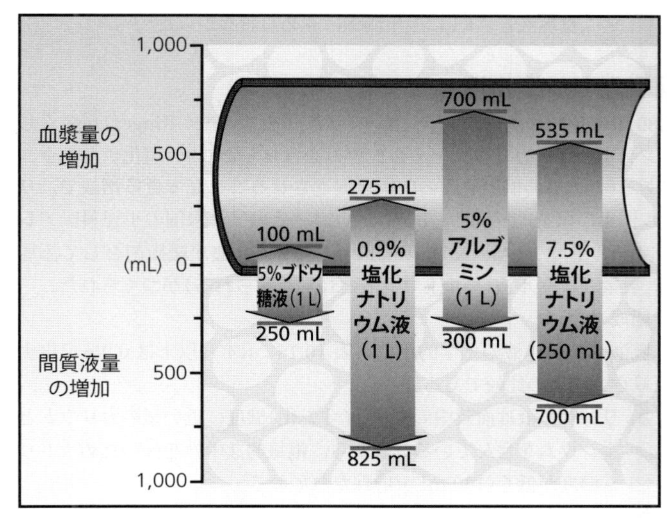

図 10.1　各輸液剤が血漿量と間質液量に及ぼす効果
各輸液剤の投与量を括弧内に示す。（参考文献 1 より）

(1,100 mL)は投与された輸液量(1,000 mL)よりわずかに増大するという点である。この 100 mL の増量は，0.9％塩化ナトリウム液投与によるナトリウム過剰を是正するため，細胞内液から細胞外液に水が移動したことによる。

3. 副作用

a. 間質浮腫はすべての晶質液輸液の副作用であるが，最もリスクが高いのはナトリウムが過剰投与になる等張食塩液である[3)](ナトリウムは細胞外液量を決定する主要因子である)。

b. 等張食塩液の急速もしくは大量輸液は，過剰塩素による**高塩素性代謝性アシドーシス**(hyperchloremic metabolic acidosis)を引き起こしやすい[4)]。高塩素によるアシドーシスの病理学的意義は議論の余地があるが，高塩素血症は重症患者の死亡率を増大させることが報告されている[5)]。

c. 等張食塩液の投与は，塩素性腎臓血管収縮によると推察される腎血流量の減少を伴う[6)]。このため急性腎傷害(AKI)を増悪させる可能性を高めると考えられるが，少なくとも 12 の臨床試験においては等張食塩液とAKIに因果関係は認められなかった[4,6]。

C 乳酸リンゲル液

1880年に英国の生理学者シドニー リンゲル(Sydney Ringer)が発表したリンゲル液は，カリウムとカルシウムを含有した0.9%塩化ナトリウム液である(カエルの摘出心臓の収縮を促進させることができる溶液で，リンゲル博士の研究的興味から開発された)。その後，米国の小児科医アレクシス ハルトマン(Alexis Hartmann)によって乳酸が緩衝剤として添加され，乳酸リンゲル液(ハルトマン液としても知られる)がつくられた。

1. 組成

乳酸リンゲル液の化学的組成を表10.1に示す。以下は0.9%塩化ナトリウム液との比較である。

a. リンゲル液は血漿中の遊離(イオン化)濃度に近い量のカリウムとカルシウムを含んでいることから，電気的な中性を保つためナトリウム濃度が低く(130 mEq/L)保たれている。

b. 乳酸ナトリウムとして添加される乳酸は緩衝剤であり，肝臓で重炭酸に代謝される。化学反応式は以下のとおりである：

$$CH_3\text{-}CHOH\text{-}COO^- + 3O_2 \rightarrow 2CO_2 + 2H_2O + HCO_3^- \qquad (10.1)$$

重要なのはこの反応に酸素が必要であるという点で，**乳酸は組織が低酸素の場合，緩衝剤として作用しないことを意味する**(循環性ショックなど)[2]。

c. 乳酸の添加は電気的中性を保つため塩素濃度を低くする必要を生じさせる。**乳酸リンゲル液の塩素濃度は血漿の塩素濃度に近くなっており，高塩素性代謝性アシドーシスのリスクは低い**。

d. 乳酸リンゲル液の浸透圧は血漿より著しく低く，晶質液輸液剤の中で最も低い。そのため，脳浮腫や脳浮腫の危険性が高い患者(外傷性脳損傷など)には乳酸リンゲル液は推奨されない。

2. 副作用

a. 乳酸リンゲル液中のカルシウムは，血液製剤に抗凝固薬として含まれるクエン酸と結合しうる。そのため，**赤血球液の希釈溶液としてリンゲル液を使用することは禁忌とされている**[2]。しかし，赤血球液の50%を超えない容量の乳酸リンゲル液であれば，急速投与しても血栓形成は起こらないと報告されている[7]。

b. 乳酸リンゲル液に含まれる乳酸(28 mmol/L)は，乳酸の代謝が阻害されている場合(肝障害や循環性ショックなど)では高乳酸血症のリスクとなる。これは熱傷患者の研究で報告されており，高乳酸血症は輸液管理に乳酸リンゲル液を使用した場合にみられ，緩衝剤に乳酸を含まないリンゲル液を使用した場合には発症しなかったとされる[8]。

c. 高乳酸血症のリスクや，重症患者の血中乳酸値の診断的・予後的重要性(図 6.2 参照)を考慮すると，乳酸値が高い患者や肝障害，循環性ショックには乳酸リンゲル液の使用を避けるほうが賢明であると考えられる。

d. 注意：乳酸リンゲル液を投与しているカテーテルから採血した血液サンプルは誤って高い乳酸値となることがある[9]。

D 正常 pH の輸液

pH を正常で生理的な範囲に調整した 2 種類の晶質液(Normosol と Plasma-Lyte)がある。これらの輸液剤は同一の組成であり，表 10.1 に示す。

1. 組成

a. 塩素濃度(98 mEq/L)は生理的な範囲に調製され，カルシウムの代わりにマグネシウム(3 mg/dL)が添加されている。

b. 緩衝剤として酢酸(27 mmol/L)とグルコン酸(23 mmol/L)が含まれている。グルコン酸は弱い緩衝能をもつ弱アルカリ性であり[2]，酢酸は骨格筋内で以下の酸化反応により急速に重炭酸に代謝される：

$$CH_3\text{-}COO^- + 2O_2 \rightarrow CO_2 + H_2O + HCO_3^- \qquad (10.2)$$

乳酸と同様にこの反応にも酸素が必要であり(化学式 10.1 参照)，酢酸は組織が低酸素の場合(循環性ショックなど)，緩衝剤として作用しないことを意味する。

c. 測定された浸透圧(271 mOsm/kg H_2O)は血漿に対しては低張であるが，乳酸リンゲル液(256 mOsm/kg H_2O)よりは高張である。

2. 優位性

これらの輸液剤は他の晶質液と比較し以下の点で優位性がある：

a. 生理学的な塩素濃度であるため，高塩素性代謝性アシドーシスを起こさない。

b. 乳酸を使用しないため，肝障害患者や循環性ショックにおいても誤って高乳酸血症と診断することがない。さらに，酢酸は乳酸よりも急速に重炭酸に代謝されるため緩衝能が強い[2)]。

c. カルシウムが含まれないため，血液製剤とともに使用することができる。

d. 等張食塩液と Plasma-Lyte を比較した研究では，後者で間質浮腫が軽度な傾向にあり予後も改善したと報告されている[3, 10)]。

E 高張食塩液

高濃度の NaCl 溶液(高張食塩液)は外傷性ショック，外傷性脳損傷，症候性低ナトリウム血症の輸液管理に用いられる。最も広く使用されている高張食塩液を表 10.2 に示す。

表 10.2 高張食塩液

輸液	ナトリウム (mEq/L)	塩素 (mEq/L)	浸透圧 (mOsm/L)[a]	pH
3% NaCl	513	513	1,026	5
5% NaCl	856	856	1,712	5
7.5% NaCl	1,283	1,283	2,566	5.7

3%と 5% NaCl は Baxter 社から 500 mL 製剤が販売されている。7.5% NaCl は商業的に販売されていないが，要望に応じて病院薬剤師により調製される。
a：Na と Cl 濃度を積算して計算。

1. 容量効果

a. 図 10.1 で示す通り，高張食塩液は等張食塩液と比較して，少量でより大きな血漿増量効果がある。7.5%塩化ナトリウム液は 250 mL で血漿量を 535 mL，間質液量を 700 mL 増量する(総増加量 1,235 mL)のに対し，0.9%塩化ナトリウム液では 1 L 投与しても 275 mL の血漿増量効果しかない。

b. 細胞外液容量の増加は細胞内液からの水の移動によるもので，血漿量の増加には赤血球や内皮細胞が寄与している。

2. 外傷性ショック

高張食塩液は多くの生理学的利点がある[11)]にもかかわらず，外傷関連の出血性ショックにおける蘇生率は 5%食塩液 500 mL もしくは 7.5%食塩液 250 mL のどちらも，等張食塩液による蘇生率と比較して必ずしも有意に改善される結果ばかりではないと報告されている[12)]。しかし，戦場における初期の蘇生においては，大量輸液はすぐに否定されたのに対し，依然として少量の高張食塩液投与による蘇生率の改善がいわれ続けている。

3. 外傷性脳損傷

a. 外傷後頭蓋内圧亢進の患者では，高張食塩液が頭蓋内圧(intracranial pressure：ICP)の低下に効果的であることが示されており，マンニトールによる従来の方法と比べていくつかの利点(ICPの減少幅が大きい，効果の持続時間が長い，ICPのリバウンドが起こりにくい)がある[13]。

b. 効果的な高張食塩液の使用方法[14]

1)3％もしくは5％食塩液250 mLを，ICPが20〜25 mmHg以下になるように必要に応じて投与する。

2)3％食塩液は1 mL/kg/hで持続投与する。

3)血漿ナトリウムを常に確認し160 mEq/Lを超えないようにすべきである。

II. 5％ブドウ糖液

A タンパク節約作用

1. 5％ブドウ糖液は，経腸チューブ栄養と完全静脈栄養(total parenteral nutrition：TPN)が一般的に使用される以前に，食事がとれない患者のカロリー源として使用されていた。

2. 1 gのブドウ糖は完全に代謝されると3.4 kcalを供給する。したがって，5％ブドウ糖液(1 Lにブドウ糖50 gを含む)は，1 Lあたり170 kcalを供給する。

3. 1日3 Lの5％ブドウ糖(D_5)液を輸液すると，1日あたり約500 kcalを供給することになる。これは内因性タンパクの分解を起こさずに毎日の必要カロリーを産生するために十分な非タンパクカロリー量である。このタンパク節約作用(protein-sparing effect)のため，かつてはブドウ糖含有輸液が一般的に使用されていた。

4. 現在では，経腸および静脈栄養法が行われるようになり，カロリー源としての5％ブドウ糖液の必要性はなくなった。

B 容量効果

1. ブドウ糖を輸液剤に添加すると浸透圧が上昇する(50 gのブドウ糖添

加で 278 mOsm/L となる)。

2. 5%ブドウ糖液(D_5W)では，ブドウ糖の添加により，浸透圧が血漿に近づいている。しかしながら，ブドウ糖は細胞に取り込まれ代謝されるので，この浸透圧への作用はすぐに減弱し，投与した水は細胞内へと移動する。図 10.1 で示す通り，血漿の増加量(100 mL)と間質液の増加量(250 ml)を合計しても輸液した量(1,000 mL)よりはるかに少ない。その容量の差(650 mL)は輸液が細胞内に移動した結果である。つまり，**5% ブドウ糖液はおもに細胞内液量を増加させるものであり，血漿量を増大させるために使用すべきではない。**

C 副作用

1. 乳酸産生の増加

a. 健常者では，ブドウ糖のうち乳酸産生に使われるのはわずか 5%であるが，組織低灌流のある重症患者では，ブドウ糖代謝の 85%までもが乳酸産生に転換される[15]。

b. 循環障害をもつ患者では，5%ブドウ糖液投与は血中乳酸値を著しく上昇させることが報告されている[16]。

2. 高血糖

重症患者において高血糖には，免疫抑制[17]，虚血性脳傷害の増悪(第 42 章参照)，死亡率の上昇[18]を含む，いくつかの好ましくない効果がある。

D 推奨投与方法

ブドウ糖含有液は利点がなく，かえって有害な可能性があることから，日常的な使用は避けるべきである。

III. 膠質液

膠質液の働きは次に述べる浸透圧の力によって決定される。

A 膠質浸透圧

1. 膠質液は，血管内コンパートメントから外へ容易には移動しない大きな分子を含んでいる。それらの分子が**膠質浸透圧**(colloid osmotic pressure)と呼ばれる浸透圧を生み出し，水分を血管内コンパートメントに保持するように働く。

2. 次の関係式が毛細血管での体液交換における膠質浸透圧の役割を示している。

$$Q \propto (Pc - \mathrm{COP}) \tag{10.3}$$

a. Q は毛細血管を通過する流速である。

b. Pc は毛細血管の静水圧である。

c. COP は血漿の膠質浸透圧である。COP の約 80％は血漿中のアルブミン濃度によって決まる。

3. 2 つの圧（Pc と COP）は逆向きに働く：Pc は体液が毛細血管外へ移動するように働き，COP は毛細血管内へ移動するように働く。

4. 仰臥位では Pc は約 25 mmHg であり COP は約 28 mmHg であるため[19]，2 つの圧はだいたい一致している。

5. 晶質液と膠質液の容量分布は血漿 COP に対する作用としてそれぞれ説明できる。

a. 晶質液は血漿 COP を減少させることから（希釈効果），血流の外方向へ移動するように働く。

b. 膠質液は血漿 COP を維持する傾向にあるため，血流の中に溶液がとどまるように働く。

B 容量効果

1. 膠質液による血漿量と間質液量の補充効果を図 10.1 に示す。この例での膠質液は 5％アルブミン溶液で，1 L の輸液で血漿量が 700 mL，間質液量が 300 mL 増加する。つまり膠質液の 70％は血管内コンパートメントにとどまる。

2. 図 10.1 で膠質液と晶質液の血漿量に及ぼす効果を比べると，**膠質液は晶質液よりもおよそ 3 倍，血漿量を増加させるのに有効であることが**わかる[1, 20, 21]。

C アルブミン溶液

アルブミン溶液は熱処理したヒト血清アルブミンを 0.9％塩化ナトリウム液に溶解したもので，5％溶液（50 g/L）と 25％溶液（250 g/L）がある。各溶液の特徴を表 10.3 に示す。

1. 容量効果

a. 5％アルブミン溶液は**低張性溶液**である（膠質浸透圧は 20 mmHg で

表 10.3 膠質液の比較

輸液	膠質浸透圧（mmHg）	血漿増加量/輸液量	効果の持続（h）
5%アルブミン溶液	20	0.7〜1.3	12
6%ヒドロキシエチルデンプン	30	1.0〜1.3	24
10%デキストラン-40	40	1.0〜1.5	6
25%アルブミン溶液	70	3.0〜4.0	12

（参考文献 1，20，21，25 より）

あり，血漿の膠質浸透圧よりも低い）。この溶液の投与は 250 mL 単位で行われ，血漿増量効果（表 10.3 に示したように 70%が血漿中にとどまる）は，6 時間後から消えはじめ 12 時間後には消失する[1，20]。

b. 25%アルブミン溶液は**高張性**溶液である（膠質浸透圧は 70 mmHg であり，血漿の膠質浸透圧の約 2.5 倍である）。50 mL もしくは 100 mL 単位で投与され，表 10.3 で示したように血漿増加量は輸液量の 3〜4 倍となる（この増加量は間質から血管内に水が引き込まれたことによる）。効果の持続時間は 5%アルブミン溶液と同様である。

c. 25%アルブミン溶液は喪失量を補うために使用するのではなく，間質液を血漿へ移動させるために投与されることから，**急性の出血で失われた容量を補充するのに使用すべきではない**。25%アルブミン溶液は，おもに低アルブミン血症と浮腫の患者で低血圧と利尿薬抵抗性を伴う場合に使用される（どちらの場合においても，等張晶質液では相対的に大量投与になってしまうが，25%アルブミン溶液は少量で血漿量を増大させることができる）。

2. 安全性

a. アルブミンの投与が原因で死亡率が上昇するというかつての報告は，その後の研究では確認されていない[22，23]。

b. 現在の統一見解として，5%アルブミン溶液は，蘇生用輸液として安全に使用できるといえる。ただし，外傷性脳傷害患者はアルブミン投与で等張食塩液より死亡率が高いことが 1 つの大規模研究で示されているため，その例外かもしれない[24)]。

D ヒドロキシエチルデンプン

ヒドロキシエチルデンプン(hydroxyethyl starch：HES)は化学合成されたデンプンの重合体で，等張食塩液に6%の濃度でHESを含んだ製剤がある。

1. 特性

HESは5%アルブミン溶液よりCOPが高く，血漿増量効果もわずかに高い(表10.3参照)[20, 25)]。HESの容量効果もまた，5%アルブミン溶液よりも長く持続する(最大24時間)[25)]。

2. 安全性

a. HESを投与された重症患者は，血液透析を必要とする腎不全となるリスクと死亡率が上昇することが高いエビデンスで報告されている[26, 27)]。HESはまた，特に体外循環後の出血リスクを増大させるといわれている[28)]。

b. 安全性に関するデータが乏しいことから，FDAは2013年に重症患者へのHESの使用に反対する声明を発表している[29)]。

E デキストラン

デキストランはブドウ糖の重合体で，1940年代にはじめての血漿増量剤として開発された。10%デキストラン-40溶液と6%デキストラン-70溶液の2つの製剤が一般的である。

1. 特性

どちらのデキストラン製剤もCOPは40 mmHgであり(つまり高張浸透圧溶液である)，5%アルブミン溶液や6% HESよりもさらに血漿量を増大させる(表10.3参照)。デキストラン-70は持続時間が12時間とデキストラン-40の6時間よりも長いため好んで使用される[20)]。

2. 副作用

a. デキストランは血小板凝集障害，第VIII因子ならびにvon Willebrand因子の活性低下，線溶亢進により，用量依存性に出血傾向を生じる[30, 31)]。デキストランの投与量を1日20 mL/kgに制限することで，これらの止血異常を最小限にできる。

b. デキストランは赤血球の表面を覆い，交差適合試験の判定を妨げることがある。この問題を避けるためには，試験に用いる赤血球を洗浄しなければならない。また，デキストランは赤血球と反応して，その沈降速度を増加させる[30]。

c. デキストランはHESの報告と同様に高浸透圧による腎傷害の原因とされている[32]。しかしこのような事態はまれである。

d. 過去にはデキストランの使用でアナフィラキシー反応が多く報告されたが，現在ではわずか0.03%であるといわれている[30]。

IV. 膠質液-晶質液論争

A 議論

循環血液量補充に最適な輸液のタイプ(膠質液か晶質液か)についての議論は長年にわたり続いている。おもな論点は以下のとおりである。

1. 晶質液の支持者は，膠質液による生存率改善が証明されていない点[33]と晶質液のほうが安価である点を主張している。

2. 膠質液の支持者は，晶質液では血漿量を増大させるために大量投与が必要となり(少なくとも膠質液の3倍)，それにより浮腫形成と水分の正のバランスが助長され，重症患者では合併症の発生率や死亡率を上昇させると主張している[10, 34]。

長年にわたり議論されている通り，真実はそれらの中間あたりにある。

B 結論

膠質液と晶質液をめぐる議論において誤った考え方は，どちらか1つの輸液のタイプだけですべての循環血液量減少に対応しようとすることである。以下の例で示すように，**すべての状況で1つのタイプの輸液を選択するよりも臨床状況に応じて最も適した輸液剤を選択するのが理にかなっている。**

1. 循環血液量減少性ショック(速やかに血管内容量を補充することが最優先)の場合，5%アルブミン溶液のような膠質液(晶質液よりも効果的に血漿量を増大させる)が生理学的に最良の選択である。

2. 脱水により循環血液量が減少している(間質液と血漿が均一に失われている)場合，乳酸リンゲル液のような晶質液(細胞外液に均等に分布する)が最適である。

3. 低アルブミン血症を伴い循環血液量が減少している(血漿から間質液に水の移動が起こっている)場合，25%アルブミン溶液のような高張膠質液を少量補充する(間質液から血漿に水が戻る)のも適切な選択である。

参考文献

1. Imm A, Carlson RW. Fluid resuscitation in circulatory shock. *Crit Care Clin* 1993; 9:313-333.
2. Reddy S, Weinberg L, Young P. Crystalloid fluid therapy. *Crit Care* 2016; 20:59.
3. Chowdhury AH, Cox EF, Francis ST, Lobo DN. A randomized, controlled, double-blind crossover study on the effects of 2-L infusions of 0.9 % saline and Plasma-Lyte 148 on renal blood flow and renal cortical tissue perfusion in healthy volunteers. *Ann Surg* 2012; 256:18-24.
4. Orbegozo Cortes D, Rayo Bonor A, Vincent JL. Isotonic crystalloid solutions: a structured review of the literature. *Br J Anaesth.* 2014; 112:968-981.
5. Neyra JA, Canepa-Escaro F, Li X, et al. Association of hyperchloremia with hospital mortality in critically ill septic patients. *Crit Care Med* 2015; 43:1938-1944.
6. Young P, Bailey M, Beasely R, et al. Effect of buffered crystalloid solution vs saline on acute kidney injury among patients in the intensive care unit. The SPLIT randomized clinical trial. *JAMA* 2015; 314:1701-1710.
7. King WH, Patten ED, Bee DE. An *in vitro* evaluation of ionized calcium levels and clotting in red blood cells diluted with lactated Ringer's solution. *Anesthesiology* 1988; 68:115-121.
8. Klezcewski GJ, Malcharek M, Raff T, et al. Safety of resuscitation with Ringer's acetate solution in severe burn（VolTRAB）- an observational trial. *Burns* 2014; 40:871-880.
9. Jackson EV Jr, Wiese J, Sigal B, et al. Effects of crystalloid solutions on circulating lactate concentrations. Part 1. Implications for the proper handling of blood specimens obtained from critically ill patients. *Crit Care Med* 1997; 25:1840-1846.
10. Shaw AD, Bagshaw SM, Goldstein SL, et al. Major complications, mortality, and resource utilization after open abdominal surgery: 0.9% saline compared to Plasma-Lyte. *Ann Surg* 2012; 255:821-829.
11. Galvagno SM, Mackenzie CF. New and future resuscitation fluids for trauma patients using hemoglobin and hypertonic saline. *Anesthesiology Clin* 2013; 31: 1-19.
12. Bunn F, Roberts I, Tasker R, et al. Hypertonic versus near isotonic crystalloid for fluid resuscitation in critically ill patients. *Cochrane Database Syst Rev* 2004; 3:CD002045.
13. Mangat HS, Hartl R. Hypertonic saline for the management of raised intracranial pressure after severe traumatic brain injury. *Ann NY Acad Sci* 2015; 1345:83-88.
14. Patanwala AE, Amini A, Erstad BL. Use of hypertonic saline injection in trauma. *Am J Health Sys Pharm* 2010; 67:1920-1928.
15. Gunther B, Jauch W, Hartl W, et al. Low-dose glucose infusion in patients who have undergone surgery. *Arch Surg* 1987; 122:765-771.
16. DeGoute CS, Ray MJ, Manchon M, et al. Intraoperative glucose infusion and blood lactate: endocrine and metabolic relationships during abdominal aortic surgery. *Anesthesiology* 1989; 71;355-361.
17. Turina M, Fry D, Polk HC, Jr. Acute hyperglycemia and the innate immune system: Clinical, cellular, and molecular aspects. *Crit Care Med* 2005; 33:1624-1633.
18. Van Den Berghe G, Wouters P, Weekers F, et al. Intensive insulin therapy in critically ill

patients. *N Engl J Med* 2001; 345:1359-1367.

19. Guyton AC, Hall JE. *Textbook of Medical Physiology. 10th ed.*, Philadelphia: W.B. Saunders, Co, 2000, pp. 169-170.
20. Griffel MI, Kaufman BS. Pharmacology of colloids and crystalloids. *Crit Care Clin* 1992; 8:235-254.
21. Kaminski MV, Haase TJ. Albumin and colloid osmotic pressure: implications for fluid resuscitation. *Crit Care Clin* 1992; 8:311-322.
22. Wilkes MN, Navickis RJ. Patient survival after human albumin administration: A meta-analysis of randomized, controlled trials. *Ann Intern Med* 2001; 135:149-164.
23. SAFE Study Investigators. A comparison of albumin and saline for fluid resuscitation in the Intensive Care Unit. *N Engl J Med* 2004; 350:2247-2256.
24. The SAFE Study Investigators. Saline or albumin for fluid resuscitation in patients with severe head injury. *N Engl J Med* 2007; 357:874-884.
25. Treib J, Baron JF, Grauer MT, Strauss RG. An international view of hydroxyethyl starches. *Intensive Care Med* 1999; 25:258-268.
26. Gattas DJ, Dan A, Myburgh J, et al. Fluid resuscitation with 6% hydroxyethyl starch (130/0.4 and 130/0.42) in acutely ill patients: systemic review of effects on mortality and treatment with renal replacement therapy. *Intensive Care Med* 2013; 39:558-568.
27. Zarychanski R, Abou-Setta AM, Turgeon AF, et al. Association of hydroxyethyl starch administration with mortality and acute kidney injury in critically ill patients requiring volume resuscitation: a systemic review and meta-analysis. *JAMA* 2013; 309:678-688.
28. Navickis RJ, Haynes GR, Wilkes MM. Effect of hydroxyethyl starch on bleeding after cardiopulmonary bypass: a meta-analysis of randomized trials. *J Thorac Cardiovasc Surg* 2012:144:223-30.
29. U.S. Food and Drug Administration. FDA Safety Communication: Boxed Warning on increased mortality and severe renal injury, and additional warning on risk of bleeding, for use of hydroxyethyl starch solutions in some settings. Available at www.fda.gov/BiologicsBloodVaccines/SafetyAvailability/ucm358271.htm#professionals. Accessed 3/2016.
30. Nearman HS, Herman ML. Toxic effects of colloids in the intensive care unit. *Crit Care Clin* 1991; 7:713-723.
31. de Jonge E, Levi M. Effects of different plasma substitutes on blood coagulation: A comparative review. *Crit Care Med* 2001; 29:1261-1267.
32. Drumi W, Polzleitner D, Laggner AN, et al. Dextran-40, acute renal failure, and elevated plasma oncotic pressure. *N Engl J Med* 1988; 318:252-254.
33. Annane D, Siami S, Jaber S, et al. Effects of fluid resuscitation with colloids vs crystalloids on mortality in critically ill patients presenting with hypovolemic shock. The CRISTAL randomized trial. *JAMA* 2013; 310:1809-1817.
34. Boyd JH, Forbes J, Nakada TA, et al. Fluid resuscitation in septic shock: A positive fluid balance and elevated central venous pressure are associated with increased mortality. *Crit Care Med* 2011; 39:259-265.

Chapter 11

貧血と赤血球輸血

Anemia and Erythrocyte Transfusions

貧血はICUに数日滞在する患者の多くにみられ[1]，その半数には貧血を改善するために赤血球輸血が行われている[1-3]。輸血は害を与えるかもしれないのに，科学的な妥当性や適応を確かめずに行われている。

I. ICUにおける貧血

A 定義

1. 貧血は血液による酸素運搬能の低下と定義される。最も正確に測定する方法は赤血球の量をはかることであるが，簡単にはできない。そのため，かわりにヘモグロビン値，ヘマトクリット値が血液の酸素運搬能の評価に使用される(ヘモグロビン値，ヘマトクリット値および赤血球に関する検査値の正常値は表11.1に示した)。
2. 酸素運搬能の評価としてヘモグロビン値，ヘマトクリット値を使うことには1つ問題がある。それは，血漿量の影響を受けるということである。例えば，血漿量が増えると，ヘモグロビン値とヘマトクリット値は低下する(希釈効果)。そのため，酸素運搬能が低下したと誤った印象を与えてしまう(偽貧血)。重症患者ではヘモグロビン値やヘマト

表11.1 成人の赤血球の基準値

赤血球数	**平均赤血球容積**
男性：4.6×10^{12}/L	男性：$80 \sim 100 \times 10^{-15}$ L
女性：4.2×10^{12}/L	女性：男性と同じ
網赤血球数	**ヘマトクリット値**
男性：$25 \sim 75 \times 10^{9}$/L	男性：40〜54%
女性：男性と同じ	女性：38〜47%
赤血球容積	**ヘモグロビン値**
男性：26 mL/kg	男性：14〜18 g/dL
女性：24 mL/kg	女性：12〜16 g/dL

(参考文献：Walker RH (ed.). *Technical Manual of the American Association of Blood Banks, 10th ed.*, VA: American Association of Blood Banks, 1990:649-650; Billman RS, Finch CA. *Red cell manual. 6th ed*. Philadelphia, PA: Davis, 1994: 46より)

クリット値は貧血の指標としては信頼性に欠ける[4-6]ものであることが臨床研究で確かめられている。

B 原因

重症患者での貧血には2つの原因が関与している。全身性炎症反応と検査のための過剰な採血である。

1. 炎症

a. 炎症は慢性疾患による貧血の原因であり，現在では**炎症性貧血**と呼ばれている[3-6]。

b. 炎症は，腎臓からのエリスロポエチン放出の抑制，骨髄のエリスロポエチンに対する反応性の抑制，マクロファージへの鉄取り込み促進，赤血球の破壊亢進などの血液学的な効果を有する[3, 7]。

c. その結果，血漿鉄濃度が低く，低色素性小球性貧血になる。炎症性貧血は鉄欠乏性貧血と混同される。しかし，血漿フェリチン（組織における鉄の貯蔵の指標）は炎症性貧血では増加するが，鉄欠乏性貧血では減少する。

2. 採血

a. ICU患者から検査のために採血される血液量は1日に40〜70 mLになる[8]。1週間で500 mL（全血1単位に相当）の血液が失われることになる。

b. 検査のために失われる血液のうち，かなりの部分は手技に依存する。血管内留置カテーテルから採血する際，最初の部分はカテーテル内に混入している輸液の影響を除くために捨てられる。採血のたびに約5 mL捨てられるので，これを戻せば採血による血液喪失を50%減らすことができる[9]。

C 貧血の生理学的影響

貧血では組織の酸素化を保つために2つの反応を惹起する。(a)心拍出量の増加，(b)毛細血管での酸素抽出量の増加，である。

1. 心拍出量

貧血の心拍出量への影響はハーゲン-ポアズイユの式（Hagen-Poiseuille equation；第7章，式7.1参照），すなわち，液体の流速はその液体の粘稠度と逆相関することで説明される。基本的にはヘマトクリット値が血液粘稠度を決めるので，ヘマトクリット値の低下は血液粘稠度を下げ，血流量（心拍出量）を増加させる。

2. 酸素抽出

第6章I-D項で述べたように，酸素抽出率(O_2ER)は，酸素供給量(Do_2)に対する酸素摂取量(Vo_2)の比で表される。すなわち，

$$O_2ER = Vo_2/Do_2 \tag{11.1}$$

この式を変形すると次のようになる。

$$Vo_2 = Do_2 \times O_2ER \tag{11.2}$$

この式より酸素供給が低下(例えば，貧血によって)しても酸素抽出率がそれに伴って上昇すれば，好気的代謝(Vo_2)は障害されない。この反応は以下のようなものである(図11.1)[10]。

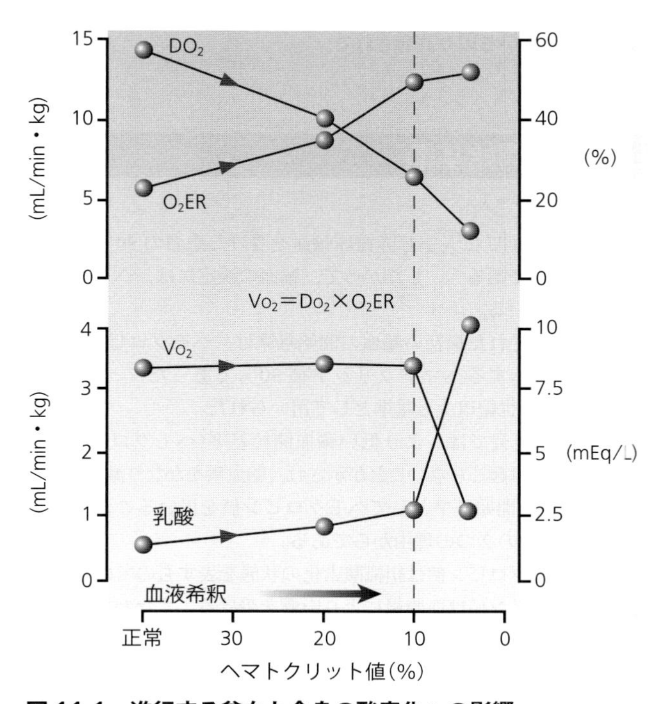

図11.1　進行する貧血と全身の酸素化への影響

Do_2：酸素供給量，O_2ER：酸素抽出率，Vo_2：酸素摂取量。

a. ヘマトクリット値が進行性に低下してくると酸素供給量(Do_2)も同様に低下してくる。しかし，Do_2 の減少は当初は O_2ER の上昇を伴うために Vo_2 は一定に保たれる。

b. ヘマトクリット値が 10%未満になると，O_2ER の上昇は頭打ちとなり，Do_2 の減少は Vo_2 の減少を伴うようになる。これが好気的代謝の閾値となる。

c. このように貧血が進行しても O_2ER が増加するために好気的代謝は保たれる。ヘマトクリット値とヘモグロビン値が極端に低下しない限り，好気的代謝は影響されない。

3. 貧血の許容限度

血管内容量が保たれている限り，ヘマトクリット値が 5〜10%(ヘモグロビン値が 1.5〜3 g/dL)まで低下しても好気的代謝には影響がないことが動物実験で示されている[10-12]。すなわち，**重度の貧血は血管内容量が保たれている限り許容される。**

II. 輸血の開始基準

A ヘモグロビン

調査によると，ICU に入室し赤血球輸血を受けた患者の 90%は貧血を改善するのが目的である[13]。したがって，輸血の決定には，ヘモグロビン値が基準となっている。

1. 1942 年に出された最初の輸血の開始基準は，ヘモグロビン値 10 g/dL とそれに対応するヘマトクリット値 30%であった[14]。この「10/30 ルール」は半世紀以上も基準として用いられた。

2. 最近の臨床研究では，より低い輸血開始基準(ヘモグロビン値<7 g/dL)でも問題は起こらないことが示され，輸血量をかなり減らした[13, 15]。

3. しかし，**輸血開始基準としてヘモグロビン値を用いることは問題がある。**それは次の 2 つの理由からである。

a. 血中ヘモグロビン値は組織酸素化の状態を表すものではない。

b. ヘモグロビン値は血漿量により影響を受ける。すなわち，ヘモグロビン値の変化は必ずしも血液の酸素運搬能力を表すものではない。

4. 最近の重症患者における赤血球輸血のガイドラインでは，**ヘモグロビン値を輸血開始基準とするべきではないとされている**[4]。このような言及があるにもかかわらず，ガイドラインでは重症患者ではヘモグロビン値 7 g/dL 未満で，急性冠症候群では 8 g/dL 未満で輸血を考慮するように推奨している[4]。

B 酸素抽出率

1. 前述のように(図 11.1 で示したように)，貧血は毛細血管での O_2ER を代償的に上昇させる。すなわち，好気的代謝は一定レベルに維持される。しかし，O_2ER の上昇が上限である約 50％までに達すると，さらなるヘモグロビン値の低下は，酸素消費量の減少を伴う。

2. そのため，O_2ER 50％**は好気的代謝の閾値と考えられ，生理学的な輸血の開始基準になりうる**[16, 17]。

3. 中心静脈血酸素飽和度：動脈血酸素飽和度(Sao_2)が 100％に近い場合，O_2ER は動脈血と中心静脈血の酸素飽和度($Scvo_2$)の差にほぼ等しい。

$$O_2ER = Sao_2 - Scvo_2 \qquad (11.3)$$

（この関係の導き方については第 6 章 I-D 項を参照）

あるいは，さらに簡略化すると，

$$O_2ER = 1 - Scvo_2 \qquad (11.4)$$

$Scvo_2 < 70\%$は輸血開始基準として提唱されてきた[20]〔好気的代謝閾値としては，より低い $Scvo_2$(50％に近い)のほうが適切でありうるが〕。

III. 赤血球製剤

輸血用の赤血球製剤は表 11.2 にまとめられている。

A 赤血球液

1. 供血者由来の赤血球成分は保存液の中に入れられ，1～6℃で貯蔵されている。最近の保存液にはアデニンが加えられており，貯蔵されている赤血球中の ATP レベルを保つのに役立っている。そのため，供血由来赤血球は 42 日間の貯蔵ができる[18]。

2. 赤血球液 1 単位は 350 mL で[*1]，ヘマトクリット値は約 60％である。

＊1 訳注：米国の 1 単位は 500 mL の血液由来である。

表 11.2　赤血球輸血の種類

赤血球製剤	特徴
赤血球液	1. 容量は 350 mL であり，ヘマトクリット値は 60％である。 2. 白血球を含み，残余血漿を含む(1 単位あたり 15～30 mL)。 3. 適切な保存液中では 42 日間保存可能である。
白血球除去赤血球	1. 供血赤血球はほとんどの白血球を除くために特殊なフィルターを通している。この処理により赤血球輸血による発熱反応を減らすことができる。 2. 輸血に伴う発熱反応の既往のある患者に適応がある。
洗浄赤血球	1. 生理食塩液で赤血球液を洗浄することにより残余血漿を除くことができる。これにより過敏性反応を防ぐことができる。 2. 輸血に伴うアレルギー反応の既往のある患者，IgA 欠損症でアナフィラキシーのリスクのある患者に使用される。

3. 赤血球液は 30～50 mL の残余血漿を含んでおり，かなりの数の白血球(1 単位の赤血球液に 1,000 万～3,000 万個)が含まれる[18]。

B 白血球除去赤血球

1. 赤血球液中の白血球は，反復投与により受血者に抗体反応を起こしうる。これは発熱性非溶血性輸血反応の原因となる(後述)。

2. この反応を軽減するためには供与血赤血球を特殊フィルターに通し，白血球の大半を除去する。

3. 以前に発熱性非溶血性輸血反応を起こした患者には，白血球除去赤血球の使用が推奨される[18]。

C 洗浄赤血球

1. 供血赤血球は等張生理食塩液で洗うことで，残存している血漿を除去することができる。この操作により，供血血液の血漿タンパクに対する感作の既往がある患者において，過敏性反応のリスクを低減できる。

2. 過去に輸血に対する過敏性反応があった患者，あるいは輸血関連アナフィラキシーのリスクの高い IgA 欠損症の患者には，洗浄赤血球が推奨される[18]。

3. 生理食塩液で洗うだけでは，白血球は効率的には除去できない。

IV. 赤血球輸血

A 赤血球適合性

1. 血液型

a. 赤血球表面の 2 つ(A と B)の抗原の有無により，4 種類のおもな血液型がある(A，B，AB，抗原のない O)。どの血液型も，さらに別の表面抗原である Rh 因子の有無により区別される。

b. 赤血球上にない抗原に対しては，血漿中に抗体が存在する。例えば，O 型では赤血球上に A あるいは B 抗原がなく，血漿中に抗 A 抗体，抗 B 抗体が含まれる。

2. 万能赤血球

a. 致死的な溶血輸血反応は，受血者の抗 A，抗 B，あるいは抗 Rh 抗体が，供血された赤血球の対応抗原と反応して起こる。

b. 抗原のない赤血球液(すなわち，O 型 Rh 陰性)は，溶血反応のリスクを回避できる。そのため，O 型 Rh 陰性血は万能赤血球と呼ばれる。

c. 交差適合試験をしていない O 型 Rh 陽性赤血球は，しばしば予期せぬ出血に対して用いられる。500 以上にのぼる O 型 Rh 陽性赤血球を使用した症例中，抗 Rh 抗体が出現したのはたった 1 例のみであった[18]。

3. Rh 免疫グロブリン

a. Rh 陰性の女性が Rh 陽性赤血球を輸血されると，抗 Rh 抗体が産生される可能性がある。この抗体は妊娠中に胎盤を通過し，Rh 陽性の胎児に溶血を引き起こす可能性がある。Rh 免疫グロブリン(RhoGAM，Kedrion Biopharma 社)は，Rh 陽性赤血球の輸血に反応して抗 Rh 抗体が生成されるのを防ぐ。

b. 妊娠可能年齢の Rh 陰性女性には，Rh 陽性赤血球の輸血後 72 時間以内に Rh 免疫グロブリンを投与するべきである[19]。

B 血液フィルター

すべての血液製剤で，輸血時には標準的な血液フィルター(孔径 170～

260 μm)が必要である[20]。このフィルターは凝血塊や他の夾雑物を取り除くことができるが，白血球は取り除けないため，白血球除去には無効である[20]。このフィルターは，堆積した夾雑物で流れを阻害することがある。流れが遅くなったらフィルターを交換する。

C 生理学的効果

1. 1 単位の赤血球液は，平均的な体格の成人でヘモグロビン値とヘマトクリット値をそれぞれ 1 g/dL と 3%上昇させる[20]。

2. 赤血球輸血の全身的な酸素化に及ぼす影響を図 11.2 に示す。この図のデータは，血液量が足りているが重度の貧血(ヘモグロビン値<7 g/dL)の術後患者群に 1〜2 単位の赤血球液が投与されたものである。赤血球輸血によってヘモグロビン値は，平均で 6.4 g/dL から 8 g/dL に上昇している(25%の上昇)。酸素運搬量(Do_2)も同様に増加している。しかし，全身の酸素消費量(Vo_2)は変化しておらず，赤血球輸血は組織酸素化を改善してはいない。

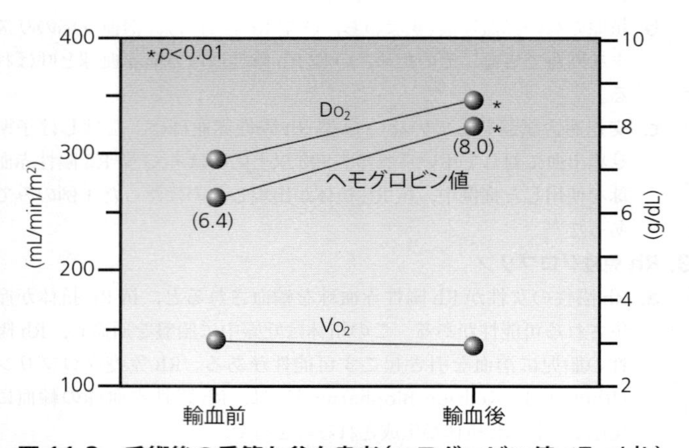

図 11.2　手術後の重篤な貧血患者(ヘモグロビン値<7 g/dL) 11 名を対象にした赤血球輸血(1〜2 単位の赤血球液)によるヘモグロビン値，酸素供給量，酸素消費量に及ぼす影響

データは平均値を示す。括弧内の数字は輸血前後の平均ヘモグロビン値を示す。データは個人的にとられたものである。

3. 赤血球輸血は組織酸素化を改善しないということは複数の臨床研究でも示されており[21-23]，長期間保存された赤血球は輸血後の組織酸素化をむしろ悪化させている[24]。これらの研究の結果，赤血球輸血のガイドラインに以下のような文言が載せられた[4]。「赤血球輸血は組織酸素化を確実に改善すると考えるべきではない」

V. 輸血の危険性

輸血に伴うさまざまな合併症は表 11.3 に示されており，それぞれの事象がどのくらいの単位の輸血で起こるかも示されている[20, 25-27]。懸念されている HIV や B 型肝炎の感染よりも，不適合輸血のほうがよほど多いということに注目したい。基本的な輸血に対する反応を次に示す。

表 11.3　赤血球輸血に伴う合併症（単位輸血あたり）

免疫反応	他のリスク
非溶血性発熱（1/200）	感染症：
過敏性反応：	細菌（1/50 万）
蕁麻疹（1/100）	B 型肝炎（1/22 万）
アナフィラキシー（1/1,000）	C 型肝炎（1/160 万）
アナフィラキシーショック（1/5 万）	HIV（1/160 万）
急性肺傷害（1/12,000）	輸血過誤：
院内感染（？）	患者取り違え（1/15,000）
急性溶血反応（1/35,000）	不適合輸血（1/33,000）
致死的溶血反応（1/100 万）	

（参考文献 20，25-27 より）

A 急性溶血反応

急性溶血反応は，ABO 不適合輸血により輸血された赤血球によって引き起こされる。これは，供血者の赤血球上の抗原に対して受血者の血中にある抗体が結合して赤血球が破壊され，全身性の炎症反応を引き起こす。血圧低下をもたらし，多臓器不全に至ることもある。通常は人為的ミスの結果である。

1. 臨床症状

急性溶血反応の特徴は，急激に発症する発熱，呼吸困難，胸痛，腰痛，そして血圧低下であり，輸血開始直後に数分で出現する。重症では消費性凝固障害，進行性の多臓器機能不全を伴う。

2. 対処

a. 溶血反応が疑われた場合には，直ちに輸血を中止し，投与すべき血液が正しい患者に投与されたかを検証する。この反応の重症度は輸血された量に依存するので，直ちに輸血を中止することは必須である[25]。

b. 血液製剤が患者に正確に適合していれば，急性の溶血反応は起こりえない。しかしながら，血液バンクに届け出る必要がある。血液バンクは(血管内溶血の証拠を得るための)血漿中の遊離ヘモグロビンを検出するため，あるいは抗 ABO 抗体の証拠を得る目的で直接クームス試験を行うための血液サンプルを求める。

c. 急性溶血反応が確認されたら，血圧を維持し，必要に応じて呼吸管理を行う。急性溶血反応の管理は敗血症性ショックと似ている(すなわち，輸液蘇生と必要に応じて昇圧薬の投与)。ほとんどの患者は病的状態から離脱する。

B 非溶血性発熱反応

1. 臨床症状

a. 非溶血性発熱反応は，輸血中あるいは輸血をしてから 6 時間以内に 1℃(1.8℉)の体温上昇があり，他の原因が考えられないものである[20]。

b. 輸血後 1 時間以内には通常発熱は認められない(急性溶血反応は発熱を伴わない)。しかし，悪寒を伴う。

c. 供与血の白血球抗原に対する受血者の白血球抗体があることが原因である。この反応により，発熱の原因となる発熱物質が食細胞より放出される。

d. この反応は赤血球輸血の 0.5％に発生すると報告され，輸血歴のある患者や複数回の妊娠を経験した患者に起こる。

e. 白血球を除去した赤血球製剤の輸血は，この反応のリスクを低減させるが，リスクがなくなるわけではない[20]。

2. 対処

前述した溶血反応が疑われた場合と同じ初期対応が，輸血による発熱でも行われる。診断は前述した溶血反応の検査によって溶血を否定して確定する。

a. 血液バンクは供与血のグラム染色を行い，受血者の血液培養を依頼することもある。貯蔵血の微生物汚染はまれ(500 万単位に 1 例)なので，これはあまり役立たない。

3. 将来の輸血

a. 非溶血性発熱の 75％以上の患者では，その次の輸血では同様の反応は起こらない[27]。そのため，次回の輸血では特別の配慮をする必要はない。

b. 再び発熱反応が起こるのであれば，その後の輸血はすべて白血球除去赤血球製剤を使うことが薦められる。

C 過敏性反応

過敏性反応は以前に投与された供与血の血漿タンパクに対する感作によって起こる。IgA 欠損症の患者は輸血による過敏性反応を特に起こしやすく，血漿タンパクへの曝露歴がなくても発症する。

1. 臨床症状

a. 最もよくみられる反応は蕁麻疹であり，100 単位の輸血に 1 回の頻度で発生し[27]，輸血中に現れる。

b. 急激な呼吸困難は喉頭浮腫，あるいはアナフィラキシーに伴う気管支痙攣によるものであり，アナフィラキシーショックは急性の溶血反応と間違われやすい。

2. 対処

a. 発熱を伴わない軽度の蕁麻疹では，輸血を中止する必要はない。しかし，一般的には一時輸血を中止し，症状を緩和させるための抗ヒスタミン薬を投与する(ジフェンヒドラミン 25〜50 mg，経口，筋注，静注)

b. アナフィラキシー反応には第 9 章 III 項で述べたように対処する。アナフィラキシーが疑われれば直ちに輸血は中止すべきである。

c. 次回の輸血の際には洗浄赤血球(血漿を除去したもの)を使用することが薦められる。しかし，アナフィラキシー反応を起こした患者では，今後の輸血は危険であり，絶対的な適応がない限り避けるべきである。

d. アナフィラキシー反応を起こした患者は IgA 欠損症である可能性があるので，検査を行うべきである。

D 急性肺傷害

輸血関連急性肺傷害(transfusion-associated acute lung injury：TRALI)は，赤血球と血小板輸血に伴う炎症性の肺損傷であり[28]，急性呼吸促迫症候群(acute respiratory distress syndrome：ARDS)とよく似ている(第17章参照)。12,000回の輸血に1回の頻度で発症する[28]。**TRALIは輸血に伴う死亡原因の第1位である**[28]。

1. 成因

TRALIは，輸血中に含まれる抗白血球抗体が，受血者の循環血液中の好中球に結合した結果発症すると考えられている。その結果，好中球が活性化され，肺微小循環で吸着されて肺実質に侵入し，炎症性傷害を引き起こす。

2. 臨床症状

a. 輸血を開始して6時間以内に呼吸器症状(呼吸困難，多呼吸，低酸素血症)を呈する。しかし，たいていは輸血開始後1時間で発症する[28]。

b. 発熱を伴い，胸部X線写真で両側肺の典型的な浸潤像がみられる。

c. 急性症状は重篤であり，しばしば人工呼吸が必要になるが，病態は通常1週間以内に改善する[28]。

3. 対処

a. 輸血がまだ途中であれば，呼吸器症状がでたところで直ちに中止する。TRALI症例はすべて血液バンクに報告しなければならない(TRALIの鑑別診断には今は使われていないが，抗白血球抗体の検査が行われる)。

b. TRALIに特異的な治療法はなく，第17章に記載されているARDSと同様の対症療法が行われる(第17章II，III項参照)。

4. 今後の輸血

TRALIを発症した患者への今後の輸血に関する勧告はまだない。供与血より抗体を除いた洗浄赤血球の使用が薦められることがあるが，その効果は不明である。

E 院内感染

赤血球輸血は免疫抑制作用があり[29]，いくつかの臨床研究では，輸血された患者は院内感染率が高いと報告されている[30, 31]。さらに，輸血は院内感染の独立した危険因子であると報告している研究は少なくとも22にのぼる[32]。

F 利益よりもより大きなリスク

重症患者を対象とした 45 の臨床研究では，対象患者は 272,596 名にのぼるが，以下のことが示されている[32]。

1. 45 のうち 42 の研究で，赤血球輸血に伴う有害作用は利益よりも大きい。
2. 45 の研究のうち，利益が有害作用を上回るというのはたった 1 研究にすぎない。
3. 18 の研究が赤血球輸血と生存の関係を調べているが，そのうち 17 の研究で，赤血球輸血が死亡の独立した危険因子になっている。赤血球輸血を受けた人は平均して 70%も致死的な有害事象が起こりやすい。

参考文献

1. Hebert PC, Tinmouth A, Corwin HL. Controversies in RBC transfusions in the critically ill. *Chest* 2007; 131:1583-1590.
2. Hayden SJ, Albert TJ, Watkins TR, Swenson ER. Anemia in critical illness. *Am J Respir Crit Care Med* 2012; 185(10):1049-1057.
3. Vincent JL, Baron JF, Reinhart K, et al. Anemia and blood transfusion in critically ill patients. *JAMA* 2002; 288:1499-1507.
4. Napolitano LM, Kurek S, Luchette FA, et al. Clinical practice guideline: Red blood cell transfusion in adult trauma and critical care. *Crit Care Med* 2009; 37:3124-3157.
5. Ferraris VA, Ferraris SP, Saha SP, et al. Perioperative blood transfusion and blood conservation in cardiac surgery; the Society of Thoracic Surgeons and the Society of Cardiovascular Anesthesiologists Clinical Practice Guideline. *Ann Thorac Surg* 2007; 83 (Suppl):S27-S86.
6. Jones JG, Holland BM, Wardrop CAJ. Total circulating red cells versus hematocrit as a primary descriptor of oxygen transport by the blood. *Br J Hematol* 1990; 76:228-232.
7. Hebert PC, Van der Linden P, Biro G, Hu LQ. Physiologic aspects of anemia. *Crit Care Clin* 2004; 20:187-212.
8. Smoller BR, Kruskall MS. Phlebotomy for diagnostic laboratory tests in adults: Pattern of use and effect on transfusion requirements. *N Engl J Med* 1986; 314:1233-1235.
9. Silver MJ, Li Y-H, Gragg LA, et al. Reduction of blood loss from diagnostic sampling in critically ill patients using a blood-conserving arterial line system. *Chest* 1993; 104:1711-1715.
10. Wilkerson DK, Rosen AL, Gould SA, et al. Oxygen extraction ratio: a valid indicator of myocardial metabolism in anemia. *J Surg Res* 1987; 42:629-634.
11. Levine E, Rosen A, Sehgal L, et al. Physiologic effects of acute anemia: implications for a reduced transfusion trigger. *Transfusion* 1990; 30:11-14.
12. Weiskopf RB, Viele M, Feiner J, et al. Human cardiovascular and metabolic response to

acute, severe, isovolemic anemia. *JAMA* 1998; 279:217-221.

13. Hebert PC, Yetisir E, Martin C, et al. Is a low transfusion threshold safe in critically ill patients with cardiovascular disease. *Crit Care Med* 2001; 29:227-234.
14. Adam RC, Lundy JS. Anesthesia in cases of poor risk: Some suggestions for decreasing the risk. *Surg Gynecol Obstet* 1942: 74:1011-1101.
15. Hebert PC, Wells G, Blajchman MA, et al. A multicenter, randomized, controlled clinical trial of transfusion requirements in critical care. *N Engl J Med* 1999; 340:409-417.
16. Levy PS, Chavez RP, Crystal GJ, et al. Oxygen extraction ratio: a valid indicator of transfusion need in limited coronary vascular reserve? *J Trauma* 1992; 32:769-774.
17. Vallet B, Robin E, Lebuffe G. Venous oxygen saturation as a physiologic transfusion trigger. *Crit Care* 2010; 14:213-217.
18. Dutton RP, Shih D, Edelman BB, Hess J, Scalea TM. Safety of uncrossmatched type-O cells for resuscitation from hemorrhagic shock. *J Trauma* 2005; 59:1445-1449.
19. Qureshi H, Massey E, Kirwan D, Davies T, Robson S, White J, Jones J, Allard S. BCSH guideline for the use of anti-D immunoglobulin for the prevention of haemolytic disease of the fetus and newborn. *Transfusion Medicine* 2014; 24:8-20.
20. King KE (ed). *Blood Transfusion Therapy: A Physician's Handbook. 9th ed.* Bethesda, MD: American Association of Blood Banks, 2008:1-18.
21. Conrad SA, Dietrich KA, Hebert CA, Romero MD. Effects of red cell transfusion on oxygen consumption following fluid resuscitation in septic shock. *Circ Shock* 1990; 31:419-429.
22. Dietrich KA, Conrad SA, Hebert CA, et al. Cardiovascular and metabolic response to red blood cell transfusion in critically ill volume-resuscitated nonsurgical patients. *Crit Care Med* 1990; 18:940-944.
23. Marik PE, Sibbald W. Effect of stored-blood transfusion on oxygen delivery in patients with sepsis. *JAMA* 1993; 269:3024-3029.
24. Kiraly LN, Underwood S, Differding JA, Schreiber MA. Transfusion of aged packed red blood cells results in decreased tissue oxygenation in critically ill trauma patients. *J Trauma* 2009; 67:29-32.
25. Kuriyan M, Carson JL. Blood transfusion risks in the intensive care unit. *Crit Care Clin* 2004; 237-253.
26. Goodnough LT. Risks of blood transfusion. *Crit Care Med* 2003; 31:S678-686.
27. Sayah DM, Looney MR, Toy P. Transfusion reactions: newer concepts on the pathophysiology, incidence, treatment, and prevention of transfusion-related acute lung injury. *Crit Care Clin* 2012; 28:363-372.
28. Toy P, Gajic O, Bachetti P, et al. Transfusion-related acute lung injury: incidence and risk factors. *Blood* 2012; 119:1757-1767.
29. Vamvakas EC, Blajchman MA. Transfusion-related immunomodulation (TRIM): an update. *Blood Rev* 2007; 21:327-348.
30. Agarwal N, Murphy JG, Cayten CG, Stahl WM. Blood transfusion increases the risk of infection after trauma. *Arch Surg* 1993; 128:171-177.

31. Taylor RW, O'Brien J, Trottier SJ, et al. Red blood cell transfusions and nosocomial infections in critically ill patients. *Crit Care Med* 2006; 34:2302-2308.
32. Marik PE, Corwin HL. Efficacy of red blood cell transfusion in the critically ill: A systematic review of the literature. *Crit Care Med* 2008; 36:2667-2674.

Chapter 12

血小板と血漿

Platelets and Plasma

本章でははじめに血小板減少症と重症患者への血小板療法を解説し，そのうえでワルファリンによる抗凝固作用の迅速な拮抗を含めた血漿製剤輸血に焦点をあてる。

I. 血小板減少症

血小板減少症は重症患者の止血障害で最も多く，発症率は60％にものぼると報告されている[1, 2)]。血小板減少症は血小板数が15万/μL以下であると定義されるが，血小板数が10万/μL未満になるまで止血血栓形成能は保たれる[2)]。したがって，臨床的に問題になる血小板減少症は血小板数が10万/μL未満の場合である。

A 出血リスク

1. 大量出血のリスクは血小板数の測定だけでは判断できず，易出血性となる構造的な病変を必要とする。

2. 構造的病変がない場合，大量出血のエビデンスがなければ，血小板数は5,000/μL程度まで許容される[3)]。

3. 血小板数が1万/μLを切った場合の第1のリスクは，まれであるが特発性脳内出血である[2)]。

B 原因

1. ICUでよくみられる血小板減少症の原因を表12.1にあげる。

2. **敗血症はICU患者での血小板減少症の原因として最も多いもので**[4)]，マクロファージによる血小板破壊の増加によって起こる。

C 偽性血小板減少症

1. 偽性血小板減少症とはEDTA（採血管内の抗凝固剤）に対する抗体により *in vitro* で血小板凝集が起こり，誤って血小板数が低く計測されるものである。

2. この現象は病院検査室で実施される血小板測定の2％に発生するとさ

表 12.1 ICU での血小板減少症の潜在的要因

非薬理学的原因	薬理学的原因
心肺バイパス 播種性血管内凝固(DIC) HELLP 症候群 溶血性尿毒症症候群 HIV 感染 大動脈内バルーンパンピング 肝疾患/脾機能亢進 大量輸血 腎代替療法 敗血症 血小板減少性紫斑病(TTP)	抗痙攣薬： 　フェニトイン 　バルプロ酸 抗菌薬： 　βラクタム系薬 　リネゾリド 　トリメトプリム・スルファメトキサゾール合剤 　バンコマイシン 抗癌剤 抗血栓薬： 　ヘパリン 　IIb/IIIa 阻害薬 ヒスタミン H_2 受容体拮抗薬 その他： 　アミオダロン 　フロセミド 　サイアザイド系薬 　モルヒネ

れる[5]。

3. 疑われる場合(突然で予想外の血小板減少)は，クエン酸やヘパリンを使用した採血管で再測定すべきである。

II. ヘパリンと血小板減少症

ここでは，ヘパリンに関係した 2 種類の血小板減少症を説明する。

1. 1 つ目はヘパリン投与後数日で発症する，非免疫学的な軽度の血小板減少である(血小板数は 10 万〜15 万/μL)。この反応はヘパリンを投与された患者の 10〜30%に発症すると報告されているが[6]，ヘパリンの投与を中止しなくても自然に回復し，有害事象は起こらない。
2. もう 1 つはヘパリン誘発性血小板減少症(heparin-induced thrombocytopenia：HIT)で，典型的にはヘパリン投与開始から 5〜10 日後に発症する免疫介在性の応答である[6]。この応答はそれほど多くないが(発症率 1〜3%)，重篤な予後につながる可能性があり，認知されていないものを含めると死亡率は30%にものぼる[6]。

3. HITはヘパリンが血小板表面のタンパク(血小板第4因子)と結合して抗原性のある複合体を形成し，それに対するIgG抗体を生じさせることで起こる。この抗体は血小板表面にある抗原複合体に結合し，周辺の血小板との間で架橋を形成する。これが血小板の凝集を促進し，症候性の血栓症(出血ではない)と消費性の血小板減少症を発症させる。ヘパリン関連の抗体は一般的にヘパリン中断後3カ月で消失する[5]。

A 危険因子

1. HITは**ヘパリンの投与量には影響されずに発症し**，ヘパリンフラッシュのような少量の投与やヘパリンで表面がコーティングされた肺動脈カテーテルでも発症したという報告がある[7]。

2. HITの危険性はヘパリンの種類により異なる。**未分画ヘパリン**(unfractionated heparin：UFH)**のほうが，低分子ヘパリン**(low-molecular-weight heparin：LMWH)**よりも危険性が10倍高い**[8]。

3. HITの危険性は患者背景によっても異なる。整形外科や心臓外科の患者で高く，内科患者では低い[6, 8]。

B 臨床徴候

1. 典型的なHITの発症はヘパリンの初回投与後5～10日で起こるが，3カ月以内にヘパリンを投与された患者が再投与後24時間以内に発症した例も報告されている[8]。

2. 血小板数は多くが5万～15万/μLであるが，まれに2万/μLを下回る症例もある[6, 8]。

3. HITの主要な合併症は**血栓症**であり，**最大25%の症例で血小板減少症に先行して起こる**[8]。

a. 静脈血栓症は動脈血栓症よりもはるかに多くみられる。HITの患者のうち55%では，下肢の深部静脈血栓症か肺塞栓症，もしくはその両者が発症するのに対し，動脈血栓症はわずか1～3%の患者にしか発症しない(発症後は肢虚血，虚血性脳卒中，急性冠症候群をきたす)[8]。

C 診断

1. HITの抗体検出にはさまざまな分析法が利用される。最も一般的なものは，ヘパリン-血小板第4因子複合体に対する抗体を検出する酵素結合免疫吸着検査法(ELISA)である。

2. 抗体検査が陰性であれば HIT を否定することができるが，HIT 抗体は必ずしも血小板減少症もしくは塞栓症を発症するわけではないので，陽性であっても確定診断とはならない[8)]。

3. HIT は抗体検査が陽性であるだけでなく，臨床経過で強く疑われる場合に診断される。

D 急性期の治療

ヘパリン投与は直ちに中止しなければならない(ヘパリンフラッシュも中止し，ヘパリンコーティングしたカテーテルを抜去することを忘れてはならない)。**たとえ血栓症が合併していない HIT 症例であったとしても，**表 12.2 に示す直接トロンビン阻害薬での抗凝固療法を直ちに開始しなければならない[8)]。

表 12.2 直接トロンビン阻害作用をもつ抗凝固薬

薬物	推奨投与量
アルガトロバン	健常：2 μg/kg/min で開始し，aPTT が正常の 1.5〜3 倍になるように調節(最大投与量 10 μg/kg/min)。 肝機能障害：初回投与量を 0.5 μg/kg/min とする。
レピルジン	健常：0.4 mg をボーラス静注(致死的血栓症の場合)，その後 0.15 mg/kg/h 持続静注し aPTT が正常の 1.5〜3 倍になるように調節。 腎機能障害：必要によりボーラス静注を 0.2 mg/kg まで減量し以下のとおり投与量を減量する：

血清クレアチニン (mg/dL)	1.6〜2.0	2.1〜3.0	3.1〜6.0	>6.0
投与量の減量率	50%	70%	80%	不可

aPTT：活性化部分トロンボプラスチン時間。
(参考文献 10，11，14 より)

1. アルガトロバン

アルガトロバンは L- アルギニンの合成類似体で，トロンビンの活性部位に可逆性に結合する。作用発現が早く，表 12.2 に示す投与方法で持続投与して使用する。治療は活性化部分トロンボプラスチン時間(aPTT)が基準値の 1.5〜3 倍となるのを目標とする。

a. この薬は最初に肝臓で代謝されるため，肝不全患者では投与量の調節が必要である。

b. アルガトロバンは，投与量の調節が必要ない**腎不全患者に推奨される**[8)]

2. レピルジン

レピルジンはヒルジンの組換えタンパクで，トロンビンと不可逆性に結合する抗凝固薬である。レピルジンは持続投与されるが，致死的な血栓症の症例では持続静注に先行してボーラス静注できる。治療目標はアルガトロバンと同様である(aPTT が基準値の 1.5～3 倍)。

a. レピルジンは腎臓から排泄されるため，腎機能障害の患者では投与量の調節が必要である(表 12.2 参照)。

b. レピルジンへの再曝露は致死的なアナフィラキシー反応が起こる可能性があるため[8)]，レピルジンによる治療は 1 度だけにする。

3. 治療期間

アルガトロバンもしくはレピルジンによる抗凝固療法は，血小板数が 15 万/ μL に上昇するまで行う[8)]。その後は，HIT が血栓症を伴う場合は長期間の抗凝固療法としてクマジンを使用するが，注意点が 2 つあり，(1) クマジンは血小板数が 15 万/ μL を超えるまでは**使用開始しない**，(2) クマジンの初回投与量は 5 mg を超えてはならない[8)]。これらの使用上の注意は HIT **活性期のクマジン療法による四肢壊疽のリスクを減少させるためのもの**である。抗トロンビン薬はクマジンによる十分な抗凝固効果が現れるまで使用を継続するべきである。

III. 血栓性微小血管症

この項で述べる疾患は，微小血管の塞栓症を伴う「消費性の」血小板減少症と，1 つもしくは複数の重要臓器の機能障害を特徴とする。これらの疾患の血液学的特徴を表 12.3 に示す。

A 播種性血管内凝固

播種性血管内凝固(disseminated intravascular coagulation：DIC)は，広範な組織障害(多臓器障害など)と産科救急疾患(羊水塞栓症，胎盤早期剝離，子癇，retained fetus syndrome など)で合併する続発性障害である。この障害では，組織因子が血管内皮細胞から放出され，血流の中で一連の凝固因子を活性化させ，最終的にフィブリンを形成する。これが広範囲の微小血管内に血栓症を発症させ，血小板と凝固因子を二次的に減少させることで消費性凝固障害を引き起こす[9]。

1. 臨床像

a. DICにおける微小血管内血栓症は肺や腎臓，中枢神経系を含む多臓器障害を引き起こし，同時に血小板と凝固因子の減少は出血，特に消化管出血を引き起こす。

b. DICはまた，四肢の左右対称性の壊死と斑状出血を伴うことがある。これは電撃性紫斑病(purpura fulminants)として知られており，どのような重症敗血症でも起こりうるが，特に髄膜炎菌による敗血症でみられる[4]。

2. 臨床検査

a. DICでは血小板減少症に加え，プロトロンビン時間の延長と活性化部分トロンボプラスチン時間(aPTT)の延長がみられることが多い。どちらの異常も凝固因子の消費によって起こる[10, 11]。

b. 広範囲の血栓症は線溶系を活性化し，血漿Dダイマーなどのフィブリン分解産物を増加させる[10, 11]。

c. 微小血管障害性溶血性貧血は，末梢血塗抹標本で断片化した赤血球(分裂赤血球)を認める[10]。

3. 治療

対症療法以外にはDICに対する有効な治療法はない[10]。

a. 血小板と凝固因子(血漿製剤)の補充療法はほとんど効果がなく，むしろ「火に油を注ぐことにより」微小血管内血栓症をさらに悪化させる。

b. 重篤なDICでは，多臓器障害を合併すると死亡率は80％を超える[4, 10]。

B 血栓性血小板減少性紫斑病

血栓性血小板減少性紫斑病(thrombotic thrombocytopenia purpura：TTP)は，血小板が毛細血管内皮細胞表面の異常なvon Willebrand因子に結合することが原因で起こる血栓性微小血管症である[2]。劇症型では発症後24時間以内に死に至る。素因となる条件があるとは限らないが，一部の例では非特異的ウイルス性疾患に続発しているようである。

表 12.3 血栓性微小血管症の血液学的特徴

特徴	DIC	TTP	HELLP
分裂赤血球	あり	あり	あり
血小板数	↓	↓	↓
INR，aPTT	↑	正常	正常
フィブリノゲン	↓	正常	正常
血漿 D ダイマー	↑	正常	正常

aPTT：活性化部分トロンボプラスチン時間，DIC：播種性血管内凝固，HELLP：HELLP 症候群，INR：国際標準比，TTP：血栓性血小板減少性紫斑病。（参考文献 4 より）

1. 臨床像

TTP は 5 つの臨床徴候（発熱，精神状態の変化，急性腎不全，血小板減少症，微小血管障害性溶血性貧血）を示す。この 5 徴候のすべてが TTP 診断のために必要なわけではないが，血小板減少症と微小血管障害性溶血性貧血の診断（末梢血塗抹標本での分裂赤血球など）は必要である。

a. TTP は DIC と異なり凝固因子の減少を認めず，INR，aPTT，フィブリノゲンの値が正常であることから鑑別できる（表 12.3 参照）。

2. 治療

a. TTP ではベースにある血栓症が悪化するため，血小板輸血は禁忌である。

b. **TTP の治療には血漿交換**（plasma exchange）**が選択される**[12]。この治療では患者の血液から血漿を分離・除去し，健常なドナーの血漿とともに返血する。治療は血漿量の 1.5 倍量が交換されるまで行われ，3〜7 日間継続される。

c. 急性劇症型 TTP は，治療しなければほぼ全例が死に至る。しかし，血漿交換が早期（発症後 48 時間以内）に開始されれば，90％の患者を救命することができる[12]。

C HELLP 症候群

HELLP〔hemolysis（溶血），elevated liver enzymes（肝逸脱酵素上昇），low platelets（血小板低下）〕症候群は妊娠後期，もしくは分娩後早期に発症する血栓性微小血管症である[13]。HELLP 症候群は原因不明の凝固因子と血小板活性が原因であり，消費性の血小板減少症と微小血管血栓症，微小血管障害性溶血性貧血を引き起こす。

1. 臨床像

a. HELLP は溶血と血小板減少，肝逸脱酵素上昇の 3 徴候に特徴づけられる。

b. 最も一般的な臨床症状は腹痛である。

c. HELLP は DIC と混同しやすい(素因となる条件が DIC と同様のため)。しかし，多くの症例で INR，aPTT，フィブリノゲンの値は正常である(表 12.3 参照)。

2. 治療

HELLP 症候群は産科救急疾患であり，詳細な解説と対応は本書の目的とはずれるので割愛する。本症のさらなる情報は，章末の参考文献に記載されている[13, 14]。

IV. 血小板輸血

A 適応

1. 活動性出血

斑状出血や点状出血以外の活動性出血がある場合，血小板数が 5 万/μL 未満では血小板輸血が推奨される[15]。頭蓋内出血の場合は血小板数を 10 万/μL 以上に維持する[15]。

2. 非活動性出血

薬物誘発性低増殖性血小板減少症の症例では，血小板数が 1 万/μL を下回れば血小板輸血が推奨される[16]。

3. 処置を行う場合

以下では血小板輸血が推奨される[16]。

a. 血小板数が 2 万/μL 未満での中心静脈カテーテル挿入。

b. 血小板数が 5 万/μL 未満での腰椎穿刺。

c. 血小板数が 5 万/μL 未満での非神経系大手術。

B 血小板製剤

1. 貯血された血小板

a. 血小板は新鮮全血から遠心分離して採取し，5 人の供血者から採取したものを合わせて濃縮，保存する。

b. 血小板濃厚液は 260 mL の血漿中に 38×10^{10} の血小板を含み，血小板数は $146 \times 10^{4}/\mu L$ に相当する(これは正常な血小板数 150〜$400 \times 10^{3}\mu/L$ よりも約 10 倍濃いものである)。

2. 血小板アフェレーシス

a. 血小板アフェレーシスでは，5 人から採血して保存した血小板濃厚液に相当する血小板数と容量を 1 人の供血者から採取する。

b. 1 人の供血者からの血小板を輸血することで，感染症に罹患するリスクや同種免疫(alloimmunization；供血者の血小板に対する抗体の生成により血小板輸血の効果が減弱する)のリスクなどを低下させることができる。しかし，これはまだ臨床研究で検証されていない[17)]。

3. 白血球除去

a. 血小板製剤は白血球が除去されていないが，白血球を減らすことは以下の点で有益である[17)]：サイトメガロウイルスへの曝露を減らすことができる(このウイルスは白血球で運ばれるため)，発熱反応を抑えることができる，血小板の同種免疫の発生を減らすことができる。

b. 上記の利点のため，白血球の除去は血小板輸血でルーチンで行われるようになってきている。

C 輸血された血小板の反応

1. 標準的な体格の成人で出血していない場合，**1 単位の血小板濃厚液輸血は循環血液中の血小板数を輸血後 1 時間で 7,000〜10,000/μL 増加させる**[17)]。血小板輸血では平均 5 単位の血小板濃厚液を使用するため，輸血後 1 時間の予測される(もしくは理論上の)血小板数の増加は 35,000〜50,000/μL となる。
2. 複数回の血小板輸血を受けた患者では，血小板輸血後の血小板増加量が減少する[18)]。これは，供血者の血小板の ABO 抗原に対する患者の抗血小板抗体が原因である。ABO 型が一致した供血者からの血小板を輸血することで，この問題は解決できる。

D 合併症

血小板輸血に伴う合併症を表 12.4 に示す[16)]。

表 12.4　血小板輸血に伴うリスク

合併症	オッズ比
発熱反応	1：14
アレルギー反応	1：50
細菌性敗血症	1：75,000
急性肺傷害	1：138,000
HBV 感染	1：2,652,580
HCV 感染	1：3,315,729
HIV 感染	0～1：1,461,888

（参考文献 16 より）

1. 非溶血性発熱

非溶血性の発熱反応は血小板輸血に伴う合併症で最も多く，赤血球液で発症するよりも多い（第 11 章，表 11.3 参照）。白血球除去によりこの反応を減少させることができる。

2. アレルギー反応

アレルギー反応（蕁麻疹，アナフィラキシー，アナフィラキシーショック）についても，赤血球輸血よりも血小板輸血のほうがはるかに多い（表 11.3 参照）。この反応は供血者の血漿中のタンパクによる感作で起こるので，血小板濃厚液中の血漿タンパクを除去することで発生頻度を減らすことができる。

3. 細菌感染

赤血球濃厚液が 2～6℃で保存されるのに対し，血小板濃厚液は室温（22℃）で保存されるので，赤血球液よりも血小板濃厚液のほうが細菌が繁殖しやすい。

4. 急性肺傷害

輸血関連性急性肺傷害は第 11 章 V-D 項に記載されている。これは赤血球輸血で最も多い合併症だが，血小板輸血でもみられる[16, 19]。

V. 血漿製剤

A 新鮮凍結血漿

血漿は供血者の血液から分離され，採血後8時間以内に−18℃で凍結される。この新鮮凍結血漿(fresh frozen plasma：FFP)は1単位230 mLで1年間保存できる。解凍後は1〜6℃で5日間まで保存できる。

1. 適応

FFPは凝固因子を補充するために使用し，**容量負荷のために使用すべきではない**。FFPの投与指針は以下のとおりである。

a. 大量出血：第7章V-B項で述べたように，大量出血の際には赤血球液1〜2単位ごとに1単位のFFPを投与し，INR<1.5をめざすのが最も効果的である[20]。

b. ワルファリン拮抗：ワルファリン抗凝固療法に伴う大量出血の際に，ビタミンK依存性凝固因子(II，VII，IX，X)の補充としてFFP(10〜15 mL/kg)を使用する[21]。しかし，プロトロンビン時間の是正に12時間以上かかり[24]，その間の出血増加に対する輸液量が増大し肺水腫を引き起こすことから，現在はこのように使用されることはない[22, 23](ワルファリン抗凝固療法の緊急拮抗に推奨される方法は項目Bを参照)。

c. 肝不全：FFPはコントロール不良の出血を伴う肝不全患者のプロトロンビン時間を是正するために使用される。治療はプロトロンビン時間を指標に行われるが，効果は不確実である[22]。

表12.5　新鮮凍結血漿輸血に伴うリスク

合併症	オッズ比
蕁麻疹	1：30〜100
アナフィラキシー	1：2万
急性肺傷害	1：5,000
HIV感染	1：1,000万
HBV感染	1：1,200万
HCV感染	1：5,000万

(参考文献22，23，25より)

2. 合併症

FFP 輸血に伴う合併症を表 12.5 に示す[22, 23, 25]。

a. 蕁麻疹は FFP 輸血で最も多くみられる合併症である[22]。アナフィラキシーの発症はほとんどない。

b. 凍結操作は細菌汚染のリスクを排除するが[22]，肝炎ウイルスとヒト免疫不全ウイルスは排除することができない。しかし，これらのウイルスに輸血後感染する可能性はきわめて低い。

B プロトロンビン複合体濃縮製剤

プロトロンビン複合体濃縮製剤(prothrombin complex concentrate：PCC)(ケイセントラ，CSL ベーリング社)はビタミン K 依存性凝固因子(II，VII，IX，X)を含み，致死的出血を起こしたワルファリン抗凝固療法中の患者を緊急拮抗する際に FFP より有用である[22, 23]。FFP と比較した PCC の利点は以下のとおりである。

1. PCC は凍結乾燥粉末で，比較的少量の静注用溶液(一般的に 150 mL 以下)にすばやく溶解できる。凍結 FFP を解凍するためにかかる時間を短縮することができ，輸液量も大幅に減らすことができる。

2. PCC はワルファリンによる抗凝固効果を投与後 30 分という[26]，FFP の半分以下の時間で拮抗することができる[24]。

3. PCC は迅速に効果が発現し輸液量が少なくて済むので，特にワルファリンが原因の頭蓋内出血に対して有効な製剤である。

4. PCC の推奨投与量を表 12.6 に示す[26]。投与量は第 IX 因子の力価にもとづき，PCC 製剤ごとに決定しなければならない[26]。

5. PCC は高価な製剤である(80 kg の成人に投与するとき，FFP では 4 単位で約 300 ドルであるが，PCC では 50 単位で約 5,000 ドルかかる)ことから[26]，ワルファリン抗凝固療法に合併する大量で致死的な出血(特に頭蓋内出血)の症例に限って使用すべきである。

C クリオプレシピテート

1. 製剤

FFP を 4℃で解凍する際に，フィブリノゲンや von Willebrand 因子，第 VIII 因子のような低温不溶性物質による白色沈殿物(クリオグロブリン)が生じる。このクリオプレシピテートは血漿から分離し，－18℃で 1 年間保存できる。保存容量は 10～15 mL である。

表 12.6　ワルファリン抗凝固療法の緊急拮抗

致死的出血でのみ使用すること
1. **ビタミン K**：10 分かけて 10 mg 静注（静注溶液 50 mL に希釈）
2. **プロトロンビン複合体濃縮製剤**：第 IX 因子力価，体重，治療前の INR によって投与する。

INR	2.0～3.9	4.0～6.0	>6.0
静注投与量	25 単位/kg	35 単位/kg	50 単位/kg
最大投与量	2,500 単位	3,500 単位	5,000 単位

INR：国際標準比。（参考文献 23，26 より）

2. 適応

ICU でのクリオプレシピテートは一般的に，低フィブリノゲン血症に伴うコントロール不良の出血（血清フィブリノゲン 100 mg/dL 未満）で使用される。多くは大量出血や肝不全に伴う出血である。

a. クリオプレシピテート 1 単位には約 200 mg のフィブリノゲンが含まれており，10 単位のクリオプレシピテート（フィブリノゲン 2 g）の投与で通常の体格の成人であれば血清フィブリノゲン値は約 70 mg/dL まで上昇する[27]。治療目標は血清フィブリノゲン 100 mg/dL 以上である。

VI. 止血補助製剤

A デスモプレシン

デスモプレシンはバソプレシンの誘導体（deamino-arginine vasopressin：DDAVP）で，バソプレシンの血管収縮作用や抗利尿効果はないが，血漿中の von Willebrand 因子の値を上昇させ，腎不全患者の 75％で出血時間の異常を是正できる[28]。しかし尿毒症性出血への効果は不明である。

1. 投与方法

推奨投与量は静注か皮下注で 0.3 μg/kg を投与するか，あるいは点鼻薬で 30 μg/kg を投与する[26]。効果は 6～8 時間しか持続しないが，繰り返し投与すると頻脈を誘発する。

B 抗線溶薬

抗線溶薬(トラネキサム酸とアミノカプロン酸)は，プラスミノゲンがプラスミンに転換するのを阻止することでフィブリンの溶解を抑制する。

1. 適応

抗線溶薬は線維素溶解に伴う出血という限られた症例に使用する(標準的なトロンボエラストグラフィーを用いて30分後の溶解が3%以上である場合など)。心臓外科手術，外傷，整形外科手術，肝臓手術においては，血栓塞栓性合併症を増やさずに出血量を減らすことが示されている[29]。

2. 投与量

a. トラネキサム酸：1 gを10分かけて静注し，その後8時間かけて1 g投与する[27]。

b. アミノカプロン酸：初期負荷投与として50 mg/kgを静注し，その後は出血もしくは線維素溶解が減少するまで25 mg/kg/hで投与する[27]。

3. 合併症

これらの薬物は推奨投与量の範囲内であれば比較的安全に使用できる。トラネキサム酸を1 g以上投与した際には痙攣発作が報告されている[27]。

参考文献

1. Parker RI. Etiology and significance of thrombocytopenia in critically ill patients. *Crit Care Clin* 2012; 28:399-411.
2. Rice TR, Wheeler RP. Coagulopathy in critically ill patients. Part 1: Platelet disorders. *Chest* 2009; 136:1622-1630.
3. Slichter SJ, Harker LA. Thrombocytopenia: mechanisms and management of defects in platelet production. *Clin Haematol* 1978; 7:523-527.
4. DeLoughery TG. Critical care clotting catastrophies. *Crit Care Clin* 2005; 21:531-562.
5. Payne BA, Pierre RV. Pseudothrombocytopenia: a laboratory artifact with potentially serious consequences. *Mayo Clin Proc* 1984; 59:123-125.
6. Shantsila E, Lip GYH, Chong BH. Heparin-induced thrombocytopenia: a contemporary clinical approach to diagnosis and management. *Chest* 2009; 135:1651-1664.
7. Laster J, Silver D. Heparin-coated catheters and heparin-induced thrombocytopenia. *J Vasc Surg* 1988; 7:667-672.
8. Linkins L-A, Dans AL, Moores LK, et al. Treatment and prevention of heparin-induced thrombocytopenia. Antithrombotic Therapy and Prevention of Thrombosis, 9th ed:

American College of Chest Physicians Evidence-Based Clinical Practice Guidelines. *Chest* 2012; 141(Suppl):495S-530S.

9. Senno SL, Pechet L, Bick RL. Disseminated intravascular coagulation (DIC). Pathophysiology, laboratory diagnosis, and management. *J Intensive Care Med* 2000; 15:144-158.
10. Levy M. Disseminated intravascular coagulation. *Crit Care Med* 2007; 35:2191-2195.
11. Taylor FBJ, Toh CH, Hoots WK, et al. Towards definition, clinical and laboratory criteria, and a scoring system for disseminated intravascular coagulation. *Thromb Haemost* 2001; 86:1327-1330.
12. Rock GA, Shumack KH, Buskard NA, et al. Comparison of plasma exchange with plasma infusion in the treatment of thrombotic thrombocytopenia purpura. *N Engl J Med* 1991; 325:393-397.
13. Kirkpatrick CA. The HELLP syndrome. *Acta Clin Belg* 2010; 65:91-97.
14. Sibai BM. Diagnosis, controversies, and management of the syndrome of hemolysis, elevated liver enzymes, and low platelet count. *Obstet Gynecol* 2004; 103:981.
15. Slichter SJ. Evidence-based platelet transfusion guidelines. *Hematol* 2007; 2007:172-178.
16. Kaufman RM, Djulbegovic B, Gernsheimer T, et al. Platelet transfusion: A clinical practice guideline from the AABB. *Ann Intern Med* 2015; 162:205-213.
17. Slichter SJ. Platelet transfusion therapy. *Hematol Oncol Clin N Am* 2007; 21:697-729.
18. Slichter SJ, Davis K, Enright H, et al. Factors affecting post-transfusion platelet increments, platelet refractoriness, and platelet transfusion intervals in thrombocytopenic patients. *Blood* 2005; 105:4106-4114.
19. Sayah DM. Looney MR, Toy P. Transfusion reactions. Newer concepts on the pathophysiology, incidence, treatment, and prevention of transfusion-related acute lung injury. *Crit Care Clin* 2012; 28:363-372.
20. Holcomb JB, Tilley BC, Baraniuk S, Fox EE, et al. for the PROPPR Study Group. Transfusion of plasma, platelets, and red blood cells in a 1:1:1 vs. a 1:1:2 ratio and mortality in patients with severe trauma: the PROPPR randomized clinical trial. *JAMA* 2015; 313(5):471-82.
21. Zareh M, Davis A, Henderson S. Reversal of warfarin-induced hemorrhage in the emergency department. *West J Emerg Med* 2011; 12:386-392.
22. British Committee for Standards in Haematology, Blood Transfusion Task Force. Guidelines for the use of fresh-frozen plasma, cryoprecipitate, and cryosupernatant. *Br J Haematol* 2004; 126:11-28.
23. Ageno W, Gallus AS, Wittkowsky A, et al. Oral anticoagulant therapy: antithrombotic therapy and prevention of thrombosis, 9th ed: American College of Chest Physicians evidence-based clinical practice guidelines. *Chest* 2012; 141(Suppl 2):e44S-e88S.
24. Hickey M, Gatien M, Taljaard M, et al. Outcomes of urgent warfarin reversal with fresh frozen plasma versus prothrombin complex concentrate in the emergency department. *Circulation* 2013; 128:360-364.

25. Popovsky MA. Transfusion-Related Acute Lung Injury: Incidence, pathogenesis and the role of multicomponent apheresis in its prevention. *Transfus Med Hemother*. 2008; 35:76-79.
26. Kcentra package insert. CSL Behring GmbH, Marburg, Germany.
27. Callum JL, Karkouti K, Lin Y. Cryoprecipitate: the current state of knowledge. *Transfus Med Rev* 2009; 23:177-184.
28. Salman S. Uremic bleeding: pathophysiology, diagnosis, and management. *Hosp Physician* 2001; 37:45-76.
29. Ortmann E, Besser MW, Klein AA. Antifibrinolytic agents in current anaesthetic practice. *Br J Anaesth*. 2013; 111: 549-563.

Chapter 13

頻脈性不整脈

Tachyarrhythmias

重症患者の心拍数が多い，すなわち**頻拍**(tachycardia)を呈する場合は，一般に何らかの問題が生じていることを示すが，一方で洞頻脈など病的ではない場合もある。本章では，速やかな診断と対応が必要となる病的な頻脈，すなわち**頻脈性不整脈**(tachyarrhythmia)について述べる。本章での推奨の多くは，最新の診療ガイドラインにもとづいている[1, 2]。

I. 診断

頻拍(心拍数＞100 bpm)の診断は心電図上の 3 つの所見，(a) QRS 波の幅，(b) RR 間隔の均一性，(c) 心房収縮の性状，にもとづいて評価する(図 13.1 に診断手順の概略を示す)。

A QRS 幅の狭い頻拍

QRS 幅の狭い頻拍(QRS≦0.12 秒)は房室伝導系よりも上位で発生し，**上室頻拍**(supraventricular tachycardia：SVT)として知られている。この頻拍には洞頻脈，心房頻拍，房室結節回帰性頻拍(発作性上室頻拍とも呼ばれる)，心房粗動，心房細動が含まれる。これらの不整脈はつぎの項で述べるように，RR 間隔の均一性(すなわち規則的なリズムか否か)や心房収縮波形によって鑑別できる。

1. リズムが整の場合

RR 間隔が等間隔(リズムが整)であれば，その不整脈は洞頻脈，房室結節回帰性頻拍，または 2：1 や 3：1 などの固定した房室ブロックを伴う心房粗動と考えられる。これらの不整脈は，以下の基準を用いて心電図上での心房収縮波形から鑑別できる。

a. P 波の波形が均一で PR 間隔が一定であれば洞頻脈である。

b. P 波の消失は房室結節回帰性頻拍を示唆する(図 13.2)。

c. 鋸歯状の波形は心房粗動である。

2. リズムが不整の場合

RR 間隔が不均一(リズムが不整)であれば，最も考えうる不整脈は多源性心房頻拍または心房細動であり，この場合も心電図上での心房収

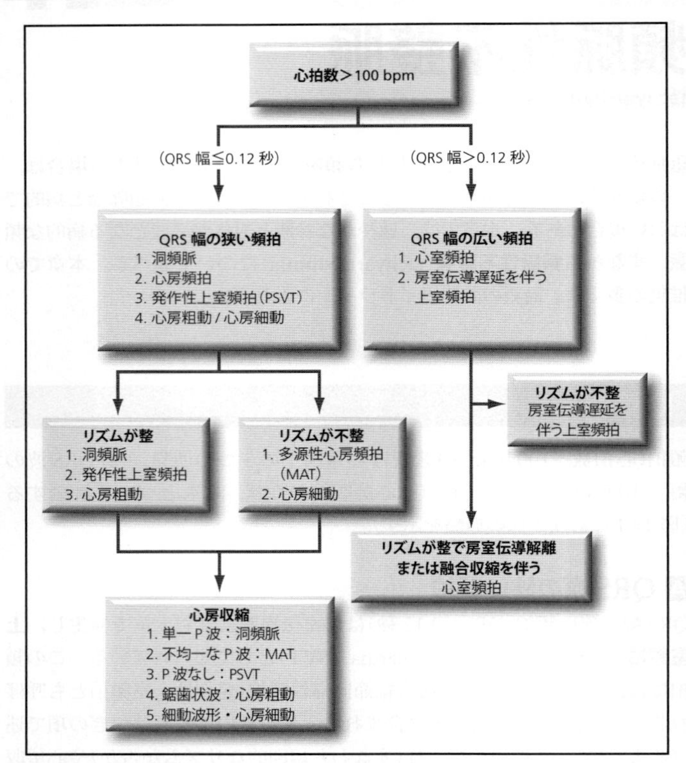

図 13.1 頻拍診断のフローチャート

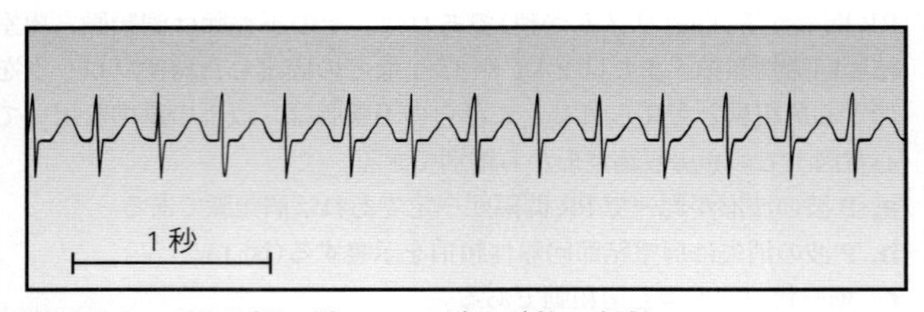

図 13.2 QRS 幅の狭い，リズムが整の頻拍

P 波を確認できないことに注意(P 波は QRS 波に隠れてしまっている)。この不整脈は房室結節リエントリー性頻拍であり，突然発症することから発作性上室頻拍とも呼ばれる。

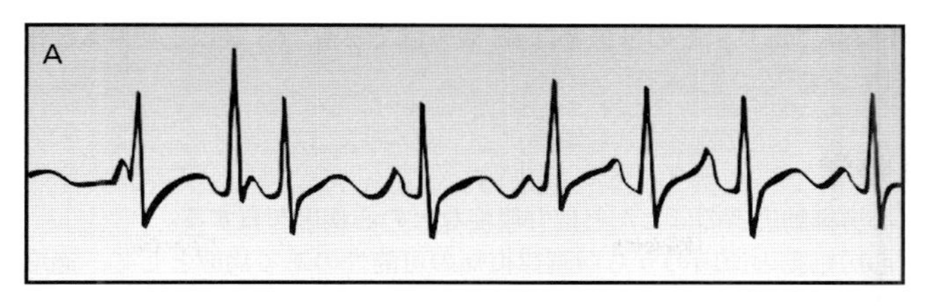

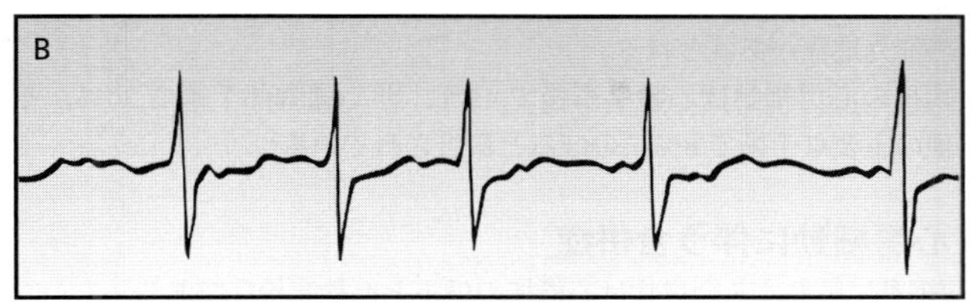

図 13.3　QRS 幅の狭い，リズムが不整の頻拍
A は多形性 P 波で PR 間隔が一定でないことから，多源性心房頻拍と診断できる。B は統一性のない心房収縮（細動波形）から心房細動と診断できる。

縮波形によって不整脈を鑑別できる。

a. 多形性 P 波で，PR 間隔が不均一であれば多源性心房頻拍である（図 13.3A）。

b. 統一性のない心房収縮（細動波形）であり，P 波が消失していれば心房細動である（図 13.3B）。

B QRS 幅の広い頻拍

QRS 幅の広い頻拍（>0.12 秒）は，房室伝導系よりも下位で発生する心室頻拍，または房室伝導の遅延（脚ブロックなど）を伴う上室頻拍が考えられる[*1]。これらの不整脈の鑑別については本章で後述する。

II. 心房細動

心房細動（atrial fibrillation：AF）は加齢によって罹患率が増加する一般的

＊1 訳注：房室伝導の遅延では QRS 幅は拡大せず，PQ 間隔が延長する。

な不整脈であり，その罹患率は65歳未満で2%，65歳以上で9%と報告されている[1)]。

A 疫学

1. 心房細動患者のほとんどは弁膜症などの心疾患を有する。
2. 心房細動の原因のうち洞調律復帰の可能性のある病態として，過度の飲酒，大きな手術，心筋梗塞，心筋炎，心外膜炎，肺塞栓症，甲状腺機能亢進症があげられる。
3. 術後の心房細動は心臓手術後で45%，非心臓胸部手術で30%，その他の主要な手術で8%にのぼると報告されている[3)]。

B 心房細動に伴う合併症

心房細動に続発する合併症は心機能の低下と血栓塞栓症である。

1. 心機能

心房細動によって生じる最も重篤な影響は心房収縮の消失による心室充満容量の減少(通常は心房収縮が心室拡張終期容積の25%に寄与している)と心拍数の増加である(心室拡張時間が短縮する)。心室コンプライアンスの低下(心室肥大などによる)や僧帽弁狭窄は病態をさらに重篤にする。1回拍出量への影響は，心拍数や心疾患の種類・重症度によって異なる。

2. 血栓塞栓症

- **a.** 心房細動によって左房内に血栓を生じやすくなり，血栓が脳循環に移行し詰まることで急性虚血性脳卒中となる。
- **b.** 心房細動に伴う血栓塞栓性の脳卒中は，ある特定の危険因子(心不全や加齢など)を合併した場合にリスクが高まる。脳卒中のリスクを規定する因子については，本章で後述する。
- **c.** 持続時間が48時間未満の初発の心房細動を除けば，すべての心房細動(発作性など)で塞栓性脳卒中のリスクが存在する[1)]。

C 急性期心拍数管理

血行動態が安定している頻拍性心房細動の患者においては，房室伝導を延長させる薬物を用いて心拍数を80 bpm以下に減少させることが当面の治療目標となる。薬物については静注および経口(維持量)の投与量も含めて表13.1に示している。(注意：後述するが，これらの薬物は副伝導路を介したリエントリーによる心房細動の場合は投与してはならない)

表 13.1 心房細動の心拍数調節に用いる薬物

薬物	投与量	
ジルチアゼム	静注	0.25 mg/kg を 2 分間で緩徐に投与し，その後，5〜15 mg/h で持続投与。15 分経過しても心拍数が 90 bpm を超えていれば，0.35 mg/kg をボーラスで追加投与。
	経口	1 日 120〜360 mg（徐放剤）。
メトプロロール	静注	2.5〜5 mg を 2 分間で緩徐に投与。必要に応じて 5〜10 分ごとに追加投与（計 3 回まで）[a]。
	経口	25〜100 mg を 1 日 2 回投与。
エスモロール	静注	500 μg/kg をボーラス投与後，50 μg/kg/min で持続投与。必要に応じて 5 分ごとに 25 μg/kg/min ずつ増量。最大投与速度は 200 μg/kg/min。
	経口	適応なし。
アミオダロン	静注	150 mg を 10 分かけて緩徐に投与し，必要に応じて追加投与。その後，1 mg/min で 6 時間，0.5 mg/min で 18 時間持続投与。1 日総量で 2.2 g を超えないこと。
	経口	1 日 100〜200 mg
ジゴキシン	静注	2 時間ごとに 0.25 mg 投与し，24 時間で 1.5 mg を投与。
	経口	1 日 0.125〜0.25 mg

a 訳注：日本では注射薬は販売されていない。
（参考文献 1 より）

1. ジルチアゼム

a. ジルチアゼムは心房細動症例の 85％で十分な心拍数減少効果の得られるカルシウム拮抗薬である[1)]。ジルチアゼムはボーラス静注後，持続静注で投与され（表 13.1 参照），その効果はアミオダロンやジゴキシンよりも優れている[4)]。

b. 副作用として低血圧や心抑制（陰性変力作用）がある。心抑制の効果があるため，特に収縮障害による非代償性心不全の患者には推奨されない[1)]。

2. β遮断薬

a. β遮断薬は急性心房細動症例の70％で良好な心拍数調節効果を得られる[11]。特に，アドレナリンの過剰分泌によって心房細動を生じた場合(急性心筋梗塞や心臓手術後)に望ましい[1, 3]。

b. 心臓選択性が高く，心房細動に有効なβ遮断薬としてエスモロールとメトプロロールがあげられる(投与法は表13.1参照)。エスモロールは超短時間作用型(血中半減期9分)であり，持続投与で用いられる。したがってメトプロロールとは異なり，目標とする効果を得るまで細かな調整が可能である[12)*2]。

c. 副作用はジルチアゼムと同様であり，収縮障害による非代償性心不全の患者には推奨されない[1]。

3. アミオダロン

a. アミオダロンは房室結節の伝導を遅延させ，心房細動を合併した重症患者の急性期心拍数管理に有効な薬物である[1]。

b. アミオダロンはジルチアゼムよりも心抑制が少なく[6]，収縮不全患者の心拍数管理に好んで用いられる[1, 7]。しかしながら，長期投与では毒性を生じるため，通常は他の薬物に抵抗性を示す心房細動の心拍数調節に用いられる[1]。

c. アミオダロンの投与方法を表13.1に示す。静注は通常24時間行い，その後に経口の維持投与に移行する。

d. アミオダロンはクラスIIIの抗不整脈薬でもあり，心房細動から洞調律に回復させることも可能である。洞調律への復帰は，持続性心房細動(1年以上持続)では一般的ではないが[1]，最近発症した心房細動であれば，ボーラス投与と持続投与(1日1,500 mg以上)で55～95％が洞調律に復帰する[7]。適切に抗凝固されていない患者で，非計画的に除細動を行うことには問題となりうる(後述)。

e. 短期投与でのアミオダロンの副作用には低血圧(15％)，徐脈(5％)，肝酵素上昇(3％)などがあげられる[8, 9]。(注意：アミオダロンには2種類の製剤があり，1つには低血圧を惹起する界面活性薬であるポリソルベート80が含まれ，もう1つには血管作動性のないキャプティソルが含まれる)

f. アミオダロンは肝臓のシトクロムP450系で代謝されるため，いくつかの薬物と相互作用を起こす[9]。ジゴキシンやワルファリンの代謝を阻害するため，経口投与でのアミオダロンの維持療法中は注意が必要である。

4. ジゴキシン

ジゴキシンは房室伝導を遅延させる薬物であり，長期にわたる心房細動の心拍数管理では一般的な薬物である。しかしながら，ジゴキシンの静脈投与は効果発現が遅く，最大効果発現まで 6 時間以上を必要とする[1)]。効果発現が遅いため，ジゴキシン単独では急性期の心拍数管理には推奨できないが，代償性心不全の患者であれば β 遮断薬と併用可能である[1)]。

D 電気的除細動

1. 心房細動によって低血圧や肺水腫，心筋虚血を生じた場合，副伝導路を介したリエントリー性調律の心房細動では直流除細動が適応となる（後述）。
2. 心室細動を誘発しないためには心電図の QRS に同期した二相性除細動が推奨される。二相性であれば通常は 100 J で十分だが，典型的には 200 J を初期設定とする。
3. 速やかな除細動が必要だが，心房細動が 48 時間を超えて持続している場合や持続時間が不明の場合は，直ちにヘパリンによる抗凝固を開始し，経口抗凝固薬を少なくとも 4 週間継続する[1)]。

E 抗凝固療法

以下の血栓塞栓性脳卒中の予防に関する推奨は最新の心房細動治療ガイドラインより引用している[1)]。また，持続時間が 48 時間未満の初発心房細動を除くすべての心房細動に適応となる。

1. 適応

a. 心臓機械弁または生体人工弁，リウマチ性僧帽弁狭窄症，僧帽弁手術後のすべての心房細動患者において，長期の抗凝固が推奨される。

b. 非弁膜症性心房細動の患者については，CH_2DS_2-VASc スコアを用いて脳卒中リスクを評価することが推奨される（付録 4 参照）。脳梗塞や一過性脳虚血発作の既往のある患者や CH_2DS_2-VASc スコア 2 点以上の患者では長期の抗凝固療法が適応となる。

＊2 **訳注**：日本には同じく超短時間作用型の選択型 β 遮断薬であるランジオロールがある。

2. 経口抗凝固薬

a. 人工弁患者ではINR 2.0〜3.0を目標値としたワルファリン療法が推奨される。

b. 非弁膜症性心房細動患者の抗凝固療法の選択肢として，ワルファリン，直接トロンビン阻害薬ダビガトラン(プラザキサ)，直接第Xa因子阻害薬リバーロキサバン(イグザレルト)・アピキサバン(エリキュース)があげられる。

c. 新規の抗凝固薬(ダビガトラン，リバーロキサバン，アピキサバン)の投与量は腎機能によって異なる(表13.2)。**ダビガトランとリバーロキサバンは腎不全患者(クレアチニンクリアランス15 mL/min未満)では禁忌である。**アピキサバンの腎不全患者に対する適応は不明である。

ワルファリンの投与量は腎機能に左右されない。

表13.2 新規抗凝固薬の腎機能に応じた調節

クレアチニンクリアランス	ダビガトラン	リバーロキサバン	アピキサバン
>50	150 mg 1日2回	20 mg 1日1回	2.5〜5 mg 1日2回[a]
31〜50	150 mg 1日2回	15 mg 1日1回	2.5〜5 mg 1日2回[a]
15〜30	75 mg	15 mg 1日1回	?
<15	禁忌	禁忌	?

クエスチョンマークは推奨に関する記載がないことを表す。
a：以下の項目のうち，2項目に該当する患者では2.5 mgを1日2回投与：血清クレアチニン値≧1.5 mg/dL，年齢≧80歳，体重≦60 kg。
(参考文献1より)

F ウォルフ-パーキンソン-ホワイト症候群

1. ウォルフ-パーキンソン-ホワイト症候群(Wolff-Parkinson-White syndrome：WPW症候群，心電図上でPR間隔の短縮とQRS直前にデルタ波がみられる)は，房室結節の副伝導路をとおるリエントリー刺激によって繰り返す上室頻拍を特徴とする。

2. このような機序で心房細動となった場合，房室伝導を遅延させる薬物では副伝導路を介する刺激伝導を止めることはできないため，心拍数を減少させることはできない。それどころか房室伝導を選択的に遮断すると心室細動を誘発する可能性がある。それゆえ(前述のとおり)，**AF がリエントリー性頻拍の場合は房室伝導を遮断する薬物**(カルシウム拮抗薬や β 遮断薬など)**は使用してはならない**。このような場合は，電気的除細動が望ましい。

III. 多源性心房頻拍

多源性心房頻拍(multifocal atrial tachycardia)は形が異なる複数(3 以上)の P 波を呈する，リズムが不整な上室頻拍であり，不整な心房収縮パターンを示す(図 13.3A 参照)。

A 疫学

1. 多源性心房頻拍は高齢者に多い不整脈であり，その半数以上は慢性肺疾患や肺高血圧症患者で発症する[10]。
2. 他に多源性心房頻拍を発症する因子として，マグネシウムおよびカリウム欠乏，テオフィリン中毒，冠動脈疾患などがあげられる[1, 11]。

B 急性期管理

多源性心房頻拍の管理は困難な場合がある。

1. 低マグネシウム血症および低カリウム血症が存在する場合は補正する。
2. 体内総マグネシウム量の欠乏があっても血清マグネシウム濃度は正常値を示す場合もあるので(第 29 章参照)，血清マグネシウム濃度が正常であってもマグネシウムの静脈投与を行ってよい。
   a. 2 g の硫酸マグネシウムを 50 mL の生理食塩液で溶解し，15 分かけて静注する。その後，6 g の硫酸マグネシウムを 500 mL の生理食塩液で溶解し，6 時間かけて持続投与する。
   b. この投与法によって，88％の成功率で多源性心房頻拍が洞調律に回復するという注目すべき結果が得られ，その効果は血清マグネシウム濃度とは関連なかったとの報告がある[11]。
3. 上記の治療が無効であった場合は，以下の 2 剤が有用である(ただし，非代償性の収縮不全の患者では推奨されない)。
   a. メトプロロールを表 13.1 に示した方法で投与した場合，89％の成功率で**心拍数減少または洞調律復帰が可能**との報告がある[12]。

b. メトプロロール投与が危惧される気管支攣縮性 COPD 患者では，カルシウム拮抗薬であるベラパミルの投与によって，44%の成功率で心拍数減少または洞調律復帰が可能との報告がある[12]。ベラパミルは 0.25～5 mg を 2 分間かけて投与し，必要に応じて 15～30 分ごとに同量を繰り返し投与する(最高 20 mg)[4]。ベラパミルのおもな副作用は心抑制と低血圧である。

IV. 発作性上室頻拍

発作性上室頻拍(paroxysmal supraventricular tachycardia：PSVT)は心房細動についで 2 番目に罹患率の高い，狭小 QRS 波を呈する頻拍症である。

A 機序

PSVT は房室伝導系の特定の経路を介する刺激伝導が遅延した場合に発症する。この伝導遅延によって異常および正常伝導経路をとおる伝導刺激の不応期に差異が生じ，それによってある伝導経路を順行性に伝わった刺激が別の経路を介して逆行するという現象が生じる。逆行性の伝導は**リエントリー**(re-entry)と呼ばれ，刺激伝導が自動的かつ持続性に旋回する，いわゆる**リエントリー性頻拍**を生じる。リエントリーは 2 つの伝導経路のうちの 1 つで発生する異所性心房刺激によって生じ，リエントリー性頻拍は突然の発症を特徴とする。

1. 房室結節リエントリー性頻拍

PSVT はリエントリー経路の解剖学的部位によって 5 つに分類できる。最も一般的な PSVT は房室結節リエントリー性頻拍(AV nodal re-entrant tachycardia：AVNRT)であり，リエントリー経路は房室結節にある。AVNRT は PSVT の 50～60 % を占めており[13]，本章では AVNRT を中心に解説する。

B 臨床的特徴

1. AVNRT は典型的には器質的心疾患のない若年者にみられ，60%以上は女性に発症する[2]。

2. 発症は突然であり，典型的には心拍数は 180～200 bpm となるが，患者によっては 110 bpm 程度から 250 bpm を超えることもある[2]。血行動態が大きく崩れることは少ない。

3. 心電図上では狭小 QRS 波でリズムは整の頻拍を呈し，P 波は確認できない(図 13.2 参照)。

C 迷走神経刺激法

1. 迷走神経の緊張を増強させる刺激法(頸動脈洞マッサージおよびバルサルバ法)が AVNRT を止める初期治療として推奨されている[2)]。

2. バルサルバ法では 18％の，頸動脈洞マッサージでは 12％の成功率と報告されている[14)]。

D アデノシン

1. 迷走神経刺激が無効だった場合は，AVNRT 治療の選択肢としてアデノシンがあげられる[2, 15, 16)]。アデノシンは血管平滑筋を弛緩させ，房室結節の伝導を遅延させる内因性ヌクレオチドである。

2. 急速静注した場合，迅速に効果を表し(30 秒未満)，一時的な房室ブロックを起こすことで AVNRT を止めることができる。アデノシンは迅速に血中から除去され，その持続時間は 1，2 分である。

3. アデノシンの投与方法を表 13.3 に示す。この方法で**リエントリー性頻拍の 90％以上を止めることができる**[2)]。

4. この薬物は末梢静脈から投与しなければならない。標準量のアデノシンを中心静脈カテーテルから投与した場合，心室停止をきたすことがあるため，中心静脈カテーテルから投与する場合は半量投与が推奨される[17)]。

5. アデノシンの副作用(表 13.3)は短時間性である。最も頻度の高い副作用は洞調律回復後の徐脈であり，アトロピン不応性の房室ブロックも含む。ただし，60 秒以内に回復する[16)]。

6. ジピリダモールはアデノシンによる房室ブロックを増悪させ，メチルキサンチン(カフェイン，テオフィリンなど)はアデノシン受容体を遮断し，アデノシンの効果を減弱させる[2, 16)]。

E その他の治療

1. アデノシンの禁忌症例や，アデノシンが無効の場合で血行動態が安定している際は，β 遮断薬やジルチアゼムまたはベラパミル(投与量は前述のとおり)を AVNRT の治療に使用してもよい[2)]。上記のあらゆる治療薬が無効の場合はアミオダロンを使用してもよい[2)]。

表 13.3　発作性上室頻拍に対するアデノシン静注療法

項目	推奨
投与方法	1. 末梢静脈から投与する。 2. 6 mg を急速静注し，直ちに生理食塩液 20 mL でフラッシュする。 3. 2 分経過しても反応が得られない場合は，量を 2 倍(12 mg)にして投与する。 4. 2 分経過しても反応が得られない場合は，さらに 12 mg を投与してもよい。
投与量調節	以下の場合は 50%に減量する： 1. 上大静脈に投与する場合。 2. カルシウム拮抗薬，β遮断薬，ジピリダモールで治療中の場合。
薬物相互作用	1. ジピリダモール(アデノシンの取り込みを阻害する) 2. テオフィリン(アデノシンの受容体を遮断する)
禁忌	1. 喘息 2. 2 度または 3 度の房室ブロック 3. 洞不全症候群
副作用	1. 徐脈，房室ブロック(50%) 2. 顔面潮紅(20%) 3. 呼吸困難(12%) 4. 胸部圧迫感(7%)

(参考文献 15，16 より)

2. 血行動態が不安定な場合や薬物治療に反応しない場合は，同期式電気的除細動が推奨される[2]。

V. 心室頻拍

心室頻拍(ventricular tachycardia)は拡大 QRS を呈する頻拍であり，突然発症する。リズムは整であり，心拍数は 100 bpm を超える(通常 140～200 bpm)[18, 19]。波形は同じ QRS 波形を繰り返す単一波形の場合もあれば，QRS 波形がばらばらな多形性の場合もある。器質的心疾患のない患者で単形性心室頻拍を発症することはまれである。

A 心室頻拍と上室頻拍

単形性心室頻拍と房室伝導遅延を合併した上室頻拍を鑑別するのは困難である。心室頻拍を鑑別する心電図の異常所見は2つある。

1. 房室伝導解離の存在(P波とQRS波がまったく対応していない)は心室頻拍の証左である。この所見は1誘導をみるだけでははっきりしないかもしれないが，12誘導をみることでよりはっきりと認識できる(P波は下肢誘導と前胸部誘導で最もよく確認できる)。
2. 図13.4に示すような融合収縮の存在は異所性心室興奮の存在を示している。融合収縮は異所性の心室興奮が逆行性に伝導し，上室からの順行性刺激伝導(洞結節からの刺激など)と衝突することで生じる。その結果，正常なQRS波形と異所性心室興奮波形が混合した融合QRS波形が生じる。

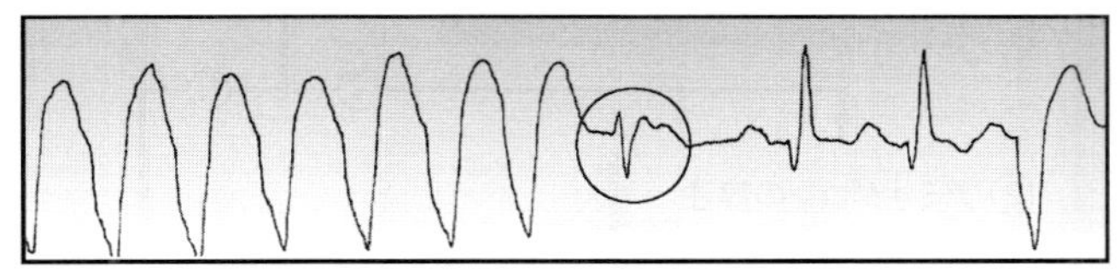

図13.4　融合収縮の例を示す(円で囲まれた部分)
融合収縮は上室性の刺激伝導と異所性の心室興奮が衝突して生じる合成QRS波形である。融合収縮は異所性心室興奮の存在を示している。

B 管理

拡大QRSを呈する頻拍患者の管理を図13.5のフローチャートにまとめる。

1. もし血行動態が破綻する所見があれば，リズムが心室頻拍もしくは変更伝導を伴う上室頻拍であるにかかわらず，電気的除細動が適切な治療となる。除細動は，低い出力でも有効な同期性の二相性除細動が望ましい[20]。ACLSに関する最新のガイドラインによると[20]，初回除細動の出力は製造企業の推奨に沿って行うべきであるが，不明の場合は最大出量(二相性であれば200 J)を考慮すべきである(第15章の無脈性心室頻拍の管理に関する推奨を参照)。
2. もし循環破綻の所見がなく心室頻拍の診断が未確定であれば，アデノシン投与への反応を評価することが有用な場合がある。なぜなら，アデノシンの投与によってほとんどの発作性上室頻拍は速やかに停止す

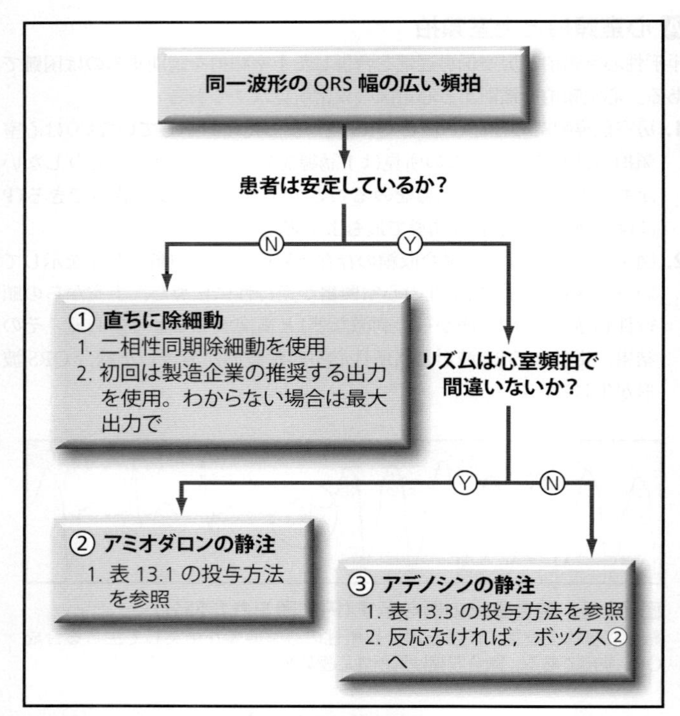

図 13.5　QRS 幅の広い頻拍に対する治療のフローチャート
N：いいえ，Y：はい。

るが，心室頻拍では変化がないからである。

3. もし循環破綻の所見がなく心室頻拍の診断が確実であれば，単波形心室頻拍の抑制にはアミオダロンの静注が望ましい[20]。投与方法は表 13.1 を参照のこと。

C torsades de pointes

torsades de pointes（多形性心室頻拍）は図 13.6 に示すように，QRS 波が心電図上の基線を中心にねじれるようにみえる多形性心室頻拍である。この不整脈は QT 間隔の延長と関連があり，QT 延長の原因は先天性・後天性いずれもありうる（後天性がより一般的）。

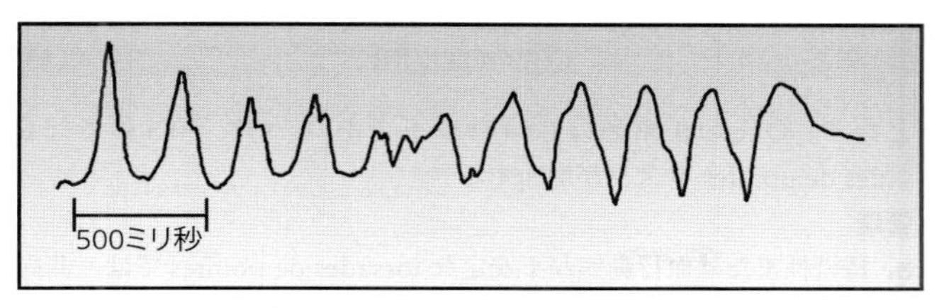

図 13.6　torsades de pointes
心電図上の基線を中心にねじれるようにみえる多形性心室頻拍。
（図は Richard M. Greenberg 博士の厚意による）

表 13.4　torsades de pointes を誘発する薬物

	抗不整脈薬	抗菌薬	向精神薬	その他
Ia	キニジン ジソピラミド プロカインアミド	クラリスロマイシン エリスロマイシン ペンタミジン	クロルプロマジン チオリダジン ドロペリドール ハロペリドール	シサプリド メサドン
III	イブチリド ソタロール			

（参考文献 22 より。薬物の完全なリストは www.torsades.org より入手可能）

1. 素因

後天性の torsades de pointes は QT 間隔を延長させるさまざまな薬物や電解質異常によって生じる[21, 22]。

a. torsades de pointes に最も関係あると考えられる薬物を表 13.4 に示す[22]。

b. QT 間隔を延長させる電解質異常には，低カリウム血症，低カルシウム血症，低マグネシウム血症がある。

2. QT 間隔測定

QT 間隔（QRS 波形のはじまりから T 波の終わりまで）は心拍数に影響されるため（心拍数が増加すると短縮，心拍数が減少すると延長する），QT 延長の評価には心拍数補正した QT 間隔（QTc）を用いるのがより正確である。QTc は QT 間隔を RR 間隔の平方根で割ることで求められる[23, 24]。すなわち，

$$QTc = QT/\sqrt{RR} \qquad (13.1)$$

となる。QTcの正常値は0.44秒以下であり，QTc>0.5秒ではtorsades de pointesリスクが増加する[24)]。

3. 管理

a. 持続性または血行動態が不安定なtorsades de pointesでは，非同期性の電気的除細動が必要となる。

b. 血行動態が安定しているtorsades de pointesであれば，血清マグネシウム濃度が正常であってもマグネシウムの静注が望ましい。硫酸マグネシウム2gを1～2分かけて投与し，その後2～4 mg/minでの持続投与が推奨される[22)]。

c. カリウム濃度が正常であっても，カリウムの静注が用いられる場合がある。血清カリウム値0.5 mEq/Lの上昇が投与目標となる[22)]。

d. マグネシウム抵抗性のtorsades de pointesであれば，心拍数を90～110 bpmを目標として経静脈ペーシングでオーバードライブ（QT間隔を減少させる）することを考慮するべきである[22)]。

参考文献

1. January CT, Wann LS, Alpert JS, et al. 2014 AHA/ACC/HRS guideline for the management of patients with atrial fibrillation. *Circulation* 2014; 130:e199-e267.
2. Page RL, Joglar JA, Al-Khatib SM, et al. 2015 ACC/AHA/HRS guideline for the management of adult patients with supraventricular tachycardia: executive summary. *Circulation* 2015; 132:000-000 (available at www.acc.org, accessed 3/2/2016).
3. Mayson SE, Greenspon AJ, Adams S, et al. The changing face of postoperative atrial fibrillation: a review of current medical therapy. *Cardiol Rev* 2007; 15:231-241.
4. Siu C-W, Lau C-P, Lee W-L, et al. Intravenous diltiazem is superior to intravenous amiodarone or digoxin for achieving ventricular rate control in patients with acute uncomplicated atrial fibrillation. *Crit Care Med* 2009; 37:2174-2179.
5. Gray RJ. Managing critically ill patients with esmolol. An ultrashort-acting β-adrenergic blocker. *Chest* 1988; 93:398-404.
6. Karth GD, Geppert A, Neunteufl T, et al. Amiodarone versus diltiazem for rate control in critically ill patients with atrial tachyarrhythmias. *Crit Care Med* 2001; 29:1149-1153.
7. Khan IA, Mehta NJ, Gowda RM. Amiodarone for pharmacological cardioversion of recent-onset atrial fibrillation. *Int J Cardiol* 2003; 89:239-248.
8. VerNooy RA, Mounsey P. Antiarrhythmic drug therapy in atrial fibrillation. *Cardiol Clin* 2004; 22:21-34.
9. Chow MSS. Intravenous amiodarone: pharmacology, pharmacokinetics, and clinical

use. *Ann Pharmacother* 1996; 30:637-643.

10. Kastor J. Multifocal atrial tachycardia. *N Engl J Med* 1990; 322:1713-1720.
11. Iseri LT, Fairshter RD, Hardeman JL, Brodsky MA. Magnesium and potassium therapy in multifocal atrial tachycardia. *Am Heart J* 1985; 312:21-26.
12. Arsura E, Lefkin AS, Scher DL, et al. A randomized, double-blind, placebo-controlled study of verapamil and metoprolol in treatment of multifocal atrial tachycardia. *Am J Med* 1988; 85:519-524.
13. Trohman RG. Supraventricular tachycardia: implications for the internist. *Crit Care Med* 2000; 28（Suppl）:N129-N135.
14. Lim SH, Anantharaman V, Teo WS, et al. Comparison of treatment of supraventricular tachycardia by Valsalva maneuver and carotid sinus massage. *Ann Emerg Med* 1998; 31:30-35.
15. Rankin AC, Brooks R, Ruskin JM, McGovern BA. Adenosine and the treatment of supraventricular tachycardia. *Am J Med* 1992; 92:655-664.
16. Chronister C. Clinical management of supraventricular tachycardia with adenosine. *Am J Crit Care* 1993; 2:41-47.
17. McCollam PL, Uber W, Van Bakel AB. Adenosine-related ventricular asystole. *Ann Intern Med* 1993; 118:315-316.
18. Gupta AK, Thakur RK. Wide QRS complex tachycardias. *Med Clin N Am* 2001; 85:245-266.
19. Akhtar M, Shenasa M, Jazayeri M, et al. Wide QRS complex tachycardia. *Ann Intern Med* 1988; 109:905-912.
20. Link MS, Berkow LC, Kudenchuk PJ, et al. Part 7: Adult advanced cardiovascular life support. 2015 American Heart Association Guidelines Update for Cardiopulmonary Resuscitation and Emergency Cardiovascular Care. *Circulation* 2015; 132（Suppl 2）: S444-S464.
21. Vukmir RB. Torsades de pointes: a review. *Am J Emerg Med* 1991; 9:250-262.
22. Nachimuthu S, Assar MD, Schussler JM. Drug-induced QT-interval prolongation: mechanisms and clinical management. *Ther Adv Drug Saf* 2012; 3:241-253.
23. Sadanaga T, Sadanaga F, Yoo H, et al. An evaluation of ECG leads used to assess QT prolongation. *Cardiology* 2006; 105:149-154.
24. Trinkley KE, Page RL 2nd, Lien H, et al. QT interval prolongation and the risk of torsades de pointes: essentials for clinicians. *Curr Med Res Opin* 2013; 29:1719-1726.

急性冠症候群

Acute Coronary Syndromes

本章では急性冠動脈血栓塞栓症(急性冠症候群)の管理について述べる。「米国において1分ごとに1人が冠動脈イベントによって命を落としている」[1]という文言に示されるように，急性冠症候群は非常に重要な疾患である。特に初期治療に焦点を絞って説明し，診断的評価は省略した。また，推奨は米国心臓協会(AHA)の診療ガイドライン[2, 3]を参照した。

I. 心保護治療

以下の心保護治療は，虚血傷害からの心筋の保護と心筋傷害の範囲拡大を抑えることを目的としている。

A 酸素

1. 適応：動脈血酸素飽和度が90%未満，呼吸困難患者に推奨される[2, 3]。
2. 備考：酸素が冠動脈攣縮を誘発すること[4]や有毒な酸素代謝物が再灌流障害に関与すること[5]から急性冠症候群の補完療法としての酸素は，もはやルーチンの治療ではない。心筋梗塞患者に対するランダム化試験において，酸素投与群が非投与群(大気下)と比較して梗塞範囲の拡大や不整脈の発生率上昇を認めたことより，酸素の有害性が示唆されている[6]。

B ニトログリセリン

1. 適応：ニトログリセリン舌下投与は虚血性胸部症状の改善を目的に推奨される。再発性の胸部症状，高血圧，急性冠症候群に関連した非代償性心不全では持続静注する。
2. 用量：舌下投与：1回0.4 mg(5分ごとに合計3回まで)。持続静注：5〜10 μg/minで開始し，効果が得られるまで適宜増量する。通常100 μg/minを超えることはない。
3. 禁忌：右室梗塞(ニトログリセリンの血管拡張作用は逆効果である)および勃起不全治療薬のホスホジエステラーゼ阻害薬を24時間以内に服用した場合(低血圧のリスクによる)[2, 3]。

4. 注意：ニトログリセリンの副作用および耐性の情報は第 45 章 V 項参照。

C モルヒネ

1. 適応：ニトログリセリンが奏効しない虚血性胸痛，静水圧性肺水腫に推奨(モルヒネの静脈拡張作用と鎮静作用より)。
2. 用量：モルヒネは効果が得られる用量に個人差がある。初期投与量 4〜8 mg をボーラス静注し，必要に応じて 2〜8 mg を 5〜10 分間隔で追加投与する[2, 3]。
3. 注意：モルヒネの副作用は第 43 章 I-C 項参照。

D アスピリン

1. 適応：アスピリンは抗血小板薬として，本剤に対する過敏性や不耐性がないすべての急性冠症候群患者に，可能な限り早く投与することが推奨される[2, 3]。
2. 用量：初回用量：チュアブル錠(非腸溶錠)160〜320 mg を噛み砕いて服用(吸収を促進させる)。維持用量：腸溶錠 81 mg を 1 日 1 回服用[2, 3]。
3. 注意：アスピリンに対して過敏性や不耐性がある場合は代替薬としてクロピドグレルを投与[2, 3](投与用量は本章で後述)。

E β遮断薬

1. 適応：本剤に禁忌がないすべての急性冠症候群患者に対して，発症 24 時間以内に開始することが推奨される[2, 3]。通常は内服薬が推奨されるが，持続する胸痛や難治性の頻脈・高血圧の患者には静脈内投与を考慮。
2. 禁忌：高度房室ブロック，非代償性収縮期心不全，低血圧，反応性気道疾患で禁忌[2, 3]。さらに，コカイン・アンフェタミン中毒に関連した急性冠症候群では，α 受容体刺激により冠動脈攣縮を誘発する危険があるため禁忌[3]。
3. 投与法：メトプロロール(選択的 β_1 体遮断薬)は急性冠症候群に推奨される。経口での初期用量：1 回 25〜50 mg を 6 時間ごと，48 時間(計 8 回)。維持用量：1 回 100 mg を 12 時間ごと(長時間作用型のコハク酸塩では 1 回 200 mg を 24 時間ごと)。静注：5 mg をボーラス静注。5 分ごとに合計 3 回まで投与可[2)*1]。

F レニン-アンギオテンシン-アルドステロン系阻害薬

レニン-アンギオテンシン-アルドステロン系阻害薬(RAA 阻害薬)には，アンギオテンシン変換酵素(ACE)阻害薬とアンギオテンシン受容体拮抗薬(ARB)に大別される。

1. **適応**：ACE 阻害薬は本剤に禁忌がないすべての急性冠症候群に適応がある。特に，前壁梗塞，左室収縮不全(駆出率 40％以下)において恩恵があり，発症 24 時間以内に治療を開始することが推奨される[2)]。ARB は ACE 阻害薬に対する耐性がない患者に対して使用できる。
2. **禁忌**：両製剤とも低血圧，両側腎動脈狭窄，腎不全，高カリウム血症で禁忌。
3. **投与法**：ACE 阻害薬経口投与が推奨される(心筋梗塞後に注射薬を使用すると低血圧のリスクがある)。一般的な ACE 阻害薬であるリシノプリルは 1 日 2.5～5 mg より開始し，1 日 10 mg まで増量できる。ACE 阻害薬に対する不耐性の患者には ARB のバルサルタンを投与[2)]。心筋梗塞後患者に対して ACE 阻害薬と同等の効果がある[7)]。初期用量：1 回量 20 mg 経口，12 時間ごと(1 回量 160 mg まで漸次増量可能)[2)]。

G スタチン

1. **適応**：LDL コレステロールが 70 mg/dL 未満の患者も含めて，すべての急性冠症候群患者に対して，安定化後直ちに高強度スタチン療法が推奨される[2, 3)]。現在流通しているスタチンの中で，高用量アトルバスタチンだけが急性冠症候群の生存率改善効果を示した[8)]。
2. **用量**：アトルバスタチン 80 mg 1 日 1 回経口[2, 3)*2]。
3. **備考**：おもな副作用にミオパチーと肝障害がある。通常は長期治療中に問題となるため急性冠症候群の治療開始時点では考慮しなくてよい。しかし，薬物相互作用についての注意喚起が必要である。すなわち，スタチンはシトクロム P450(CYP3A4)で代謝されるため，この酵素を阻害する薬物(アミオダロン，オメプラゾールなど)と併用すると副作用が発生するおそれがある。

＊1 訳注：日本では狭心症に対して酒石酸塩として 1 日 60～120 mg を 1 日 2～3 回に分割投与する。コハク酸塩，注射薬は未承認。

＊2 訳注：日本での保険収載用量は高コレステロール血症で最大 20 mg，家族性高コレステロール血症で最大 40 mg。

Ⅱ. 再灌流療法

A アプローチ

1. 急性冠症候群の根本的な治療目標は，冠動脈の閉塞解除と血流の再開である。この目的を達成するために，(a)経皮的冠動脈インターベンション(percutaneous coronary intervention：PCI)による冠動脈造影，冠動脈形成術，ステント留置，(b)血栓溶解療法，(c)冠動脈バイパス手術，の 3 つの治療法がある。

2. 再灌流療法の適否は心電図の ST 上昇の有無によって決定される(後述)。

B ST 上昇型急性冠症候群

12 誘導心電図で連続する 2 つ以上の誘導における 0.1 mV 以上の ST 上昇は，責任冠動脈の完全閉塞による貫壁性梗塞を示している。**ST 上昇型心筋梗塞**(ST-elevation myocardial infarction：STEMI)と称し，緊急インターベンションが必要である。

1. 時間に依存する

PCI・血栓溶解療法のどちらの再灌流療法も閉塞した血管が再疎通することで結果として死亡率が低下する[2]という事実に疑う余地はないが，生存率改善効果は時間依存性である。胸痛発症から治療までの時間が遅れると治療効果は減少する。図 14.1 は血栓溶解療法が実施されるまでの時間と生存率の関係を示した[9]。発症から 12 時間以上経過した場合，生存率の改善はほとんどない。

2. 再灌流療法の適応

STEMI(または新規発症の左脚ブロック)患者に対する再灌流療法のおもな適応は以下のとおりである[2]。

a. 発症から 12 時間以内。

b. 発症から 12～24 時間経過して心筋虚血が持続している徴候がある。

c. 発症時間に関係なく，急性の重症心不全または心原性ショックの状態。

3. 経皮的冠動脈インターベンション(PCI)

急性冠症候群に対する PCI*3 は梗塞責任血管を再疎通する。良好な予後が得られるため，血栓溶解療法より推奨される(図 14.2)[10-12]。ただし，PCI が実施可能な病院は限られているため，PCI の適応となる STEMI 患者(発症から 12 時間以内)では以下が推奨される[2]。

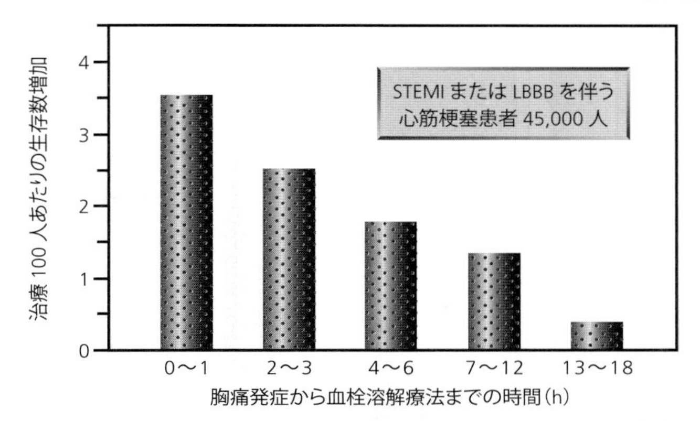

図 14.1　血栓溶解療法の胸痛発症時からの時間経過と生存数増加の関係

LBBB：左脚ブロック，STEMI：ST 上昇型心筋梗塞。(参考文献 9 より)

a. PCI が実施できる病院では，患者接触から 90 分以内に PCI を実施する。

b. PCI が実施できない病院では，患者を PCI 可能施設に迅速に転送し，最初の接触から 2 時間以内に PCI を実施する。

4. 血栓溶解療法

血栓溶解療法は，PCI が実施できない施設にいるか PCI の治療目標時間に間に合わない場合の代替療法として選択される。良好な結果を得るために，病院到着から 30 分以内に血栓溶解療法を開始しなければならない[2)]。治療開始前に禁忌事項を確認する(表 14.1)。

a. 血栓溶解薬：血栓溶解薬は，プラスミノゲンをプラスミンに変換することでフィブリン鎖を細かく切断する。表 14.2 に示した薬物は，フィブリンに結合したプラスミノゲンに特異的に作用(血栓に特異的な線維素溶解)するため，全身性の線溶は制限され出血のリスクを軽減している。どの薬物も再疎通率は同等である(約 85%)[2)]。

b. 出血リスク：重大な出血性合併症は，脳出血(0.5〜1%)と頭蓋内出

＊3 **訳注**：一般にプライマリー PCI と呼ばれている。

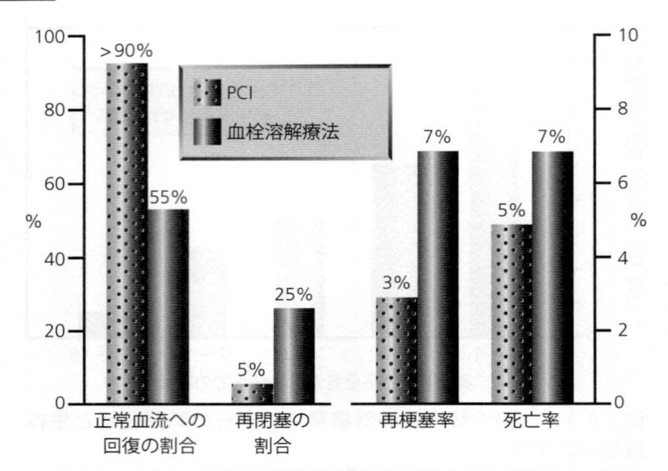

図 14.2 ST 上昇型心筋梗塞における経皮的冠動脈インターベンション(PCI)と血栓溶解療法の予後比較
左側は心血管イベント発生率，右側は臨床予後を示す。(参考文献 10〜12 より)

表 14.1 血栓溶解療法の禁忌

絶対禁忌	相対禁忌
月経以外の活動性出血	収縮期血圧＞180 mmHg または 拡張期血圧＞110 mmHg
頭蓋内の悪性新生物(原発・転移性)	過去 4 週間以内の活動性出血
心血管奇形(例：動静脈奇形)	圧迫困難な部位への血管穿刺
大動脈解離およびその疑い	3 週間以内の大手術
3 カ月以内に発症した脳梗塞(4.5 時間以内は除く)	外傷を伴うまたは 10 分以上実施した心肺蘇生処置
頭蓋内出血の既往	3 カ月前より以前の脳梗塞
3 カ月以内の頭部外傷または顔面外傷	認知症
	活動性の消化管潰瘍
	妊娠
	ワルファリン内服中

(参考文献 2 より)

表 14.2　血栓溶解療法

薬物	用量
アルテプラーゼ(tPA)	1. 初回投与 15 mg 静注 2. 0.75 mg/kg(最大量 50 mg)を 30 分かけて静注 3. 0.5 mg/kg(最大量 35 mg)を 60 分かけて静注 4. 90 分間の最大量は 100 mg
レテプラーゼ(rPA)	1 回 10 単位静注，30 分あけて 2 回投与
テネクテプラーゼ(TNK-tPA)	体重から算出した投与量(下表)を 1 回静注

体重(kg)	<60	60〜69	70〜79	80〜89	>90
用量(mg)	30	35	40	45	50

(参考文献 2 より)

血を除く輸血を要した出血(5〜15%)がある。すべての血栓溶解薬でリスクは同等である[13,14]。

c. 重大な出血性合併症が発生した場合，クリオプレシピテート(10〜15 バッグ)を投与し，フィブリノゲン値 100 mg/mL を目標に新鮮凍結血漿(6 単位を上限)を輸血する。イプシロン-アミノカプロン酸(5 g を 15〜30 分かけて静注)などの抗線溶薬は出血の制御が困難な症例に限定する(血栓形成のリスクがあるため)[14]。

C 非 ST 上昇型急性冠症候群

急性冠症候群で心電図上 ST 上昇を認めない場合を非 ST 上昇型心筋梗塞(non-ST-elevation myocardial infarction：non-STEMI)と称し，貫壁性心筋梗塞と比べて軽度の心筋傷害か，もしくは重度の心筋傷害を起こしうる虚血のどちらかを示している(両者の鑑別はトロポニン値が参考となる)。冠動脈の一部が閉塞するか一過性に完全閉塞し自然に再疎通した結果，non-STEMI を発症する。本来，緊急の再灌流療法の適応はないが，治療が必要となるケースを以下にまとめた。

1. non-STEMI における PCI のタイミングは臨床所見の重症度で決定する[3]。

a. 緊急 PCI の適応となるのは，不応性または再発性の狭心症発作，重症心不全，不安定な血行動態，心原性ショックである。

b. 臨床症状が安定している患者では，スコアリングシステムを利用して予後不良となるリスクを予測し，その結果より PCI の必要性およびタイミングを検討する[3]。

2. 血栓溶解療法は non-STEMI に対しては実施しない。

III. 補完的抗血栓療法

抗凝固療法と抗血小板薬二剤併用療法（dual antiplatelet therapy：DAPT）は急性冠症候群の発症早期における標準治療である。以下に使用される薬物と用量についてまとめた。

A 抗凝固療法

1. PCI を実施した STEMI 患者に対する抗凝固療法は未分画ヘパリンが推奨される。

a. 用量：70〜100 単位/kg をボーラス静注する。グリコプロテイン受容体拮抗薬（後述）の投与が計画されている場合，50〜70 単位/kg をボーラス静注し活性凝固時間（ACT）を治療域（250〜350 秒）に維持する[2]。

2. PCI または血栓溶解療法に続いて短期間（48 時間）の抗凝固療法を実施する場合，未分画ヘパリンを以下の方法で投与する[2]。

a. 60 単位/kg（最大量 4,000 単位）をボーラス静注し，12 単位/kg/h の速度で持続静注する。目標の治療域は aPTT 値がコントロールの 1.5〜2 倍とする[2]。

3. 血栓溶解療法後に長期間（1 週間）の抗凝固を実施する場合，低分子ヘパリンが推奨される。推奨薬であるエノキサパリンを以下の方法で投与する[2]。

a. 75 歳未満：ボーラス投与：30 mg を静注。維持量：1 mg/kg 皮下注 12 時間ごと（初回皮下注はボーラス投与 15 分後に実施，最初の 2 回は最大量 100 mg）。

b. 75 歳以上：ボーラス投与なし。維持量：0.75 mg/kg 皮下注 12 時間ごと（最初の 2 回は最大量 75 mg）。

c. 年齢に関係なく腎不全あり（クレアチニンクリアランス＜30 mL/min）：ボーラス投与なし。維持量：1 mg/kg 皮下注 24 時間ごと。

4. non-STEMI 患者では，入院中または PCI が実施されるまでの間エノキサパリンを投与する。

a. 推奨量：1 mg/kg 皮下注 12 時間ごと。クレアチニンクリアランス

<30 mL/min の場合，1 mg/kg 皮下注 24 時間ごと[3]。

B P2Y12 阻害薬

1. P2Y12 阻害薬は，ADP（アデノシン二リン酸）誘発性血小板凝集に関与する血小板表面の受容体を遮断する。血小板凝集抑制の機序はアスピリンのそれと相違しているため，両者の併用は相加作用が期待できる。
2. 急性冠症候群での使用が承認されているのはクロピドグレル，プラスグレル，チカグレロルの 3 剤である。前の 2 者はプロドラッグのため肝臓で活性代謝物に変換される必要がある。また，P2Y12 受容体を不可逆的に阻害する。プラスグレルは抗血小板作用が最も強力で，出血のリスクも最も高いため，脳卒中または一過性脳虚血発作（TIA）の既往がある患者には推奨されない[2, 3]。
3. P2Y12 阻害薬は通常，アスピリンと併用して処方される。投与量は表 14.3 を参照。PCI を実施しようとしている患者はできるだけ早く，さもなければ PCI 実施時には初回量を投与することが推奨される。

C グリコプロテイン受容体拮抗薬

血小板が活性化されると血小板の膜表面に存在するグリコプロテイン受容体（IIb/IIIa）がフィブリノゲンと結合する。フィブリノゲン分子は別の血小板にも結合し，架橋構造を形成することで血小板凝集を促進する。

1. グリコプロテイン受容体拮抗薬（別名 IIb/IIIa 阻害薬）は，フィブリノゲンが活性化された血小板に結合するのを阻害することで血小板凝集を抑制する。抗血小板薬の中で最も効力が高い薬物とされ，スーパーアスピリンとして知られる。
2. 現在発売されている IIb/IIIa 阻害薬は，アブシキシマブ，エプチフィバチド，チロフィバンの 3 剤*4 である。投与法は表 14.3 を参照。
3. 緊急 PCI 適応の高リスク患者に対して，PCI の直前または実施時点で投与する。
4. アブシキシマブは 3 剤のうち薬効，薬価が最も高い。また，作用持続時間が長く投与中止後の出血時間正常化に 12 時間を要する[15]。一方，短時間作用型のエプチフィバチドとチロフィバンは，出血時間正常化までの時間はそれぞれ 15 分，4 時間である[15]。

＊4 訳注：いずれも国内未発売。

表 14.3 抗血小板薬

薬物	用量
P2Y12 阻害薬	
クロピドグレル	初回 300 mg を経口投与（PCI では 600 mg）。その後，75 mg/日を経口投与。
プラスグレル	初回 60 mg を経口投与。その後，10 mg/日を経口投与。
チカグレロル	初回 180 mg を経口投与。その後 1 回 90 mg を 1 日 2 回経口投与。
IIb/IIIa 阻害薬	
アブシキシマブ	0.25 mg/kg ボーラス静注後，0.125 μg/kg/min（最大 10 μg/min）持続静注（12 時間まで）。
エプチフィバチド	180 μg/kg ボーラス静注後，2 μg/kg/min 持続静注（12～18 時間）。 急性冠症候群に対する PCI 実施時は初回量を 10 分後に追加投与する（腎機能正常時）。 クレアチニンクリアランス<50 mL/min の場合，持続投与量 50%減量。
チロフィバン	25 μg/kg ボーラス静注後，0.1 μg/kg/min 持続静注（12～24 時間）。 クレアチニンクリアランス<30 mL/min の場合，持続投与量 50%減量。

（参考文献 2，3 より）

IV. 合併症

急性冠症候群の合併症は電気的合併症と機械的合併症に大別される。前者は第 13，15 章を参照のこと。後者について，ここで述べる。

A 構造的欠陥

構造的欠陥は貫壁性（ST 上昇型）心筋梗塞で生じる。発症 1 週間以内に発症するが，24 時間以内が最も多い[2]。通常，経胸壁心エコー検査で診断される。一時的な循環補助手段として大動脈内バルーンパンピング（IABP）を実施し，多くの症例で緊急の外科的修復術が必要となる。

1. 急性僧帽弁逆流は，乳頭筋の断裂と左室リモデリングの結果生じる。

肺水腫が突然発症し，特徴的な全収縮期雑音が聴取される。心エコー検査で診断でき，直ちに外科医にコンサルテーションしなければならない。手術が遅れると予後不良となるためである[16)]。手術までの一時的なつなぎとして動脈拡張薬(ヒドララジンなど)とIABPが必要である。死亡率は，僧帽弁修復術で20％である[2)]が，手術をしなければ70％にのぼる[17)]。

2. **心室中隔破裂**は，通常24時間以内に発生する。また，血栓溶解療法後により多く発生する[18)]。急性僧帽弁逆流と類似し，急性心不全症状と著明な全収縮期雑音が出現するが，経胸壁心エコー検査で診断可能である。血行動態が安定している場合もあるが，病状が悪化する可能性があるため緊急手術の適応となる。術後死亡率は20〜80％(ショック患者で高くなる)である[2)]。

3. **左室自由壁破裂**は，胸部症状の再発および心電図上の新たなST異常を認める。心嚢内に血液が貯留し，急速に心タンポナーデへ進行する。心エコー検査で診断可能で，直ちに救命のための心膜穿刺を実施する。緊急の手術が唯一の治療選択肢となる。最新の手術手技である「パッチ接着法」により死亡率が12％まで低下すると報告されている[19)]。

B ポンプ機能不全

1. ST上昇型心筋梗塞(STEMI)の約10％が心臓のポンプ機能不全，心原性ショックに至る[20)]。大半は入院中に発症するが，15％はSTEMI発症時に合併している[2)]。

2. PCI(実施できない場合，血栓溶解療法)または冠動脈バイパス術を緊急で行う。ある多施設共同研究の報告では，上記いずれかの治療による6時間以内の血行再建は，保存的治療または待機的手術と比較して死亡率の13％の絶対減少を観察した[21)]。

3. 心原性ショックの循環管理は第8章(III-C項およびIV項)に記した。梗塞後の心原性ショックにおいて熟慮するべき点は，循環補助の際に心筋酸素消費量増加(好ましくない状態)を起こさないように管理することである。この点でIABPは薬理学的循環補助よりも優れている(表14.4)。

表 14.4 血行動態補助法と心筋酸素消費量

パラメータ	IABP	ドブタミン・ノルアドレナリン
前負荷	↓	↑
収縮力	—	↑↑
後負荷	↓	↑
心拍数	—	↑↑
心筋酸素消費量への効果	↓↓	↑↑↑↑↑↑

IABP：大動脈内バルーンパンピング。

V. 急性大動脈解離

急性大動脈解離は上行大動脈に発生した場合，しばしば急性冠症候群と誤って診断され，また急性冠症候群の原因となる。しかし，急性冠症候群とは異なる疾患で適切な管理を怠ると死に至る外科的緊急疾患である。

A 病態生理

発症機序は，大動脈の内膜に裂け目が生じ内膜と中膜の間隙に血液が流入することで偽腔を形成することである。上行大動脈解離では，解離が中枢側へ逆行性に拡大することで冠動脈閉塞や大動脈弁閉鎖不全，心タンポナーデを合併する[22]。

B 臨床症状

1. 最も多い症状は，突然発症する鋭い胸痛である。疼痛は胸骨後面(上行大動脈解離)または背部(下行大動脈)に認める。注意しなければならないこととして，**数時間から数日の間に自然に胸痛が鎮まることがあり**[23, 24]，診断を誤る要因となる。また約 5%の患者は無症状である[22]。

2. 最も多い臨床所見は，高血圧(全患者の 50%)と大動脈弁閉鎖不全(同 50%)である[23, 24]。上肢の脈拍の左右差(大動脈弓の左鎖骨下動脈起始部の閉塞による症状)を確認できるのは全患者の 15%だけである[24]。

3. 胸部 X 線検査における縦隔拡大所見は症例の 60%で認められるが[24]，20%は正常である[22]。心電図検査における虚血性変化は症例の 15%，心筋梗塞は 5%で認められるが，一方で 30%は正常である[22]。

C 画像診断

1. 大動脈解離の診断には次の 4 つのモダリティのうちのいずれかを実施する必要がある(カッコ内は感度/特異度)：MRI(98%/98%)，経食道心エコー検査(98%/77%)，造影 CT(94%/87%)，大動脈造影(88%/94%)[25]。ここからわかるように，**MRI は感度，特異度とも最高である**。

D 治療

大動脈解離の治療目標は，血圧管理と外科的修復がある。

1. 降圧療法

降圧療法を実施する際には，心拍出量が増加しないようにする必要がある。大動脈を通過する血液量が増加すると圧力の上昇により解離の範囲が拡大するためである。この理由から，**心室収縮力を減少する**(陰性変力作用をもつ) **β 遮断薬**が推奨される。表 14.5 に血圧の管理法を示した。

a. 最も使用されている β 遮断薬はエスモロールである。短時間作用型(9 分間)で調節性に優れており，迅速に目標の状態に到達できる。

b. 代替薬のラベタロールは α および β 受容体の複合遮断薬でボーラスまたは持続静注が可能である。

2. 予後

内科的治療のみで管理した場合の死亡率は発症時点より 1 時間あたり 1〜2%ずつ増加していく[22]。外科的修復術を 24 時間および 48 時間の時点で実施した場合の死亡率の低下は，それぞれ 10%と 12%である[22]。

表 14.5　急性大動脈解離に対する降圧薬 [a]

薬物	用量・コメント
エスモロール	500 μg/kg ボーラス静注後，50 μg/kg/min で持続静注。収縮期血圧 120 mmHg 以下または心拍数 60 bpm 以下になるまで 5 分ごとに 25 μg/kg/min ずつ増量(最大量 200 μg/kg/min)。
ラベタロール	20 mg を 2 分かけて静注後，必要時 20〜40 mg を 10 分間隔で投与または 1〜2 mg/min 持続静注しエスモロールと同等の効果を得るまで継続。累積最大投与量 300 mg。

a 訳注：注射薬は国内未発売。

参考文献

1. Roger V, Go AS, Lloyd-Jones D, et al. Heart disease and stroke statistics—2012 update: a report from the American Heart Association. *Circulation* 2012; 125:e2-e220.
2. Ogara PT, Kushner FG, Ascheim DD, et al. 2013 ACCF/AHA guideline for the management of ST-elevation myocardial infarction. *J Am Coll Cardiol* 2013; 61:e78-e140.
3. Amsterdam EA, Wenger NK, Brindis RG, et al. 2014 AHA/ACC guideline for the management of patients with non-ST-elevation myocardial acute coronary syndromes. *Circulation* 2014; 130:e344-e426.
4. McNulty PH, King N, Scott S, et al. Effects of supplemental oxygen administration on coronary blood flow in patients undergoing cardiac catheterization. *Am J Physiol Heart Circ Physiol.* 2005; 288:H1057-1062.
5. Bulkley GB. Reactive oxygen metabolites and reperfusion injury: aberrant triggering of reticuloendothelial function. *Lancet* 1994; 344:934-936.
6. Stub D, Smith K, Bernard S, et al; AVOID Investigators. Air versus oxygen in ST-segment elevation myocardial infarction. *Circulation* 2015; 131:2143-2150.
7. Pfeffer MA, McMurray JJV, Velazquez EJ, et al. Valsartan, captopril, or both in myocardial infarction complicated by heart failure, left ventricular dysfunction, or both. *N Engl J Med.* 2003; 349:1893-96.
8. Cannon CP, Braunwald E, McCabe CH, et al. Intensive versus moderate lipid lowering with statins after acute coronary syndromes. *N Engl J Med.* 2004; 350:1495-504.
9. Fibrinolytic Therapy Trialists Collaborative Group. Indications for fibrinolytic therapy in suspected acute myocardial infarction: collaborative overview of early mortality and major morbidity results from all randomized trials of more than 1000 patients. *Lancet* 1994; 343:311-322.
10. The GUSTO IIb Angioplasty Substudy Investigators. A clinical trial comparing primary coronary angioplasty with tissue plasminogen activator for acute myocardial infarction. *N Engl J Med* 1997; 336:1621-1628.
11. Keeley EC, Boura JA, Grines CL. Primary angioplasty versus intravenous thrombolytic therapy for acute myocardial infarction: a quantitative review of 23 randomized trials. *Lancet* 2003; 361:13-20.
12. Stone GW, Cox D, Garcia E, et al. Normal flow（TIMI-3）before mechanical reperfusion therapy is an independent determinant of survival in acute myocardial infarction. *Circulation* 2001; 104:636-641.
13. Llevadot J, Giugliano RP, Antman EM. Bolus fibrinolytic therapy in acute myocardial infarction. *JAMA* 2001; 286:442-449.
14. Young GP, Hoffman JR. Thrombolytic therapy. *Emerg Med Clin* 1995; 13:735-759.
15. Patrono C, Coller B, Fitzgerald G, et al. Platelet-active drugs: the relationship among dose, effectiveness, and side effects. *Chest* 2004; 126:234S-264S.
16. Tepe NA, Edmunds LH Jr. Operation for acute postinfarction mitral insufficiency and cardiogenic shock. *J Thorac Cardiovasc Surg.* 1985; 89:525-30.
17. Thompson CR, Buller CE, Sleeper LA, et al. Cardiogenic shock due to acute severe mi-

tral regurgitation complicating acute myocardial infarction: a report from the SHOCK trial registry. *J Am Coll Cardiol* 2000; 36:1104-1109.

18. Prêtre R, Ye Q, Grünenfelder J, et al. Operative results of "repair" of ventricular septal rupture after acute myocardial infraction. *Am J Cardiol.* 1999; 84:785-8.
19. Haddadin S, Milano AD, Faggian G, et al. Surgical treatment of postinfarction left ventricular free wall rupture. *J Card Surg* 2009; 24:624-631.
20. Samuels LF, Darze ES. Management of acute cardiogenic shock. *Cardiol Clin* 2003; 21:43-49.
21. Hochman JS, Sleeper LA, While HD, et al. One-year survival following early revascularization for cardiogenic shock. *JAMA* 2001; 285:190-192.
22. Tsai TT, Nienaber CA, Eagle KA. Acute aortic syndromes. *Circulation* 2005; 112:3802-3813.
23. Khan IA, Nair CK. Clinical, diagnostic, and management perspectives of aortic dissection. *Chest* 2002; 122:311-328.
24. Knaut AL, Cleveland JC. Aortic emergencies. *Emerg Med Clin N Am* 2003; 21:817-845.
25. Zegel HG, Chmielewski S, Freiman DB. The imaging evaluation of thoracic aortic dissection. *Appl Radiol* 1995; (June):15-25.

Chapter 15

心停止

Cardiac Arrest

本章では**心肺蘇生**(cardiopulmonary resuscitation：CPR)および心拍再開後の治療について解説する。さらに，心停止後の神経学的予後予測についても述べる。内容は米国心臓協会(AHA)の心肺蘇生ガイドライン最新版にもとづいている[1-3]。

I. 一次救命処置

一次救命処置(basic life support：BLS)の基本 3 要素は，(a)胸骨圧迫，(b)気道確保(口咽頭の気道開通)，(c)人工呼吸，である。

A 胸骨圧迫

1. BLS の構成要素は従来 ABC〔Airway(気道)，Breathing(呼吸)，Circulation(循環)〕の順番で表されていたが，胸骨圧迫を強調するため CAB(Circulation，Airway，Breathing)に変更された。その根拠は，心停止は基本的に(呼吸障害ではなく)循環障害であるという解釈にもとづいている。
2. 胸骨圧迫に関する推奨を表 15.1 に示す。迅速な絶え間のない胸骨圧迫が特に強調されている。

B 気道確保

仰臥位の傷病者は舌根沈下により気道が閉塞する。気道確保は，口咽頭の開通を維持するための方法である。「頭部後屈あご先挙上法」(頸部を過伸展し下顎が前方に移動する方法)は咽頭後部から舌を引き上げることで舌沈下による気道閉塞を解除する手技である。

C 人工呼吸

1. 気管挿管に先立ちフェイスマスクを接続した自己膨張式バッグ(例：Ambu バッグ)に酸素を流して人工呼吸に使用する。バッグを用手的に圧迫することで換気が可能となる。胸骨圧迫 30 回に続いて人工呼吸を 2 回実施する(表 15.1)。

表 15.1　胸骨圧迫の方法（BLS ガイドラインより）
1. 胸骨の下半分を 100〜120 回/min の速さで圧迫する。
2. 胸骨圧迫のたびに深さ 5〜6 cm まで圧迫する。そして，次の圧迫までに心臓に血液を充満させるため胸壁がもとの位置まで戻るようにする。
3. 第 1 救助者は，胸骨圧迫 30 回から CPR を開始する。その後 2 回の人工呼吸を実施する。高度な気道確保器具が挿入されるまで，胸骨圧迫と人工呼吸の比率を 30：2 で実施する。
4. 高度な気道確保器具が挿入された後，胸骨圧迫は人工呼吸中に中断せず継続する。
5. 胸骨圧迫は，絶対に必要なとき（例：電気的除細動を実施する場合）以外は中断しない。

（参考文献 1 より）

2. 気管挿管実施後は 6 秒ごと（1 分間に 10 回）に人工呼吸を実施し，胸骨圧迫は中断しない。

3. 1 回換気量

a. CPR 中の 1 回換気量が多いと肺の過膨張が起こり[4]，心臓の再充満を阻害し胸骨圧迫の効果を減弱する。

b. 用手換気における推奨換気量は通常の体格の成人で 6〜7 mL/kg[5] または約 500 mL であるが，CPR 中に換気量のモニターができないため，この推奨を遵守するのは困難である。

c. 過剰な 1 回換気量を避ける方法として，バッグの容積（たいていは 1〜2 L）を基準にして換気を行う方法がある。例えばバッグの容積が 1 L の場合，約半分の容積になるまでバッグを圧迫するとおよそ 500 mL の換気ができる。他の方法として，例えば片手でバッグを押す「ワンハンドバッギング」法は（個人的意見によると）換気量が 600〜800 mL で肺の過膨張の原因にはならない。

4. 換気回数

CPR 中に換気回数の増加がしばしばみられる[4, 6]。平均換気回数が 30 回/min になるとの報告もあり，問題となる[6]。呼気時に肺が虚脱する時間が十分取れないため呼気終末に肺容量が過剰となり気道内圧が陽圧となる。これを呼気終末陽圧（end-expiratory positive pressure：PEEP）と呼ぶ。この生体内で発生した「内因性 PEEP」による胸腔内圧の上昇は，心臓への静脈還流や拡張期における心室拡張を抑制する。この 2 つの効果は胸骨圧迫によって心臓から送りだす血液量（CPR にける心拍出量)を制限する。内因性 PEEP については第 21 章で解説する。

II. 二次救命処置

二次救命処置(advanced cardiovascular life support：ACLS)は気管挿管，人工呼吸，除細動，循環補助薬物の投与で構成される[2]。本項では除細動と循環補助薬物を中心に心室細動(ventricular fibrillation：VF)または無脈性心室頻拍(pulseless ventricular tachycardia：無脈性 VT)における処置，心静止または無脈性電気活動(pulseless electrical activity：PEA)における処置について述べる。

A 心室細動(VF)と無脈性心室頻拍(無脈性 VT)

初期心電図波形(心リズム)がいわゆる「ショック適応リズム」である VF と無脈性 VT は心停止の中で予後が最もよい。

1. 除細動

非同期ショック(タイミングが QRS 波形と一致しない)による電気的カルディオバージョンは除細動(defibrillation)と呼ばれ，VF および無脈性 VT の心停止において最も効果的な蘇生処置である。しかし，除細動による生存率改善は**時間依存性**である(図 15.1)[7]。

a. ショックエネルギー：現在製造されている除細動器は，二相性のショック波形を使用している(単相性波形よりも低いエネルギーで効果を得ることができる)。二相性波形は異なる 3 つの波形でデザインされており，それぞれ等しいエネルギー設定でも異なる電流を供給する。そのため，決まったエネルギー量を推奨することが難しく，最新の ACLS ガイドラインでは初回エネルギー量を各除細動器製造業者の推奨量とするのが妥当であるとし[2]，不明の場合，最大エネルギー量(二相性でおよそ 200 J，単相性で 360 J)としている[2]〔自動体外式除細動器(AED)はあらかじめ設定されたエネルギー量を使用している〕。

2. プロトコル

図 15.2 は，成人の心停止 ACLS アルゴリズムである。VF および無脈性 VT における除細動プロトコルが左半分に示されている。

a. 適応があれば 3 回の除細動を初回量と等しいエネルギー量で実施。

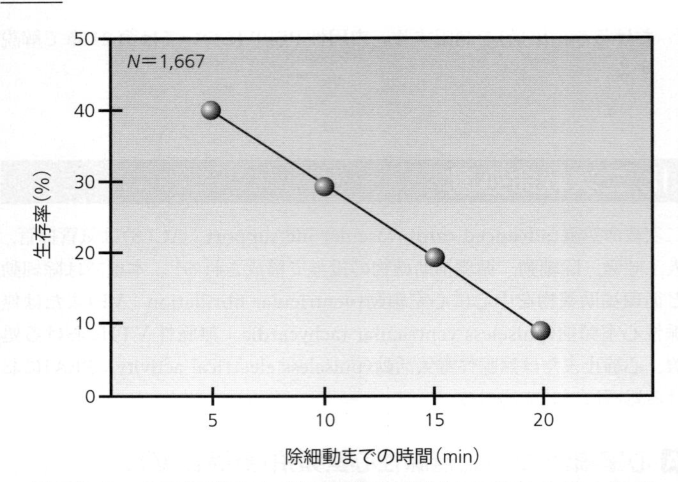

図 15.1　心室細動および無脈性心室頻拍の院外心停止傷病者における心停止から初回除細動までの時間と生存率の関係
N＝症例数。（参考文献 7 より）

b. ショック実施後の波形の確認は，2 分間の絶え間ない胸骨圧迫を実施した後に行う（ショックの連続実施は胸骨圧迫の中断時間が延長するため推奨されない）[2)]。
c. 2 回目のショック実施後，アドレナリンの静注または骨髄注（1 回 1 mg，蘇生処置中 3〜5 分ごとに繰り返す）。
d. 3 回目のショック後，アミオダロンの静注または骨髄内注（初回 300 mg，必要時の追加 150 mg）。
e. 2 回のショック実施後に VF あるいは無脈性 VT が継続している場合，予後不良である。

B 心静止と無脈性電気活動（PEA）

心リズムが心静止および PEA（「ショック非適応」リズム）では，心肺蘇生後の予後が好ましくない。蘇生アルゴリズムは図 15.2 の右半分に示した。おもな追加処置はアドレナリン投与（投与方法は VF/無脈性 VT と同じ）であり，心リズムがショック適応の VF または無脈性 VT に変化するまで除細動は実施しない。

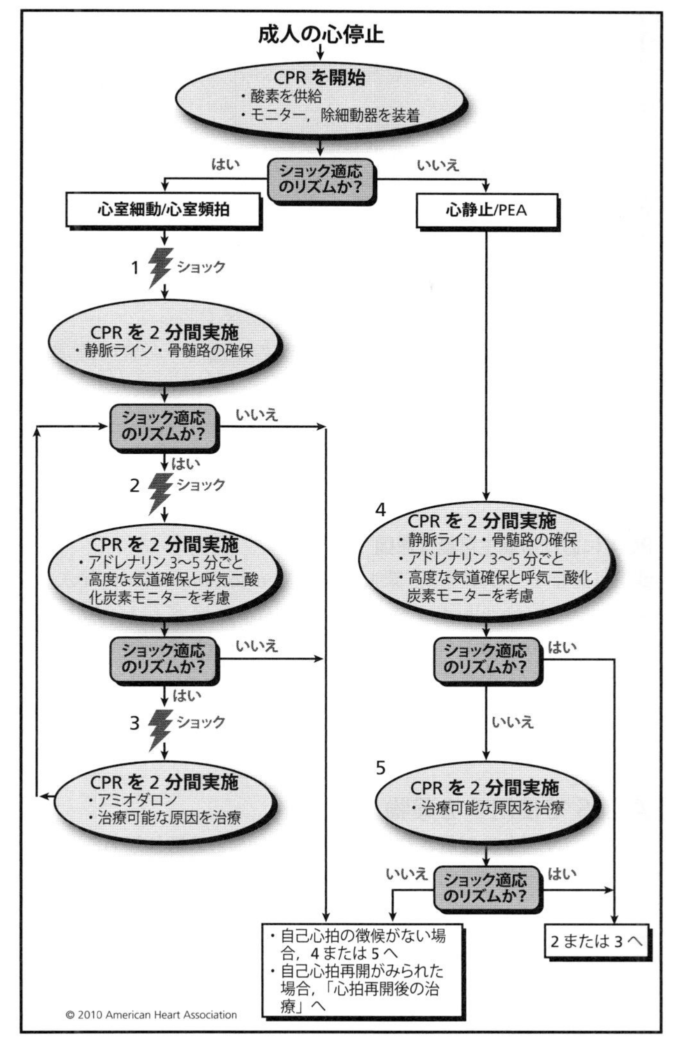

図 15.2　成人の心停止 ACLS アルゴリズム

CPR：心肺蘇生，PEA：無脈性電気活動。（参考文献 2 より）

表 15.2　二次救命処置(ACLS)で使用する薬物

薬物	用量とコメント
昇圧薬	
アドレナリン	用量：1 mg 静注/骨髄注 3〜5 分ごと。 備考：昇圧薬の効果により冠灌流圧が上昇するが心臓への刺激は逆効果である。
抗不整脈薬	
アミオダロン	用量：300 mg 静注/骨髄注。必要時 150 mg を追加投与。 備考：除細動および昇圧薬に対して不応性の VF/VT に選択される抗不整脈薬である。
リドカイン	用量：1〜1.5 mg/kg 静注/骨髄注。必要時追加投与 0.5〜0.75 mg/kg 5〜10 分ごと(最大 3 mg/kg)，または 1〜4 mg/min 持続注。 備考：アミオダロンの代替薬。ただし効果は限定的。

(参考文献 2 より)

1. PEA における蘇生可能な原因

蘇生可能な 4 つの原因は，緊張性気胸(Tension pneumothorax)，心タンポナーデ(pericardial Tamponade)，肺血栓塞栓症(pulmonary Thromboembolism)，心筋梗塞(Thrombotic occlusion of the coronary arteries)と T の頭文字で記憶できる。多くの ER や ICU ではベッドサイドに超音波検査装置が準備されているが，これにより緊張性気胸と心タンポナーデを迅速に診断できる。

C ACLS で使用する薬物

ACLS アルゴリズムに記載されている薬物(表 15.2)は数種類あるが，どの薬物も生存率の改善を証明したものはない[2)](それでは，なぜ使用するのだろうか？)。

1. アドレナリン

本剤は循環不全(ショック)にける昇圧薬として持続投与(1〜15 μg/min)される(第 45 章 III 項参照)。心停止における使用法(1 mg を 3〜5 分ごとに静注)では，強力な全身血管収縮作用により十分な冠灌流圧(胸骨圧迫中に発生する大動脈と右房圧の拡張期圧の差)が得られる[8)]。しかし，β 受容体刺激を介した心臓刺激は冠動脈血流増加作用を打ち消してしまう[*1]。アドレナリンは自己心拍再開(return of spontaneous circulation：ROSC)率は改善するが死亡率は改善しない[2, 9)]。

a. 投与：静注や骨髄内注ができないまれな症例では，アドレナリンは気管チューブを通して上気道に投与することができる。気管内投与時の投与量は，静注時の 2〜2.5 倍である[2)]。

2. アミオダロン

アミオダロンは，除細動やアドレナリンに対して難治性の VF/ 無脈性 VT に推奨される抗不整脈薬である[2)]。この推奨は本剤とプラセボ[10)]，リドカイン[11)]を比較した複数の研究で生存入院率の増加を示したことを根拠としている。しかし，これらの研究は生存退院率の改善を示さなかった。

3. リドカイン

もともとショック不応性の VF/無脈性 VT に対する抗不整脈薬として推奨されていたが，現在ではアミオダロンの代替薬としてのみ推奨される。

D 呼気終末二酸化炭素分圧（呼気終末 P_{CO_2}）

最終代謝産物である二酸化炭素は肺動脈からの血流（すなわち心拍出量）によって肺胞へ運搬され，呼気中に排出される。肺胞換気量が一定であるとき，心拍出量が低下すると呼気中の二酸化炭素分圧は低下する（呼気終末における二酸化炭素分圧を呼気終末 P_{CO_2} と呼ぶ）[12)]。この相関関係は，心拍出量変化の非侵襲的指標として呼気終末 P_{CO_2} を利用する根拠となっている[13)]。

1. 予測指標

CPR 中に呼気終末 P_{CO_2} をモニターすることは効果的な蘇生処置を評価するのに有用である。図 15.3 は 20 分間の CPR における呼気終末 P_{CO_2} の推移について，ROSC 症例と比較した結果である[14)]。ROSC を達成した場合，経過とともに呼気終末 P_{CO_2} が上昇していくのに対して，そうでない場合は呼気終末 P_{CO_2} が低下していく。

a. **CPR を 20 分間実施した時点での呼気終末 P_{CO_2} が 10 mmHg 未満の場合，ROSC 達成できる可能性は低下するというエビデンスがある**[2, 14-16)]。

＊1 **訳注**：心筋酸素消費量の増加のため。

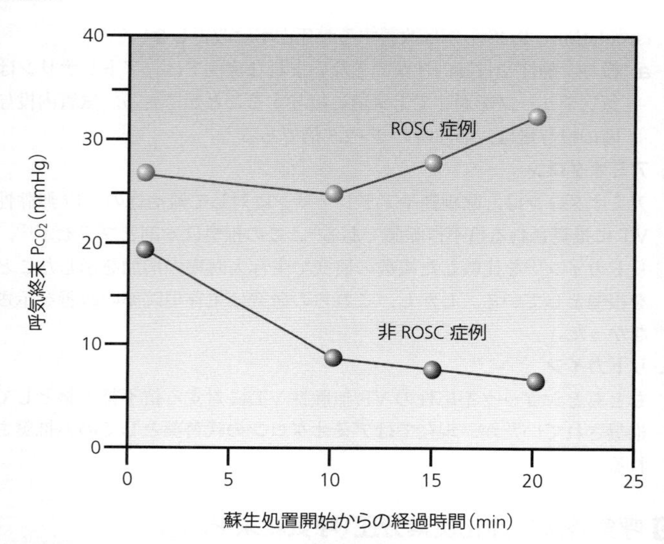

図 15.3　心肺蘇生中の呼気終末 P_{CO_2} の時間経過
自己心拍再開（ROSC）症例と非 ROSC 症例の比較。グラフ中の点は各群の平均値を示す。（参考文献 14 より）

III. 心拍再開後治療

蘇生に成功して ICU に入室した 24,000 人のうち 71％が生存退院できなかったという調査報告に示されるように，自己心拍再開は満足のいく予後を保証するわけではない[17]。

A 心停止後症候群

心停止後症候群（post-cardiac arrest syndrome：PCAS）は，（a）脳傷害，（b）心機能障害，（c）全身性炎症反応の 3 つの特徴がみられる[18]。

1. 脳傷害は，虚血および再灌流障害の結果生じ[18]，**心停止蘇生後患者の死亡および神経学的障害の主要な原因となる。**
   a. **低血圧，低血糖，発熱は重症化の原因となるため，**十分注意を払わなければならない。
2. 心機能は，収縮期および拡張期の両方が障害され（「気絶」心筋），血行動態が不安定となる。しかし，この障害は可逆的であり 72 時間以内に改善する[18]。

a. 心停止の少なくとも半数は急性心筋梗塞であり[18]，これに対して緊急の冠動脈造影と冠動脈形成術により予後を改善する[19]。

3. 全身性炎症反応(発熱，白血球増加)は，臓器血流の再灌流により惹起され，非常に強い反応を呈し，多臓器不全を引き起こす。

B 目標体温管理

目標体温管理(targeted temperature management：TTM)は，おもに脳において再灌流障害の拡大を抑えることを目的として，設定した温度に体温を低下させる。TTMは，適切な管理により神経損傷の拡大を減少させ，生存率を上昇させる[20]。TTMの特徴を表15.3に，要点を以下に記した。

表 15.3 目標体温管理(TTM)

特徴	説明
対象患者	心停止蘇生後に昏睡状態の患者
禁忌	体温がすでに36℃以下，大量出血，クリオグロブリン血症
設定温度	32〜36℃
治療時間	24時間
復温スピード	0.25〜0.5℃/h
合併症	シバリング，徐脈，心抑制，低血圧，利尿，低カリウム血症，凝固障害，非痙攣性てんかん重積，感染症

1. 心停止を起こした場所や初期波形の種類にかかわらず，心停止蘇生後に意識が回復しない患者が対象となる[2]。
2. 心停止後できるだけ早く開始する。
3. 初期輸液に冷却した輸液製剤の使用は再心停止率を上昇させるため[21]，投与する場合は注意を要する。
4. 冷却には体表面冷却または血管内冷却による自動体温管理装置を使用することが適切である。血管内冷却装置は，特殊な中心静脈カテーテルを挿入する必要があるが，体表面冷却でみられる皮膚の血管攣縮を回避できる。
5. 目標体温は32〜36℃が推奨されているが，容易に目標温度に到達できることと低めの温度設定と比較して予後が同等であったことから，1番高い温度設定(36℃)が最も推奨される[22, 23]。
6. 目標体温を24時間維持する。

7. 自動冷却装置による緩徐な復温(0.25〜0.5℃/h)が推奨される[24]。
8. TTMの合併症は，シバリング，徐脈，心抑制，低血圧，利尿，低カリウム血症，高血糖，凝固障害，非痙攣性てんかん重積，感染症がある[18, 25]。
9. シバリングは冷却中によくみられる合併症である。シバリングは体温上昇を引き起こすため冷却するのと逆の結果を招く。シバリングの対処は，プロポフォール(0.1〜0.2 mg/kg/min)またはミダゾラム(0.02〜0.1 mg/kg/h)を静脈内投与する。マグネシウム(5 g 5時間かけて静注)も効果的である。難治性のシバリングは筋弛緩薬(シスアトラクリウム0.15〜0.2 mg/kg ボーラス静注後，1〜2 μg/kg/min 持続静注)にて管理する。
10. 使用可能であればTTM実施中の持続脳波モニタリングを行う。10%の患者に非痙攣性てんかん重積を認めたと報告されている[25]。
11. 低体温により鎮静薬の代謝が遅延するため，鎮静薬の中止は復温後可能な限り早い時点で行い，患者の意識レベル評価が遅れることを避ける。

C 神経学的予後評価

1. 心拍再開後またはTTM後に患者の意識が回復しない場合，神経学的予後不良(意識の回復や自立した生活が困難)であるとの判断を下す前に最低3日間の猶予をおかなければならない。
2. TTMを実施せず心拍再開後72時間またはTTM実施後72時間昏睡状態の患者は，次の所見が認められれば神経学的予後不良である[3]。
   a. 瞳孔の対光反射消失
   b. ミオクローヌス(顔面，体幹，四肢の反復性の不規則な運動)
   c. 脳波上群発抑止の存在または，外的刺激による脳波上の反応の欠如
3. 上記2のa〜cの所見が認められない場合，TTMを実施せず心拍再開後7日間の昏睡状態の持続が認められれば神経学的予後不良の根拠となりうる[26]。TTM実施後7日間の昏睡状態持続についての予測値は報告されていないが，TTMを実施しない場合と比較して，実施した場合に心拍再開後から意識が回復するまでの時間は延長しない[27]。よって，TTMを実施した場合も7日間の昏睡状態の持続は神経学的予後不良であると推定できる。
4. 痛覚刺激に対する異常な伸展反射(除脳肢位)の存在は，神経学的予後不良の信頼できる所見ではない[3]。

参考文献

1. Kleinman ME, Brennan EE, Goldberger ZD, et al. Part 5: Adult basic life support and cardiopulmonary resuscitation quality: 2015 American Heart Association Guidelines Update for Cardiopulmonary Resuscitation and Emergency Cardiovascular Care. *Circulation* 2015; 132(Suppl 2):S414-S435.
2. Link MS, Berkow LC, Kudenchuk PJ, et al. Part 7: Adult advanced cardiovascular life support: 2015 American Heart Association Guidelines Update for Cardiopulmonary Resuscitation and Emergency Cardiovascular Care. *Circulation* 2015; 132 (Suppl 2): S444-S464.
3. Callaway CW, Donnino MW, Fink EL, et al. Part 8: Post-cardiac arrest care: 2015 American Heart Association Guidelines Update for Cardiopulmonary Resuscitation and Emergency Cardiovascular Care. *Circulation* 2015; 132 (Suppl 2):S465-S482.
4. Aufderheide TP, Lurie KG. Death by hyperventilation: A common and life-threatening problem during cardiopulmonary resuscitation. *Crit Care Med* 2004; 32 (Suppl): S345-S351.
5. Berg RA, Hemphill R, Abella BS, et al. Part 5: Adult basic life support: 2010 American Heart Association Guidelines for Cardiopulmonary Resuscitation and Emergency Cardiovascular Care. *Circulation* 2010; 122 (Suppl 3):S685-S705.
6. Abella BS, Alvarado JP, Mykelbust H, et al. Quality of cardiopulmonary resuscitation during in-hospital cardiac arrest. *JAMA* 2005; 293:305-310.
7. Larsen MP, Eisenberg M, Cummins RO, Hallstrom AP. Predicting survival from out of hospital cardiac arrest: a graphic model. *Ann Emerg Med* 1993; 22:1652-1658.
8. Sun S, Tang W, Song F, et al. The effects of epinephrine on outcomes of normothermic and therapeutic hypothermic cardiopulmonary resuscitation. *Crit Care Med* 2010; 38:2175-2180.
9. Herlitz J, Ekstrom L, Wennerblom B, et al. Adrenaline in out-ofhospital ventricular fibrillation. Does it make any difference? *Resuscitation* 1995; 29:195-201.
10. Kudenchuk PJ, Cobb LA, Copass MK, et al. Amiodarone for out-of-hospital cardiac arrest due to ventricular fibrillation. *N Engl J Med* 1999; 341:871-878.
11. Dorian P, Cass D, Schwartz B, et al. Amiodarone as compared to lidocaine for shock-resistant ventricular fibrillation. *N Engl J Med* 2002; 346:884-890.
12. Nassar BS, Schmidt GA. Capnography during critical illness. *Chest* 2016; 149:576-585.
13. Monnet X, Bataille A, Magalhaes E, et al. End-tidal carbon dioxide is better than arterial pressure for predicting volume responsiveness by the passive leg raising test. *Intensive Care Med* 2013; 39:93-100.
14. Kolar M, Krizmaric M, Klemen P, Grmec S. Partial pressure of endtidal carbon dioxide predicts successful cardiopulmonary resuscitation—a prospective observational study. *Crit Care* 2008; 12:R115.
15. Sanders AB, Kern KB, Otto CW, et al. End-tidal carbon dioxide monitoring during cardiopulmonary resuscitation. *JAMA* 1989; 262:1347-1351.
16. Wayne MA, Levine RL, Miller CC. Use of end-tidal carbon dioxide to predict outcome

in prehospital cardiac arrest. *Ann Emerg Med* 1995; 25:762-767.

17. Nolan JP, Laver SR, Welch CA, et al. Outcome following admission to UK intensive care units after cardiac arrest: a secondary analysis of the ICNARC Case Mix Programme Database. *Anesthesia* 2007; 62:1207-1216.
18. Nolan JP, Neumar RW, Adrie C, et al. Post-cardiac arrest syndrome: epidemiology, pathophysiology, and prognostication. *Resuscitation* 2008; 79:350-379.
19. Sunde K, Pytte M, Jacobsen D, et al. Implementation of a standard treatment protocol for post-resuscitation care after out-ofhospital cardiac arrest. *Resuscitation* 2007; 73:29-39.
20. The Hypothermia After Cardiac Arrest Study group. Mild therapeutic hypothermia to improve the neurologic outcome after cardiac arrest. *N Engl J Med* 2002; 346: 549-556.
21. Kim F, Nichol G, Maynard C, et al. Effect of prehospital induction of mild hypothermia on survival and neurological status among adults with cardiac arrest: a randomized clinical trial. *JAMA* 2014; 311:45-52.
22. Nielsen N, Wettersley J, Cronberg T, et al. Targeted temperature management at 33°C versus 36°C after cardiac arrest. *N Engl J Med* 2013; 369:2197-2206.
23. Frydland, Kjaergaard J, Erlinge D, et al. Target temperature management of 33°C and 36°C in patients with out-of-hospital cardiac arrest with non-shockable rhythm—a TTM sub-study. *Resuscitation* 2015; 89:142-148.
24. Holzer M. Targeted temperature management for comatose survivors of cardiac arrest. *N Engl J Med* 2010; 363:1256-1264.
25. Rittenberger JC, Popescu A, Brenner RP, et al. Frequency and timing of nonconvulsive status epilepticus in comatose, post-cardiac arrest subjects treated with hypothermia. *Neurocrit Care* 2012; 16:114-122.
26. Levy DE, Caronna JJ, Singer BH, et al. Predicting outcome from hypoxicischemic coma. *JAMA* 1985; 253:1420-1426.
27. Fugate JE, Wijdicks EFM, White RD, Rabinstein AA. Does therapeutic hypothermia affect time to awakening in cardiac arrest survivors? *Neurology* 2011; 77:1346-1350.

人工呼吸器関連肺炎

Ventilator-Associated Pneumonia

肺炎に対する臨床的アプローチは，「問題がある(problematic)」という 1 つの言葉によって特徴づけられる。基本的な問題としては，肺実質感染の検知力には限りがあること，責任病原体を同定する標準的な方法がないことなどがあげられる。

本章では機械換気 72 時間後に出現する肺炎(すなわち，人工呼吸器関連肺炎)に関する現状を提示し，臨床的な診療ガイドライン[1-3]や，この病態に関する最近の総説[4, 5]からの推奨をあげる。

I. 一般的な情報

人工呼吸器関連肺炎(ventilator-associated pneumonia：VAP)に関して観察されることがらを，以下に要約する。

1. 肺炎は ICU 患者で最もよくみられる院内感染であり[6]，これらの肺炎の 90％以上が機械換気中に発生する[2]。しかし，剖検にもとづく研究では，半分以上の VAP が偽陽性の診断であり[7]，VAP の発生は過大に評価されている。

2. 主たる病原体が肺炎球菌，非定型微生物，およびウイルスである市中肺炎とは異なり，VAP の責任病原体の 4 分の 3 はグラム陰性好気性桿菌や黄色ブドウ球菌である(表 16.1 を参照)[8]。

3. VAP に伴う死亡率は 0～65％とさまざまであり[3, 9]，VAP は生命を脅かす病気ではないという主張もある[9]。しかし，(前述のとおり) VAP は過剰に診断されがちなので[7]，VAP に伴う死亡率は注意深く解釈しなければならない。

II. 予防法

中咽頭からの病原微生物の流入が，ほとんどの VAP 症例における誘因だと考えられている。ICU 患者において，中咽頭内に最も頻繁に定着している病原体はグラム陰性好気性桿菌であり(第 3 章，図 3.2 参照)，これが

表 16.1 人工呼吸器関連肺炎で分離された病原体

微生物	頻度
グラム陰性桿菌	56.5%
緑膿菌	18.9%
大腸菌	9.2%
ヘモフィルス種	7.1%
Enterobacter spp.	3.8%
プロテウス	3.8%
肺炎桿菌	3.2%
その他	10.5%
グラム陽性球菌	42.1%
黄色ブドウ球菌	18.9%
肺炎レンサ球菌	13.2%
ヘモフィルス種	1.4%
その他	8.6%
真菌	1.3%

（参考文献 8 より）

VAP においてこれらの病原体がよくみられる理由となっている。

A 口腔内除菌

1. 病原体が中咽頭に定着することによって VAP がはじまると認識することが，VAP 予防のために口腔咽頭内の除菌を開始することにつながる。
2. 口腔内除菌法（例：クロルヘキシジンまたは抗菌薬の局所投与）は第 3 章 II 項に示す通りであり，微生物の気管内への定着と VAP を減らす上での口腔内除菌の利点は図 3.3 に示す通りである。
3. ルーチンでのクロルヘキシジンによる口腔内ケア（洗口液またはジェルによる，1 日 2〜3 回）は，人工呼吸に依存している患者における診療のスタンダードとなっている。

B ルーチンでの気道ケア

人工気道（気管チューブや気管切開チューブ）の内側の表面は病原微生物が定着するので，吸引カテーテルをチューブに通すことで微生物が移動し，病原体を下気道に持ち込むことになりうる[10]。こういうリスクがあるためルーチンでの気管吸引は推奨されず，気道から分泌物を除去する必要があるときのみ吸引を用いるべきである[11]。

C 声門下分泌物の除去

1. 一般的に信じられていることとは逆に，**気管チューブのカフを漏れがないようにしっかりと膨らませても，口腔内分泌物の下気道への垂れ込みを防ぐことはできない**。気管切開されている患者の半数以上で唾液や経管栄養の誤嚥が生じることが示されており，そのほとんどで誤嚥は臨床的に気づかれることなく起こっている[12]。
2. 膨らませたカフ周囲からの誤嚥に対する懸念から，カフ上の吸引ポートをそなえた特殊な気管チューブ(Mallinckrodt TaperGuard Evac Tube)の導入が進められた。吸引ポートを連続的な吸引源(通常は－20 cmH_2O を超えない)に接続し，図 16.1 に示したように声門下領域にたまった分泌物を除去する。
3. 臨床研究によると，これらの特殊な気管チューブを用いて声門下の分泌物を除去すると，VAP の頻度が有意に低下することが示されている[13]。

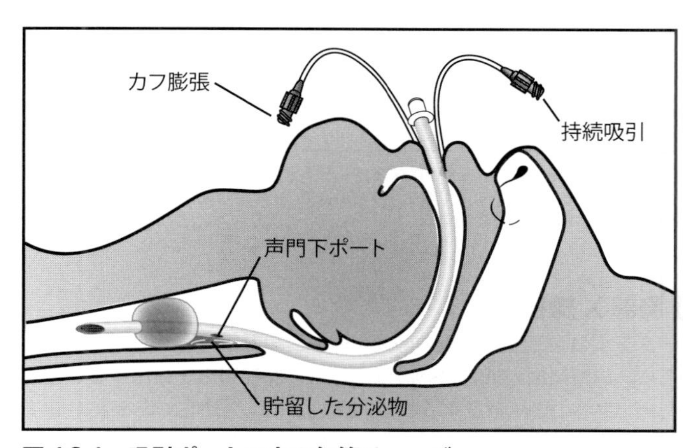

図 16.1　吸引ポートつきの気管チューブ
声門下領域にたまった分泌物を除去するための吸引ポートが，カフの直上についている。

III. 臨床的な特徴

A 診断の精度

伝統的な VAP の臨床的な診断基準には，(a)発熱または低体温，(b)白血球増加症または白血球減少症，(c)呼吸器系の分泌物量増加または分泌物の性状変化，(d)胸部 X 線写真上の新しい，または進行性の浸潤影，が含まれる[4)]。

1. 伝統的な臨床基準を用いて VAP と診断された症例でも，検死で肺炎がみつかる頻度は 30〜40%にすぎない[7)]。
2. VAP 診断の臨床基準の精度を表 16.2 に示す。この表では臨床所見にもとづいた生存中の VAP の診断を評価するために，死後解剖での肺炎の証拠を用いた 2 つの研究結果を示している[14, 15)]。いずれの研究においても，肺炎が存在するかしないかにかかわらず，臨床所見は同様であった。これらの研究は，臨床的基準のみでは VAP の診断が不可能であることを示している。

表 16.2 人工呼吸器関連肺炎を同定するための臨床的基準の価値

研究	臨床的基準	解剖時の肺炎の尤度比 [a]
Fagon ら[14)]	X 線写真上の浸潤影 ＋膿性痰 ＋発熱または白血球増加症	1.03
Timset ら[15)]	X 線写真上の浸潤影 ＋発熱，白血球増加症，膿性痰のうちの 2 つ	0.96

a：尤度比は，肺炎を有する患者が臨床所見を示す尤度と，肺炎を有さない患者が同じ臨床所見を示す尤度の比を示す。尤度比が 1 であることは，肺炎が存在してもしなくても臨床所見は同様であることを意味する。

B 胸部 X 線検査

ポータブルの胸部 X 線検査の肺硬化像の検知力は，表 16.3 に示す通りである[16)]。診断精度の低さ(49%)は，おもに肺浸潤影を検出する感度が低いためであることに留意すること。図 16.2 に，発熱している ICU 患者でのポータブル胸部 X 線写真と CT 写真を示す。CT 写真では両肺の背側領域に微細な硬化像がみられるのに対し，胸部 X 線写真では明らかな浸潤影がないことに注意してほしい。

表 16.3 ポータブル胸部 X 線と超音波検査の診断的能力

	感度	特異度	精度
肺胞硬化像			
ポータブル胸部 X 線写真	38%	89%	49%
超音波検査	100%	78%	95%
胸水貯留			
ポータブル胸部 X 線写真	65%	81%	69%
超音波検査	100%	100%	100%

（データは参考文献 16 より）

C 肺超音波検査

表 16.3 に示す通り，肺硬化像を検知するうえで，ポータブル胸部 X 線写真に比べて肺超音波検査はより信頼性が高い（検査方法については参考文献 17 を参照）。

D アルゴリズム案

National Healthcare Safety Network が最近発表した VAP 診断のアルゴリズムでは，胸部 X 線所見は含まれていない[1]。このアルゴリズムを図 16.3 に示す。「おそらく VAP（probable VAP）」の診断を下すには臨床基準にもとづかず，肺感染の証拠がいくつか必要となることに注意する。

IV. 微生物学的評価

VAP の診断は責任病原体を同定することに重きをおいており，この目的のために用いられるさまざまな方法を次に述べる。

A 血液培養

血液培養は 25%の症例についてのみ陽性で[2]，分離された病原体がしばしば肺以外の組織由来であるため，血液培養の VAP 診断における価値は限定的である[7]。

B 気管吸引物

VAP が疑われる症例における伝統的なアプローチとして，気管チューブまたは気管切開チューブを通した呼吸器系分泌物吸引があげられる。これ

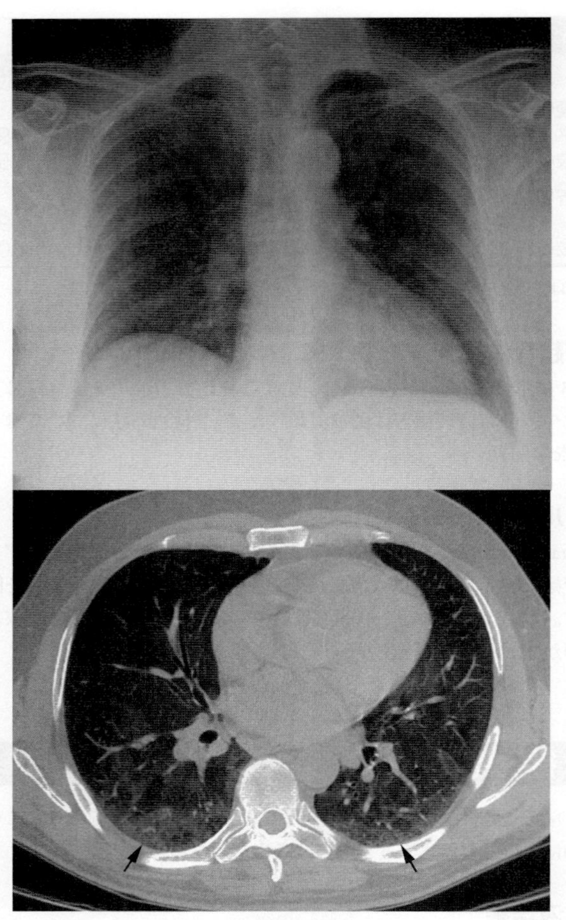

図 16.2　肺浸潤影を検知するうえで，ポータブル胸部 X 線写真の感度には限界がある

発熱のある患者において，CT 写真では両肺の背側領域に浸潤影がみられる（矢印で示す）のに対し，胸部 X 線写真では明らかな浸潤影がみられない。

I. 人工呼吸器関連の病態

人工呼吸の状態が 2 日以上安定しているか改善した後，患者が次の酸素化悪化の徴候の少なくとも 1 つを有している。

1. 少なくとも 2 日間，1 日の最低吸入酸素濃度が 20%以上高くなっている。
2. 少なくとも 2 日間，1 日の最低 PEEP レベルが 3 cmH_2O 以上高くなっている。

II. 感染が関係する人工呼吸器関連合併症

機械換気開始から少なくとも 3 日後で，しかも酸素化悪化から 2 日以内に，

1. 患者の体温が 38℃以上または 36℃未満，または
2. 白血球数が 12,000/μL 以上または 4,000/μL 以下。

III. おそらく人工呼吸器関連肺炎

機械換気開始から少なくとも 3 日後で，酸素化悪化から 2 日以内で，患者が次のうちの 1 つを有している。

1. 膿性分泌物（低倍率視野で好中球が 25 個以上，扁平上皮細胞が 10 個以下）および次のうちの 1 つがあてはまる。
   a. 気管内吸引で培養陽性（10^5 CFU/mL†）。
   b. 気管支肺胞洗浄で培養陽性（10^4 CFU/mL 以上†）。
   c. 肺組織で培養陽性（10^4 CFU/mL 以上）。
   d. 経気管支肺生検で培養陽性（10^4 CFU/mL 以上†）。

2. 次のうちの 1 つ（膿性分泌物があってもなくても）。
   a. 胸水で培養陽性。
   b. 肺の病理組織陽性。
   c. レジオネラ種の診断テスト陽性。
   d. 呼吸分泌物でインフルエンザウイルス，アデノウイルス，RS ウイルス，ライノウイルス，ヒトメタニューモウイルス，コロナウイルスの診断陽性。

†：以下を除外する：(a)通常の呼吸器細菌叢，(b)カンジダ種または他に特定されていないイースト，(c)コアグラーゼ陰性ブドウ球菌種，(d)腸球菌種。

図 16.3　人工呼吸器関連肺炎の診断のための National Health Safety Network のアルゴリズム

（参考文献 1 より）

らの検体は上気道に流れ込んだ口腔内分泌物で汚染されている可能性があり，スクリーニングテストによって汚染検体を同定する必要がある(次に述べる)。

1. 顕微鏡的分析

a. 低倍率視野(100 倍)で 10 個以上の扁平上皮細胞が存在することは，検体が口腔内分泌物で汚染されており，培養に適した検体ではないことを意味する[1]。

b. 好中球はルーチンの口腔内洗浄で回収された細胞の 20%を構成しうるので，気管内分泌物内の好中球の存在は感染の証拠にはならない[18]。感染を意味するには，好中球は大量に存在する必要がある。すなわち，低倍率視野(100 倍)で 25 個以上の好中球の存在が，感染の証拠として用いられる[19]。

2. 定性的培養

気管内吸引物の標準的な培養方法により，微生物が存在するかしないかの定性的評価が得られる。

a. この培養方法は高い感度(通常は 90%以上)を有するが，VAP 診断の特異度はきわめて低い(15〜40%)[20]。

b. したがって，定性的培養が陰性であることは VAP の存在を否定することには役立つが，陽性であることは VAP の存在を検知するうえで信頼できる指標ではない。

3. 定量的培養

a. 気管内分泌物(ここでは増殖密度が報告されている)の定量的培養では，VAP 診断の増殖閾値は 1 mL あたり 10^5 コロニー形成単位(colony-forming unit：CFU/mL)である。VAP 診断において，この閾値の感度と特異度はおよそ 75%である[2, 20]。

表 16.4 VAP 診断のための培養方法

	気管内分泌物		気管支肺胞洗浄
	定性的	定量的	
診断閾値	わずかでも成長すれば	10^5 CFU/mL 以上	10^4 CFU/mL 以上
感度	>90%	約 75%	約 75%
特異度	<40%	約 75%	約 80%

(データは参考文献 2，20，22 より)

b. 気管内分泌物に関して両方の培養方法の能力を比較すると(表 16.4 を参照), (特異度が高いことから)定量的培養のほうが VAP の存在をより検出できると考えられる。

C 気管支肺胞洗浄

気管支肺胞洗浄(bronchoalveolar lavage：BAL)では気管支鏡を遠位気道まで進め, 無菌等張食塩液で洗浄を行う。洗浄の対象となる肺区域から適切な試料を回収するうえで, 最低でも 120 mL の洗浄量が推奨される[21]。

1. 定量的培養

a. BAL によって得られた検体の培養を陽性と判断する閾値は 10^4 CFU/mL である[1]。

b. BAL による培養物の感度と特異度については, 表 16.4 のように報告されている[2, 22]。BAL で得られた培養の特異度は最も高いため, これによって VAP の存在が最も確実に決まる。

2. 細胞内寄生菌

a. 細胞内寄生菌に関する BAL 検体の検査によって, 培養結果が明らかになるまで最初の抗菌薬治療の内容を決める助けとなる。

b. **洗浄液内の細胞の 3%以上に細胞内寄生菌が存在する場合は, 肺炎がある確からしさは 90%を超える**[23]。

c. この検査は特別な処理や染色を必要とするので, 微生物検査室に検査に関して特別に要望する必要があるだろう。

3. 気管支鏡を用いない BAL

図 16.4 に示すようなシースつきのカテーテルを用いることで, BAL は気管支鏡の補助なしに行うこともできる。このカテーテル(COMBICATH, KOL Bio-Medical 社)は気管チューブを通して挿入し, 遠位気道に嵌まりこむまで「盲目的に」進める。カテーテルを進める間, カテーテル先端の吸収性ポリエチレンプラグによって汚染を防ぐ。嵌まりこんだら内側のカニューレを進め, 20 mL の無菌食塩液で BAL を行う。培養と顕微鏡検査のために必要な BAL 吸引物は 1 mL のみである。

a. 気管支鏡不使用の BAL(ミニ BAL とも呼ばれる)は安全な手技で, 呼吸療法士が行うことができる[24]。

b. 感染が疑われる領域へカテーテルを向けることができないにもかかわらず, ミニ BAL の定量的培養から得られる利益は, 気管支鏡による BAL で得られる利益と同等である[2, 25]。

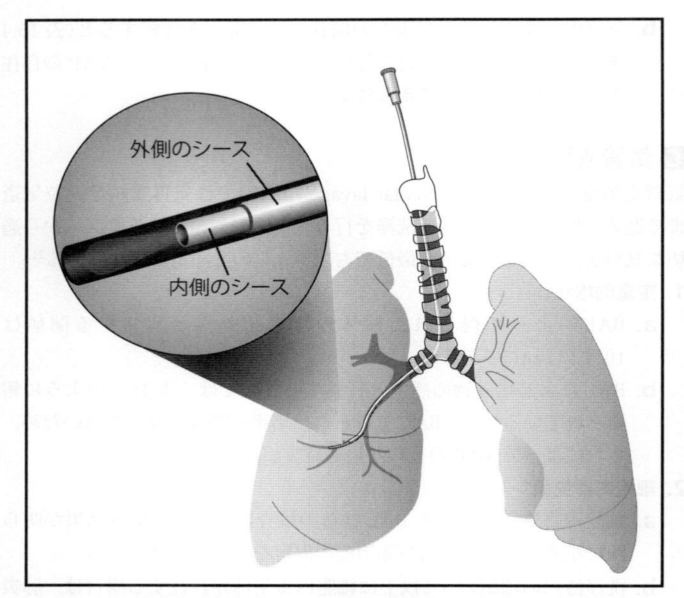

図 16.4　気管支鏡の補助なしに気管支肺胞洗浄を行うための保護カテーテル
説明は本文を参照。

V. 肺炎随伴性胸水

細菌性肺炎の最高 50％で胸水が存在する[26]。これらの肺炎随伴性胸水は，ポータブルの胸部 X 線写真よりも超音波検査で検知される可能性が高い（表 16.3 を参照）。

A 胸腔穿刺

1. 胸腔穿刺は，重篤でないかまたは抗菌薬に反応中の患者における少量の自由に流れる胸水である場合を除き，一般的にすべての肺炎随伴性胸水において薦められる。
2. 特に人工呼吸に依存している患者では，胸水の吸引は超音波ガイド下で行うことが薦められる。
3. 胸水のドレナージを決定する上で，胸水に関する次の検査が必要となる[27]。

a. グラム染色と培養

b. pH（血液ガス分析器で測定）

c. ブドウ糖濃度（pH 測定ができない場合）

4. 他の胸水検査（例：細胞数，タンパク，LDH）は必要ない。

B ドレナージの適応

次のいずれかの存在が，肺炎随伴性胸水ドレナージの適応となる[27, 28]。

1. 量が多い（片側胸腔の半分以上）または被包化されている胸水

2. 膿性の胸水の吸引

3. グラム染色上の微生物の存在，または培養陽性

4. 胸水の pH 7.2 未満

5. 胸水のブドウ糖濃度 60 mg/dL 未満（pH 測定ができない場合）

C ドレナージ

胸水のドレナージのために，（少なくとも最初は）胸腔内へチューブが挿入される。大口径のチューブよりも痛みが小さく，ほとんどの症例では同じぐらい効果的であることから，小口径の胸腔チューブ（10～14 Fr）が薦められる[28]。

1. 胸腔内線維素溶解

被包化された胸水または膿胸では，線維素溶解剤の胸腔内投与によってチューブによる胸腔ドレナージが促進され，外科的ドレナージの必要性が減少する[29]。胸腔内の線維素溶解がうまくいくかどうかは見解が一致しておらず，次の投薬計画が胸水ドレナージを促進することが示されている[30]。

a. 1 日 2 回，3 日間，胸腔チューブを通して組織プラスミノゲン活性化因子（5 mg）と組換えデオキシリボヌクレアーゼ（10 mg）を投与し，投与するたびに胸腔チューブを 1 時間クランプする（デオキシリボヌクレアーゼは細胞外 DNA を破壊するために用いられ，これによって胸水の粘性が高くなる）。

b. 確実に成功させるために両方の薬物を用いなければならない[30]。

2. 外科的ドレナージ

他の治療（例えば抗菌薬，胸腔チューブによるドレナージ，胸腔内線維素溶解）が失敗して 5～7 日経過した場合は，外科的ドレナージが適応となる[27, 28]。低侵襲であることからビデオ補助胸腔鏡下手術（video-assisted thoracoscopic surgery：VATS)が好まれるが，胸膜剝皮術が必要となる場合もある。

VI. 抗菌薬治療

肺炎に対する抗菌薬治療は，集中治療室におけるすべての抗菌薬使用の半分，細菌学的検査によって確認されていない肺炎疑い症例における抗菌薬使用の60%を占める[31]。適切な抗菌薬治療の開始が遅れることによってVAPの死亡率が増加するエビデンスがある[32]ため，速やかな経験的抗菌薬治療の開始を考慮することは不可欠である。

A 経験的抗菌薬治療

1. VAPに対する経験的抗菌薬治療は，グラム陰性好気性桿菌や黄色ブドウ球菌(特にメチシリン耐性株)をカバーすべきである。これらは表16.1に載せた主要な病原体である。
2. よく用いられる投薬計画には，ピペラシリン・タゾバクタム，セフェピムまたはカルバペネム系薬(例えばメロペネム)，さらにバンコマイシン(メチシリン耐性黄色ブドウ球菌に対して)などが含まれる。これらの抗菌薬に対して推奨される投薬量については，第44章を参照のこと。

B 病原体が同定されたら

1. 責任病原体が同定されたら，あなたの病院における病原体の抗菌薬感受性に従って抗菌薬治療は決定されるだろう。
2. ほとんどのVAP症例では，1週間の抗菌薬治療が適切である。ただし，非発酵グラム陰性桿菌(緑膿菌とアシネトバクター・バウマニがこれらの微生物の大半を占める)によるVAPでは，10〜15日間の抗菌薬治療が薦められる[33]。

参考文献

1. Centers for Disease Control, National Healthcare Safety Network. Device-associated Module: Ventilator-Associated Event Protocol. January, 2013. Available on the National Healthcare Safety Network website (www.cdc.gov/nhsn).

2. American Thoracic Society and Infectious Disease Society of America. Guidelines for the management of adults with hospital-acquired, ventilator-associated, and health-care-associated pneumonia. *Am J Respir Crit Care Med* 2005; 171:388-416.
3. Muscedere J, Dodek P, Keenan S, et al. for the VAP Guidelines Committee and the Canadian Critical Care Trials Group. Comprehensive evidence-based clinical practice guidelines for ventilator-associated pneumonia: Prevention. *J Crit Care* 2008; 23:126-137.
4. Kollef MH. Ventilator-associated complications, including infection-related complications: The way forward. *Crit Care Clin* 2013; 29:33-50.
5. Nair GB. Niederman MS. Ventilator-associated pneumonia: present understanding and ongoing debates. *Intensive Care Med* 2015; 41:34-48.
6. Vincent J-L, Rello J, Marshall J, et al. International study of the prevalence and outcomes of infection in intensive care units. *JAMA* 2009; 302:2323-2329.
7. Wunderink RG. Clinical criteria in the diagnosis of ventilatorassociated pneumonia. *Chest* 2000; 117:191S-194S.
8. Chastre J, Wolff M, Fagon J-Y, et al. Comparison of 8 vs 15 days of antibiotic therapy for ventilator-associated pneumonia in adults. *JAMA* 2003; 290:2588-2598.
9. Bregeon F, Cias V, Carret V, et al. Is ventilator-associated pneumonia an independent risk factor for death? *Anesthesiology* 2001; 94:554-560.
10. Adair CC, Gorman SP, Feron BM, et al. Implications of endotracheal tube biofilm for ventilator-associated pneumonia. *Intensive Care Med* 1999; 25:1072-1076.
11. AARC Clinical Practice Guideline. Endotracheal suctioning of mechanically ventilated patients with artificial airways 2010. *Respir Care* 2010; 55:758-764.
12. Elpern EH, Scott MG, Petro L, Ries MH. Pulmonary aspiration in mechanically ventilated patients with tracheostomies. *Chest* 1994; 105:563-566.
13. Muscedere J, Rewa O, Mckechnie K, et al. Subglottic secretion drainage for the prevention of ventilator-associated pneumonia: a systematic review and meta-analysis. *Crit Care Med* 2011; 39:1985-1991.
14. Fagon JY, Chastre J, Hance AJ, et al. Detection of nosocomial lung infection in ventilated patients: use of a protected specimen brush and quantitative culture techniques in 147 patients. *Am Rev Respir Dis* 1988; 138:110-116.
15. Timsit JF. Misset B, Goldstein FW, et al. Reappraisal of distal diagnostic testing in the diagnosis of ICU-acquired pneumonia. *Chest* 1995; 108:1632-1639.
16. Xirouchaki N, Magkanas E, Vaporidi K, et al. Lung ultrasound in critically ill patients: comparison with bedside chest radiography. *Intensive Care Med* 2011; 37:1488-1493.
17. Lichtenstein DA, Lascols N, Meziere G, Gepner G. Ultrasound diagnosis of alveolar consolidation in the critically ill. *Intensive Care Med* 2004; 30:276-281.
18. Rankin JA, Marcy T, Rochester CL, et al. Human airway macrophages. *Am Rev Respir Dis* 1992; 145:928-933.
19. Wong LK, Barry AL, Horgan S. Comparison of six different criteria for judging the acceptability of sputum specimens. *J Clin Microbiol* 1982; 16:627-631.

20. Cook D, Mandell L. Endotracheal aspiration in the diagnosis of ventilator-associated pneumonia. *Chest* 2000; 117:195S-197S.
21. Meduri GU, Chastre J. The standardization of bronchoscopic techniques for ventilator-associated pneumonia. *Chest* 1992; 102:557S-564S.
22. Torres A, El-Ebiary M. Bronchoscopic BAL in the diagnosis of ventilator-associated pneumonia. *Chest* 2000; 117:198S-202S.
23. Veber B, Souweine B, Gachot B, et al. Comparison of direct examination of three types of bronchoscopy specimens used to diagnose nosocomial pneumonia. *Crit Care Med* 2000; 28:962-968.
24. Kollef MH, Bock KR, Richards RD, Hearns ML. The safety and diagnostic accuracy of minibronchoalveolar lavage in patients with suspected ventilator-associated pneumonia. *Ann Intern Med* 1995; 122:743-748.
25. Campbell CD, Jr. Blinded invasive diagnostic procedures in ventilator-associated pneumonia. *Chest* 2000; 117:207S-211S.
26. Light RW, Meyer RD, Sahn SA, et al. Parapneumonic effusions and empyema. *Clin Chest Med* 1985; 6:55-62.
27. Colice GL, Curtis A, Deslauriers J, et al. Medical and surgical treatment of parapneumonic effusions. An evidence-based guideline. *Chest* 2000; 18:1158-1171.
28. Ferreiro L, San Jose ME, Valdes L. Management of parapneumonic pleural effusion in adults. *Arch Bronchoneumol* 2015; 51:637-646.
29. Cameron R, Davies HR. Intra-pleural fibrinolytic therapy versus conservative management in the treatment of adult parapneumonic effusions and empyema. *Cochrane Database Syst Rev* 2008:CD002312.
30. Rahman NM, Maskell NA, West A, et al. Intrapleural use of tissue plasminogen activator and DNase in pleural infection. *N Engl J Med* 2011; 365:518-526.
31. Bergmanns DCJJ, Bonten MJM, Gaillard CA, et al. Indications for antibiotic use in ICU patients: a one-year prospective surveillance. *J Antimicrob Chemother* 1997; 111:676-685.
32. Iregui M, Ward S, Sherman G, et al. Clinical importance of delays in the initiation of appropriate antibiotic treatment for ventilator-associated pneumonia. *Chest* 2002; 122:262-268.
33. Pugh R, Grant C, Cooke RP, Dempsey G. Short-course versus prolonged-course antibiotic therapy for hospital-acquired pneumonia in critically ill adults. *Cochrane Database Syst Rev* 2015:CD007577.

Chapter 17

急性呼吸促迫症候群

Acute Respiratory Distress Syndrome

本章で述べられる病態は**急性呼吸促迫症候群**(acute respiratory distress syndrome：ARDS)という特徴のない名前をもつのだが，これは肺のびまん性炎症性傷害で，世界中の集中治療室への入室の 10%，長期の機械換気の 25%の原因となる[1]。

I. 特徴

A 病因

ARDS の誘因となるイベントは，循環する好中球(全身炎症反応の一部として)である。肺毛細血管において活性化好中球は内皮に接着し，それに続いて肺実質内に遊走する[2]。好中球の脱顆粒は毛細血管内皮を傷害し，高濃度タンパク液の滲出を招き，それが遠位気腔を満たし，肺のガス交換を障害する。

B 素因となる病態

1. ARDS は最初からある病気というわけではなく，さまざまな感染性および非感染性の病態の結果として生じるものである。
2. ARDS の素因となる病態を表 17.1 にあげる。最も頻繁にみられるものには肺炎，肺以外が原因の敗血症，胃内容物の誤嚥がある[1]。素因となる病態がみられない症例は 10%未満である。
3. (すべてではないにしても)これらの病態のほとんどに共通する特徴の 1 つに，全身性炎症反応を招く傾向があることがあげられる。

C 臨床像

ARDS の臨床的特徴を表 17.2 に示した[3]。おもな特徴に，急性低酸素性呼吸不全と，左心不全または体液過剰では説明できない両側性びまん性肺浸潤影がある。既知の素因となる病態が現れて 1 週間以内にほとんどの ARDS 症例(90%以上)が発症し，80%の症例で機械換気が必要となる[1]。

表 17.1 急性呼吸促迫症候群の素因となる病態

病態	頻度[a]
肺炎	59.4%
肺以外を原因とする敗血症	16.0%
誤嚥	14.2%
非心原性ショック	7.5%
外傷	4.2%
輸血	3.9%
肺挫傷	3.2%
その他[b]	8.6%
素因となる病態なし	8.3%

a：参考文献 1 より。50 カ国の 459 の集中治療室からの 3,022 症例を含む。1 つ以上の病態を有する患者がいるので，合計は 100%を超える。
b：その他の素因となる病態には，気道傷害，熱傷，薬物の過剰摂取，人工心肺，壊死性膵炎，脳内出血などがある。

表 17.2 急性呼吸促迫症候群の臨床徴候[a]

特徴	必要条件
タイミング	素因となる病態が現れて 1 週間以内，または症状出現から 1 週間以内に発症する。
画像検査	肺胞硬化に矛盾しない両側性不透過像（胸部 X 線写真または CT スキャンで）。
浮腫の原因	左心不全または体液過剰のエビデンスがない。
酸素化[b]	
軽度	Pa_{O_2}/F_{IO_2}＝201～300 mmHg*
中等度	Pa_{O_2}/F_{IO_2}＝101～200 mmHg
重度	Pa_{O_2}/F_{IO_2}≦100 mmHg
＊：Pa_{O_2}/F_{IO_2} の測定は PEEP または CPAP 5 cmH_2O 以上で行う。	

a：参考文献 3 より。急性呼吸促迫症候群の「ベルリン」定義に従う。
b：高度 1,000 m 以上の場合は，Pa_{O_2}/F_{IO_2}×（大気圧/760）とする。
CPAP：持続気道陽圧，F_{IO_2}：吸入酸素濃度分画，Pa_{O_2}：動脈血酸素分圧，PEEP：呼気終末陽圧。

1. X 線像

ポータブル胸部 X 線写真上の ARDS の特徴的陰影を図 17.1 に示す。浸潤影は細かい顆粒状またはすりガラス様陰影を呈し，両肺に均等に分布する。著明な胸水貯留がないことに注意されたい。これは ARDS と心原性肺水腫を区別するのに役立つ。

2. 酸素化

ARDS における酸素化の障害は，5 cmH_2O 以上の呼気終末陽圧（positive end-expiratory pressure：PEEP）のもとで測定し，PaO_2/FIO_2 比を用いて評価する〔人工呼吸を受けていない患者では，PEEP の代わりに持続気道陽圧（continuous positive airway pressure：CPAP）を用いる〕。

a. ARDS の診断には，PaO_2/FIO_2 比 300 mmHg 未満が必要である（PEEP または CPAP 5 cmH_2O 以上で）[3]。

b. 表 17.2 に PaO_2/FIO_2 比にもとづく疾患の重症度分類（軽度，中等度，重度）を示したが，これは致死的な転帰をたどる見込みを予測することを意図している。軽度，中等度，重度の ARDS の死亡率はそれぞれ平均で 27%，32%，45% と報告されている[3]。

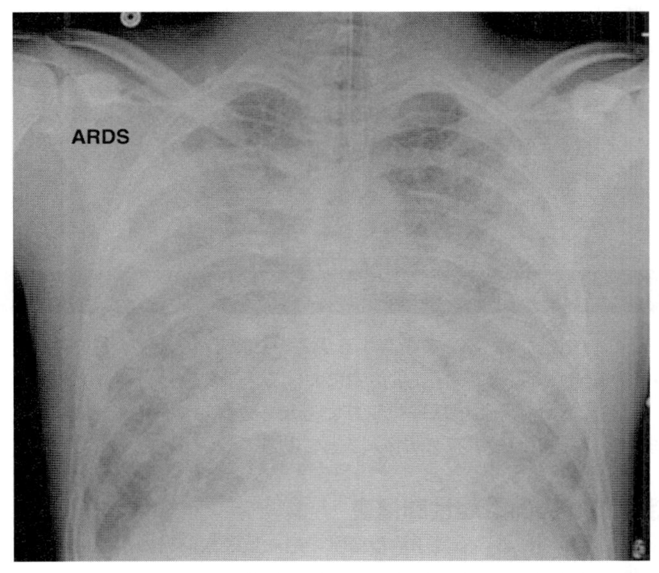

図 17.1　ARDS の特徴的な像を示すポータブル胸部 X 線写真

ARDS：急性呼吸促迫症候群。

D 診断上の問題

ARDSの臨床的特徴の多くは非特異的で，低酸素性呼吸不全を起こす他の病態と共通する。このため以下にみられるように，診断の誤りが生じる傾向にある。

1. ARDSの放射線学的診断における観察者間のばらつきを調べた研究では，21人のARDSのエキスパートによる診断（ARDSかそうでないか）で一致したのは43％の症例にすぎなかった[4]。
2. 表17.2の臨床的基準にもとづいてARDS患者を同定するためにデザインされた大規模後ろ向き研究では，40％のARDS症例は臨床的に認識されなかった[1]。
3. ARDSの臨床診断のもとに死亡した患者の剖検調査では，死後にARDSの証拠が得られたのはわずか50％の患者においてのみだった[5]。このことは，臨床的基準にもとづいてARDSを同定することは，コインを投げて表か裏かを予測するのとかわらないことを意味する。
4. **楔入圧**

   肺動脈閉塞圧（楔入圧）は，ARDSと心原性肺水腫を区別するのに用いられてきた。例えば，18 mmHg以下の楔入圧はARDSの証拠であると考えられる[6]。しかし，これは第5章II-B項で説明されているように，楔入圧が毛細血管静水圧の測定値ではないことから問題がある。楔入圧はARDS診断に必要な測定ではないが，この測定の限界については言及の価値がある。

II. 人工呼吸

すでに述べた通り，ARDSを有する患者のおよそ80％では人工呼吸を必要とする[1]。一般的に，ARDS患者における人工呼吸の目標は2つある。すなわち，(a)肺膨張中に遠位気腔にもたらされる伸展を制限し，(b)肺虚脱中に遠位気腔の虚脱を防ぐ，ことである。

A 人工呼吸器惹起性肺傷害

最近の25年間における集中治療医学の最も重要な発見の1つに，人工呼吸が特にARDS患者における肺損傷の原因となることの発見があげられる。この損傷は，次に述べるように遠位気腔の過度な伸展と関係がある。

1. 不均一性

ARDS 患者のポータブル胸部 X 線写真は，みかけ上，均一な肺浸潤影を示すが，CT では ARDS の肺浸潤影が下側肺領域（dependent lung region）に限定している[7]。図 17.2 の CT 画像を参照してほしい。肺の後ろ側の領域（仰臥位ではこれが dependent lung region に相当する）の密度の高い硬化像に注意すること。胸部前方の病変に巻き込まれていない領域が機能的残気量に相当し，ここが人工呼吸器からの吸気容量を受け取る。

2. 容量損傷

ARDS 患者の機能的残気量は顕著に減少しているため，機械換気での通常の吸気量（10〜15 mL/kg）は**肺胞の過膨張をもたらし，肺胞毛細血管接合面の破壊をきたす**[8]。この容量に関連する肺傷害は，**容量損傷**（volutrauma）として知られている。

a. 容量損傷は炎症細胞とタンパク関連物質の肺への浸潤をもたらし，

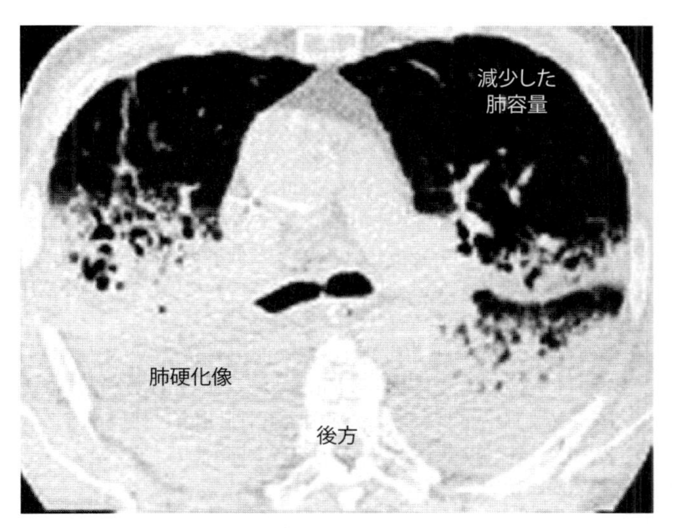

図 17.2　ARDS 患者の肺の CT 像
硬化像が肺の後方領域に限定されている。病変に関与していない胸部の前方 3 分の 1 は，肺の機能している部分を表す。（CT 像は参考文献 7 より。デジタル加工済み）

結果として**人工呼吸器惹起性肺傷害**として知られる臨床的状況が生じる[8, 9]。これは ARDS と著しく類似している。

3. 虚血性肺傷害

ARDS における肺伸展性の低下により，呼気終末の末梢気道の虚脱が生じうる。これが生じると，機械換気は末梢気道の周期的な開通と閉塞が伴いうる。また，この過程は肺傷害の原因となりうる[10]。このタイプの肺傷害は**虚脱性肺傷害**(atelectrauma)と呼ばれ[9]，虚脱気道の開通によって生じる高速の剪断力が原因で生じる。

B 肺保護換気

肺保護換気では容量損傷のリスクを抑えるために低 1 回換気量(6 mL/kg)を採用し，虚脱性肺傷害のリスクを抑えるために呼気終末陽圧(PEEP)を用いる[11]。

1. プロトコル

肺保護換気のプロトコルが ARDS Clinical Network (ARDS の潜在的治療法を評価するために政府によってつくられたネットワーク)によって開発された。このプロトコルを表 17.3 に示す。このプロトコルの 1 回換気量(6 mL/kg)は予測体重，すなわち正常の肺容量に相当する体重，にもとづくものであることに注意されたい。

2. プラトー圧

肺保護換気の目標の 1 つは，吸気終末プラトー圧を 30 cmH_2O 以下とすることである。この圧は吸気終末に呼気側のチューブを閉塞する(肺内に 1 回換気量を保持するために)ことで得られる。このようにすると，気道内圧は一定(プラトー)レベルまで低下する。このとき，気流はなくなるので，この圧は肺の吸気によってもたらされた肺胞内圧と等しくなる。

a. このようにプラトー圧は，陽圧で肺を膨らませることでもたらされた肺胞のストレスを反映するものである。30 cmH_2O を超えるプラトー圧は肺胞の断裂(と人工呼吸器惹起性肺傷害)を起こしうる。

b. プラトー圧については第 19 章，図 19.2 に示した。

3. 呼気終末陽圧(PEEP)

(この圧に関するより詳しい情報は，第 19 章を参照すること) 呼気終末の末梢気道の虚脱を防ぐために，肺保護換気では少なくとも 5 cmH_2O の PEEP を採用する。このゴールは末梢気道の周期的な開通と閉塞(例：虚脱性肺傷害)を防ぐためのものである。

表 17.3　肺保護換気のプロトコル

I. 第 1 ステージ 1. 患者の予測体重(predicted body weight：PBW)を計算する。 男性：PBW＝50＋0.9［身長(cm)－152］ 女性：PBW＝45.5＋0.9［身長(cm)－152］ 2. 1 回換気量(V_T)の初期値を 8 mL/kg PBW に設定する。 3. 呼気終末陽圧(PEEP) 5 cmH_2O を付加する。 4. Sp_{O_2} 88〜95％に達するような最低の F_{IO_2} を選択する。 5. V_T＝6 mL/kg となるまで 2 時間ごとに 1 mL/kg ずつ減少させる。
II. 第 2 ステージ 1. V_T＝6 mL/kg のときに吸気終末プラトー圧(end-inspiratory plateau pressure：P_{pl})を測定する。 2. もしも P_{pl}＞30 cmH_2O ならば，P_{pl}＜30 cmH_2O または V_T＝4 mL/kg となるまで V_T を 1 mL/kg ずつ減少させる。
III. 第 3 ステージ 1. 呼吸性アシドーシスがないかどうか動脈血ガスをモニターする。 2. もしも pH＝7.15〜7.30 ならば，pH＞7.30 または呼吸回数が 35 回 /min となるまで呼吸回数を増加させる。 3. もしも pH＜7.15 ならば，呼吸回数を 35 回 /min まで増やす。pH がそれでも 7.15 未満であれば，pH＞7.15 となるまで V_T を 1 mL/kg ずつ増加させる。
IV. 最適目標 V_T＝6 mL/kg，P_{pl}≦30 cmH_2O，Sp_{O_2}＝88〜95 %，pH＝7.30〜7.45

(ARDS Network によって開発されたプロトコルより。www.ardsnet.org より入手可能)

a. 酸素化の問題がなければ，PEEP レベルは通常は 5〜7.5 cmH_2O を維持する(次を参照)。高い PEEP レベルをルーチンに用いても，ARDS の転帰を改善しない[12]。

b. 潜在的に毒性のあるレベルの吸入酸素濃度(F_{IO_2}＞60％)が必要な低酸素血症症例では，段階的に PEEP レベルを高くすることが動脈血の酸素化を改善し，吸入酸素濃度を(毒性のないレベルに)低くすることに役立つ可能性がある。

c. PEEP レベルを高くすると吸気終末プラトー(肺胞)圧も高くなり，プラトー圧が 30 cmH_2O に達すると PEEP レベルも「安全」な範囲内で最高値に達したということになる。

4. 高二酸化炭素血症の容認

低容量換気が潜在的にもたらす結果の1つとして，肺を通した二酸化炭素排泄の減少があげられる。その結果として高二酸化炭素血症と呼吸性アシドーシスが起こる。これは有害という証拠がない限り容認される(高二酸化炭素許容換気)[13]。

a. 高二酸化炭素血症の容認の限界は明らかではないが，これに関する臨床研究によると，動脈血 Pco_2 60～70 mmHg や動脈血 pH 7.2～7.25 はほとんどの患者において安全であることが示されている[14]。

5. 生存への影響

肺保護換気は ARDS の生存率を改善することが示されているが[15]，この結果は必ずしも一貫してみられるものではない[16]。この換気方法がうまくいくかいかないかを決める主要な要因には，吸気終末プラトー(肺胞)圧を 30 cmH_2O 未満に保つことができることがあげられる。

III. その他の対策

以下の対策は ARDS の転帰に影響を与えうる。

A 体液管理

1. 臨床研究によると，ARDS 患者で正の体液バランスを避けることで機械換気の時間を短縮させ[17]，生存率を改善させること[18]が示されている。
2. ARDS Network によって開発された体液管理のシンプルなプロトコルを表 17.4 に示す[19]。このプロトコルでは血管内容量を反映する指標として中心静脈圧が用いられている(これは図 7.1 に示すように有効ではない)が，ARDS 患者において輸液出納のバランスをとるうえで有効であることが示されている[19]。

B 副腎皮質ステロイド療法

ステロイドは中等度から重度の ARDS の早期治療，および未治癒の ARDS に用いられうる[20]。ARDS において，ステロイド療法が患者生存に対して利点があるかどうかについては一定の見解がないが，機械換気の期間短縮，ガス交換の改善，ICU 滞在期間短縮など，他の潜在的利点はある[20]。

表 17.4 体液管理のためのプロトコル

中心静脈圧（mmHg）	尿量	
	<5 mL/kg/h	≧5 mL/kg/h
>8	フロセミド[a]	フロセミド
4〜8	輸液ボーラス投与	フロセミド
<4	輸液ボーラス投与	介入なし

フロセミドの投与量：
20 mg 静脈内ボーラス投与，または 3 mg/h で持続静注，あるいは最後に効果的だったことがわかっている投与量で開始する。目標に到達するまで，必要があれば投与量を倍増する。最高投与量は 160 mg（静脈内ボーラス投与）または 24 mg/h（持続静注）である。

a：低い尿量が腎機能障害を伴う（血清クレアチニン濃度>3 mg/dL）時は，フロセミド投与を止める。
（参考文献 19 より）

1. 中等度から重度の ARDS

次のステロイドの投薬計画は，PEEP 10 cmH_2O で $Pa{O_2}/F{IO_2}$ 200 mmHg 未満の ARDS の早期治療に推奨される[20]。

a. メチルプレドニゾロン：30 分かけて 1 mg/kg（理想体重），その後 14 日間 1 mg/kg/ 日持続投与し，それから次の 14 日間で漸減する。

b. この投薬計画が感染のリスクを高くするというエビデンスはない[20]。

2. 未治癒の ARDS

ARDS 発生から 7〜14 日後に線維増殖期があり，最終的には不可逆的な肺線維症に至る[21]。高用量ステロイド療法は肺線維症への進展を止める助けになりうる。7 日間後に ARDS が消失しはじめないときは，次に示すステロイドの投薬計画が薦められる[20]。

a. メチルプレドニゾロン：30 分かけて 2 mg/kg（理想体重），その後 14 日間 2 mg/kg/ 日持続投与し，それから次の 7 日間で 1 mg/kg/日（持続投与），続いて抜管後 2 週間かけて漸減する。

b. この投薬計画が感染のリスクを高くするというエビデンスはない[20]。

C 腹臥位療法

腹臥位にすること（通常は 1 日 12〜18 時間）は，重篤または治療抵抗性の低酸素血症を有する患者において利点がある。

1. この体位によって動脈血の酸素化を改善(前方のより含気のよい肺領域の血流を増やすことによる)し，人工呼吸器惹起性肺傷害のリスクを低下させる(肺膨張がより均一化するので)[22]。
2. 重篤な低酸素血症(PEEP 5 cmH_2O 以上で Pa_{O_2}/F_{IO_2} 100 mmHg 未満)を有する患者で早期(48 時間以内)にはじめると，腹臥位療法によって生存率が改善しうる[23]。長時間(1 日 16 時間以上)にわたって腹臥位にすることも，生存率を向上させうる[23]。
3. 不安定な脊椎骨折は，腹臥位療法の絶対禁忌である[24]。相対禁忌には骨盤骨折，最近の顔面外傷または顔面手術，頭蓋内圧亢進，血行動態不安定，大量喀血などがあげられる[24]。
4. 最も注意すべき合併症には，褥瘡と気管チューブの閉塞がある[23]。

D うまくいかないことがら

ARDS の治療で不成功に終わったものは数多く，気管内サーファクタント(成人)，一酸化窒素吸入，静脈内 *N*-アセチルシステイン，イブプロフェン，プロスタグランジン E 持続投与，心房性ナトリウム利尿ペプチド，モノクローナル抗エンドトキシン抗体，好中球エラスターゼ阻害薬，および免疫栄養療法などがあげられる[25]。

IV. 治療抵抗性低酸素血症

ARDS 患者のおよそ 10〜15％では重篤な低酸素血症に進展し，これは酸素療法や従来の人工呼吸に対して抵抗性を示す[26]。治療抵抗性の低酸素血症は生命に対する即時的な脅威である。動脈血の酸素化を改善するうえで次の「救命療法」を用いることができる。

A PEEP の漸増

肺保護換気に用いられる以上のレベルにまで PEEP を増やすことによって，虚脱肺胞が再度拡張し(肺胞リクルートメント)，それによって動脈血の酸素化が改善しうる。

1. 低容量換気(予測体重 1 kg あたり 6 mL)を用いることで，吸気終末プラトー圧が 30 cmH_2O (人工呼吸器惹起性肺傷害の閾値)に達するまで PEEP を 3〜5 cmH_2O ずつ高くすることができる[27]。この方法によって人工呼吸器惹起性肺傷害のリスクを限定しつつ，肺胞リクルートメントが促進され，動脈血の酸素化が改善される。

2. PEEPを高くすることの欠点として，静脈還流が阻害され，その結果として心拍出量が減少するリスクがあげられる。PEEPを高くした際に血圧が低下しはじめるならば，心臓の充満を保つために輸液負荷が必要になるだろう。

B 気道圧開放換気

1. 気道圧開放換気(airway pressure release ventiation：APRV)では，比較的高い気道内圧での長時間の自発呼吸(虚脱肺胞を開くために)を行い，それを短時間中断させてすばやく肺を虚脱させる(CO_2除去を促進するために)[28]。

2. 気道圧開放換気では自発呼吸が用いられるので，PEEPの代わりに高いレベルのCPAPが用いられる。

3. 気道圧開放換気によって24時間かけて徐々に動脈血酸素化が改善するが[28]，生存率は上昇させない[25]。

4. この換気モードは第20章で詳しく述べられている。

C 高頻度振動換気

1. 高頻度振動換気(high frequency oscillatory ventilation：HFOV)では小さい1回換気量(1〜2 mL/kg)を速い圧振動(300周期/min)で送る。小さい1回換気量を用いることで容量損傷のリスクを下げ，速い圧振動が末梢気道の虚脱を防ぐ平均気道内圧を作り出し，虚脱性肺傷害を防ぐ[29]。

2. 気道圧開放換気のように，高頻度振動換気はしばしば動脈血の酸素化を改善するが，生存上の利点があることは示されていない[25]。

3. 高頻度振動換気については第20章に詳しく述べられている。

D 体外式膜型人工肺

1. 体外式膜型人工肺(extracorporeal membrane oxygenation：ECMO)は，膜型肺(membrane oxygenator)を通して静脈血を汲み上げ，静脈系へ返血する(静脈-静脈膜型人工肺)補助呼吸モードである。膜型肺は機械換気の(代替というよりは)補助として働き，人工呼吸器惹起性肺傷害のリスクを低下させるために肺の換気は低い気道内圧で行われる[30]。

2. 体外式膜型人工肺は近年，急激に一般化が進んだが，体外式膜型人工肺によって生存に関する利点があるかどうかを調べるランダム化研究については結論がでていない[31]。

参考文献

1. Bellani G, Laffey JG, Pham T, et al. Epidemiology, patterns of care, and mortality for patients with acute respiratory distress syndrome in intensive care units in 50 countries. *JAMA* 2016; 315:788-800.
2. Abraham E. Neutrophils and acute lung injury. *Crit Care Med* 2003; 31 (Suppl) : S195-S199.
3. The ARDS Definition Task Force. Acute respiratory distress syndrome. The Berlin definition. *JAMA* 2012; 307:2526-2533.
4. Rubenfeld GD, Caldwell E, Granton J, et al. Interobserver variability in applying a radiographic definition for ARDS. *Chest* 1999; 116:1347-1353.
5. de Hemptinne Q, Remmelink M, Brimioulle S, et al. ARDS: a clinicopathological confrontation. *Chest* 2009; 135:944-949.
6. Bernard GR, Artigas A, Brigham KL, et al. The American-European Consensus Conference on ARDS: definitions, mechanisms, relevant outcomes, and clinical trial coordination. *Am Rev Respir Crit Care Med* 1994; 149:818-824.
7. Rouby J-J, Puybasset L, Nieszkowska A, Lu Q. Acute respiratory distress syndrome: Lessons from computed tomography of the whole lung. *Crit Care Med* 2003; 31 (Suppl):S285-S295.
8. Dreyfuss D, Saumon G. Ventilator-induced lung injury: lessons from experimental studies. *Am J Respir Crit Care Med* 1998; 157:294-323.
9. Gattinoni L, Protti A, Caironi P, Carlesso E. Ventilator-induced lung injury: the anatomical and physiological framework. *Crit Care Med* 2010; 38 (Suppl):S539-S548.
10. Muscedere JG, Mullen JBM, Gan K, et al. Tidal ventilation at low airway pressures can augment lung injury. *Am J Respir Crit Care Med* 1994; 149:1327-1334.
11. Brower RG, Rubenfeld GD. Lung-protective ventilation strategies in acute lung injury. *Crit Care Med* 2003; 31 (Suppl):S312-S316.
12. Santa Cruz R, Rojas J, Nervi R, et al. High versus low positive end-expiratory pressure (PEEP) levels for mechanically ventilated adult patients with acute lung injury and acute respiratory distress syndrome. *Cochrane Database Syst Rev* 2013: CD009098.
13. BidaniA, Tzouanakis AE, Cardenas VJ, Zwischenberger JB. Permissive hypercapnia in acute respiratory failure. *JAMA* 1994; 272:957-962.
14. Hickling KG, Walsh J, Henderson S, et al. Low mortality rate in adult respiratory distress syndrome using low-volume, pressure-limited ventilation with permissive hypercapnia: A prospective study. *Crit Care Med* 1994; 22:1568-1578.
15. The Acute Respiratory Distress Syndrome Network. Ventilation with lower tidal volumes as compared with traditional tidal volumes for acute lung injury and the acute respiratory distress syndrome. *N Engl J Med* 2000; 342:1301-1308.
16. Fan E, Needham DM, Stewart TE. Ventilator management of acute lung injury and

acute respiratory distress syndrome. *JAMA* 2005; 294:2889-2896.

17. The Acute Respiratory Distress Syndrome Network. Comparison of two fluid management strategies in acute lung injury. *N Engl J Med* 2006; 354:2564-2575.
18. Murphy CV, Schramm GE, Doherty JA, et al. The importance of fluid management in acute lung injury secondary to septic shock. *Chest* 2009; 136:102-109.
19. Grissom CK, Hirshberg EL, Dickerson JB, et al. Fluid management with a simplified conservative protocol for the acute respiratory distress syndrome. *Crit Care Med* 2015; 43:288-295.
20. Marik PE, Meduri GU, Rocco PRM, Annane D. Glucocorticoid treatment in acute lung injury and acute respiratory distress syndrome. *Crit Care Clin* 2011; 27:589-607.
21. Meduri GU, Chinn A. Fibrinoproliferation in late adult respiratory distress syndrome. *Chest* 1994; 105(Suppl):127S-129S.
22. Guerin C, Baboi L, Richard JC. Mechanisms of the effects of prone positioning in acute respiratory distress syndrome. *Intensive Care Med* 2014; 40:16344-1642.
23. Bloomfield R, Noble DW, Sudlow A. Prone position for acute respiratory failure in adults. *Cochrane Database Syst Rev* 2015; 11:CD008095.
24. Berin T, Grasso S, Moerer O, et al. The standard of care of patients with ARDS: ventilatory settings and rescue therapies for refractory hypoxemia. *Intensive Care Med* 2016; 42:699-711.
25. Tonelli AR, Zein J, Adams J, Ioannidis JPA. Effects of interventions on survival in acute respiratory distress syndrome: an umbrella review of 159 published randomized trials and 29 meta-analyses. *Intensive Care Med* 2014; 40:769-787.
26. Pipeling MR, Fan E. Therapies for refractory hypoxemia in acute respiratory distress syndrome. *JAMA* 2010; 304:2521-2527.
27. Mercat A, Richard J-C, Vielle B, et al. Positive end-expiratory pressure setting in adults with acute lung injury and acute respiratory distress syndrome. *JAMA* 2008; 299:646-655.
28. Kallet RH. Patient-ventilator interaction during acute lung injury, and the role of spontaneous breathing: Part 2: airway pressure release ventilation. *Respir Care* 2011; 56:190-206.
29. Facchin F, Fan E. Airway pressure release ventilation and highfrequency oscillatory ventilation: potential strategies to treat severe hypoxemia and prevent ventilator-induced lung injury. *Respir Care* 2015; 60:1509-1521.
30. Ventetuolo CE, Muratore CS. Extracorporeal life support in critically ill adults. Am Rev Respir *Crit Care Med* 2014; 190:497-508.
31. Tramm R, Ilic D, Davies AR, et al. Extracorporeal membrane oxygenation for critically ill adults. *Cochrane Database Syst Rev* 2015; 1:CD010381.

Chapter 18

ICU における喘息と慢性閉塞性肺疾患

Asthma and COPD in the ICU

本章では，喘息や慢性閉塞性肺疾患(chronic obstructive pulmonary disease：COPD)の急性増悪患者に対する管理として，非侵襲的および侵襲的換気補助などについて述べる。本章で示した推奨は，臨床治療ガイドラインとそれに関連する総説から引用している[1-3]。

Ⅰ. 喘息の急性増悪

図 18.1 のフローチャートに，成人の喘息の急性増悪の管理に対する National Asthma Education Program の推奨を示す[1]。このプロトコルでは疾患の重症度を確定するために，気道閉塞の客観的な評価〔1 秒間の強制呼気量(FEV_1)と最大呼気速度〕を使用している。しかしながら，急性期の患者でこれらの評価を得ることは難しいため，重症度の臨床的評価が管理のために用いられる[2, 3]。喘息の急性増悪に対して用いられる薬物とその用量を表 18.1 に示した。

A 短時間作用型 β_2 刺激薬

短時間作用型の β_2 刺激薬は，喘息の急性増悪に対してよく用いられる気管支拡張薬である。エアゾールの吸入により投与されるが，この投与方法はそれ以外の投与方法よりも副作用が少ない[4]。気管支拡張薬の効果は通常 2〜3 分で発現し，30 分でピークに達し，2〜5 時間続く[5]。

1. 最も広く用いられている短時間作用型の β_2 刺激薬はサルブタモールである。サルブタモールは 2 つの異性体によるラセミ体で，一方の異性体のみが活性を持つ。レバルブテロールは，サルブタモールの活性のある異性体のみから構成され，サルブタモールよりも強力な気管支拡張薬として登場した。しかしながら，臨床研究では，喘息の急性増悪に対するレバルブテロールの優位性は示されていない[6]。
2. サルブタモールの投与量を表 18.1 に示す。間欠的エアゾール治療を 20 分おきに 3 回連続で行い，中等度から重度の気道閉塞に対しては定

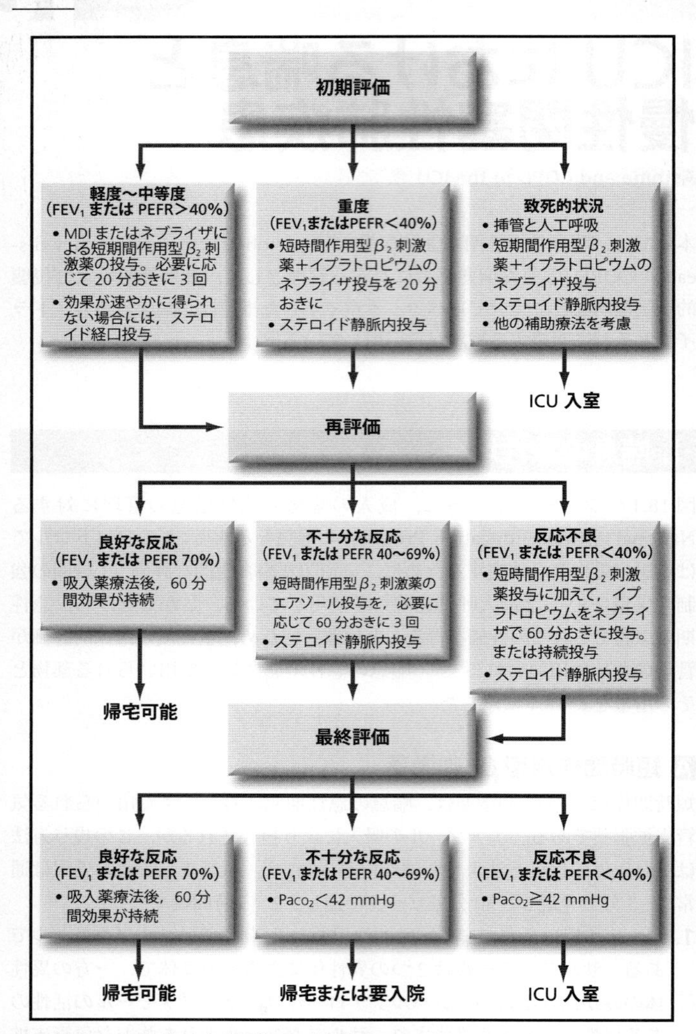

図 18.1 喘息の急性増悪の治療フローチャート

FEV_1：1 秒間の強制呼気量，PEFR：最大呼気速度。
（参考文献 1 の National Asthma Education Program より）

表 18.1 喘息の急性増悪に対する気管支拡張薬の吸入治療

薬物	用量
サルブタモール	ネブライザ：20 分おきに 2.5〜5 mg を 3 回，あるいは 10〜15 mg を 1 時間持続吸入。その後，2.5〜10 mg を 1〜4 時間おきに投与。 MDI：20 分おきに 4〜8 パフ（90 μg/パフ）を最大 4 時間投与し，その後は必要に応じて 1〜4 時間おきに投与。吸入にはチャンバーを用いる。
レバルブテロール	ネブライザ：サルブタモールと同じ投与間隔で，ただし，投与量は半量とする。持続吸入は評価されていない。 MDI：サルブタモールと同じ投与方法（45 μg/パフ）。
イプラトロピウム	ネブライザ：20 分おきに 0.5 mg を 3 回（サルブタモールあるいはレバルブテロールのネブライザ液に追加可能）。 MDI：20 分おきに 8 パフ（18 μg/パフ）を必要に応じて最大 3 時間投与。吸入にはチャンバーを用いる。
イプラトロピウムとサルブタモール	ネブライザ：20 分おきに 3 mL（0.5 mg イプラトロピウム+2.5 mg サルブタモール）を 3 回。その後は必要に応じて投与。 MDI：20 分おきに 8 パフ（1 パフあたり 18 μg イプラトロピウム+90 μg サルブタモール）を必要に応じて最大 3 時間投与。吸入にはチャンバーを用いる。

MDI：定量噴霧式吸入器。

量噴霧式吸入器（MDI）よりもネブライザが好まれる[1]。

3. サルブタモールは大容量のネブライザを使って持続吸入させ，最初の 1 時間で 10〜15 mg 投与してもよい[1]。この方法は重度の気道閉塞には間欠的エアゾール治療よりも効果的で，広く用いられるようになってきた[7]。

4. 急性増悪が解消しはじめたら，サルブタモールを病院にいる間，間欠的エアゾール治療によって 4〜6 時間ごとに投与する。

5. β_2 刺激薬の高用量エアゾール治療による副作用には，頻脈，振戦，高血糖，血清中のカリウム，マグネシウム，リン酸濃度の低下などがある[8, 9]。また，サルブタモールは，喘息の急性増悪時にみられる血清乳酸値上昇に寄与している可能性がある[10]。

B 抗コリン作動薬のエアゾール投与

1. 喘息の急性増悪に対して抗コリン作動薬のエアゾール投与はわずかな効果しか持たない。中等度から重度の気道閉塞患者に対する最初の 3～4 時間の治療で，短時間作用型 β_2 刺激薬との併用に限定される[1, 11]。
2. 米国において喘息に対する使用が承認されている抗コリン作動薬は臭化イプラトロピウムのみである。臭化イプラトロピウムはアトロピンの誘導体で，気道内のムスカリン性受容体を遮断する。
3. イプラトロピウムのエアゾール投与時の用量は表 18.1 に示している。イプラトロピウムはサルブタモールと混合してネブライザで投与可能で，前もってサルブタモールとイプラトロピウムを混合したものがネブライザおよび MDI 用として市販されている(表 18.1 参照)。
4. イプラトロピウムの全身性に吸収される量は少なく，頻脈，口腔乾燥，霧視，尿閉といった抗コリン作動性の副作用のリスクも低い。
5. 最初の数時間を超えてイプラトロピウムによる治療を行うことによる利益は証明されておらず，**日常的な喘息の管理に用いるべきではない**[1]。

C エアゾール不耐性

気管支拡張薬のエアゾール療法に適さない(咳が多いため，というのが一般的な理由である)まれな患者では，以下の方法のいずれかを検討する[1]。

1. アドレナリン：1 回 0.3～0.5 mg を 20 分おきに 3 回皮下注。
2. テルブタリン：1 回 0.25 mg を 20 分おきに 3 回皮下注。
3. 最初の気管支拡張薬への反応後は，エアゾール療法に耐えられるようになる可能性が高い。

D コルチコステロイド

コルチコステロイドによる全身治療は，発作の緩解を促し再発リスクを低下させうる[12]が，喘息の急性期管理において，**必ずしもすべての研究がコルチコステロイドによる利益を証明しているわけではない**[13, 14]。

1. 関連する観察結果

喘息の急性期のステロイド治療において注意すべき事項を以下に述べる。

a. ステロイドの効果は，経口投与と静脈内投与とで差はない[12, 15]。

b. ステロイドの有益な効果が現れるまでに，治療開始から 12 時間を要することもある[19]。したがって，ステロイド治療は救急部門での喘息の臨床経過に影響を及ぼすことはないと考えられる。

c. 喘息の急性期では，ステロイドの用量 - 反応曲線は明らかではない。すなわち，投与量が多ければ効果が強いというものではない[15]。

d. 10 日間のステロイド投与ならば，漸減することなく突然中止することが可能である[12, 16]。

2. 推奨

表 18.2 にステロイドによる全身治療の推奨をまとめている[1]。急性増悪が解消しはじめたら，コルチコステロイドの吸入を追加することができる。これは，再発を防ぐために症状の改善後も最低数週間は続けるべきである[3]。

表 18.2　ステロイド治療での推奨

喘息の急性増悪 [a]
適応：1 時間経過しても気管支拡張薬への反応が十分でない。
投与経路：経口投与が望ましい。
用量：プレドニゾロン（経口）あるいはメチルプレドニゾロン（静注）を 1 日 40～80 mg，1 回，あるいは 2 回に分けて投与。
持続時間：症状が改善するまで続ける。投与日数が 10 日未満の場合は漸減は不要。
COPD の急性増悪 [b]
適応：入院。
投与経路：経口投与が望ましい。
用量：プレドニゾロン（経口）あるいはメチルプレドニゾロン（静注）を 1 日 30～40 mg，1 回，あるいは 2 回にわけて投与。
持続時間：7～10 日継続する。漸減は不要。

a：参考文献 1 より。b：参考文献 19 より。

E その他の考察

気管支拡張薬による治療を行う際には，以下の治療を加えることもできる。特に，気管支拡張薬への反応が 1 時間経過しても十分でないときは考慮する。

1. マグネシウム：マグネシウムの静脈内投与は弱い気管支拡張効果がある（マグネシウムにはカルシウムチャネルの拮抗作用があるため）。硫酸マグネシウム 2 g を 15〜30 分かけて静注することで肺機能の改善がみられ，初期の気管支拡張薬治療への反応が乏しかった患者では入院率が低下する[17]。

2. **抗菌薬**：喘息の急性増悪は上気道へのウイルス感染が引き金となることが多く，**治療可能な感染の証拠がなければ抗菌薬治療は推奨されない**[1, 3]。

3. **動脈血ガス分析**：動脈血ガス分析は，気管支拡張薬による積極的な治療後 1 時間が経過してもほとんどあるいはまったく症状が改善しない患者において推奨される。喘息の急性期での正常な Pa_{CO_2} 値は呼吸不全の証拠であり（分時換気量が多いため Pa_{CO_2} は低くなることが予測される），高二酸化炭素血症は換気補助が必要なサインである。

F 非侵襲的換気

1. 気管支拡張薬による積極的な治療後で高二酸化炭素血症の患者には非侵襲的換気（noninvasive ventilation：NIV）が，高二酸化炭素血症の是正と，気管挿管と機械換気を避けるのに有効である可能性がある[18]。

2. NIV についてのより詳しい情報は第 20 章 II 項を参照。

II. COPD の急性増悪

慢性閉塞性肺疾患（chronic obstructive pulmonary disease：COPD）の急性増悪とは，「平常時の日内変動の範囲を超えて，呼吸困難，咳，喀痰産生のベースラインが悪化した状態」と定義されている[23]。増悪の原因の多くは肺の感染（通常は気道に限定）であるが，およそ 30％の症例でははっきりとした原因がない[19]。

A 気管支拡張薬

1. COPD の急性増悪に対する気管支拡張薬での治療は，喘息の急性期治療と同じくエアゾール化した薬物によるが，投与量が違い（表 18.3），期待される結果も異なる（喘息とは異なり，COPD は気管支拡張薬による治療への反応が乏しく，転帰への影響が少ない）。

2. イプラトロピウムは，短時間作用型 β_2 刺激薬に対する反応が十分でない場合に併用されるが，少なくとも 3 つの臨床研究ではこれを支持する結果が得られていない[20]。

表 18.3　COPD の急性増悪に対する気管支拡張薬の吸入治療

薬物	用量
サルブタモール	ネブライザ：4〜6 時間おきに 2.5〜5 mg。 MDI：4〜6 時間おきに 2〜8 パフ（90 μg/パフ）。
レバルブテロール	ネブライザ：4〜6 時間おきに 1.25〜2.5 mg。 MDI：4〜6 時間おきに 2〜8 パフ（45 μg/パフ）。
イプラトロピウム	ネブライザ：4〜6 時間おきに 0.5 mg。 MDI：4〜6 時間おきに 2〜8 パフ（18 μg/パフ）。
イプラトロピウムとサルブタモール	ネブライザ：4〜6 時間おきに 3 mL（0.5 mg イプラトロピウム+2.5 mg サルブタモール）。 MDI：4〜6 時間おきに 2〜8 パフ（1 パフあたり 18 μg イプラトロピウム+90 μg サルブタモール）。

MDI：定量噴霧式吸入器。

B コルチコステロイド

COPD の急性増悪で入院した患者のすべてで，短期間のコルチコステロイドによる治療が推奨される。投与方法は表 18.2 に示す[19]。COPD の急性増悪に対するステロイド治療の効果は限定的で，**1 例の治療奏効例を得るのに，少なくとも 10 例の患者をコルチコステロイドで治療しなければならない**[20]。

C 抗菌薬

COPD 急性増悪患者における細菌気道感染のうち，およそ半数で原因菌が同定される[2]。

1. **適応**：治療ガイドラインでは，次のどちらかの条件が満たされれば，抗菌薬による治療を推奨している[19]。

a. 喀痰の量の増加と膿性痰。

b. 非侵襲的換気または機械換気。

2. **抗菌薬**：COPD を伴う入院患者の喀痰から最も頻繁に分離されるのは，グラム陰性好気性桿菌と肺炎球菌である[21]。人工呼吸中の患者では緑膿菌の検出も多いことがある[22]。レボフロキサシンは非人工呼吸患者では十分な効果があり，人工呼吸患者ではセフェピムあるいはピペラシリン・タゾバクタムが適切である。抗菌薬の使用期間は通常5〜7日間である。

D 酸素療法

1. 慢性の高二酸化炭素血症に陥っている重度のCOPD患者では，吸入酸素濃度を高くするとさらに$Paco_2$を上昇させることがある。これは以前考えられていたように換気ドライブの喪失によるもの[23]ではなく，ヘモグロビンからの二酸化炭素遊離による可能性がある。
2. このような場合の最善の策は，パルスオキシメトリによるSpo_2で88〜90%を達成できる下限のFio_2(吸入酸素濃度)を用いることである。
3. 酸素療法を開始したら直ちに患者の精神状態をモニターする。これは，意識の低下は進行性高二酸化炭素症(CO_2ナルコーシス)の徴候である可能性が高く，すぐに気管挿管と人工呼吸が必要となるからである。

E 非侵襲的換気

1. 非侵襲的換気によって，高二酸化炭素血症に陥ったCOPDの急性増悪患者のおよそ75%で，気管挿管を回避することができる(表20.1参照)[24]。
2. 非侵襲的換気の詳細については，第20章II項を参照せよ。

III. 人工呼吸

喘息の急性増悪による入院患者で人工呼吸が必要となるのは5%未満だが[25]，COPDの急性増悪患者では50%以上である[26]。これらの患者で陽圧換気に関連して生じる大きな問題点をいくつか挙げる。

A 動的肺過膨張

1. 健常人では，呼気は呼気終末までに完了し，呼気終末肺胞内圧は大気圧(大気圧をゼロ点とする)と等しくなっている。この状態を図18.2の圧量曲線の下部に示す。
2. 喘息やCOPDで気道閉塞が著しい患者では，呼気時間が延長し，次の吸気までに呼気が完了しない。これが**動的肺過膨張**(dynamic hyperinflation)と呼ばれる過膨張をきたし，肺胞にトラップされたガスが呼気

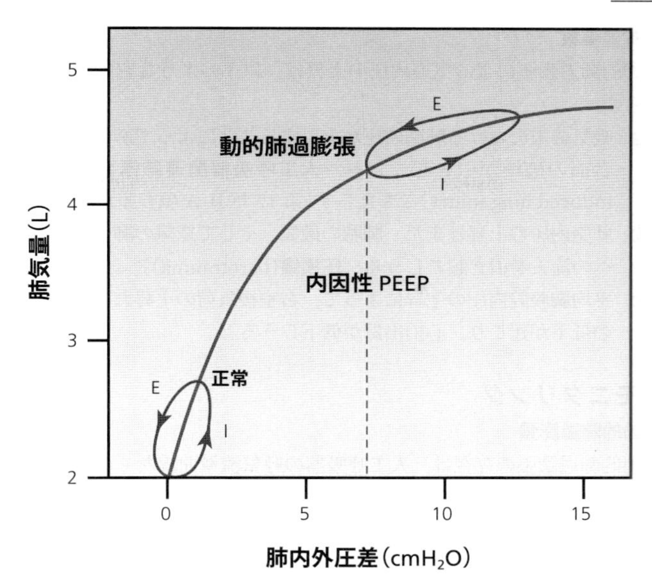

図 18.2　動的肺過膨張の効果を示す圧量曲線
ヒステリシスループが一呼吸の吸気時(I)と呼気時(E)における圧と量の変化を表している。より詳しい説明は本文を参照のこと。

終末陽圧(positive end-expiratory pressure：PEEP)をもたらす。この陽圧は**内因性 PEEP**(intrinsic PEEP)と呼ばれる[27]。この状態を図 18.2 の圧量曲線の上部に示す。

3. 内因性 PEEP の存在下では，呼吸筋は肺を膨張させるためにより高い肺内外圧差を発生させなければならないこと(一部は内因性 PEEP に打ち勝つために，一部は呼吸が圧量曲線の平坦になった部分で行われるために)に注意する必要がある。このため，患者の呼吸仕事量が増加する。

B 陽圧換気

動的肺過膨張によって圧量曲線がシフトするので，陽圧換気は肺膨張時により高い胸腔内陽圧を生じさせる。さらに，人工呼吸によって内因性 PEEP が上昇することがあるため(例えば，完全には排出されない吸気量を送り込むことによって)，胸腔内陽圧はさらに高くなり得る[28]。

1. 有害事象

動的肺過膨張による気道内圧の上昇は，以下のような有害事象をもたらす。

- **a.** 吸気終末における肺胞内圧が上昇することによって肺胞毛細血管接合面の破壊が引き起こされ，**人工呼吸器関連肺傷害**(ventilator-induced lung injury)をもたらす(第 17 章 II-A 項参照)。
- **b.** 肺胞内圧の上昇はまた，肺胞の破裂，そして空気の肺実質や胸膜腔への流入を引き起こしうる〔**圧損傷**(barotrauma)〕。
- **c.** 平均胸膜腔内圧の上昇によって，右室後負荷の上昇および右室充満の低下が起こり，心拍出量が低下しうる。

C モニタリング

1. 動的肺過膨張

動的肺過膨張の存在は，人工呼吸器の呼気流量曲線をモニタリングすることで検出可能である。その例を図 18.3 に示す。上段の正常の流量曲線では，呼気フローは次の吸気開始前に終了しているのに対し，下段の流量曲線では次の吸気開始時にも呼気フローが残存している。**呼気終末の呼気フローの残存は，動的肺過膨張の証拠である。**

2. 内因性 PEEP

呼気流量曲線による動的肺過膨張の証拠がある場合，その重症度は内因性 PEEP レベルをモニタリングすれば評価できる。内因性 PEEP は，人工呼吸器によってモニターされる近位気道内圧とは異なる(呼気終末では気道に沿って圧が低下するため)。しかしながら，呼気終末に呼気側のチューブを閉塞することによって内因性 PEEP を測定できる。閉塞によって気道に流れのない空気の筒ができ，呼気終末の近位気道内圧と肺胞内圧(すなわち内因性 PEEP)が等しくなるからである。これを図 18.4 に示した。**内因性 PEEP レベルは人工呼吸を要する喘息や COPD 患者では気道閉塞の重症度の指標になる。**

D 人工呼吸での戦略

人工呼吸中の動的肺過膨張と内因性 PEEP を軽減するために，以下のような手段が講じられる。

1. 低 1 回換気量(6mL/kg)を用い，第 17 章 II-B 項にあるような**肺保護換気プロトコール**で換気を行う(表 17.3 参照)。
2. 次の方法で，呼気時間を最大限にする。

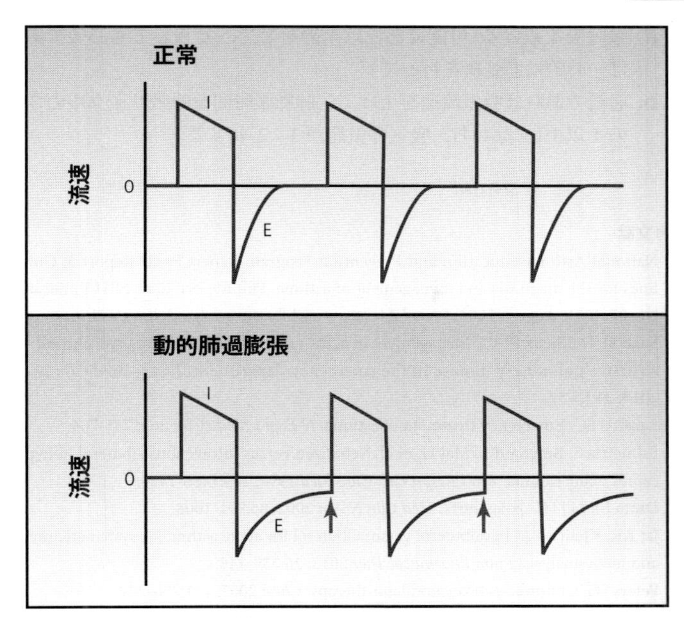

図 18.3 機械式陽圧換気における流量曲線

下段の波形では呼気終末時における呼気フローの残存(矢印)を認め，動的肺過膨張の存在を示す。E：呼気相，I：吸気相。

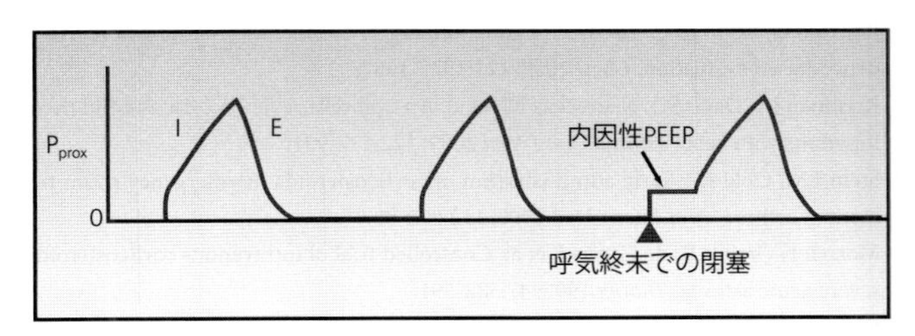

図 18.4 人工呼吸時の近位気道内圧(P_{prox})

内因性 PEEP は呼気終末に呼気回路を閉塞することで明らかになる。

a. 頻呼吸を避ける(可能であれば鎮静をして，どうしても必要であれば一時的に筋弛緩を行って)。

b. 必要であれば吸気流速を上げて，肺膨張時間を呼吸サイクルの 3 分の 1 以下(すなわち，吸気呼気比が 1：2)にする。

参考文献

1. National Asthma Education and Prevention Program Expert Panel Report 3: Guidelines for the diagnosis and management of asthma. Full Report 2007. NIH Publication No. 07-4051; August, 2007. (Available at www.nhlbi.nih.gov/guidelines/asthma)
2. Suau SJ, DeBlieux PMC. Management of acute exacerbation of asthma and chronic obstructive pulmonary disease in the emergency department. *Emerg Med Clin N Am* 2016; 34:15-37.
3. Lazarus SC. Emergency treatment of asthma. *N Engl J Med* 2010; 363: 755-764.
4. Salmeron S, Brochard L. Mal H, et al. Nebulized versus intravenous albuterol in hypercapnic acute asthma. *Am J Respir Crit Care Med* 1994; 149:1466-1470.
5. Dutta EJ, Li JTC. β-agonists. *Med Clin N Am* 2002; 86:991-1008.
6. Jat KR, Khairwa A. Levalbuterol versus albuterol for acute asthma: A systematic review and meta-analysis. *Pulm Pharmacol Ther* 2013; 26:239-248.
7. Peters SG. Continuous bronchodilator therapy. *Chest* 2007; 131:286-289.
8. Truwit JD. Toxic effect of bronchodilators. *Crit Care Clin* 1991; 7:639-657.
9. Bodenhamer J, Bergstrom R, Brown D, et al. Frequently nebulized beta-agonists for asthma: effects on serum electrolytes. *Ann Emerg Med* 1992; 21:1337-1342.
10. Lewis LM, Ferguson I, House SL, et al. Albuterol administration is commonly associated with increases in serum lactate in patients with asthma treated for acute exacerbation of asthma. *Chest* 2014; 145:53-59.
11. Rodrigo G, Rodrigo C. The role of anticholinergics in acute asthma treatment. An evidence-based evaluation. *Chest* 2002; 121:1977-1987.
12. Krishnan JA, Davis SQ, Naureckas ET, et al. An umbrella review: corticosteroid therapy for adults with acute asthma. *Am J Med* 2009; 122:977-991.
13. Stein LM, Cole RP. Early administration of corticosteroids in emergency room treatment of asthma. *Ann Intern Med* 1990; 112:822-827.
14. Morrell F, Orriols R, de Gracia J, et al. Controlled trial of intravenous corticosteroids in severe acute asthma. *Thorax* 1992; 47:588-591.
15. Rodrigo G, Rodrigo C. Corticosteroids in the emergency department therapy of acute adult asthma. An evidence-based evaluation. *Chest* 1999; 116:285-295.
16. Cydulka RK, Emerman CL. A pilot study of steroid therapy after emergency department treatment of acute asthma: Is a taper needed? *J Emerg Med* 1998; 16:15-19.
17. Kew KM, Kirtchik L, Mitchell CI. Intravenous magnesium sulfate for treating adults with acute asthma in the emergency department. *Cochrane Database Syst Rev* 2014;

5:CD010909.

18. Murase K, Tomii K, Chin K, et al. The use of non-invasive ventilation for life-threatening asthma attacks. *Respirology* 2010; 15:714-720.
19. Rabe KF, Hurd S, Anzueto A, et al. Global strategy for the diagnosis, management, and prevention of chronic obstructive pulmonary disease. The GOLD executive summary. *Am J Respir Crit Care Med* 2007; 176:532-555.
20. Walters JAE, Gibson PG, Wood-Baker R, et al. Systemic corticosteroids for acute exacerbations of chronic obstructive pulmonary disease. *Cochrane Database of Systematic Reviews*, 2009; 1:CD001288.
21. Stolz D, Christ-Crain M, Bingisser R, et al. Antibiotic treatment of exacerbations of COPD. A randomized-controlled trial comparing procalcitonin-guidance with standard therapy.
22. Murphy TF. Pseudomonas aeruginosa in adults with chronic obstructive pulmonary disease. *Curr Opin Pulm Med* 2009; 15:138-142.
23. Aubier M, Murciano D, Fournier M, et al. Central respiratory drive in acute respiratory failure of patients with chronic obstructive pulmonary disease. *Am Rev Respir Dis* 1980; 122:191-199.
24. Boldrini R, Fasano L, Nava S. Noninvasive mechanical ventilation. *Curr Opin Crit Care* 2012; 18:48-53.
25. Leatherman J. Mechanical ventilation for severe asthma. *Chest* 2015; 147:1671-1680.
26. Soo Hoo GW, Hakimian N, Santiago SM. Hypercapnic respiratory failure in COPD patients response to therapy. *Chest* 2000; 117:169-177.
27. Blanch L, Bernabe F, Lucangelo U. Measurement of air trapping, intrinsic positive end-expiratory pressure, and dynamic hyperinflation in mechanically ventilated patients. *Respir Care* 2005; 50:110-123.
28. Pepe P, Marini JJ. Occult positive end-expiratory pressure in mechanically ventilated patients with airflow obstruction. The auto-PEEP effect. *Am Rev Respir Dis* 1982; 126:166-170.

5CD010405.
18. Murase K, Tomii K, Chin K et al. The use of non-invasive ventilation for life-threatening asthma attacks. *Respirology* 2010; 15:714-720.
19. Rabe KF, Hurd S, Anzueto A, et al. Global strategy for the diagnosis, management, and prevention of chronic obstructive pulmonary disease: GOLD executive summary. *Am J Respir Crit Care Med* 2007; 176:532-555.
20. Walters JAE, Gibson PG, Wood-Baker R, et al. Systemic corticosteroids for acute exacerbations of chronic obstructive pulmonary disease. *Cochrane Database of Systematic Reviews* 2009; 1:CD001288.
21. Stolz D, Christ-Crain M, Bingisser R, et al. Antibiotic treatment of exacerbations of COPD: A randomized, controlled trial comparing procalcitonin-guidance with standard therapy.
22. Murphy TF. Pseudomonas aeruginosa in adults with chronic obstructive pulmonary disease. *Curr Opin Pulm Med* 2009; 15:138-142.
23. Aubier M, Murciano D, Fournier M, et al. Central respiratory drive in acute respiratory failure of patients with chronic obstructive pulmonary disease. *Am Rev Respir Dis* 1980; 122:191-199.
24. Boldrini R, Fasano L, Nava S. Noninvasive mechanical ventilation. *Curr Opin Crit Care* 2012; 18:48-53.
25. Leatherman J. Mechanical ventilation for severe asthma. *Chest* 2015; 147:1671-1680.
26. Soo Hoo GW, Hakimian N, Santiago SM. Hypercapnic respiratory failure in COPD patients: response to therapy. *Chest* 2000; 117:169-177.
27. Blanch L, Bernabe F, Lucangelo U. Measurement of air trapping, intrinsic positive end-expiratory pressure, and dynamic hyperinflation in mechanically ventilated patients. *Respir Care* 2005; 50:110-123.
28. Pepe PE, Marini JJ. Occult positive end-expiratory pressure in mechanically ventilated patients with airflow obstruction: The auto-PEEP effect. *Am Rev Respir Dis* 1982; 126:166-170.

Chapter 19

標準的な換気様式

Conventional Mechanical Ventilation

陽圧換気が登場してから50年ほどにもかかわらず，陽圧換気の様式は174もある[1)]。その中で，予後を改善するとされているのは低容量の肺保護換気だけである(後述)が，この方法は従来の方法に比べて換気補助の程度が弱い[2)]。これが意味することは，陽圧換気は必要以上に複雑になっており，「過ぎたるは及ばざるがごとし」ということである[3)]。

本章では6種類の陽圧換気様式(従量式換気，従圧式換気，プレッシャーサポート換気，補助調節換気，間欠的強制換気，呼気終末陽圧換気)について述べる。大多数の患者の人工呼吸はこの6つの換気様式で十分である。

I. 肺膨張の方式

A 従量式 vs. 従圧式

人工呼吸には2つの基本的なモードがあり，肺の膨張を調節する方式によって分けられる。この2つのモードを図19.1に示した。

1. **従量式換気**(volume control ventilation：VCV)では膨張容積(1回換気量)を事前に設定し，肺が設定した容積に膨張するまで流速一定で送り込む。吸気流速は，吸気時間が呼吸サイクルの3分の1を超えないように調節される(つまり，吸気時間と呼気時間の比が1：2)。
2. **従圧式換気**(pressure control ventilation：PCV)では吸気圧を事前に設定する。肺膨張の開始時は流速が速く，設定した吸気圧にすぐに到達する。その後，肺が膨張するにつれて流速は下がる。吸気時間は吸気終末に流速がゼロとなるように調節する。

B 気道内圧

図19.1に示されるように，吸気終末の気道内圧(P_{aw})は従量式換気の方が高いが，呼気終末肺胞内圧は2つの方式とも同じである。これは以下のように説明される。

1. VCVでは，吸気終末気道内圧(呼気終末最大圧)は気道の流量抵抗と肺と胸壁の弾性収縮力の両方に打ち勝つのに必要な圧力である。この2

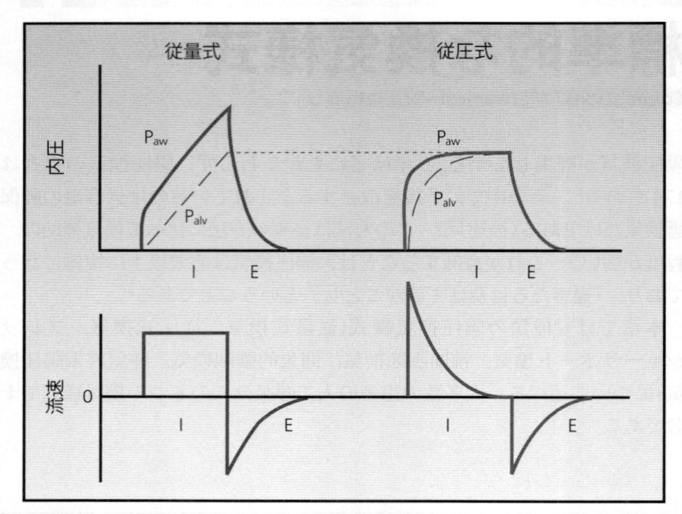

図 19.1 従量式換気と従圧式換気における 1 回換気時の内圧および流速の変化

肺の膨張容積(1 回換気量)は同じとする。気道内圧(P_{aw})の変化は実線で，肺胞内圧(P_{alv})の変化は破線で示す。E：呼気，I：吸気。

つの要素は，図 19.2 に示されるように，肺の膨張状態を保つ短い吸気ホールドによって分けられる。

a. 吸気ホールドの間(通常は 1 秒続く)，呼気終末最大圧はプラトー圧まで下がり，一定になる。呼気終末最大圧とプラトー圧の差は，気道の流量抵抗に打ち勝つために必要な圧であり($P_{peak}-P_{plateau}=P_{res}$)，プラトー圧は肺と胸壁の弾性収縮力に対する圧である($P_{plateau}=P_{el}$)。

b. 吸気ホールドの間は気流がないので，プラトー圧は吸気終末肺胞内圧に等しい($P_{plateau}=P_{alv}$)。

2. PCV では呼気終末での気流はゼロなので，吸気終末気道内圧は吸気終末肺胞内圧に等しい(吸気終末 P_{aw}＝吸気終末 P_{alv})。

C 肺胞内圧

吸気終末肺胞内圧は以下のように表される。

1. 肺胞内圧は，肺と胸壁の弾性収縮力(図 19.2 の P_{el})であり，胸郭(肺と

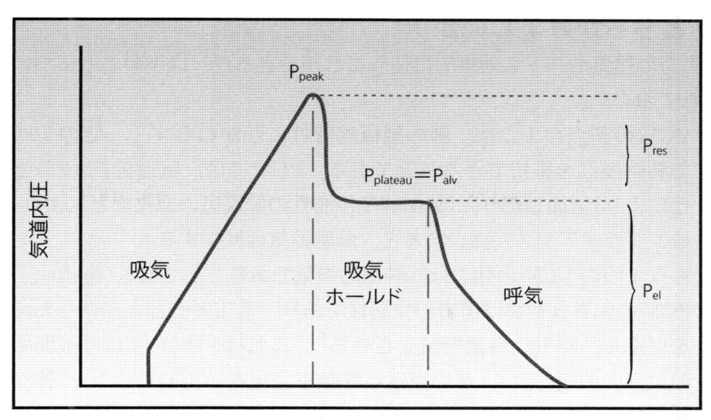

図 19.2　定常流の従量式換気で短時間の吸気終末閉鎖(吸気ホールド)を伴う場合の気道内圧波形
説明は本文を参照。P_{alv}：肺胞内圧，P_{el}：胸郭弾性収縮力に起因する圧，P_{peak}：最高気道内圧，$P_{plateau}$：吸気終末閉鎖圧，P_{res}：圧のうち気道抵抗に起因する圧。

胸壁)のコンプライアンス(C)を計算するのに用いられる。ある 1 回換気量(V_T)において胸郭コンプライアンスは次のように表される。

$$C = V_T / P_{alv} (mL/cmH_2O) \tag{19.1}$$

a. 正常な胸郭コンプライアンスはおよそ 50 mL/cmH_2O である。

b. 急性呼吸促迫症候群(ARDS；第 17 章参照)のようなびまん性の肺浸潤では，肺コンプライアンスが著しく減少する(20 mL/cmH_2O 以下)。コンプライアンスをモニターすることで，これらの疾患の経過を追跡できる。

2. 肺胞内圧は，膨張容積(1 回換気量)での肺胞壁にかかる圧力を反映している。**吸気終末肺胞内圧が 30 cmH_2O 以上上昇すると，肺胞・毛細血管境界が破壊され，人工呼吸器関連肺傷害となるリスクが生じる**[2, 4)](第 17 章 II-A 項に記述)。過膨張による肺胞の傷害は**容量損傷**(volutrauma)と呼ばれる。

3. 肺胞内圧は肺胞破裂の傾向を反映する。肺胞破裂が起こると空気が肺実質や胸膜腔に流入する〔**圧損傷**(barotrauma)〕。

D どちらが好ましいか？

どちらの換気モードも効果的に使うことができるが，以下のことについて触れておく。

1. VCVの利点の1つは，肺の機械的特性にかかわらず，一定のレベルで肺胞換気を維持できることである。PCVでは，気道抵抗が(分泌などにより)増加したり，(無気肺や浸潤性の肺疾患の悪化などにより)肺コンプライアンスが減少すると，肺胞換気は減少する。
2. もう1つのVCVの利点は，**肺保護換気**であることである(後述)。
3. PCVの大きな利点は患者の快適性であり，人工呼吸器と同期した呼吸を促進し，呼吸仕事量を減少させる[5]。これは，PCVでは呼吸開始時の気流の流速が速く(速い流速が呼吸不全患者の需要に合う)，徐々に減少していくというパターン(遠位気腔の換気を促進する)による[6]。
4. PCVのもう1つの利点は，最大気道内圧が低くなることである。しかしながら図19.1に示したように，吸気終末肺胞内圧はPCVとVCV(同じ1回換気量)では等しく，PCVで**最大気道内圧が低下しても，肺胞の過膨張と肺傷害のリスクは低下しない**。リスクが低下するのは，PCVで1回換気量が減少した場合のみである。

II. 補助調節換気

補助調節換気(assist-control ventilation：ACV)は，患者が機械換気を開始させることができるが，人工呼吸器に働きかけることができない患者では，人工呼吸器があらかじめ設定した時間で患者を呼吸させることもできる。ACVでの人工呼吸は従量式でも従圧式でも行うことができる。

A トリガー

ACVでの2種類の人工呼吸例が図19.3の上段に示されている。

1. 左の機械換気は，最初の部分に陰圧への振れによって開始している。この陰圧への振れは患者の自発呼吸努力を示している。このような呼吸を，患者トリガー換気と呼ぶ。
2. 右の機械換気は，陰圧への振れなしで開始しており，患者の自発呼吸努力がないことを示している。このような呼吸は時間トリガー換気と呼ばれ，換気はあらかじめ設定した速度で行われる。

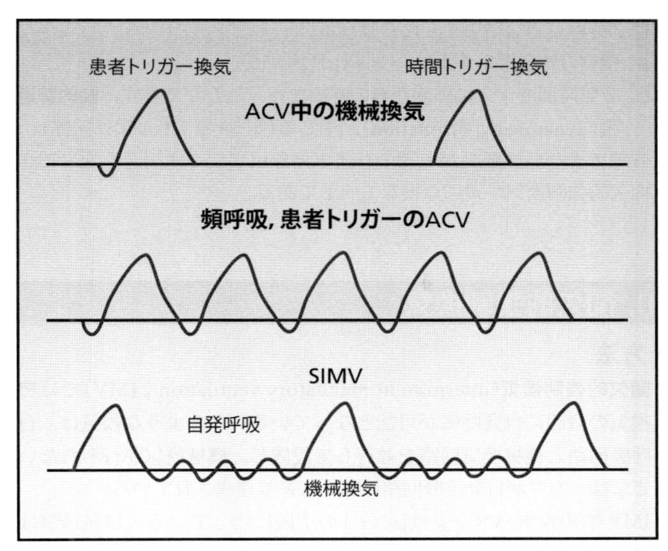

図 19.3　補助調節換気(ACV)と同期式間欠的強制換気(SIMV)における気道内圧パターン
説明は本文を参照。

3. 患者によるトリガー

a. 陰圧：従来からトリガーとして用いられているのは気道内陰圧(一般的には−2〜−3 cmH_2O)であり，これによって人工呼吸器の圧作動弁が開く。

b. 吸気流速：吸気流速をトリガーに使用すれば，陰圧によるトリガーよりも患者の機械的仕事量を減らすことができる[7]。この理由から，標準的なトリガーは陰圧から吸気流速へと置き換わってきた。人工呼吸器をトリガーするのに必要な流速は，人工呼吸器の機種によって異なる(1〜10 L/min)。吸気流速をトリガーに用いる場合，呼吸器回路のリーク(流速を変えてしまう)によるオートトリガーが大きな問題である[7]。

B 頻呼吸

1. 各呼吸が患者トリガー換気のとき，図 19.3 中段に示すような頻呼吸には 2 つの有害な結果をもたらしうる。

a. 重度の呼吸性アルカローシス(pH＞7.56)。

b. 呼気時間で十分に肺胞からの呼出を行うことができず，**動的肺過膨張**(dynamic hyperinflation)が生じる(第 18 章 III-A 項に記述)。

2. 管理できない頻呼吸が上記の有害事象を引き起こす場合，次に述べる間欠的強制換気が適切な換気モードである。

III. 間欠的強制換気

A 方法

1. **間欠的強制換気**(intermittent mandatory ventilation：IMV)では機械換気の合間に自発呼吸が可能となっている。このような換気は，自発呼吸回路と機械換気回路を並行して設置し，機械換気が行われないときには一方弁が自発呼吸回路に開くことで達成されている。

2. IMV での換気パターンは図 19.3 の下段に示している。機械換気は患者の自発呼吸に同期していることに注意する。これは**同期式 IMV**(SIMV)と呼ばれる。

3. IMV での機械換気は，従量式換気でも従圧式換気でも可能である。機械換気の回数は 10 回/min より開始し，呼吸性アルカローシスの重症度や動的肺過膨張の有無によって調節する(図 18.3 参照)。

B 副作用

1. 呼吸仕事量

IMV での自発呼吸中は呼吸仕事量が増加するが，これは，自発呼吸中にプレッシャーサポート換気(次項で述べる)を行うことで軽減できる[8]。

2. 心拍出

陽圧換気は左室の後負荷を減少させ，左室機能不全患者の心拍出量を増加させる[9]。IMV には逆の効果がある。すなわち，左室の後負荷を増加させ(自発呼吸期間に起因する)，左室機能不全患者の心拍出量を減少させる[10]。

IV. プレッシャーサポート換気

プレッシャーサポート換気(pressure support ventilation：PSV)は，自発呼吸の圧を増加させる人工呼吸様式である。PSV と従圧式換気(PCV)の違いは，PSV では患者が肺膨張を止めるのに対して，PCV では人工呼吸器が肺膨張を止める。

A プレッシャーサポートを受けた呼吸

PSV において肺膨張中の内圧と流速の変化を図 19.4 に示した。PSV では患者の吸気流速をモニターし，流速がピーク時の 25％まで低下すると，吸気を止める。この仕組みによって，**患者が肺膨張の持続時間と，その結果として 1 回換気量を決定できる**[11]。

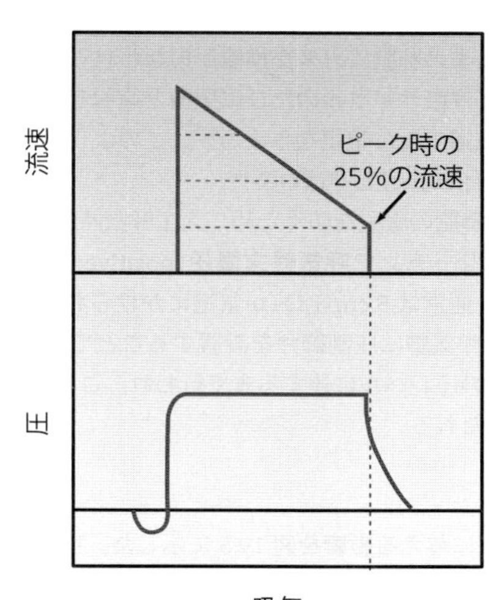

図 19.4　プレッシャーサポート換気による 1 回の吸気中の圧と流速の変化

吸気は吸気流速がピークの流速の 25%まで低下したときに終了する。これによって患者は吸気時間と 1 回換気量を決定できる。

B 臨床での使用

1. 低レベルでの PSV（5〜10 cmH_2O）は人工呼吸からのウィーニングで用いることができる。この圧は，気管チューブと人工呼吸回路の流量抵抗に打ち勝つためのものである。この状況での PSV の目標は，1 回換気量を増加させることではなく，呼吸仕事量を減少させることである[12]。
2. 高レベルでの PSV（15〜30 cmH_2O）は 1 回換気量を増大させ，**非侵襲的換気**（noninvasive ventilation）として完全な換気補助を提供できる[13]。

V. 呼気終末陽圧

A 肺胞の虚脱

1. 人工呼吸時には，肺の場所によっては呼気終末に遠位気腔の虚脱が起こりやすい[14]。この傾向は慢性閉塞性肺疾患（COPD）の患者において顕著である。肺胞虚脱には，2 つの有害作用がある。
   a. 虚脱したままの肺胞はガス交換能が損なわれる。
   b. 遠位気腔が呼吸サイクルのたびに開放と虚脱を繰り返すと剪断力が発生し，気道上皮に損傷を与える[15]。このような肺傷害は**虚脱性肺傷害**（atelectrauma）と呼ばれる[16]。
2. 呼気終末での肺胞の虚脱を防ぐため，人工呼吸時，特に低容量換気（後述）の時にはルーチンで**呼気終末陽圧**（positive end-expiratory pressure：PEEP，通常は 5 cmH_2O）が気道にかけられている。PEEP は人工呼吸回路の呼気脚に圧制御弁を設置することで付加される。呼気は気道内圧が弁の圧レベルに達するまで行われ，この圧（PEEP）は次の吸気開始まで保たれる。

B 気道内圧

PEEP が気道内圧に与える影響を図 19.5 に示した。PEEP の付加は吸気終末肺胞内圧と平均気道内圧の両方を上昇させる。

1. 肺胞内圧の上昇が，肺胞換気に対する PEEP の影響を（したがって，動脈血の酸素化を）決定し，人工呼吸器関連肺傷害と圧損傷のリスクも決定する。
2. 平均気道内圧の上昇が，PEEP による心拍出量の減少傾向を決定する（後述参照）。

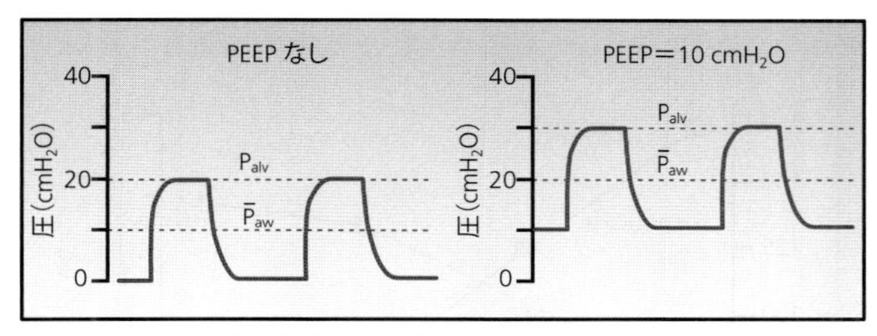

図 19.5　従圧式換気中の気道内圧曲線
呼気終末陽圧(PEEP)による肺胞内圧(P_{alv})と平均気道内圧($\bar{P}_{aw}$)への影響。

C 肺胞リクルートメント

急性呼吸促迫症候群(ARDS)のようなびまん性の肺浸潤では，肺胞の虚脱を防ぐレベルに PEEP を上昇させると，虚脱肺胞の開放(肺胞リクルートメント)と動脈血の酸素化に効果的である。

1. PEEP を上昇させることは，毒性をもつレベルの吸入酸素濃度(>60％)が必要な症例に行われる。
2. PEEP の上昇を動脈血の酸素化を改善するために行う場合，人工呼吸器関連肺傷害のリスクを抑えるために，吸気終末肺胞内圧は 30 cmH_2O を超えるべきではない[17]。

D 血行動態への影響

1. PEEP は静脈還流の阻害，右心後負荷の上昇，心室拡張の抑制などいくつかの機序によって，心拍出量の減少を引き起こしうる[18, 19]。これらの効果は，循環血液量が減少していると強められ，容量負荷によって軽減できる[18]。
2. 図 19.6 に示すように，PEEP による心拍出量減少は，PEEP による動脈血の酸素化の利益を打ち消してしまう可能性がある[20]。
3. PEEP は心拍出量を減少させる傾向があるので，通常より高いレベルの PEEP(例えば>10 cmH_2O)を用いる場合は，心拍出量を測定することが適切と考えられる。中心静脈血酸素飽和度(PEEP による心拍出量減少が起こると低下する)は，この目的に役立つことが証明されている(第 6 章 I-E および I-F 項を参照)。

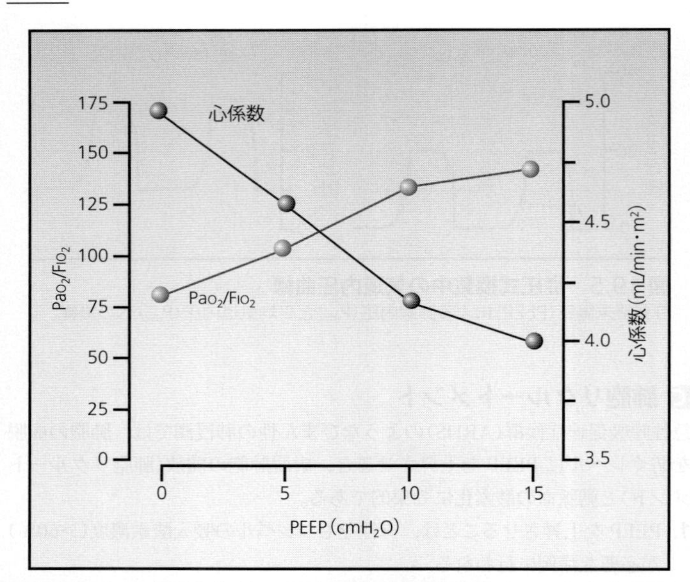

図 19.6　ARDS 患者における動脈血酸素化（Pa_{O_2}/F_{IO_2}）と心係数に対する呼気終末陽圧（PEEP）の相反する影響
（データは参考文献 20 より）

VI. 肺保護換気

急性呼吸不全患者において人工呼吸を開始するときには，肺保護換気(lung protective ventilation)プロトコル(表 19.1)の利用を考慮する。このプロトコルは，ARDS 患者における人工呼吸器関連肺傷害(第 17 章 II-A 項に記述)のリスクを低下させるために開発されたもので，これらの患者における生存率に関して利益があることが証明されている[2]。また一方で，非 ARDS 患者にも同様に予後改善効果がある[21]。

A プロトコルの特徴

肺保護換気は従量式換気を用い，次の事柄を達成できるように設計されている。

1. 比較的小さな 1 回換気量(理想体重を用いて 10～12 mL/kg ではなく，予測体重を用いて 6 mL/kg)を採用し，吸気終末肺胞内圧を 30 cmH_2O

表 19.1　肺保護換気のプロトコル

I. 第 1 ステージ

1. 患者の予測体重(predicted body weight：PBW)を計算する。
   男性：PBW＝50＋0.9［身長(cm)－152］
   女性：PBW＝45.5＋0.9［身長(cm)－152］
2. 1 回換気量(V_T)の初期値を 8 mL/kg PBW に設定する。
3. 呼気終末陽圧(PEEP) 5 cmH_2O を付加する。
4. Spo_2 88～95%に達するような最低の Fio_2 を選択する。
5. V_T＝6 mL/kg となるまで 2 時間ごとに 1 mL/kg ずつ低下させる。

II. 第 2 ステージ

1. V_T＝6mL/kg のときに吸気終末プラトー圧(end-inspiratory plateau pressure：P_{pl})を測定する。
2. もしも P_{pl}>30 cmH_2O ならば，P_{pl}<30 cmH_2O または V_T＝4 mL/kg となるまで V_T を 1 mL/kg ずつ低下させる。

III. 第 3 ステージ

1. 呼吸性アシドーシスがないかどうか動脈血ガスをモニターする。
2. もしも pH＝7.15～7.30 ならば，pH>7.30 または呼吸回数が 35 回/min となるまで呼吸回数を増加させる。
3. もしも pH<7.15 ならば，呼吸回数を 35 回/min まで増やす。pH がそれでも 7.15 未満であれば，pH>7.15 となるまで V_T を 1 mL/kg ずつ増加させる。

IV. 最適目標

V_T＝6 mL/kg，P_{pl}≦30 cmH_2O，Spo_2＝88～95%，pH＝7.30～7.45

(ARDS Network によって開発されたプロトコルより。www.ardsnet.org より入手可能)

以下に保つことで，過膨張(容量損傷)による肺胞破裂のリスクを低下させる。

2. 低いレベルの PEEP (5 cmH_2O)を使って肺胞の虚脱を防ぐことで，遠位気腔で開放と虚脱を繰り返すことによる気道上皮の傷害(虚脱性肺傷害)のリスクを低下させる。

参考文献

1. Cairo JM, Pilbean SP. *Mosby's Respiratory Care Equipment. 8th ed.* St. Louis: Mosby Elsevier; 2010.
2. The Acute Respiratory Distress Syndrome Network. Ventilation with lower tidal volumes as compared with traditional tidal volumes for acute lung injury and the acute

respiratory distress syndrome. *N Engl J Med* 2000; 342(18): 1301-1308.

3. Mireles-Cabodevila E, Hatipoglu U, Chatburn RL. A rational framework for selecting modes of ventilation. *Respir Care* 2013; 58:348-366.
4. Petrucci N, Iacovelli W. Ventilation with lower tidal volumes versus traditional tidal volumes for acute lung injury and acute respiratory distress syndrome. *Cochrane Database Syst Rev* 2004; (2):CD003844.
5. Kallet RH, Campbell AR, Alonzo JA, et al. The effects of pressure control versus volume control on patient work of breathing in acute lung injury and acute respiratory distress syndrome. *Respir Care* 2000; 45:1085-1096.
6. Yang SC, Yang SP. Effects of inspiratory flow waveforms on lung mechanics, gas exchange, and respiratory metabolism in COPD patients during mechanical ventilation. *Chest* 2002; 122:2096-2104.
7. Laureen H, Pearl R. Flow triggering, pressure triggering, and autotriggering during mechanical ventilation. *Crit Care Med* 2000; 28:579-581.
8. Shelledy DC, Rau JL, Thomas-Goodfellow L. A comparison of the effects of assist-control, SIMV, and SIMV with pressure-support on ventilation, oxygen consumption, and ventilatory equivalent. *Heart Lung* 1995; 24:67-75.
9. Singh I, Pinsky MR. Heart-lung interactions. In Papadakos PJ, Lachmann B, eds. *Mechanical ventilation: clinical applications and pathophysiology.* Philadelphia: Saunders Elsevier, 2008:173-184.
10. Mathru M, et al. Hemodynamic responses to changes in ventilatory patterns in patients with normal and poor left ventricular reserve. *Crit Care Med* 1982; 10:423-426.
11. Hess DR. Ventilator waveforms and the physiology of pressure support ventilation. *Respir Care* 2005; 50:166-186.
12. Jubran A, Grant BJ, Duffner LA, et al. Effect of pressure support vs unassisted breathing through a tracheostomy collar on weaning duration in patients requiring prolonged mechanical ventilation: a randomized trial. *JAMA* 2013; 309:671-677.
13. Caples SM, Gay PC. Noninvasive positive pressure ventilation in the intensive care unit: a concise review. *Crit Care Med* 2005; 33:2651-2658.
14. Harris RS. Pressure-volume curves of the respiratory system. *Respir Care* 2005; 50:78-99.
15. Muscedere JG, Mullen JBM, Gan K, Slutsky AS. Tidal ventilation at low airway pressures can augment lung injury. *Am J Respir Crit Care Med* 1994; 149:1327-1334.
16. Gattinoni L, Protti A, Caironi P, Carlesso E. Ventilator-induced lung injury: the anatomical and physiological framework. *Crit Care Med* 2010; 38(Suppl):S539-S548.
17. Mercat A, Richard J-C, Vielle B, et al. Positive end-expiratory pressure setting in adults with acute lung injury and acute respiratory distress syndrome. *JAMA* 2008; 299:646-655.
18. Fougeres E, Teboul J-T, Richard C, et al. Hemodynamic impact of a positive end-expiratory pressure setting in acute respiratory distress syndrome: Importance of the volume status. *Crit Care Med* 2010; 38:802-807.

19. Takata M, Robotham JL. Ventricular external constraint by the lung and pericardium during positive end-expiratory pressure. *Am Rev Respir Dis* 1991; 43:872-875.
20. Gainnier M, Michelet P, Thirion X, et al. Prone position and positive end-expiratory pressure in acute respiratory distress syndrome. *Crit Care Med* 2003; 31:2719-2726.
21. Serpa Neto A, Cardoso SO, Manetta JA, et al. Association between the use of lung-protective ventilation with lower tidal volumes and clinical outcomes among patients without acute respiratory distress syndrome: a meta-analysis. *JAMA* 2012; 308:1651-1659.

その他の換気様式

Alternative Modes of Ventilation

本章では，従来の換気モードでは不十分か，従来の換気モードを必ずしも要しない場合に適用されるその他の換気様式について述べる。ここで扱うのは，**レスキュー（救済）モード**（高頻度振動換気と気道圧開放換気）と**非侵襲的換気モード**（持続気道陽圧，双圧式気道陽圧，プレッシャーサポート換気）である。

I. レスキューモード

急性呼吸促迫症候群（acute respiratory distress syndrome：ARDS）の一部（10～15％）の患者では，酸素療法や通常の換気モード（conventional mechanical ventilation：CMV）に不応性の低酸素血症を呈する[1]。このような患者では次の換気様式が効果を発揮しうる。

A 高頻度振動換気

高頻度振動換気（high frequency oscillatory ventilation：HFOV）は高頻度，低容量の図 20.1 に示すような振動を使用する。このような振動によって高い平均気道内圧が得られ，虚脱肺胞が再開通（肺胞リクルートメ

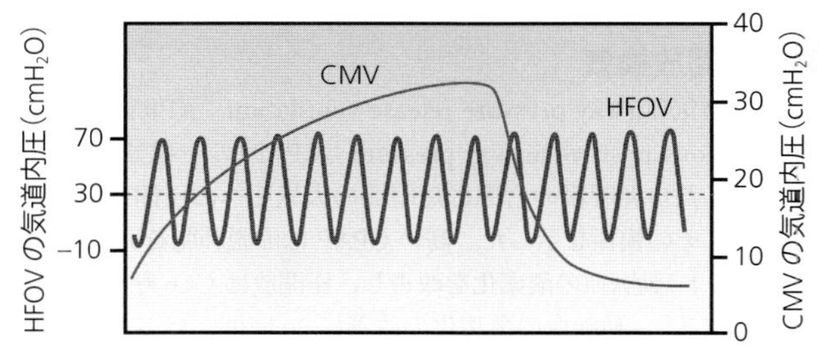

図 20.1　高頻度振動換気（HFOV）施行中の気道内圧の振動と従来の人工呼吸（CMV）施行中の肺の拡張
点線は平均気道内圧を示す。（参考文献 3 より）

ント)したり，さらなる肺胞虚脱を防止したりすることによってガス交換が改善する。小さい 1 回換気量(典型的には 1〜2 mL/kg)によって過伸展に伴う肺胞損傷(容量損傷)のリスクが減少する[2)]。

1. 換気設定

HFOV は特殊な人工呼吸器(Sensormedics 3100B，Viasys Healthcare 社)を必要とする。この人工呼吸器は次の設定を行うことができる。(a)振動の頻度と振幅，(b)平均気道内圧，(c)バイアスフローレート(吸気フローレートと同等)，(d)吸気時間(バイアスフロー時間)。

a. 振動数の範囲は 4〜7 Hz(1 秒あたりの振動数)である。振動数は動脈血 pH(CO_2 の負荷を反映する)にもとづいて決める。振動数を下げると脈波の振幅が増し，CO_2 除去の効率が増すため，呼吸性アシドーシスのリスクが減少する。

b. 振幅の初期設定値は 70〜90 cmH_2O とする。

c. 平均気道内圧は CMV 施行時に得られた吸気終末肺胞内圧を少し上回るレベルに設定する(第 19 章，図 19.1 と図 19.2 を参照)[3)]。

d. バイアスフローレートは通常 40 L/min に設定する。

2. 利点

HFOV と CMV を比較した臨床研究では，HFOV では Pa_{O_2}/F_{IO_2} 比は 16〜24%増加することが示されている。しかし，HFOV においては生命予後の改善を示唆する報告はない[3, 4)]。

3. 欠点

a. 特別な人工呼吸器とそれを扱える熟練した医療者が必要である。

b. 心拍出量は，HFOV 施行時には高い平均気道内圧(胸腔内圧)がかかるため，しばしば減少する[3)]。

B 気道圧開放換気

気道圧開放換気(airway pressure release ventilation：APRV)は持続気道陽圧(continuous positive airway pressure：CPAP)の一種であり，CPAP レベルで残した自発呼吸の合間に短時間の大気圧への圧開放を施す。図 20.2 の中段にその模様を示した。高い CPAP は虚脱肺胞を開いて(肺胞リクルートメント)動脈血の酸素化を改善し，圧開放は CO_2 呼出を促進するために設定する[5)]。動脈血の酸素化の改善は 24 時間かけて徐々に認められる[6)]。

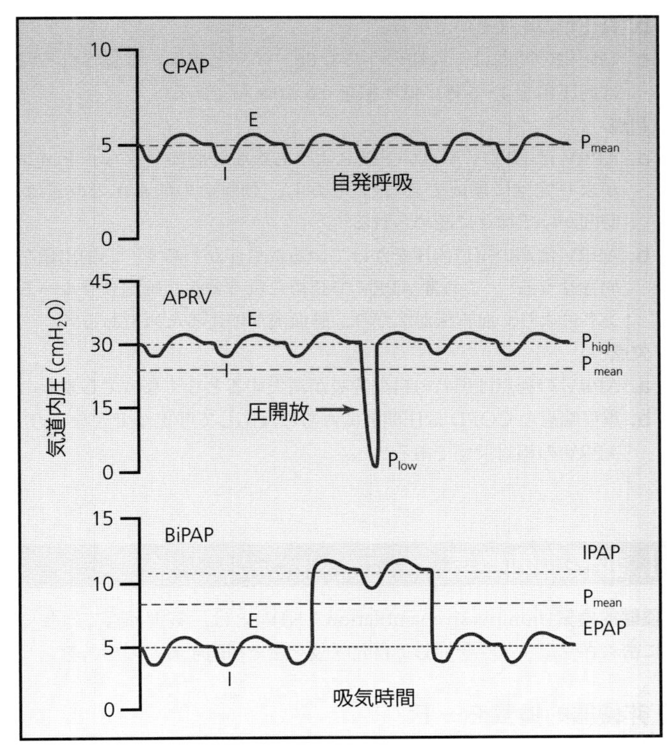

図 20.2　圧制御の自発呼吸ベース関連換気モード

APRV：気道圧開放換気，BiPAP：双圧式気道陽圧，CPAP：持続気道陽圧，E：呼気，EPAP：呼気気道陽圧，I：吸気，IPAP：吸気気道陽圧，P_{high}：高圧相の圧，P_{low}：低圧相の圧，P_{mean}：平均気道内圧。それぞれの説明は本文を参照。

1. 換気設定

APRV は ICU で用いられている最新式の人工呼吸器であればほとんどで施行できる。APRV を開始する際に設定しなければならないパラメータは高圧相と低圧相の圧，とそれぞれの時間である。推奨される設定は以下のとおりである[3]。

a. 高圧相の圧は CMV 施行時の吸気終末肺胞内圧レベルにすべきである（第 19 章，図 19.1 と図 19.2）。

b. 低圧相の圧はゼロとする。

c. 高圧相の時間は 1 周期のうちの 85〜90％とする。推奨される時間は高圧相を 4〜6 秒，低圧相を 0.6〜0.8 秒である。

2. 利点

a. APRV は HFOV や高い PEEP よりも虚脱肺胞のリクルートメントがより完璧に達成できる[5)]。しかし，動脈血の酸素化の改善は 24 時間かけて徐々に認められる[6)]。

b. APRV は高い気道内圧をかけているにもかかわらず，心拍出量を増加させうる[5)]。これは APRV で認められる著明な肺胞リクルートメントにより，血管床が広がり，肺血流が増えるためである。

3. 欠点

a. APRV の利点は患者の自発呼吸が消失するとなくなってしまう。

b. 重症喘息と COPD は圧開放に直ちに反応して呼出ができないので，APRV の相対禁忌である[3)]。

II. 非侵襲的換気

非侵襲的換気（noninvasive ventilation：NIV）とは，気管挿管ではなく，顔に密着させたマスクを通じて自発呼吸を圧で補助するものである。

A 非侵襲的換気モード

NIV には（a）持続気道陽圧（CPAP），（b）双圧式気道陽圧（bilevel positive airway pressure：BiPAP），（c）プレッシャーサポート換気（pressure support ventilation：PSV）の 3 種類の様式がある。

1. 持続気道陽圧

持続気道陽圧（CPAP）は図 20.2 の上段にあるように，PEEP をかけた状態での自発呼吸をいう。CPAP は簡便で，酸素供給装置と呼気弁つきのフェイスマスク（CPAP マスク）があれば実施可能である。

a. CPAP のおもな効果は，機能的残気量（呼気終末時の肺容量）の増加である。CPAP では換気量の増加は期待できないため，急性呼吸不全の患者での使用には限界がある。

b. 設定：CPAP は通常 5〜10 cmH_2O に設定される。

2. 双圧式気道陽圧

双圧式気道陽圧（BiPAP）は図 20.2 の下段に示されるように 2 つのレベ

ルの CPAP を交互に繰り返す。高圧相は吸気気道陽圧(inspiratory positive airway pressure：IPAP)，低圧は呼気気道陽圧(expiratory positive airway pressure：EPAP)と呼ばれる。

a. BiPAP は CPAP よりも高い平均気道内圧を生じるため，肺胞リクルートメントを促進する。BiPAP は直接的には 1 回換気量を増やさないが，肺胞リクルートメントによって，肺コンプライアンス(肺の拡張しやすさ)を増加させ，1 回換気量を増加させる。

b. 設定：BiPAP は専用の人工呼吸器が必要で，次のような換気設定で開始する。IPAP＝10 cmH_2O，EPAP＝5 cmH_2O，吸気時間(IPAP 時間)＝3 秒。血液ガスや患者の快適さなどをみながらさらなる圧の補正を行う。20 cmH_2O 以上の圧は患者が許容できず，フェイスマスクの周りのリークを増やすので推奨されない。

3. プレッシャーサポート換気

プレッシャーサポート換気(PSV)については第 19 章 IV 項で述べている。

a. PSV は 1 回換気量を増加し，機能的残気量を増やすために CPAP との併用を通常行う。**PSV と CPAP の併用は非侵襲的換気で最も好まれている**(後述するような例外もある)

b. 設定：PSV は通常，CPAP 5 cmH_2O に吸気圧 10 cmH_2O 程度で初期設定する。血液ガスや患者の快適さなどをみながらさらなる圧の調整を行う。20 cmH_2O 以上のピーク圧は患者が許容できず，フェイスマスクの周りのリークを増やすので推奨されない。

B 患者選択

患者の選択は NIV の成功・不成功を決める重要な因子である[7, 8]。

1. 呼吸補助の必要な患者をみきわめる最初のステップは，持続する呼吸困難あるいは進行する呼吸困難，重度の低酸素血症(Pa_{O_2}/F_{IO_2}＜200 mm Hg)，重度または進行する高二酸化炭素血症である。

2. 次のステップで NIV の適応を考慮する。急性呼吸不全の一部の患者は NIV できわめて良好に管理できるが(後述)，次の条件を満たせばすべての急性呼吸不全患者が NIV の適応になる。

a. 呼吸不全が直ちに生命を脅かすものでない。

b. 生命を脅かすような循環不全(ショック)がない。

c. 患者が意識声明であるか，容易に覚醒し，協調性が得られる。

d. 咳嗽の制御ができ，粘調な喀痰排泄の困難がない。

e. 顔面にぴったりとフェイスマスクを密着させるのに支障がある損傷がない。

f. 吐血や繰り返す嘔吐がない。

g. コントロールできない痙攣がない。

3. 呼吸不全が進行しているケースではNIVの成功率は低いので[7, 8]，適切な患者にできるだけ早くNIVを開始することが必要である。

C 成功率

表20.1に，急性呼吸不全の原因別に，気管挿管を回避してNIVが成功する確率を示す。

表20.1 非侵襲的換気の成功率

病態	成功率
心原性肺水腫	90%
COPD急性増悪	76%
市中肺炎	50%
ARDS	40%

（参考文献9，10より）

1. COPDの急性増悪

急性呼吸不全でNIVの最大の恩恵を受けるのは，COPDの急性増悪から生じるCO_2蓄積を伴った呼吸不全である[9]。このため，NIVはCOPD急性増悪治療の第1選択肢として考えられている[7, 8]。この場合，CPAPとともにPSVを併用するのが一般的である。

2. 低酸素性呼吸不全

心原性肺水腫を除くと，NIVはARDSを含む低酸素性呼吸不全を起こす病態で気管挿管への移行を防ぐことができない[10]。

a. 心原性肺水腫：NIVは心原性肺水腫の多くの患者で気管挿管を回避できる[11, 12]。この状況で成功する大部分は（10 cmH_2Oの）CPAPである場合が多かったが，BiPAPも同等の成果が得られる[13]。このような作用はNIVが胸腔内陽圧による左心後負荷に対して軽減に働く[14]結果，収縮期心不全患者において心拍出量を増やすことで心機能の改善をもたらすことと関連する[13]。

b. ARDS：NIVはARDSに対しては限界があるとされてきているが，肺外要因によるARDSに対しては比較的効果がある[10]。ARDSに対するNIVで好ましいモードはCPAPにPSVを併用することで，CPAP単独は避けるほうがよい[8)]。

D モニタリング

1. NIV開始後の患者個々のNIV成否の判断は，早期(1時間)に行うべきである[10, 15)]。
2. **NIV開始1時間後にガス交換が有意に改善しない場合はNIVが換気補助としてうまくいっていないことを示し，直ちに気管挿管して人工呼吸を開始することを考慮するべきである。**
3. NIV中の急激な呼吸不全の進行に気づくのが遅れると切迫した呼吸停止に移行し，気管挿管を行うのも危険な状態に陥る。

E 有害事象

NIVの有害事象は胃内の膨満，鼻の辺縁の潰瘍(ぴったりとしたマスクの密着による)と院内肺炎である。

1. 胃拡張

吸気ガスによる胃拡張はNIVでしばしば問題になるが，吸気圧が30 cmH_2O未満であればそれほど頻度は多くない[16)]。胃の減圧をするために経鼻胃管を挿入することは必ずしも必要ではないが，NIV施行時に腹部が膨満する患者では残しておくのもよい[17)]。

2. 院内肺炎

陽圧換気は気道の粘膜線毛クリアランスを低下させ，院内肺炎をきたしやすくする。NIVを気管挿管下での人工呼吸と比較した研究では，院内肺炎の発症率がNIVで8〜10%であるのに対し，挿管下での人工呼吸ではより高頻度(19〜22%)であった[18, 19)]。

参考文献

1. Pipeling MR, Fan E. Therapies for refractory hypoxemia in acute respiratory distress syndrome. *JAMA* 2010; 304:2521-2527.
2. Ali S, Ferguson ND. High-frequency oscillatory ventilation in ALI/ARDS. *Crit Care Clin* 2011; 27:487-499.
3. Stawicki SP, Goyal M, Sarini B. High-frequency oscillatory ventilation (HFOV) and airway pressure release ventilation (APRV): a practical guide. *J Intensive Care Med* 2009; 24:215-229.
4. Sud S, Sud M, Freiedrich JO, et al. High-frequency oscillatory ventilation versus con-

ventional ventilation for acute respiratory distress syndrome. *Cochrane Database Syst Rev* 2016; 4:CD004085.

5. Muang AA, Kaplan LJ. Airway pressure release ventilation in acute respiratory distress syndrome. *Crit Care Clin* 2011; 27:501-509.
6. Sydow M, Burchardi H, Ephraim E, et al. Long-term effects of two different ventilatory modes on oxygenation in acute lung injury. Comparison of airway pressure release ventilation and volume-controlled inverse ratio ventilation. *Crit Care Med* 1994; 149:1550-1556.
7. Hill NS, Brennan J, Garpestad E, Nava S. Noninvasive ventilation in acute respiratory failure. *Crit Care Med* 2007; 35:2402-2407.
8. Keenan SP, Sinuff T, Burns KEA, et al, as the Canadian Critical Care Trials Group/Canadian Critical Care Society Noninvasive Ventilation Guidelines Group. Clinical practice guidelines for the use of noninvasive positive-pressure ventilation and noninvasive continuous positive airway pressure in the acute care setting. *Canad Med Assoc J* 2011; 183:E195-E214.
9. Ram FSF, Picot J, Lightowler J, Wedzicha JA. Non-invasive positive pressure ventilation for treatment of respiratory failure due to exacerbations of COPD. *Cochrane Database Syst Rev* 2009; July 8:CD004104.
10. Antonelli M, Conti G, Moro ML, et al. Predictors of failure of noninvasive positive pressure ventilation in patients with acute hypoxemic respiratory failure: a multi-center study. *Intensive Care Med* 2001; 27:1718-1728.
11. Masip J, Roque M, Sanchez B, et al. Noninvasive ventilation in cardiogenic pulmonary edema: systematic review and metaanalysis. *JAMA* 2005; 294:3124-3130.
12. Vital FM, Saconato H, Ladeira MT, et al. Non-invasive positive pressure ventilation（CPAP or bilevel NPPV）for cardiogenic pulmonary edema. Cochrane Database Syst Rev 2008; July 16:CD005351. 13. Acosta B, DiBenedetto R, Rahimi A, et al. Hemodynamic effects of noninvasive bilevel positive airway pressure on patients with chronic congestive heart failure with systolic dysfunction. *Chest* 2000; 118:1004-1009.
13. Acosta B, DiBenedetto R, Rahimi A, et al. Hemodynamic effects of noninvasive bilevel positive airway pressure on patients with chronic congestive heart failure with systolic dysfunction. *Chest* 2000; 118:1004-1009.
14. Singh I, Pinsky MR. Heart-lung interactions. In Papadakos PJ, Lachmann B, eds. *Mechanical ventilation: clinical applications and pathophysiology*. Philadelphia: Saunders Elsevier, 2008:173-184.
15. Anton A, Guell R, Gomez J, et al. Predicting the result of noninvasive ventilation in severe acute exacerbations of patients with chronic airflow limitation. *Chest* 2000; 117:828-833.
16. Wenans CS. The pharyngoesophageal closure mechanism: a manometric study. *Gastroenterology* 1972; 63:769-777.
17. Meduri GU, Fox RC, Abou-Shala N, et al. Noninvasive mechanical ventilation via face mask in patients with acute respiratory failure who refused endotracheal intubation.

Crit Care Med 1994; 22:1584-1590.

18. Girou E, Schotgen F, Delclaux C, et al. Association of noninvasive ventilation with nosocomial infections and survival in critically ill patients. *JAMA* 2000; 284:2361-2367.
19. Carlucci A, Richard J-C, Wysocki M, et al. Noninvasive versus conventional mechanical ventilation: an epidemiological study. *Am J Respir Crit Care Med* 2001; 163:874-880.

Chapter 21

人工呼吸器依存患者

The Ventilator-Dependent Patient

本章では人工呼吸を必要とする患者の日常のケアと注意点について，人工気道（気管挿管と気管切開）と陽圧換気による機械的損傷に重点をおいて述べる。人工呼吸時の感染による合併症については第16章で述べる。

I. 人工気道

A 気管チューブ

気管チューブは長さは25〜35 cm，内径は5〜10 mmとさまざまなサイズがある（例えば，サイズ7は内径7.0 mmである）。成人の標準はサイズ8のチューブ（内径8.0 mm）である[1]。

1. 声門下ドレナージチューブ

口腔内分泌物の流入が人工呼吸器関連肺炎の主要な発生機序とされていることから，膨張させたカフのうえに蓄積した分泌物を吸引できるように特別にデザインされた気管チューブが開発された（第16章，図16.1）。このチューブにより人工呼吸器関連肺炎の頻度を減少させる可能性があり[2]，48時間を超える人工呼吸管理が必要な患者に適用を考慮すべきである。

2. 気管チューブの位置

気管挿管後のチューブの位置確認は必須であり，図21.1に適切なチューブ位置を示す。頭部が中立位にあるとき，**気管チューブの先端は気管分岐部**（気管が左右の主気管支に分岐している部位）**の3〜5 cm上方，気管分岐部と声帯の中間に位置させるべきである**（胸部X線写真上で確認できないとき，気管分岐部は通常，第4〜5胸椎椎間にある）。

a. チューブが深くに移動すると，右主気管支（気管から直線的に分岐している）に入ることがある。このような合併症を防ぐには女性では気管チューブの先端から歯までの距離が21 cm，男性で23 cmより深くならないようにする[3]。

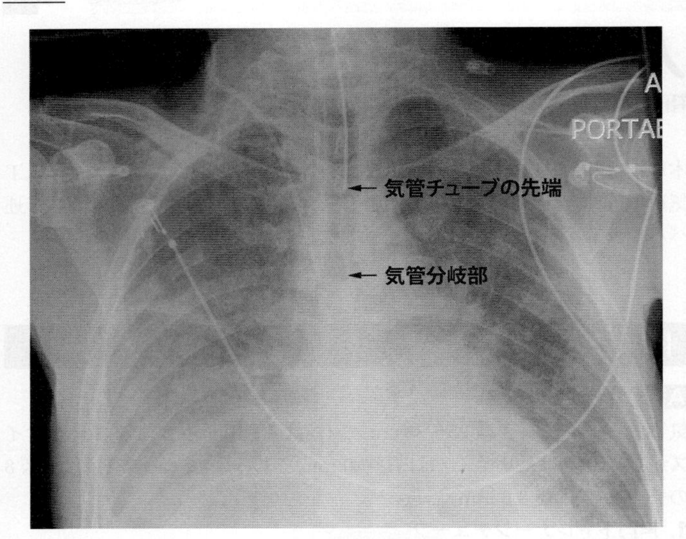

図 21.1　気管チューブの適切な位置を示すポータブル胸部X線写真
チューブの先端は，胸郭入口部と気管分岐部のほぼ中央に存在する。

3. 喉頭損傷

気管チューブ留置による喉頭と声帯の損傷は重要な問題であり，気管挿管が遷延する可能性がある場合には気管切開を施行するおもな根拠の1つとなる。喉頭損傷は潰瘍，肉芽，声帯麻痺，浮腫など幅が広い。

a. 喉頭損傷は24時間以上挿管された患者の4分の3に認めるという報告があるが[4]，大部分は臨床的には問題なく，恒久的な障害に至ることはない[5]。

b. 抜管後の喉頭浮腫による気道閉塞は13％に認めるという報告がある[4]（この問題に対する対処法は第22章で述べる）。

B 気管切開

気管切開は長期間（1～2週間以上）の人工呼吸管理を要する患者に行われる。気管切開が有利となる点としては，患者の快適性，分泌物の除去や気管支拡張薬投与のための気道へのアクセスが容易であること，呼吸抵抗の減少，喉頭損傷のリスク低下，があげられる。

1. 気管切開のタイミング

気管切開に移行する適切なタイミングについては長年論議がある。最近行われた研究では，早期気管切開(挿管後 1 週間)を遅い時期(挿管後 2 週間)の気管切開と比較すると，鎮静薬の必要量が減少し，早期運動(early mobilization)も促進する[6)]が，**人工呼吸器関連肺炎の頻度や死亡率を減少させることはない**[6, 7)]。

a. 肺炎や死亡率のデータを鑑みると，気管切開は挿管 2 週間後が推奨される[8)]。しかし，もし患者の快適性に配慮するなら，**数日以内に抜管の見通しが立たなければ挿管 7 日後に気管切開の施行を考慮する**のは理にかなっている。

2. 合併症

a. 経皮的気管切開は外科的気管切開と比較して出血や局所の感染が少ない[9)]。

b. 外科的気管切開と経皮的気管切開を合算しても死亡率は 1%未満であり，早期合併症(出血と感染症)は 5%未満である[9, 10)]。

c. 気管狭窄：気管狭窄は，気管切開チューブを抜去して 6 カ月以内に起きる遅発性合併症である。気管狭窄の多くは気管切開経路で，気管切開口の閉鎖後に発生する。発生頻度は 0〜15%で[10)]，多くは無症状である。外科的気管切開も経皮的気管切開も気道狭窄のリスクは同等である[8)]。

C カフの管理

人工気道には拡張するバルーン(カフ)が付属し，気管との間をシールし，肺を拡張させる際に喉頭からガスが漏れるのを防ぐ。カフつき気管切開チューブを図 21.2 に示す。カフは長めに設計されていて気管への圧が分散するように工夫され，気管の密着も比較的低い圧で達成できるように設計されている。

1. カフの拡張

カフは一方弁つきのパイロットバルーンに接続している。カフを拡張させるためには注射器をパイロットバルーンに接続し，パイロットバルーンを通じてカフに空気を注入する(カフが拡張すると同時にパイロットバルーンも拡張する)。

a. カフはカフ周囲から漏れが聞こえなくなるまで拡張させる。

b. カフ内圧(パイロットバルーンに圧力計を接続して測定する)は，25 mmHg を超えないようにする[11)]。カフ圧がこのレベルを超える

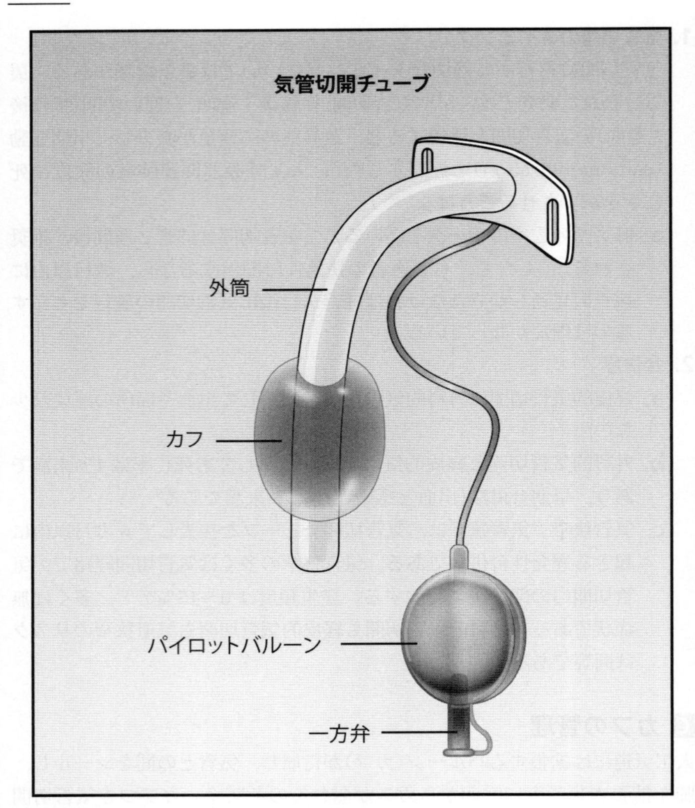

図 21.2　カフつき気管切開チューブ

と気管壁の毛細血管を圧迫し，気管の虚血性傷害をもたらす可能性がある。

2. カフリーク

カフリークは肺拡張時に聴こえる音で通常は検出できる(声門から漏れるガスによって生じる)。リーク量は設定した吸気換気量と呼気換気量の差である。**カフリークはカフの破損では滅多に生じることはなく**[12]，カフと気管内壁との間の接触が不均一であるため，あるいはパイロットバルーンのバルブからの漏れによってカフが虚脱したためであることが多い。

3. カフリークのトラブルシューティング

カフリークが聴取できる場合，人工呼吸器をはずして肺を加圧バッグで用手的にふくらませてみる(呼気終末二酸化炭素分圧がもとのレベルと同じになるように)。次にパイロットバルーンのチェックを次のように進める。

a. もしパイロットバルーンが虚脱しているなら，問題はカフの破損かパイロットバルーンの弁の不具合である。もしパイロットバルーンが注射器で虚脱できるなら，問題はカフの破損であり(チューブは直ちに入れ替えるべき)，もしパイロットバルーンをふくらませたままでリークがなくなるなら，パイロットバルーンの弁の不具合である(その場合には，パイロットバルーンからカフに接続する細いチューブをクランプすれば，気管チューブの交換までをしのぐことができる)。

b. もしパイロットバルーンがリークの間膨らんでいるなら，チューブの位置異常である。気管チューブにリークがあるなら，カフを虚脱したうえで1 cm進めてふたたびカフをふくらませる。それでもリークが続くなら気管チューブを太いサイズに入れ替える。気管切開チューブでリークをきたす場合には太くて長めのものに入れ替える。

II. 気道のケア

A 吸引

気管チューブや気管切開チューブの内壁は病原体を含むバイオフィルムでコロニーが形成され，吸引チューブをチューブ内腔に進めた際にバイオフィルムがはがれて病原体を肺内に定着させる可能性がある[13)]。したがって気管吸引はもはやルーチンには薦められず，気道分泌物の除去が明らかに必要な場合に限って行うべきである[14)]。

B 生理食塩液気管内注入の落とし穴

分泌物の除去促進のために生理食塩液の注入がしばしば行われるが，次の2つの理由からこの方法はもはやルーチンに行うべきではない[14)]。(a)気道分泌物の粘性(次に述べる)を，生理食塩液で低下させたり液化させたりすることはできない。(b)生理食塩液の注入が気管チューブ内面に形成された病原体のコロニーを剝離する[15]。

1. 喀痰の粘性

気道分泌物は気道粘膜表面を覆う。この被覆物は親水性(水に溶けやすい)の層と疎水性(水に溶けにくい)の層からなる。親水性層は内側に面しており，粘膜の湿潤を保つ。外側に面する疎水性層は気管内腔表面に接する。この外層ではムコタンパク鎖のメッシュが存在し，気道の粒子や異物を捕捉する。ムコタンパク鎖と捕捉された異物の混合により気道内分泌物の粘弾性が決まってくる。

a. 気道内分泌物の粘性に関与する層は水溶性ではないので，**生理食塩液を注入しても，気道内分泌物の粘性の低下は期待できない**(気道内分泌物に生理食塩液を加えるのは，グリースに水をそそぐようなものである)。

C 粘液溶解療法

1. 気道内分泌物のムコタンパク鎖はジスルフィド架橋を形成するが，これは*N*-アセチルシステインで分解される[19]。*N*-アセチルシステインは分子内にスルフヒドリル基をもつトリペプチドで，アセトアミノフェン過剰摂取時の解毒薬として知られている。

2. *N*-アセチルシステインは液状の製剤(10～20％溶液)が市販されており，エアゾールとして投与するか気道内へ直接注入する(表21.1)。*N*-アセチルシステインのエアゾールには気道刺激性があり，咳嗽や気管支痙攣を誘発することがある(特に気管支喘息患者)。*N*-アセチルシス

表21.1　*N*-アセチルシステインによる粘液溶解療法

エアゾール療法：	・10% *N*-アセチルシステイン溶液を使用する。 ・*N*-アセチルシステイン2.5 mLと生理食塩液2.5 mLを混合し，小容量のネブライザーに入れる。 ・**注意**：この方法は気管支痙攣を引き起こす可能性があり，気管支喘息患者には推奨できない。
気管内注入：	・20% *N*-アセチルシステイン溶液を使用する。 ・*N*-アセチルシステイン2 mLと生理食塩液2 mLを混合し，溶液2 mLを気管内に注入する。 ・**注意**：過量注入は気管支漏をきたすことがある。

テインは気道内へ直接注入する方法がよい。

3. NAC の投与は溶液が高張であり，持続投与で気管支攣をきたすので48 時間以上継続して行うべきではない。

III. 肺胞破裂

人工呼吸器関連肺傷害の病態の 1 つに肺胞の破裂があり，肺実質内や胸膜腔内への空気の侵入を認める。このような様式の損傷は圧損傷(barotrauma)と呼ばれるが，容量損傷(volutrauma；肺胞の過伸展)の病態でもある。

A 臨床症状

肺胞からガスが漏れることで多彩な臨床症状を呈する。

1. 肺胞ガスは肺組織面に沿って解離を生じさせて**間質性肺気腫**(pulmonary interstitial emphysema)を起こし，縦隔に進むと**縦隔気腫**(pneumomediastinum)をきたす。

2. 縦隔のガスは頸部へ進入して**皮下気腫**(subcutaneous emphysema)を形成したり，横隔膜下へ進入して**気腹**(pneumoperitoneum)を起こしたりする。

3. 肺胞破裂が肺表面に近接した部位で起きると，ガスは胸膜腔に集まり**気胸**(pneumothorax)となる。

4. これらは単独またはいくつかが同時に起こる[17, 18]。

B 気胸

胸部 X 線写真上，人工呼吸器依存患者の 5〜15％に気胸が発生する[20, 21](その頻度は第 17 章 II-B 項で述べた低容量の**肺保護換気**ではより低いかもしれない)。

1. 臨床所見

臨床徴候はないことも，軽度であることもあり，非特異的である。**最も有用な臨床徴候は**上部胸郭や頸部にみられる**皮下気腫**であり，肺胞破裂の特異的な所見である。呼吸音は人工呼吸患者では人工呼吸器回路からの音を呼吸音と取り違えるので不確かである。

2. 画像診断

体位が仰臥位では胸膜腔内の空気は肺尖部に集まらないため，胸膜腔内の空気を仰臥位でX線写真でとらえるのは困難なことがある[19]。図21.3に，いかに難しいか例を示す。この症例は外傷性気胸で，胸部X線写真では気胸は明らかではないが，CT像では左胸膜腔内前方の気胸がみられる。仰臥位では胸膜腔内の空気は肺の最前面に集積するが，その部位は肺底部の前面である。したがって，**肺底部や肺下部への空気の集積が仰臥位での気胸の典型像である**[19]。

3. 胸膜腔吸引

人工呼吸器依存患者で気胸を発見したら，中腋窩線レベル第4〜5肋間で胸腔チューブを前上方へ向けて挿入し(胸膜腔内の空気は仰臥位ではこのレベルに集積する)，胸膜腔内の空気を吸引する。図21.4に示すような3つのチェンバーからなるシステムを使用する[20]。

a. 液体貯留チェンバー：システムの1番目のチェンバーには胸膜腔内からの液体が貯留し，空気は2番目のチェンバーへ通り抜ける。このチェンバーの入口部は直接液体と接していないため，溜まった液体が胸膜腔内へ逆流することはない。

b. 水封チェンバー：2番目のチェンバーは，次のチェンバーに(胸膜腔内から)空気をとおり抜けさせるが，大気を逆方向へ(胸膜腔内へ)侵入させることはない一方弁として働く。これは入口チューブを水面下に沈めることで一方弁となっており，胸膜腔への空気流入を防止する「水封」状態が形成されている。水封圧は通常2 cmH_2Oである。

c. エアリークの検出：胸膜腔から吸引された空気は，水封チェンバーの水中に入り気泡をつくる。**水封チェンバーの気泡の存在は，胸膜腔からの持続的空気漏れの証拠である。**

d. 吸引調節チェンバー：システムの3番目のチェンバーは，陰圧源(吸引)に接続され，胸膜腔内にかかる陰圧の上限を設定するようになっている。この最大陰圧は大気流入口チューブの水柱の高さで決まる。(壁吸引器からの)陰圧が大気流入口チューブの水柱を下へ引き込み，陰圧が水柱の高さを超えると大気から空気が流入する。したがって，チェンバー内の陰圧は大気流入口チューブの水柱の高さ(通常水位は20 cm)以上にはならない。吸引調節チェンバーの気泡は，最大陰圧に達して，大気から空気が流入していることを示す。

4. なぜ吸引を使うのか

陰圧を用いて胸膜腔内の空気を排出することは，不必要であり，次に述べるように有害でもある。

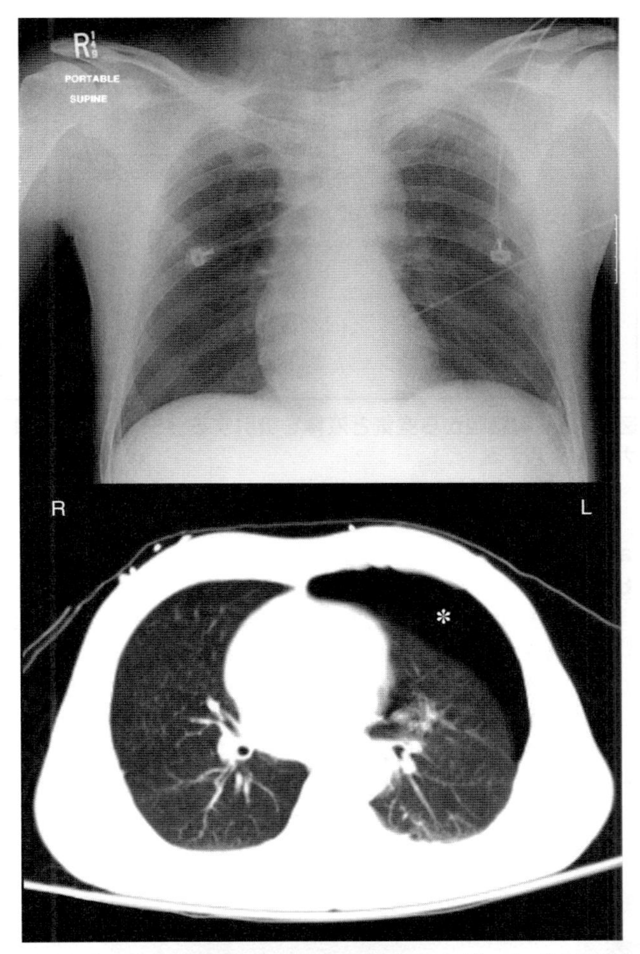

図 21.3　胸部鈍的外傷の若年男性患者のポータブル胸部 X 線写真と CT 像

前方にある気胸は CT 像では一目瞭然であるが（＊印で示した），胸部 X 線写真では明らかでない。

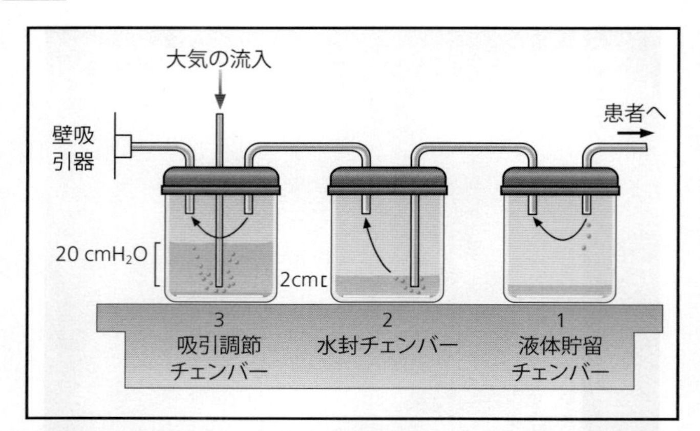

図 21.4　胸膜腔から空気と液体を吸引する 3 チェンバードレナージシステム

a. 肺は吸引を用いなくても再膨張する。

b. 胸膜腔内を陰圧にすると肺内外圧差(経肺圧；肺胞内と胸膜腔内の圧較差)が増加し，その結果，気管支胸膜腔瘻を通じた胸膜腔内への気流を増加させるための駆動圧の増加をもたらす。そのため，肺からの空気漏れがある場合，胸膜腔内圧を陰圧にすることは有害である。このように，**胸膜腔内に陰圧をかけることは気管支胸膜腔瘻からの空気漏れを増加させることになり**，逆効果である。

c. 吸引は胸膜腔内の空気を排気するためにルーチンに使用するが，胸膜腔内を吸引している間空気漏れが持続している場合，空気漏れを軽減あるいは消失させるために吸引を中断すべきである。

IV. 内因性 PEEP

第 18 章 III 項で述べたように，呼気中に肺胞からの排気が不十分となり，ガスがトラップされると(動的肺過膨張と呼ぶ)，呼気終末陽圧(positive end-expiratory pressure：PEEP)が発生するが，これを**内因性 PEEP**(intrinsic PEEP)と呼んで区別する[21]。

A なぜ内因性 PEEP に注意が必要か？

1. 通常の人工呼吸では，重症喘息や COPD ならば内因性 PEEP はごくふつうにみられ[22, 23]，ARDS 患者でもよく認める[24]。

2. 内因性 PEEP は重篤な副作用をもたらしうる(次に述べる)が，ルーチンの気道内圧モニターからはわからない。

B 副作用

内因性 PEEP は次のような副作用をもたらす[21]。

1. 心拍出量の減少(平均気道内圧の上昇によりもたらされる)。

2. 呼吸仕事量の増加(第 18 章 III-A-3 項)。

3. 肺胞過伸展と人工呼吸器関連肺傷害のリスク増加(呼気終末圧の上昇によりもたらされる)。

4. 内因性 PEEP は上大静脈に波及し，中心静脈圧を上昇させるので，右室拡張終期圧が上昇していると誤解する。

5. 内因性 PEEP による呼気終末肺胞内圧の上昇は肺胸郭コンプライアンス(C)(第 19 章 I-C 項)の低下と誤認することがある。肺胸郭コンプライアンスはそのときの 1 回換気量(V_T)と，吸気終末肺胞内圧(P_{alv})から PEEP レベルを引いたもので計算できる。

$$C = V_T/(P_{alv} - PEEP)\ (mL/cmH_2O) \qquad (21.1)$$

C 検出法

内因性 PEEP の検出は容易であるが，定量は困難である。

1. 動的膨張(および内因性 PEEP)の存在は，呼気流量曲線にて呼気終末時気流の存在を目視すればわかる(図 18.3 参照)。

2. 呼気流量曲線で内因性 PEEP が明らかであれば，呼気終末に呼気回路を閉じることにより内因性 PEEP を測定することができる(図 18.4 参照)。しかし，正確性を期するには呼気のまさに終了した時点で閉塞を行う必要があり，もし患者に自発呼吸があると適切なタイミングで実施できない。したがって，**呼気終末閉塞法は患者の自発呼吸が人工呼吸器をトリガーしない調節呼吸時に行うのが最良である。**

D 防止

動的肺過膨張と内因性 PEEP を防いだり軽減したりする方法は，もっぱら呼気時の肺胞からのガスの排出を促進することに向けられる。そのような方法は第 18 章 III-D 項に述べられている。

E 内因性 PEEP を打ち消すために PEEP を加える！

1. 外から PEEP を加えることで細気道を呼気終末時にも開通させておくことができ，過膨張や内因性 PEEP を軽減する。
2. 適用する PEEP レベルは細気道の虚脱を起こさない十分な圧で，しかも内因性 PEEP を上回らないよう（呼気流を妨げないよう）にするべきである[25]。
3. 外から加える PEEP は呼気終末時の気流の存在をモニターしながら評価する必要がある。すなわち，PEEP を加えることで呼気終末時の残存気流を減少あるいは消失させれば，内因性 PEEP を減少あるいは消失させているということである。
4. その最終結果として得られた PEEP（内因性 PEEP ではなく，人工呼吸器から適用する PEEP）は，呼気終末時の末梢気道における開通と虚脱の繰り返しから生じる肺傷害（atelectrauma）のリスクを軽減することになるだろう（第 17 章 II-A-3 項）。

参考文献

1. Gray AW. Endotracheal tubes. *Crit Care Clin* 2003; 24:379-387.
2. Muscedere J, Rewa O, Mckechnie K, et al. Subglottic secretion drainage for the prevention of ventilator-associated pneumonia: a systematic review and meta-analysis. *Crit Care Med* 2011; 39:1985-1991.
3. Owen RL, Cheney FW. Endotracheal intubation: a preventable complication. *Anesthesiology* 1987; 67:255-257.
4. Tadie JM, Behm E, Lecuyer L, et al. Post-intubation laryngeal injuries and extubation failure: a fiberoptic endoscopic study. *Intensive Care Med* 2010; 36:991-998.
5. Colice GL. Resolution of laryngeal injury following translaryngeal intubation. *Am Rev Respir Dis* 1992; 145:361-364.
6. Trouillet JL, Luyt CE, Guiguet M, et al. Early percutaneous tracheotomy versus prolonged intubation of mechanically ventilated patients after cardiac surgery: A randomized trial. *Ann Intern Med* 2011; 154:373-383.
7. Terragni PP, Antonelli M, Fumagalli R, et al. Early vs late tracheotomy for prevention of pneumonia in mechanically ventilated adult ICU patients. *JAMA* 2010; 303:1483-1489.
8. Freeman BD, Morris PE. Tracheostomy practice in adults with acute respiratory failure. *Crit Care Med* 2012; 40:2890-2896.
9. Freeman BD, Isabella K, Lin N, Buchman TG. A meta-analysis of prospective trials

comparing percutaneous and surgical tracheostomy in critically ill patients. *Chest* 2000; 118:1412-1418.

10. Tracheotomy: application and timing. *Clin Chest Med* 2003; 24:389-398.
11. Heffner JE, Hess D. Tracheostomy management in the chronically ventilated patient. *Clin Chest Med* 2001; 22:5; 10:561-568.
12. Kearl RA, Hooper RG. Massive airway leaks: an analysis of the role of endotracheal tubes. *Crit Care Med* 1993; 21:518-521.
13. Adair CC, Gorman SP, Feron BM, et al. Implications of endotracheal tube biofilm for ventilator-associated pneumonia. *Intensive Care Med* 1999; 25:1072-1076.
14. AARC Clinical Practice Guideline. Endotracheal suctioning of mechanically ventilated patients with artificial airways 2010. *Respir Care* 2010; 55:758-764.
15. Hagler DA, Traver GA. Endotracheal saline and suction catheters: sources of lower airways contamination. *Am J Crit Care* 1994; 3:444-447.
16. Holdiness MR. Clinical pharmacokinetics of *N*-acetylcysteine. *Clin Pharmacokinet* 1991; 20:123-134.
17. Gammon RB, Shin MS, Buchalter SE. Pulmonary barotrauma in mechanical ventilation. *Chest* 1992; 102:568-572.
18. Marcy TW. Barotrauma: detection, recognition, and management. *Chest* 1993; 104:578-584.
19. Tocino IM, Miller MH, Fairfax WR. Distribution of pneumothorax in the supine and semirecumbent critically ill adult. *Am J Radiol* 1985; 144:901-905.
20. Kam AC, O'Brien M, Kam PCA. Pleural drainage systems. Anesthesia 1993; 48:154-161.
21. Marini JJ. Dynamic hyperinflation and auto-positive end expiratory pressure. *Am J Respir Crit Care Med* 2011; 184:756-762.
22. Blanch L, Bernabe F, Lucangelo U. Measurement of air trapping, intrinsic positive end-expiratory pressure, and dynamic hyperinflation in mechanically ventilated patients. *Respir Care* 2005; 50:110-123.
23. Shapiro JM. Management of respiratory failure in status asthmaticus. *Am J Respir Med* 2002; 1:409-416.
24. Hough CL, Kallet RH, Ranieri M, et al. Intrinsic positive endexpiratory pressure in Acute Respiratory Distress Syndrome（ARDS）Network subjects. *Crit Care Med* 2005; 33:527-532.
25. Tobin MJ, Lodato RF. PEEP, auto-PEEP, and waterfalls. *Chest* 1989; 96:449-451.

Chapter 22

人工呼吸からの離脱

Discontinuing Mechanical Ventilation

本章では人工呼吸から自発呼吸への移行(人工呼吸からのウィーニングとも呼ばれる)と自発呼吸への移行の過程で起こりうる問題について述べる[1-4]。

I. 人工呼吸離脱可能な患者の選別

人工呼吸器依存患者の管理の中には，人工呼吸のサポートがもはや不要になる徴候を日々評価することを含めるべきである。この評価のチェックリストを表 22.1 に示す。

A ウィーニング条件

1. 表 22.1 の条件がすべてそろったら，患者は表 22.2 の項目パラメータを満たすかどうか，人工呼吸器をはずして短時間(例えば 1～2 分間)

表 22.1　自発呼吸トライアルが可能な患者の選別チェックリスト
呼吸器系判定基準：
□ F_{IO_2} 50 % 以下かつ PEEP 8 cmH_2O 以下で，Pa_{O_2}/F_{IO_2} 150～200 mmHg 以上
□ Pa_{CO_2} が正常または人工呼吸前値
□ 吸気努力ができる
心血管系判定基準：
□ 心筋虚血の徴候なし
□ 心拍数 140 bpm 以下
□ 昇圧薬の投与なし，あるいは少量投与で血圧が十分である
十分な意識状態：
□ 覚醒しているか，グラスゴー昏睡スコア≧13
治療可能な併発症がない：
□ 発熱も，制御できない敗血症もない
□ 重大な電解質異常がない

F_{IO_2}：吸入酸素濃度，Pa_{CO_2}：動脈血二酸化炭素分圧，Pa_{O_2}：動脈血酸素分圧，PEEP：呼気終末陽圧。(参考文献 1，2 より)

ようすをみる。表 22.2 の項目を「ウィーニングパラメータ」と呼び，人工呼吸補助から離脱できるか否かを判定するために用いられる。

2. 表 22.2 の判定基準の幅が広いのは，1 つ 1 つのウィーニング条件ではそれぞれの患者で自発呼吸に戻れるかどうか確信をもって予測できないことを示す。その結果，ウィーニングの条件は必要ではなく，表 22.1 に示す基準を満たしたら自発呼吸トライアルを開始できるというコンセンサスに変わっている。

表 22.2 自発呼吸トライアル成功の予測に用いられる測定値

測定項目	自発呼吸トライアル成功の閾値	尤度比[a]
1 回換気量(V_T)	4〜6 mL/kg	0.7〜3.8
呼吸数(RR)	30〜38 bpm	1.0〜3.8
RR/V_T 比	60〜105 bpm/L	0.8〜4.7
最大吸気圧(PI_{max})	−15〜30 cmH_2O	0〜3.2

a：尤度比はその測定値が閾値に達していることが成功をもたらす尤度を，失敗をもたらす尤度で割ったもの。
(参考文献 2 より)

II. 自発呼吸トライアル

従来の人工呼吸からのウィーニング方法では人工呼吸器による補助を徐々に(何時間あるいは何日単位で)減らしていくことに重きがおかれていて，この方法では自発呼吸が可能になっている患者に対する人工呼吸からの離脱を不必要に遅らせることになる(このアプローチでは患者を休ませるために夜間に再び人工呼吸器に戻してしまうという管理をしてしまうことから遅滞は明らか)。それに対し，自発呼吸トライアル(spontaneous breathing trial：SBT)は人工呼吸のサポートなしに行われるので，自発呼吸可能な患者の同定が速やかに行える。SBT は，つぎで述べるように 2 つの方法がある。

A 人工呼吸器をつけたまま行う方法

しばしば患者を人工呼吸器に接続したまま SBT が施行される。

1. この方法の利点は，自発呼吸中の 1 回換気量(V_T)と呼吸数(RR)をモニタリングでき，早くて浅い呼吸(RR/V_T 比の増加によって示される)，すなわち換気不全の徴候の早期発見が可能であることである[5)]。

2. この方法の欠点は，人工呼吸器回路と挿管チューブに対する呼吸抵抗と吸入する酸素を受け入れる人工呼吸器のバルブの開放に要する仕事量が加わることである。
3. 低レベルのプレッシャーサポート換気(pressure support ventilation：PSV)(5 cmH_2O)が呼吸回路の抵抗の解消に用いられるが，自発呼吸の 1 回換気量を増加させることにはならない(PSV については第 19 章 IV 項を参照)。

B 人工呼吸器をはずして行う方法

SBT は患者を人工呼吸器からはずした状態でも行える。

1. 図 22.1 に示したようなシンプルな回路で行う。酸素供給源からの酸素(通常は壁からのアウトレット)と空気の混合ガスを高流量で(患者の吸気流量よりも高流量となるよう)患者に投与する。
2. この回路を用いた高流量供給により 3 つの目的が達成される。(a)患者の吸気需要を満たす快適な呼吸を促進する。(b)呼気側回路から濃度の低下した酸素の再呼吸を防げる。(c)呼出した CO_2 を洗いだし，再呼吸を防ぐ。
3. 呼吸回路が T 字型であることから，人工呼吸器からはずした状態での自発呼吸トライアルは **T ピース法**(T-piece trial)と呼ばれる。
4. T ピース法の利点は呼吸仕事量が少ないことである。一方，T ピース法の欠点は，自発呼吸中の 1 回換気量と呼吸数をモニタリングできないことである。

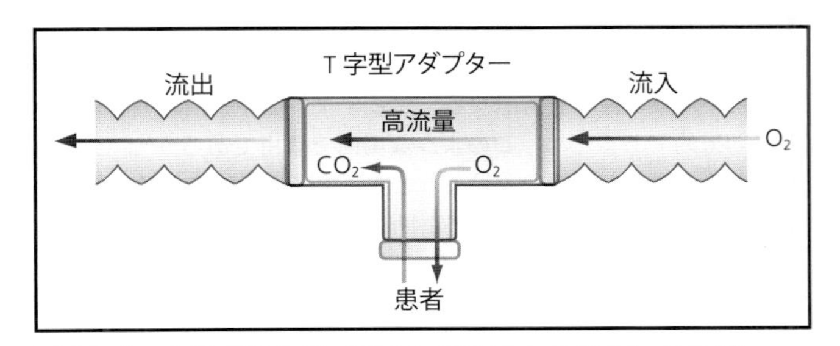

図 22.1　自発呼吸トライアルに使用される T ピース回路
人工呼吸器をはずして行う自発呼吸トライアルの方法で，呼吸回路が T 字型であることから T ピース法と呼ばれる。

C どちらの方法が好ましいか？

SBT の方法のどちらが優れているかについてのエビデンスはない[3]。しかし，T ピース法は抜管後の状態をより近似したものになるので好ましいといえる[6]。

D 成功と失敗の判断

大部分(約 80%)の患者では，2 時間の SBT に耐えられれば人工呼吸器からの完全な離脱が可能である[1, 2]。通常は次のいずれかの所見は SBT に耐えられないと判断する徴候となる。

1. 呼吸困難の徴候として，興奮，頻呼吸，呼吸補助筋の利用を認める。
2. 呼吸筋の機能低下として，吸気時の腹壁の奇異な凹みを認める。
3. 低酸素血症と高二酸化炭素血症の進行。

E 頻呼吸

SBT 中の頻呼吸は換気不全の結果というよりも患者の不安によることがありうる[7]。不安によるものであれば SBT を中止しなくても対応が可能であるため，この違いは重要である(後述)。

1. 1 回換気量

1 回換気量のモニタリングは不安と換気不全を鑑別するうえで有用である。すなわち，不安の場合には 1 回換気量が不変か増加した状態で呼吸数の増加をきたして過換気を招くのに対し，換気不全は典型的には早くて浅い呼吸(呼吸数の増加と 1 回換気量の低下)をきたすということである[5]。したがって，**1 回換気量の減少を伴わない頻呼吸は換気不全ではなく不安を表すといえる**。

2. オピオイドの使用

もしも頻呼吸の要因として不安が疑われたら，SBT を中止するのではなく抗不安薬の投与を考慮する。オピオイドは呼吸困難感を和らげるのに効果的であるため，このような場面で有用であろう[8]。COPD に対してオピオイド使用を避けようとするのが一般的であるのに反し，症状の進んだ COPD 患者の呼吸困難感を緩和するのに対してオピオイドは安全に用いられてきている[8]。

III. 自発呼吸トライアル失敗

もともとある肺疾患以外の因子が自発呼吸トライアル(SBT)の失敗に関与しうるが，その因子について次に述べる。

A 心機能障害

1. 心機能障害はSBT実施時に起こりうるが[9]，肺うっ血や横隔膜収縮力の低下にもつながりうる[10]。**人工呼吸からのウィーニング失敗の要因の中に心機能障害が40%を占めている**[11]。

2. SBT中に心機能低下を引き起こす要因として，(a)胸腔内圧の陰圧が左室後負荷を増加させること[9]，(b)頻呼吸が肺の過膨張や内因性PEEPを発生し，右心負荷をもたらすこと，(c)無症候性心筋虚血をもたらすこと，などがあげられる[12]。

3. モニタリング

心エコー検査に加えてSBT失敗の患者における心機能低下を次の方法で評価できる。

a. 静脈血酸素飽和度：混合静脈血酸素飽和度(Svo_2)のモニタリングが，SBTの際の心拍出量の変化を検出するために用いられてきた[13]。中心静脈血の酸素飽和度($Scvo_2$)のほうがより簡単にモニターでき，Svo_2の代替として適当である(Svo_2，$Scvo_2$については第6章I-EおよびI-F項に述べる)。

b. 脳性ナトリウム利尿ペプチド：血清中の脳性(B型)ナトリウム利尿ペプチド(BNP)はSBT施行時の循環抑制に際して有意に上昇し[11]，そのレベルはSBT失敗とも相関する[14]。したがって，BNPレベルのモニタリングはSBT失敗に陥る患者で有用である(血清BNPと急性心不全との関係は第8章II-A項を参照)。

4. 対処法

ウィーニングがきっかけで引き起こされた心機能不全はフロセミド(血清BNPレベルを指標に投与する試みがある)，ニトログリセリン静脈内投与(血圧上昇を伴う場合)，ホスホジエステラーゼ阻害薬(エノキシモン)で治療する。多くの症例ではこの治療で人工呼吸器からの離脱の成功率を改善する[9]。

B 呼吸筋疲労

呼吸筋疲労は人工呼吸からのウィーニング試行に失敗を繰り返す患者で最

もよくみられる要因であるが，ウィーニング失敗の要因としての呼吸筋疲労の実態については明らかではない。

1. 予備因子

呼吸筋疲労を引き起こす要因として，調節呼吸(神経筋遮断下)，電解質低下(マグネシウムとリン)，長期のステロイド使用，重症疾患多発神経筋障害(critical illness neuromyopathy)があげられる。重症疾患多発神経筋障害は炎症性の多発ニューロパチーまたは多発筋炎で，典型的なものは敗血症性ショックや多臓器不全の患者にみられ，人工呼吸からのウィーニング失敗の際に気づかれる[15]。詳細については第 41 章 II-C 項で述べる。

2. モニタリング

ICU において，呼吸筋力の標準的な臨床検査は**最大吸気圧**(maximum inspiratory pressure：PI_{max})の測定であり，閉鎖気道に対して可能な限り強く吸気させることで発生する陰圧である[16, 17]。

a. PI_{max} の正常域は広く，成人男性と女性での平均値はおのおの −120 cmH_2O と −84 cmH_2O である[17]。

b. −30 cmH_2O にまで PI_{max} が低下すると，自発呼吸では換気が賄えず，二酸化炭素が貯留するリスクが高くなる(表 22.2 参照)。

IV. 気管チューブの抜去

患者がもはや人工呼吸補助を必要としなくなったら，次のステップは気管チューブの抜去である。この項では気管チューブの抜去(抜管)と抜管後に問題になる喉頭浮腫についての問題を述べる。

A 気道反射の維持

抜管に先立ち，咽頭反射力および咳嗽反射力をチェックし，患者の気道が分泌物や食物の誤嚥から防御できるか確認するべきである。

1. 咳嗽力は，気管チューブ近位端から 1〜2 cm 離れたところに 1 枚の紙をおき，患者に咳をさせる。カードが濡れれば咳嗽力は十分であると考えられる[18]。
2. 咳嗽反射や咽頭反射が減弱あるいは消失している場合でも，抜管を妨げることにはならないが，誤嚥を防止するための特別な注意を払う必要がある患者を認識しておくべきである。

B 抜管後喉頭浮腫

抜管後の 10％で呼吸障害をきたして再挿管を余儀なくされる[19]。再挿管の原因の多くは挿管チューブによる損傷性喉頭浮腫で，1.5〜26.3％の頻度と報告されている[19]。危険因子として，挿管困難，長期挿管，気管チューブの太さ，自己抜管などがある。

1. カフリークテスト

カフリークテストは，抜管に先立ち抜管後に症状をきたす喉頭浮腫患者を検知するために施行される。

a. 検査を施行する際に，気管チューブのカフを虚脱させ，吸気ガスのうち喉頭から漏れたガス量を測定する(吸気量と呼気量の差)。カフ虚脱前後で気管チューブから呼出されたガス量を測定する。気管チューブからのリークが少ないと抜管後の喉頭浮腫のリスクが高くなるとされる。

b. 残念ながら，抜管後喉頭浮腫の高リスクを同定するうえでのリーク量の標準的なカットオフ値について一致した見解はない。カットオフ値として，90〜140 mL と報告によりばらつきがある[19]。

c. もう 1 つの問題として，いくつかの報告でこのリークテストの陽性適中率が 15％以下であることがあげられる[19]。すなわち，カフリークテストでは抜管後喉頭浮腫の高リスク患者を同定できないことを示す。

d. 以上の問題を踏まえると，カフリークテストを省略することは正当化できるかもしれない。

2. ステロイドの前投与

少なくとも 4 つの臨床研究によれば，抜管 12〜24 時間前の副腎皮質ステロイド投与によって，臨床的に有意に，抜管後喉頭浮腫の頻度が減少することが報告されている[19]。これらの研究のうち，2 つのステロイド処方例を示す。

a. メチルプレドニゾロン：4 時間ごとに 20 mg の静脈内投与を抜管予定の 12 時間前に開始する(総計 4 回)[20]。

b. デキサメタゾン：5 mg 静脈内投与を 6 時間おきに抜管 24 時間前から開始する(総計 4 回)[21]。

3. 臨床徴候からの診断

喉頭浮腫では気道の 50％以上の狭窄をきたすと，喘鳴を伴った呼吸(stridorous breathing；騒々しい呼吸)または喘鳴(stridor)を発症する[19]。この喘鳴音は吸気時に著明となる(吸気中の胸腔内陰圧が喉頭に伝達され，吸気時にわずかに上気道狭窄をきたすため）。喘鳴が出現するかどうかは，抜管後 30 分以内のうちに大部分の症例（約 80％）で明らかとなる[18]。

4. 治療

もし抜管後の喘鳴に呼吸不全の徴候を伴う場合には，直ちに再挿管を行う必要がある。それ以外に考慮すべき対処として，次の方法がある。

a. 吸入アドレナリン：アドレナリン（1％アドレナリン 2.5 mL）の吸入は血管収縮をきたすことによる抜管後の浮腫軽減のために用いられる[19]。しかし，成人での有効性は認められていない。

b. ステロイド：抜管後の副腎皮質ステロイドは喉頭浮腫に対して推奨されているが[19]，確証は得られていない。予防的ステロイドの処方（例：デキサメタゾン 5 mg 静脈内投与，6 時間おき 24 時間）については，前述のようにこの目的のために推奨されている[19]。

5. 非侵襲的換気

非侵襲的換気（第 20 章 II 項を参照）は，抜管後の呼吸不全における再挿管率を減少させることはないので[22]，推奨されない[19]。

参考文献

1. MacIntyre NR, Cook DJ, Ely EW Jr, et al. Evidence-based guidelines for weaning and discontinuing ventilatory support: a collective task force facilitated by the American College of Chest Physicians, the American Association for Respiratory Care, and the American College of Critical Care Medicine. *Chest* 2001; 120(Suppl):375S-395S.
2. MacIntyre NR. Evidence-based assessments in the ventilator discontinuation process. *Respir Care* 2012; 57:1611-1618.
3. McConville JF, Kress JP. Weaning patients from the ventilator. *N Engl J Med* 2012; 367:2233-2239.
4. Thille AW, Cortes-Puch I, Esteban A. Weaning from the ventilator and extubation in ICU. *Curr Opin Crit Care* 2013; 19:57-64.
5. Kreiger BP, Isber J, Breitenbucher A, et al. Serial measurements of the rapid-shallow breathing index as a predictor of weaning outcome in elderly medical patients. *Chest* 1997; 112:1029-1034.
6. Perren A, Brochard L. Managing the apparent and hidden difficulties in weaning from mechanical ventilation. *Intensive Care Med* 2013; 39:1885-1895.
7. Bouley GH, Froman R, Shah H. The experience of dyspnea during weaning. *Heart Lung* 1992; 21:471-476.
8. Raghavan N, Webb K, Amornputtisathaporn N, O'Donnell DE. Recent advances in pharmacotherapy for dyspnea in COPD. *Curr Opin Pharmacol* 2011; 11:204-210.

9. Teboul J-L. Weaning-induced cardiac dysfunction: where are we today. *Intensive Care Med* 2014; 40:1069-1079.
10. Nishimura Y, Maeda H, Tanaka K, et al. Respiratory muscle strength and hemodynamics in heart failure. *Chest* 1994; 105:355-359.
11. Grasso S, Leone A, De Michele M, et al. Use of N-terminal probrain natriuretic peptide to detect acute cardiac dysfunction during weaning failure in difficult-to-wean patients with chronic obstructive pulmonary disease. *Crit Care Med* 2007; 35:96-105.
12. Srivastava S, Chatila W, Amoateng-Adjepong Y, et al. Myocardial ischemia and weaning failure in patients with coronary artery disease: an update. *Crit Care Med* 1999; 27:2109-2112.
13. Jubran A, Mathru M, Dries D, Tobin MJ. Continuous recordings of mixed venous oxygen saturation during weaning from mechanical ventilation and the ramifications thereof. Am Rev Respir *Crit Care Med* 1998; 158:1763-1769.
14. Zapata L, Vera P, Roglan A, et al. β -type natriuretic peptides for prediction and diagnosis of weaning failure from cardiac origin. *Intensive Care Med* 2011; 37:477-485.
15. Hudson LD, Lee CM. Neuromuscular sequelae of critical illness. *N Engl J Med* 2003; 348:745-747.
16. Mier-Jedrzejowicz A, Brophy C, Moxham J, Geen M. Assessment of diaphragm weakness. *Am Rev Respir Dis* 1988; 137:877-883.
17. Bruschi C, Cerveri I, Zoia MC, et al. Reference values for maximum respiratory mouth pressures: A population-based study. *Am Rev Respir Dis* 1992; 146:790-793.
18. Khamiees M, Raju P, DeGirolamo A, et al. Predictors of extubation outcome in patients who have successfully completed a spontaneous breathing trial. *Chest* 2001; 120:1262-1270.
19. Pluijms W, van Mook W, Wittekamp B, Bergmans D. Postextubation laryngeal edema and stridor resulting in respiratory failure in critically ill adult patients: updated review. *Crit Care* 2015; 19:295.
20. François B, Bellisant E, Gissot V, et al, for the Association des Réanimateurs du Centre-Quest (ARCO). 12-h pretreatment with methylprednisolone versus placebo for prevention of postextubation laryngeal oedema: a randomized double-blind trial. *Lancet* 2007; 369:1083-1089.
21. Lee CH, Peng MJ, Wu CL. Dexamethasone to prevent postextubation airway obstruction in adults: a prospective, randomized, double-blind, placebo-controlled study. *Crit Care* 2007; 11:R72.
22. Hess D. The role of noninvasive ventilation in the ventilator discontinuation process. *Respir Care* 2012; 57:1619-1625.

Chapter 23

酸塩基平衡の分析

Acid-Base Analysis

本章では，血中の pH，P_{CO_2}，および重炭酸(HCO_3)濃度の変化から，どのように酸塩基平衡の異常を診断するか考えてみたい。すなわち(a)一次性，二次性および混合性酸塩基平衡障害を鑑別する方法，(b)それぞれの一次性酸塩基平衡障害に伴う副次的変化の予測式，および(c)アニオンギャップとその有用性について述べる。

I. 酸塩基平衡の基本

古典的な酸塩基平衡の生理学が示すように，細胞外液中の水素イオン濃度(H^+)は二酸化炭素分圧(P_{CO_2})と重炭酸濃度(HCO_3)のバランスによって決まり，この関係は次の式で表される[1]。

$$[H^+] = k \times (P_{CO_2}/HCO_3) \qquad (23.1)$$

(k は平衡定数)

この式から，すべての酸塩基平衡障害は 2 つの変数：P_{CO_2} と HCO_3 により決まることがわかるだろう(表 23.1 参照)。

表 23.1 酸塩基平衡障害と代償性反応

$\Delta H^+ = \Delta P_{CO_2}/\Delta HCO_3$		
酸塩基平衡障害	**一次性変化**	**代償性反応**
呼吸性アシドーシス	↑ P_{CO_2}	↑ HCO_3
呼吸性アルカローシス	↓ P_{CO_2}	↓ HCO_3
代謝性アシドーシス	↓ HCO_3	↓ P_{CO_2}
代謝性アルカローシス	↑ HCO_3	↑ P_{CO_2}

A 酸塩基平衡障害の分類

1. **呼吸性酸塩基平衡障害**(respiratory acid-base disorder)とは，P_{CO_2} の変化にもとづく [H^+] の異常といえる。式 23.1 からわかるように，P_{CO_2} の上昇は [H^+] を増加させ**呼吸性アシドーシス**(respiratory aci-

dosis)を生じる。一方，P_{CO_2} の低下は［H^+］を減少させ**呼吸性アルカローシス**(respiratory alkalosis)を生じる。

2. **代謝性酸塩基平衡障害**(metabolic acid-base disorder)とは，HCO_3 の変化にもとづく［H^+］の異常である。式 23.1 から，HCO_3 の上昇は［H^+］を減少させ**代謝性アルカローシス**(metabolic alkalosis)を生じる。一方，HCO_3 の低下は［H^+］を増加させるため**代謝性アシドーシス**(metabolic acidosis)を生じる。
3. 酸塩基平衡障害は一次性(最初に生じた異常)と二次性(副次的に生じた異常)に分けられる。

B 代償性反応

1. 代償性反応とは，一次性の酸塩基平衡障害により生じた H^+ 濃度変化を緩和しようとする反応である。表 23.1 に示すように，一次性変化と代償性変化の矢印は同じ向きになる(例えば，一次性に P_{CO_2} が上昇すると，引き続き代償性に HCO_3 も上昇する)。
2. 代償性反応は，一次性の酸塩基平衡障害により生じた［H^+］の変化を完全に打ち消すことはない[2)]。
3. 代償性反応の具体的な特徴を次項で解説しよう。これらの反応の予測式を表 23.2 に示した。

C 一次性代謝性障害に対する反応

代謝性酸塩基平衡障害によって分時換気量の変化が生じるが，これは頸部の総頸動脈分岐部に存在する頸動脈小体の末梢化学受容体を介する反応である。

1. 代謝性アシドーシスに対する反応

代謝性アシドーシスに対する代償性反応として，分時換気量(1 回換気量と呼吸回数)の増加と，それにもとづく動脈血中の P_{CO_2} (Pa_{CO_2})の低下が生じる。代償性反応は 30〜120 分で出現し，12〜24 時間で完了する[2)]。この変化量は下記の式から求められる[2)]。

$$\Delta Pa_{CO_2} = 1.2 \times \Delta HCO_3 \qquad (23.2)$$

Pa_{CO_2} と HCO_3 の正常値(それぞれ 40 mmHg と 24 mEq/L)を用いて，この式は次にように書き換えられる。

$$Pa_{CO_2}\ 予測値 = 40 - [1.2 \times (24 - HCO_3)] \qquad (23.3)$$

a. 例：いま，血清 HCO_3＝14 mEq/L の一次性代謝性アシドーシスがあるとしよう。ΔHCO_3 は 24−14＝10 mEq/L，ΔPa_{CO_2} は 1.2×10＝12 mmHg であるから，予測される Pa_{CO_2} は 40−12＝28 mmHg である。もし Pa_{CO_2}＞28 mmHg であれば，二次性呼吸性アシドーシスを合併しているし，Pa_{CO_2}＜28 mmHg であれば，二次性呼吸性アルカローシスを合併していることがわかる。

2. 代謝性アルカローシスに対する反応

代謝性アルカローシスに対する代償性反応として，分時換気量が減少し Pa_{CO_2} が上昇する。この反応は代謝性アシドーシスと比較してそれほど顕著ではない(末梢化学受容体は定常状態における活性がそれほど高くないため，刺激は受けやすいが抑制は緩徐になる)。反応の程度は次の式から求められる[2]。

$$\Delta Pa_{CO_2} = 0.7 \times \Delta HCO_3 \tag{23.4}$$

Pa_{CO_2} と HCO_3 の正常値(それぞれ 40 mmHg と 24 mEq/L)を用いると，この式は次にように書き換えられる。

$$Pa_{CO_2}\text{予測値} = 40 + [0.7 \times (HCO_3 - 24)] \tag{23.5}$$

表 23.2　一次性酸塩基平衡障害に伴う代償性反応の予測式

一次性障害	代償性反応
代謝性アシドーシス	$\Delta Pa_{CO_2}=1.2\times\Delta HCO_3$ Pa_{CO_2} 予測値$=40-[1.2\times(24-HCO_3)]$
代謝性アルカローシス	$\Delta Pa_{CO_2}=0.7\times\Delta HCO_3$ Pa_{CO_2} 予測値$=40+[0.7\times(HCO_3-24)]$
急性呼吸性アシドーシス	$\Delta HCO_3=0.1\times\Delta Pa_{CO_2}$ HCO_3 予測値$=24+[0.1\times(Pa_{CO_2}-40)]$
急性呼吸性アルカローシス	$\Delta HCO_3=0.2\times\Delta Pa_{CO_2}$ HCO_3 予測値$=24-[0.2\times(40-Pa_{CO_2})]$
慢性呼吸性アシドーシス	$\Delta HCO_3=0.4\times\Delta Pa_{CO_2}$ HCO_3 予測値$=24+[0.4\times(Pa_{CO_2}-40)]$
慢性呼吸性アルカローシス	$\Delta HCO_3=0.4\times\Delta Pa_{CO_2}$ HCO_3 予測値$=24-[0.4\times(40-Pa_{CO_2})]$

(参考文献 2 より)

a. 例：血清 HCO_3 が 40 mEq/L の代謝性アルカローシスの場合，ΔHCO_3 は 40－24＝16 mEq/L，$\Delta Paco_2$ は 0.7×16＝11 mmHg であり，予測される $Paco_2$ は 40＋11＝51 mmHg となる。

D 一次性呼吸性障害に対する反応

$Paco_2$ に対する代償性反応は腎臓を介するもので，近位尿細管における HCO_3 再吸収の変化により血漿 HCO_3 を適切に調節する（この反応は，$Paco_2$ と同じ方向へ変化する）。この腎臓による代償性反応は比較的緩徐で 2〜3 日を要する。そのため，呼吸性酸塩基平衡障害は急性と慢性に分けられる。

1. 急性呼吸性障害

$Paco_2$ の急性変化が血清 HCO_3 に及ぼす影響は少なく，その程度は次の式から求められる[2]。

a. 急性呼吸性アシドーシスの場合

$$\Delta HCO_3 = 0.1 \times \Delta Paco_2 \quad (23.6)$$

b. 急性呼吸性アルカローシスの場合

$$\Delta Hco_3 = 0.2 \times \Delta Paco_2 \quad (23.7)$$

2. 慢性呼吸性障害

慢性的な $Paco_2$ 上昇に対する腎臓の反応は，近位尿細管での HCO_3 再吸収の増加であり，それに伴い血漿 HCO_3 は上昇する。慢性的な $Paco_2$ 低下に対する反応は HCO_3 再吸収の減少で，血漿 HCO_3 は低下する。慢性呼吸性アシドーシスでも慢性呼吸性アルカローシスでも腎臓を介する代償性反応は同程度生じるため，次の関係式は両者にあてはまる。

$$\Delta HCO_3 = 0.4 \times \Delta Paco_2 \quad (23.8)$$

$Paco_2$ と HCO_3 の正常値（それぞれ 40 mmHg と 24 mEq/L）を用いて，この式は次にように書き換えられる。

a. 慢性呼吸性アシドーシスの場合

$$HCO_3 \text{予測値} = 24 + [0.4 \times (Paco_2 - 40)] \quad (23.9)$$

b. 慢性呼吸性アルカローシスの場合

$$HCO_3 \text{予測値} = 24 - [0.4 \times (40 - Paco_2)] \quad (23.10)$$

II. 酸塩基平衡の評価

これまでに解説した［H^+］，P_{CO_2}，および HCO_3 の関係性にもとづき，酸塩基平衡障害をステップ・バイ・ステップに評価してみよう。なお，動脈血パラメータの正常値は以下のとおりである。

$$pH = 7.36 \sim 7.44$$
$$P_{CO_2} = 36 \sim 44 \text{ mmHg}$$
$$HCO_3 = 22 \sim 26 \text{ mEq/L}$$

ステップ1 一次性および混合性酸塩基平衡障害の鑑別

ステップ1では，Pa_{CO_2} と pH の値を用いて一次性および混合性の酸塩基平衡障害を鑑別する。

1. Pa_{CO_2} と pH がともに異常値である場合，変化の方向を比べる。
- **a.** Pa_{CO_2} と pH の変化が同じ向きの場合，一次性代謝性酸塩基障害である(そして pH によりアシドーシスかアルカローシスを同定する)。
- **b.** Pa_{CO_2} と pH の変化が逆向きである場合，一次性呼吸性酸塩基平衡障害である。
- **c.** 例：動脈血 pH が 7.23，Pa_{CO_2} が 23 mmHg の患者について考えてみよう。pH と P_{CO_2} が同じ向きに低下しており(一次性代謝性酸塩基平衡障害を示す)，pH が低いので(アシドーシスを示す)，**一次性代謝性アシドーシス**と診断される。

2. pH か Pa_{CO_2} のどちらか一方が異常の場合，代謝性障害と呼吸性障害が(同程度で)混合している。
- **a.** Pa_{CO_2} が異常の場合，Pa_{CO_2} の変化の方向が示す呼吸性障害のタイプ，およびそれと反対向きの代謝性障害が存在する。
- **b.** pH が異常の場合，pH 変化の方向が示す代謝性障害のタイプ(例：pH 低下は代謝性アシドーシスを示す)およびそれと反対方向の呼吸性障害が存在する。
- **c.** 例：動脈血 pH が 7.38，Pa_{CO_2} が 55 mmHg の患者について考えてみよう。Pa_{CO_2} のみ異常なので，代謝性障害と呼吸性障害が混合している。Pa_{CO_2} 上昇は呼吸性アシドーシスを示しているので，反対方向の代謝性障害として代謝性アルカローシスが存在するはずである。ゆえに，この病態は**呼吸性アシドーシスと代謝性アルカローシ**

スの混合性障害である。pH が正常なので，呼吸性アシドーシスと代謝性アルカローシスの重症度は同程度である。

ステップ 2 二次性反応の評価

ステップ 1 において（混合性障害ではなく）一次性酸塩基平衡障害と診断された場合，ステップ 2 では表 23.2 の式を使って，酸塩基変化の予測値を計算しておく必要がある。予測値と測定値を比較して両者に違いがある場合は，二次性の酸塩基平衡障害が存在する。このアプローチの例を以下に示した。

1. 例：pH が 7.32，$Paco_2$ が 23 mmHg，HCO_3 が 16 mEq/L の患者について考えてみる。
   a. pH と $Paco_2$ が同じ向きに低下しているため，一次性代謝性アシドーシスが存在する。
   b. 式 23.3 から，代償性反応による $Paco_2$ 予測値を計算する。$Paco_2$ 予測値は 40－［1.2×(24－16)］であるから 30.4 mmHg である。
   c. $Paco_2$ 測定値(23 mmHg)は予測値(30.4 mmHg)より低いため，二次性呼吸性アルカローシスを合併していると考えられる。
   d. したがって，この症例は**二次性呼吸性アルカローシスを伴う一次性代謝性アシドーシス**である。

III. アニオンギャップ

アニオンギャップとは，細胞外液中に存在する測定されない陰イオン量の評価に関する指標であり，以下に述べるように代謝性アシドーシスの鑑別に有用である[6, 7]。

A 定義

電気的中性を保つには，マイナスに荷電した陰イオン濃度とプラスに荷電した陽イオン濃度が等しく存在する必要がある。この電気的中性は，血漿中の主要なイオン（ナトリウムイオン，塩素イオン，重炭酸イオン）と，通常測定されない陽イオン(unmeasured cation：UC)および通常測定されない陰イオン(unmeasured anion：UA)を用いて，次の関係式で示される。

$$\mathrm{Na+UC=Cl+HCO_3+UA} \tag{23.11}$$

この式は次のように書ける。

$$\mathrm{Na-(Cl+HCO_3)=UA-UC} \tag{23.12}$$

1. 測定されない陰イオンと測定されない陽イオンの差(UA－UC)を，アニオンギャップ(anion gap：AG)と呼ぶ。ゆえに，式 23.12 は次のように書き換えられる。

$$\mathrm{AG=Na-(Cl+HCO_3)\,(mEq/L)} \tag{23.13}$$

このようにアニオンギャップは，通常測定される電解質を用いて簡単な計算で求めることができる。

2. **正常値**

従来，アニオンギャップの正常値は 12±4 mEq/L (8〜16 mEq/L)とされていた[7]。しかし電解質自動分析装置の性能向上に伴い，アニオンギャップの正常値は 7±4 mEq/L (3〜11 mEq/L)に下方修正された[8]。残念ながら，このことはあまり知られていない。

B アニオンギャップの有用性

代謝性アシドーシスにおいて，細胞外液中の不揮発性酸(気体として排出されない酸)が増加すればアニオンギャップは上昇する。一方，アニオンギャップが正常な場合は重炭酸の減少によるアシドーシスである。表 23.3 に示すように，代謝性アシドーシスの原因はアニオンギャップにもとづいて 2 つに分類される。

1. 高アニオンギャップの場合

高アニオンギャップ性代謝性アシドーシスの原因の多くは，乳酸アシドーシス，ケトアシドーシス，末期腎不全(遠位尿細管での水素イオン排泄障害)である。メタノール(ギ酸生成)，エチレングリコール(シュウ酸生成)，サリチル酸塩(サリチル酸生成)などの毒物も原因となりうる[9]。

2. 正常アニオンギャップの場合

正常アニオンギャップ性代謝性アシドーシスの通常の原因は，下痢(特に分泌性下痢)，生理食塩液輸液(第 10 章 I-B-3 項参照)，早期腎不全(近位尿細管での重炭酸再吸収障害)である。重炭酸が減少すると，電気的平衡を保つために塩素イオンが増加する。このため，正常アニオ

表 23.3 アニオンギャップにもとづく代謝性アシドーシスの分類

高アニオンギャップ	正常アニオンギャップ
乳酸アシドーシス	下痢
ケトアシドーシス	生理食塩液輸液
末期腎不全	早期腎機能障害
メタノール摂取	腎尿細管性アシドーシス
エチレングリコール摂取	アセタゾラミド
サリチル酸中毒	尿管腸吻合術

ンギャップ性代謝性アシドーシスは**高塩素性代謝性アシドーシス**(hyperchloremic metabolic acidosis)とも呼ばれる(高アニオンギャップ性代謝性アシドーシスにおける重炭酸の減少は，有機酸の電離によって生じる陰イオンで補われるので，高塩素血症は起こらない)。

C アシドーシスの信頼性

アニオンギャップを用いた不揮発性酸測定の信頼性には限界があることが知られており，アニオンギャップ値が正常の乳酸アシドーシス[10, 11]やケトアシドーシスの症例が多数報告されている(第 24 章，参考文献 21 参照)。

1. 補正可能な因子

アニオンギャップによる不揮発性酸測定の信頼性が低下する原因は 2 つである。

a. 1 つは，アニオンギャップの正常値として従来の高い値を用いた場合である。アニオンギャップの正常値として最新の低い値を用いた場合と比較すると，高い正常値を用いた場合では乳酸アシドーシスの検出率は低下する[12]。

b. もう 1 つの要因は，低アルブミン血症によるアニオンギャップの低下である[13]。これについては次項で述べる。

2. アルブミンの影響

アニオンギャップを構成する測定されない陰イオンと陽イオンを表 23.4 に示す。測定されない陰イオンの中で最も多くの割合を占めるのはアルブミンであるから，アニオンギャップはおもにアルブミンで決まることがわかるだろう。

表 23.4 アニオンギャップに影響する因子

測定されない陰イオン(UA)	測定されない陽イオン(UC)
アルブミン(15mEq/L)	カルシウム(5 mEq/L)
有機酸(5mEq/L)	カリウム(4.5 mEq/L)
リン酸イオン(2mEq/L)	マグネシウム(1.5 mEq/L)
硫酸イオン(1mEq/L)	
総 UA(23mEq/L)	総 UC(11mEq/L)
アニオンギャップ=UA−UC=12 mEq/L	

a. アルブミンは弱酸であり，血漿アルブミンにより生じるアニオンギャップは(pH が正常であれば)1 g/dL あたり 3 mEq/L である[3)]。

b. 血漿アルブミン濃度の低下はアニオンギャップを低下させるが，これにより代謝性アシドーシスの原因である不揮発性酸の増加がマスクされる可能性がある。ICU 患者の 90%が低アルブミン血症を伴うため[13)]，アルブミンの影響は看過できない。

c. アルブミンの影響を加味したアニオンギャップの補正値(AGc)は，次の式で計算できる。

$$AGc = AG + [2.5 \times (4.5 - \text{血漿アルブミン濃度}(g/dL))] \quad (23.14)$$

(4.5 は血漿アルブミン濃度の正常値)

重症患者においてアニオンギャップ補正式を適用することにより，代謝性アシドーシスの診断精度を高めることができる[14)]。

参考文献

1. Adrogue HJ, Gennari J, Gala JH, Madias NE. Assessing acid-base disorders. *Kidney Int* 2009; 76:1239-1247.
2. Adrogue HJ, Madias NE. Secondary responses to altered acidbase status: The rules of engagement. *J Am Soc Nephrol* 2010; 21:920-923.
3. Kellum JA. Disorders of acid-base balance. *Crit Care Med* 2007; 35:2630-2636.
4. Whittier WL, Rutecki GW. Primer on clinical acid-base problem solving. *Dis Mon* 2004; 50:117-162.
5. Fencl V, Leith DE. Stewart's quantitative acid-base chemistry: applications in biology and medicine. *Respir Physiol* 1993; 91:1-16.
6. Narins RG, Emmett M. Simple and mixed acid-base disorders: a practical approach.

Medicine 1980; 59:161-187.

7. Emmet M, Narins RG. Clinical use of the anion gap. *Medicine* 1977; 56:38-54.
8. Winter SD, Pearson JR, Gabow PA, et al. The fall of the serum anion gap. *Arch Intern Med* 1990;150:311-313.
9. Judge BS. Metabolic acidosis: differentiating the causes in the poisoned patient. *Med Clin N Am* 2005; 89:1107-1124.
10. Iberti TS, Liebowitz AB, Papadakos PJ, et al. Low sensitivity of the anion gap as a screen to detect hyperlactatemia in critically ill patients. *Crit Care Med* 1990; 18:275-277.
11. Schwartz-Goldstein B, Malik AR, Sarwar A, Brandtsetter RD. Lactic acidosis associated with a normal anion gap. *Heart Lung* 1996; 25:79-80.
12. Adams BD, Bonzani TA, Hunter CJ. The anion gap does not accurately screen for lactic acidosis in emergency department patients. *Emerg Med J* 2006; 23:179-182.
13. Figge J, Jabor A, Kazda A, Fencl V. Anion gap and hypoalbuminemia. *Crit Care Med* 1998; 26:1807-1810.
14. Mallat J, Barrailler S, Lemyze M, et al. Use of sodium chloride difference and corrected anion gap as surrogates of Stewart variables in critically ill patients. *PLoS ONE* 2013; 8:e56635.

Chapter 24

有機酸アシドーシス

Organic Acidoses

本章では，中間代謝物として過剰産生された有機酸(炭素骨格をもつ酸)によって生じる2つの病態，乳酸アシドーシスおよびケトアシドーシスについて述べる。これらの状態は健常人では生理的プロセスであるが，ICUにおいては病的意義を有する。

I. 乳酸アシドーシス

乳酸アシドーシスはすべての代謝性アシドーシスの中で，おそらく最も問題視される病態であろう。しかし，問題の本質はアシドーシスそのものではなく，アシドーシスを生じた原因である。

A 原因となる病態

(注意：乳酸アシドーシスを論じる際には，アシドーシスよりも乳酸値に意義があるので，乳酸アシドーシスの代わりに高乳酸血症という表記を用いることもある) 表24.1に高乳酸血症の原因となるさまざまな病態を示す。最も一般的な高乳酸血症の原因は，敗血症およびショック(すなわち，循環血液量減少性ショック・心原性ショック・敗血症性ショック)である。

1. ショック

ショックにおいて高乳酸血症は一般的に認められ(診断基準に含まれている)，乳酸値の上昇の程度や，正常化に要する時間(乳酸クリアランス)は予後に影響する。この関係については第6章の図6.2で述べた。

表24.1 ICUにおける高乳酸血症の原因

炎症	敗血症
ショック	循環血液量減少性，心原性，敗血症性
薬物	抗レトロウイルス薬，β_2 刺激薬，アドレナリン，リネゾリド，メトホルミン，ニトロプルシド，プロポフォール，サリチル酸
毒物	一酸化炭素，シアン化合物，プロピレングリコール
栄養	チアミン欠乏
その他	重症アルカローシス，劇症型肝不全，痙攣

2. 敗血症

ショックと同様に，敗血症においても血中乳酸値は診断や予後の推定に有用である。従来から乳酸アシドーシス患者では組織の酸素需要が亢進しているといわれてきたが，敗血症の乳酸アシドーシスは組織低酸素の結果ではない(第6章III-F項参照)。

3. チアミン欠乏

高乳酸血症の原因として，チアミン欠乏症はしばしば見逃されている。チアミンはピルビン酸デヒドロゲナーゼ(ピルビン酸をアセチルCoAに変換する一方，乳酸への転換を制限する)の補酵素であるから，チアミン欠乏は重篤な乳酸アシドーシスを引き起こす[2)](チアミン欠乏に関する詳細は第36章III-A項を参照)。

4. 薬物

表24.1に示すように，さまざまな薬物によって高乳酸血症が生じる。多くの場合，酸素利用障害がその原因となるが，アドレナリンや高用量のβ_2刺激薬のように，ピルビン酸産生増加を介して高乳酸血症が生じることもある[1)]。

a. メトホルミン：メトホルミンは経口糖尿病薬の一種で，適正な用量でも乳酸アシドーシスを生じうる。この機序はよくわかっていないが，腎不全患者に多く発症することが知られている[3)]。メトホルミンによる乳酸アシドーシスは重篤化する可能性が高く，適切な治療が行われないとその死亡率は45%を超える[3, 4)]。血漿メトホルミン濃度は一般検査で測定できないため，他の乳酸アシドーシスの原因を除外して診断する。治療は血液透析が望ましい[3, 4)]。

5. プロピレングリコール

プロピレングリコールは，ロラゼパム，ジアゼパム，エスモロール，ニトログリセリン，フェニトインなどの静注用製剤の溶剤として用いられる。プロピレングリコールは，そのほとんどが肝臓で代謝され，主要な代謝産物は乳酸とピルビン酸である[5)]。

a. 高用量のロラゼパム静脈内投与を48時間以上受けた患者の19〜66%で，プロピレングリコール中毒(不穏，昏睡，痙攣，低血圧，および乳酸アシドーシス)が生じたと報告されている[5, 6)]。

b. 確定診断は難しい。血中プロピレングリコール測定は可能であるが，その安全域はわかっていない。

c. 長期間にわたるロラゼパム静脈内投与は避けるべきである(実際問題として，ベンゾジアゼピン系薬物の長期投与は，脳組織へ蓄積して過剰な，遷延する鎮静をきたすので避けるべきであろう)。

6. その他の原因

a. 全身痙攣では血清乳酸値が著明に上昇するが，これは代謝亢進の結果であり，痙攣がおさまれば速やかに低下する[7]。

b. 肝臓は乳酸クリアランスの70％に関与するので，急性劇症型肝不全では高乳酸血症を認めるのが一般的である[1]。これに対し慢性肝不全では，乳酸の産生亢進(敗血症など)がなければ，高乳酸血症をきたすことはほとんどない[1]。

B 診断

1. 血中乳酸値は直接測定できるので，アニオンギャップなどを用いて乳酸アシドーシスのスクリーニングをする必要はない(第23章III-C項で述べたように，アニオンギャップは信頼できない)。

2. 静脈血でも動脈血でも乳酸値の信頼性は同等である[1]。

3. 血中乳酸値の正常上限は，検査室によって1.0～2.2 mmol/Lの範囲でばらつきがみられる[1]が，2 mmol/Lを上限とするのが一般的であろう。しかしながら，4 mmol/Lを超えなければ死亡率に影響がないことから[8]，臨床的に有意な高乳酸血症は4 mmol/L以上とするのが現実的かもしれない。

C アルカリ療法

単にアシドーシスを補正しても，乳酸アシドーシスの根本的な治療にはならない。乳酸アシドーシスに対するアルカリ療法の実際を以下に簡潔に述べる。

1. 重炭酸の功罪

これまでの臨床研究が一貫して示すように，乳酸アシドーシスに対して重炭酸(炭酸水素ナトリウム)を静注投与しても，血行動態や生存率に改善はみられない[9-11]。むしろ重炭酸の静注投与は，動脈血中の二酸化炭素分圧の上昇や細胞内pHの奇異性低下(増加した二酸化炭素が細胞内へ移行するため)[9, 12]など，数々の好ましからぬ影響を及ぼす(表24.2参照)。

2. 推奨される適用

重炭酸投与は，リスクこそあれ利点は認められないので，基本的に乳酸アシドーシスの治療として用いるべきでない[9, 13]。心停止におけるACLSガイドラインからも削除された[14]。しかしながら，pH<7.0の

表 24.2 重炭酸補充療法

7.5%重炭酸の組成・性状	問題点[a]
ナトリウム：0.9 mEq/L 重炭酸：0.9 mEq/L 二酸化炭素分圧：>200 mmHg pH：8.0 浸透圧：1,461 mOsm/kg	動脈血二酸化炭素分圧上昇 細胞内 pH 低下 イオン化カルシウム低下 血中乳酸値上昇

a：参考文献 9〜12 より。

重篤なアシドーシスに限っていえば，重炭酸投与が依然推奨されている[15]。重炭酸治療は，急速に悪化しつつある患者の血行動態を回復させる目的で「緊急避難的に」適用するべきものであろう。

3. 用法

汎用される重炭酸製剤は 7.5％重炭酸溶液で，表 24.2 にその組成・性状を示す。高浸透圧（太い静脈から投与する必要がある）ときわめて高い二酸化炭素分圧（重炭酸投与に伴い，動脈血二酸化炭素分圧が上昇するのはこのためである）に留意する。

a. 重炭酸の投与量は，下記の式から HCO_3 欠乏分を推定したうえで決定する[15, 16]。

$$HCO_3 \text{ 欠乏分} = 0.6 \times \text{体重(kg)} \times (15 - \text{血漿 } HCO_3) \qquad (24.1)$$

ここで，体重は理想体重を意味し，15 mEq/L は目標とする血漿 HCO_3 濃度である。（例：理想体重 70 kg，HCO_3＝10 mEq/L の成人では，HCO_3 補充分は 0.6×70×（15－10）＝210 mEq となる）

b. HCO_3 の投与は 1 mEq/kg/h の速さで行う[11]。重炭酸投与中は常に動脈血二酸化炭素分圧をモニターする。動脈血二酸化炭素分圧の上昇が認められた場合，分時換気量が増加するように人工呼吸器の設定を変更する。

c. 数時間投与しても循環系や臨床徴候に改善が認められない場合は，重炭酸投与を中止するべきであろう。

II. 糖尿病性ケトアシドーシス

ブドウ糖の細胞内への取り込みが障害されると，脂肪組織は遊離脂肪酸を放出する。遊離脂肪酸は肝臓で代謝されてケトン体となり，生体のエネルギー源となる。ケトン体には，アセトン，アセト酢酸およびβヒドロキシ酪酸の3種類がある。

A ケト酸

アセト酢酸とβヒドロキシ酪酸は不揮発性酸(ケト酸)なので，血中濃度が3 mmol/Lを超えると代謝性アシドーシスを呈する[17]。ケト酸の中ではβヒドロキシ酪酸の割合が最も高く(図24.1)，アセト酢酸の3倍またはそれ以上を占める。アセトンはケト酸ではないが，ケトアシドーシス患者の「甘酸っぱい」口臭の原因である。

1. ニトロプルシド反応

ニトロプルシド反応は，血中や尿中のケトンを検出する呈色反応である。検査は錠剤状のインジケータ(Acetest)や試験紙(Ketostix, Labstix, Multistix)を用いて行う。

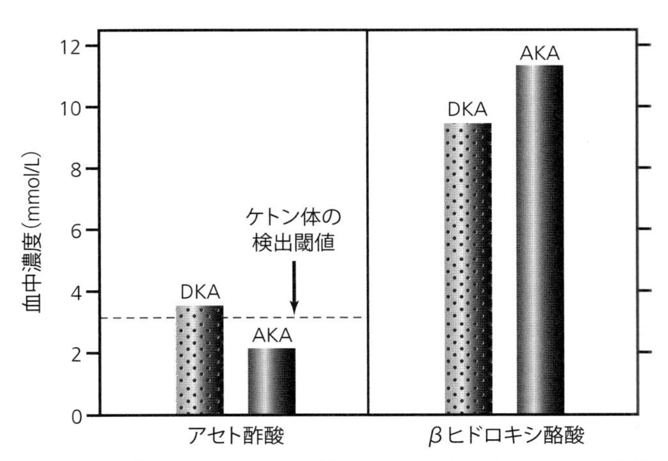

図24.1　糖尿病性ケトアシドーシス(DKA)とアルコール性ケトアシドーシス(AKA)におけるアセト酢酸とβヒドロキシ酪酸の血中濃度

破線は，ニトロプルシド反応が陽性になるアセト酢酸の血中濃度を示す。

a. 問題点：ニトロプルシド反応には看過できない問題点がある。この検査はアセトンとアセト酢酸だけを検出し，血中の主要なケト酸であるβヒドロキシ酪酸は検出できない[17]。これにより検出限界が生じる理由を図 24.1 に示した。アルコール性ケトアシドーシスでは，血中の総ケト酸濃度は 13 mmol/L（アシドーシスを呈する濃度の 4 倍）にも及ぶが，アセト酢酸値が検出限界（3 mmol/L）以下のためケト酸は検出できない。

2. βヒドロキシ酪酸の測定

ポータブルな「ケトン体測定器」が普及したので，指尖部（毛細血管）採血で 10 秒以内に信頼性の高いβヒドロキシ酪酸濃度が測定できるようになった[18]。米国糖尿病学会は，糖尿病性ケトアシドーシスのモニタリングとしてこの測定を推奨している[19]。

B 臨床所見

1. 米国糖尿病学会（ADA）が提唱する糖尿病性ケトアシドーシス（diabetic ketoacidosis：DKA）の診断基準を示す[19]。

a. 血糖値＞250 mg/dL

b. 血漿 HCO_3＜18 mEq/L，血漿 pH≦7.3

c. アニオンギャップの増加

d. 血中あるいは尿中ケトン体の存在

2. ただし，上記 ADA の基準には例外もある。

a. DKA 症例の約 20%は，血糖値 250 mg/dL 未満である[20]。

b. DKA ではアニオンギャップが正常なこともある[21]。腎臓からのケトン体排泄は腎尿細管での塩素の再吸収を促す。その結果生じる高塩素血症は，アニオンギャップの増加をマスクするからである（アニオンギャップについては第 23 章 III 項を参照）。

3. その他，特筆すべき DKA の臨床的特徴を以下に示す。

a. ケトン血症では白血球増加症を伴うため，DKA 患者における白血球数の増加は感染の指標とはならない[19]。ただし幼若（桿状核）好中球の増加は，DKA 患者においても感染の指標となるだろう[22]。

b. DKA 患者の 27%では，急性冠症候群を伴わないにもかかわらずトロポニン I 濃度が上昇している[23]。

c. DKA 患者の高アミラーゼ血症は珍しくないが，このアミラーゼは膵外由来である[19]。

d. DKA では，ほぼすべての患者において脱水が存在するが，DKA

患者における血漿ナトリウム濃度は脱水の程度を反映しない。高血糖は細胞内液の水分を呼びこみ，血清ナトリウム濃度が希釈されるので，自由水の減少(脱水)がマスクされるからである。

e. **高血糖の希釈効果により，血糖値が 100 mg/dL 増加するごとに血清ナトリウム濃度は 1.6～2.4 mEq/L 低下する**[24, 25]。

C 治療

ADA ガイドラインに準拠した DKA の治療法について述べる[19]。

1. 輸液

表 24.3 は DKA 患者に対する輸液療法のプロトコルである。留意すべきポイントを以下に示す。

表 24.3　糖尿病性ケトアシドーシスに対する輸液療法

1. 等張生理食塩液(0.9%)輸液を 15～20 mL/kg/h で開始する。
2. 血圧が安定したら，
 0.45%生理食塩液(補正血清ナトリウム濃度が正常または高値の場合)
 あるいは
 0.9%生理食塩液(補正血清ナトリウム濃度が低い場合)
 を輸液速度 4～14 mL/kg/h で投与する。
3. 血糖値が 250 mg/dL まで低下したら，輸液を 5%ブドウ糖加 0.45%生理食塩液に変更し，150～250 mL/h で投与する。
4. 最初の 24 時間で水分喪失量(50～100 mL/kg)を投与する。

(米国糖尿病学会のガイドライン[19]より)

a. DKA 患者の水分喪失量は平均 50～100 mL/kg である。輸液は等張(0.9%)生理食塩液で 15～20 mL/kg/h(または，1～1.5 L/h)で開始し，患者の血行動態が安定するまで継続する。

b. 血行動態が安定したら，表 24.3 の「補正」血清ナトリウム濃度に従って適切な輸液を選択する。この補正とは，前述した高血糖による希釈効果をさす。すなわち，血糖値が 100 mg/dL 増加するごとにナトリウム濃度は 1.6～2.4 mEq/L 低下することを意味する。

c. 例：いま仮に補正値を 2 mEq/L としよう。ナトリウム濃度が 140 mEq/L，血糖値が 600 mg/dL の場合，希釈効果は 2×5＝10 mEq/L,「補正」ナトリウム濃度は 140＋10＝150 mEq/L となる。

d. 表 24.3 に示すように，血糖値が 250 mg/dL まで低下したら，5%

ブドウ糖を輸液に加えるのを忘れてはならない。経口摂取開始前の低血糖を未然に防ぐためである。

2. インスリン

表 24.4 は，DKA 患者に対するインスリン療法のプロトコルである。留意すべきポイントを以下に示す。

a. 低カリウム血症がある場合は（DKA の初期症状としてはまれであるが），インスリン治療を開始してはいけない。

b. レギュラーインスリンを 0.15 U/kg ボーラス静注投与したのち（ボーラス投与は必要ないという意見もある），0.1 U/kg/h で持続静注する。

c. インスリン持続静注は，ケトアシドーシスが改善し（どのように判断するかは後述），経口摂取可能になるまで継続する。その後は表 24.4 に示したインスリン皮下注射を開始する。

d. 低血糖の危険性があるため，ICU では決して血糖値を正常化しようとしてはならない。目標血糖値は 150〜200 mg/dL である[26]。

表 24.4 糖尿病性ケトアシドーシスに対するインスリン療法のプロトコル

1. 血清カリウム>3.3 mEq/L を確認してから，インスリン治療を開始する。
2. レギュラーインスリンを 0.1〜0.15 U/kg の単回静注投与（低カリウム血症でなければ）したのち，0.1 U/kg/h で持続静注を行う。
3. 1 時間ごとに血糖値を測定する。1 時間後に，血糖値の降下が 50 mg/dL に満たない場合は，持続静注を 2 倍量に増やす（0.2 U/kg/h）。
4. 1 時間あたりの血糖降下率が 50〜75 mg/dL になるようにインスリン量を調節する。
5. 血糖値が 250 mg/dL となった時点で，インスリン持続投与量を 0.05〜0.1 U/kg/h へ減量し，5%ブドウ糖液を輸液に加える。
6. 血糖値 150〜200 mg/dL を維持する。
7. ケトアシドーシスが改善し経口摂取が可能となった時点で，普段使用していた患者自身のプロトコルを用いてインスリン皮下注射を開始する。インスリンをはじめて使用した患者では，0.5〜0.8 U/kg/日を分割投与する。
8. インスリン皮下注射開始後も，数時間はインスリン持続静注を併用する。

（米国糖尿病学会のガイドライン[19]より）

3. カリウム

a. カリウム欠乏は DKA 患者にほぼ例外なく起こり，不足量は平均 3〜5 mEq/kg である[20]。しかし，血清カリウム濃度はしばしば正常(74%の患者)あるいは高値である(22%の患者)[20]。

b. インスリン治療中，血清カリウム濃度は急激に低下する(細胞内へ移動するため)。したがって，カリウム補充は可能な限り速やかに開始し，状態が安定するまで 1〜2 時間ごとに血清カリウム濃度を測定する。カリウム濃度を正常に保つためには，表 24.5 に従って輸液にカリウムを添加する[19]。

4. リン酸

リン酸は，カリウムとよく似た経過をたどる(すなわち，DKA 患者においてリン酸欠乏は一般的であるにもかかわらず，血清リン酸値が低値を示すことはまれである。そして，インスリン持続投与に伴い血清リン酸値は低下してゆく)。カリウムと異なる点は，DKA 患者におけるリン酸補正にメリットがあるかどうか明らかでないことである。リン酸値が 1 mg/dL 未満でなければ，リン酸値は補正すべきではないだろう[19, 26]。

5. アルカリ療法

DKA 患者に対する重炭酸療法の適否は，乳酸アシドーシスの場合と同様である。DKA 患者において，重篤なアシドーシス(pH 6.9〜7.1)があったとしても重炭酸を投与するメリットは認められず[27]，pH 7.0 未満でなければ投与すべきでない[19]。

表 24.5　糖尿病性ケトアシドーシスにおけるカリウム補正

血清カリウム濃度(mEq/L)	推奨
<3.3	インスリン投与を一時中止し，血清カリウム濃度が 3.3 mEq/L 以上になるまで，カリウムを 40 mEq/L/h で投与する。
3.3〜4.9	輸液 1L に対し 20〜30 mEq のカリウムを添加し，血清カリウム濃度が 4〜5 mEq/L になるよう維持する。
≧5	血清カリウム濃度を 2 時間おきに測定する。

(米国糖尿病学会のガイドライン[19]より)

D 酸塩基平衡のモニタリング

1. DKA が寛解したと判断する基準は，血糖値 200 mg/dL 未満，血漿重炭酸濃度 18 mEq/L 以上，静脈血 pH 7.3 以上である[19]。
2. おもな輸液として等張(0.9%)生理食塩液を使用している場合，重炭酸と pH の値は信頼できない。生理食塩液は高濃度の塩素を含むため，高塩素性代謝性アシドーシスを引き起こし(第 10 章 I-B-3 項参照)，ケトアシドーシスが改善しているにもかかわらず重炭酸値が正常化しないことがある。
3. アニオンギャップは，DKA 寛解のモニタリングとして有用性が高い。

III. アルコール性ケトアシドーシス

アルコール性ケトアシドーシス(alcoholic ketoacidosis：AKA)の多くは，慢性アルコール依存症患者が大量飲酒した後に発症する[17, 28]。

A 臨床症状

度を超した大量飲酒の 1～3 日後に症状が顕性化する。

1. AKA の症状は通常，腹痛，嘔吐，脱水，および複数の電解質異常(例：低カリウム血症，低マグネシウム血症，低血糖，低リン酸血症)などである。
2. AKA 患者の予期しない心停止は 10%にも及ぶが，これは電解質異常が誘因かもしれない[17]。

B 診断

1. AKA ではケトン体検査に用いるニトロプルシド反応が陰性になることがあり(図 24.1 参照)，AKA が見逃される原因となる。
2. 図 24.1 からわかるように，AKA では β ヒドロキシ酪酸が高い値を示すので(DKA よりも高値)，血中 β ヒドロキシ酪酸値の測定は AKA のケトン体を検出するのに鋭敏な方法といえる。

C 治療

1. AKA の治療は非常にシンプルで，ブドウ糖添加の生理食塩液を点滴投与するだけでよい。ブドウ糖の投与は肝臓のケトン体産生を抑え，輸液による循環血液量増加は腎臓からのケトン体の排泄を促進する。

2. ブドウ糖の投与は，潜在性チアミン欠乏症を顕性化させることがあるので，チアミンの補充が推奨されている。

3. ケトアシドーシスは通常 24 時間以内に改善する。

参考文献

1. Kraut JA, Madias NE. Lactic acidosis. *N Engl J Med* 2014; 371:2309-2319.
2. Campbell CH. The severe lactic acidosis of thiamine deficiency: acute, pernicious or fulminating beriberi. *Lancet* 1984; 1:446-449.
3. Seidowsky A, Nseir S, Houdret N, Fourrier F. Metformin-associated lactic acidosis: a prognostic and therapeutic study. *Crit Care Med* 2009; 37:2191-2196.
4. Perrone J, Phillips C, Gaieski D. Occult metformin toxicity in three patients with profound lactic acidosis. *J Emerg Med* 2011; 40:271-275.
5. Wilson KC, Reardon C, Theodore AC, Farber HW. Propylene glycol toxicity: a severe iatrogenic illness in ICU patients receiving IV benzodiazepines. *Chest* 2005; 128:1674-1681.
6. Arroglia A, Shehab N, McCarthy K, Gonzales JP. Relationship of continuous infusion lorazepam to serum propylene glycol concentration in critically ill adults. *Crit Care Med* 2004; 32:1709-1714.
7. Orringer CE, Eusace JC, Wunsch CD, Gardner LB. Natural history of lactic acidosis after grand-mal seizures. A model for the study of anion-gap acidoses not associated with hyperkalemia. *N Engl J Med* 1977; 297:796-781.
8. Okorie ON, Dellinger P. Lactate: biomarker and potential therapeutic target. *Crit Care Clin* 2011; 27:299-326.
9. Forsythe SM, Schmidt GA. Sodium bicarbonate for the treatment of lactic acidosis. *Chest* 2000; 117:260-267.
10. Cooper DJ, Walley KR, Wiggs RR, et al. Bicarbonate does not improve hemodynamics in critically ill patients who have lactic acidosis: a prospective, controlled clinical study. *Ann Intern Med* 1990; 112:492-498.
11. Mathieu D, Neviere R, Billard V, et al. Effects of bicarbonate therapy on hemodynamics and tissue oxygenation in patients with lactic acidosis: A prospective, controlled clinical study. *Crit Care Med* 1991; 19:1352-1356.
12. Kimmoun A, Novy E, Auchet T, et al. Hemodynamic consequences of severe lactic acidosis in shock states: from bench to bedside. *Crit Care* 2015; 19:175.
13. Dellinger RP, Levy MM, Rhodes A, et al. Surviving Sepsis Campaign: International guidelines for management of severe sepsis and septic shock, 2012. *Intensive Care Med* 2013; 39:165-228.
14. Link MS, Berkow LC, Kudenchuk PJ, et al. Part 7: Adult advanced cardiovascular life support: 2015 American Heart Association Guidelines Update for Cardiopulmonary Resuscitation and Emergency Cardiovascular Care. *Circulation*. 2015; 132 (Suppl 2) :

S444-S464.

15. Sabatini S, Kurtzman NA. Bicarbonate therapy in severe metabolic acidosis. *J Am Soc Nephrol* 2009; 20:692-695.
16. Rose BD, Post TW. *Clinical physiology of acid-base and electrolyte disorders. 5th ed.* New York: McGraw-Hill, 2001:630-632.
17. Cartwright MM, Hajja W, Al-Khatib S, et al. Toxigenic and metabolic causes of ketosis and ketoacidotic syndromes. *Crit Care Clin* 2012; 601-631.
18. Plüdderman A, Hemeghan C, Price C, et al. Point-of-care blood test for ketones in patients with diabetes: primary care diagnostic technology update. *Br J Clin Pract* 2011; 61:530-531.
19. American Diabetes Association. Hyperglycemic crisis in diabetes. *Diabetes Care* 2004; 27(Suppl):S94-S102.
20. Charfen MA, Fernandez-Frackelton M. Diabetic ketoacidosis. *Emerg Med Clin N Am* 2005; 23:609-628.
21. Gamblin GT, Ashburn RW, Kemp DG, Beuttel SC. Diabetic ketoacidosis presenting with a normal anion gap. *Am J Med* 1986; 80:758-760.
22. Slovis CM, Mork VG, Slovis RJ, Brain RP. Diabetic ketoacidosis and infection: leukocyte count and differential as early predictors of serious infection. *Am J Emerg Med* 1987; 5:1-5.
23. AlMallah M, Zuberi O, Arida M, Kim HE. Positive troponin in diabetic ketoacidosis without evident acute coronary syndrome predicts adverse cardiac events. *Clin Cardiol* 2008; 31:67-71.
24. Rose BD, Post TW. Hyperosmolal states: hyperglycemia. In: *Clinical physiology of acid-base and electrolyte disorders. 5th ed.* New York, NY: McGraw-Hill, 2001; 794-821.
25. Moran SM, Jamison RL. The variable hyponatremic response to hyperglycemia. *West J Med* 1985; 142:49-53.
26. Westerberg DP. Diabetic ketoacidosis: evaluation and treatment. *Am Fam Physician* 2013; 87:337-346.
27. Morris LR, Murphy MB, Kitabchi AE. Bicarbonate therapy in severe diabetic ketoacidosis. *Ann Intern Med* 1986; 105:836-840.
28. McGuire LC, Cruickshank AM, Munro PT. Alcoholic ketoacidosis. *Emerg Med J* 2006; 23:417-420.

Chapter 25

代謝性アルカローシス

Metabolic Alkalosis

入院患者の酸塩基平衡障害というと代謝性アシドーシスが頭に浮かぶが，実は最も多いのは代謝性アルカローシスである[1-3]。代謝性アルカローシスの発生頻度が高い理由は次の3つである。(a)一般的な治療で生じる(例：利尿薬治療)，(b)アルカローシスは遷延しやすい(塩素による)，(c)アルカローシスの原因や治療は軽視されがちである。

I. 概念

代謝性アルカローシスは細胞外液(血漿)の重炭酸(HCO_3)濃度が上昇した状態と定義され，これには高二酸化炭素症への代償性反応は含まれない。血漿の重炭酸濃度の正常値は22～26 mEq/Lである。

A 発生機序

1. 代謝性アルカローシスは通常，次に示す原因で生じる[3]。

a. 嘔吐や胃管吸引による胃酸の喪失。

b. 遠位尿細管における水素イオン(H^+)の過剰排泄(例：利尿薬やミネラルコルチコイドの過剰投与による)。

c. 低カリウム血症によるH^+の細胞内移動。

d. HCO_3を含まない細胞外液の喪失(濃縮性アルカローシス)。

2. 代謝性アルカローシスに対して，腎臓は通常，HCO_3排泄を増加させて恒常性を維持しようとする。ところが塩素欠乏や低カリウム血症があると，この反応が抑制されるため[3, 4]，代謝性アルカローシスは遷延する。

a. 塩素が欠乏すると腎臓の遠位尿細管におけるHCO_3再吸収増加と排泄抑制が生じ，HCO_3の貯留は促進するが，これは尿細管における塩素濃度低下によるものである。腎臓における塩素欠乏が，遷延する代謝性アルカローシスの主要な原因になると考えられる[3, 4]。

b. 低カリウム血症は塩素欠乏と同様の効果を生じる(ただし機序は異なる)。

B 原因となる病態

代謝性アルカローシスの原因となる，あるいは遷延させる一般的病態，およびそれぞれの機序について表 25.1 に示す。

1. 細胞外液の喪失

HCO_3 を含まない細胞外液の喪失は，代謝性アルカローシスの原因としてよく知られており，血漿中の HCO_3 が単純に濃縮された**濃縮性アルカローシス**と考えられてきた。しかし，**真の原因は塩素欠乏である。** 塩素を補充しない限り，循環血液量を補充してもアルカローシスは是正されない[4]。

2. 胃酸の喪失

胃液は，H^+(50〜100 mEq/L)と Cl^-(120〜160 mEq/L)が豊富であり，また K^+(10〜15 mEq/L)も少なからず含まれている[5]。したがって胃液の喪失(例：胃管の吸引)は，代謝性アルカローシスを招くさまざまなリスクをはらんでいることがわかるだろう(すなわち，H^+，Cl^-，K^+ の喪失や細胞外液不足)。

3. 利尿薬

サイアザイド系利尿薬やフロセミドのような「ループ」利尿薬は，尿中への H^+，Cl^-，K^+ 排泄および循環血液量減少によって代謝性アルカローシスを促進する[1-3]。尿中への塩素排泄(塩素利尿)は，尿中ナトリ

表 25.1 ICU における代謝性アルカローシスの潜在的要因

状態	機序
細胞外液の喪失	・塩素欠乏
胃酸の喪失	・H^+，Cl^-，K^+ の喪失 ・細胞外液の喪失
利尿薬[a]	・H^+，Cl^-，K^+ の喪失 ・細胞外液の喪失
低カリウム血症	・H^+ の細胞内移動 ・尿中 H^+ 排泄増加 ・腎臓を介した HCO_3 貯留
塩素欠乏	・腎臓を介した HCO_3 貯留
高二酸化炭素症後のアルカローシス	・Pa_{CO_2} の下がり過ぎ
大量輸血	・クエン酸塩(代謝されて HCO_3 となるから)

a：サイアザイド系と「ループ系」利尿薬(例，フロセミド)。

ウム排泄(ナトリウム利尿)と見合った量になるので，アルカローシスの補正には塩素とナトリウムの両方の補充をしなければならない。

4. 低カリウム血症

低カリウム血症は代謝性アルカローシスをきたし(細胞内 H^+移動による)，アルカローシスを遷延させる(尿中 HCO_3 排泄減少による)[1-3]。

5. 塩素欠乏

前述のように，塩素欠乏は腎臓での HCO_3 貯留を促し，代謝性アルカローシスを促進する。

6. 高二酸化炭素症後アルカローシス

慢性的な CO_2 貯留は血漿 HCO_3 を上昇させる(腎臓での HCO_3 再吸収を増すため)。このような患者が人工呼吸管理となって，過換気により動脈血 P_{CO_2} が急激に低下することがある。この場合，血漿 HCO_3 は上昇したままなので，代謝性アルカローシスに類似した病態に陥る。既存の塩素欠乏が加わり，この病態は遷延することが多い[3]。

7. 大量輸血

赤血球液は1単位あたり17 mEq/Lのクエン酸塩(抗凝固剤として使用されている)を含有し，クエン酸塩の代謝により HCO_3 が生じる。8単位以上の赤血球液を輸血した場合，代謝性アルカローシスとなる[3]。

8. その他

代謝性アルカローシスをきたすその他の原因として，ミネラルコルチコイド過多(原発性アルドステロン症)，高カルシウム血症やミルク・アルカリ症候群(炭酸カルシウムを含む制酸薬の慢性摂取による高カルシウム血症)，下剤の乱用などがある。

II. 臨床症状

代謝性アルカローシスは目立った悪影響を及ぼさない。

A 低換気

1. 代謝性アルカローシスは呼吸抑制をきたすため，動脈血二酸化炭素分圧(Pa_{CO_2})が上昇する。しかし，**この代償性反応は急激には進まない**(代謝性アシドーシスに対する換気促進とは異なる)[6]。代謝性アルカローシスに対する換気応答は，次の式で表される[7]。

$$\Delta Paco_2 = 0.7 \times \Delta HCO_3 \quad (25.1)$$

2. $Paco_2$ の正常値を 40 mmHg，血漿 HCO_3 の正常値を 24 mEq/L とすると，$Paco_2$ の予測値は次の式で計算できる。

$$予測\ Paco_2 = 40 + [0.7 \times (血漿\ HCO_3 - 24)] \quad (25.2)$$

3. 例：血漿 HCO_3 40 mEq/L の代謝性アルカローシス患者の場合，ΔHCO_3 は 40−24＝16 mEq/L，$\Delta Paco_2$ は 0.7×16＝11.2 mmHg であるから，予測 $Paco_2$ は 40＋11.2＝51.2 mmHg となる。このことから，**血漿 HCO_3 がかなり上昇（40 mEq/L）しないと，有意な高二酸化炭素血症（すなわち $Paco_2$＞50 mmHg）にはならないことがわかる。**

B ヘモグロビンの酸素解離曲線

アルカローシスはヘモグロビンの酸素解離曲線を左方移動させ（ボーア効果），組織におけるヘモグロビンの酸素放出が減少する。

1. 毛細血管からの酸素摂取が一定と仮定すると，ヘモグロビンの酸素解離曲線の左方移動は静脈血酸素分圧を低下させるから[8]，理論的には組織における酸素分圧の低下を招くことになる。しかしながら，この効果によって組織の酸素化に支障をきたすというエビデンスはない。

III. 評価

代謝性アルカローシスの原因は容易に特定できることが多い。原因が明らかにできないようなまれな症例においては，次に述べる尿中塩素濃度が参考になるだろう。

A 尿中塩素

代謝性アルカローシスは，**塩素反応性**アルカローシスと**塩素抵抗性**アルカローシスに分けられるが，その鑑別には尿中塩素濃度測定が有用となる。その分類と対応する病態を表 25.2 に示す。

1. 塩素反応性アルカローシス

塩素反応性代謝性アルカローシスの特徴は，尿中塩素濃度が低いこと（＜15 mEq/L）である。これは塩素欠乏を表している。

a. ICU でみられる代謝性アルカローシスのほとんどはこのタイプで

表 25.2　代謝性アルカローシスの分類

分類	尿中［Cl^-］	病態
塩素反応性	<15 mEq/L	循環血液量不足 嘔吐，胃管からの胃液吸引 ループ利尿薬 低カリウム血症 塩素欠乏
塩素抵抗性	>25 mEq/L	ミネラルコルチコイド過剰

ある。

b. 塩素排泄性の利尿薬治療により，尿中塩素濃度が予想外の高値を示すことがある。

2. 塩素抵抗性アルカローシス

塩素抵抗性代謝性アルカローシスの特徴は，尿中塩素濃度が高いこと(>25 mEq/L)である。

a. 塩素抵抗性アルカローシス症例の多くは，原発性のミネラルコルチコイド過剰(原発性アルドステロン症)によって生じる。

b. 塩素反応性アルカローシスでは循環血液量の減少を示すことが多いが，塩素抵抗性アルカローシスでは循環血液量の過剰が特徴である。

IV. 治療

A 生理食塩液の静注投与

塩素反応性代謝性アルカローシスの補正には，生理食塩液を静注投与する。

1. 前述のように，塩素欠乏を改善しない限り，漫然と輸液をしても代謝性アルカローシスは補正されない。したがって，以下に示すように塩素(Cl^-)欠乏量を推定したうえで[2, 9]，生理食塩液の静注投与を行う。

$$Cl^-\text{不足量(mEq)} = 0.2 \times \text{体重(kg)} \times (100 - \text{血漿 } Cl^-) \qquad (25.3)$$

〔体重は除脂肪体重(kg)，100 は目標血漿 Cl^-濃度(mEq/L)〕

投与する生理食塩液(0.9% NaCl)の量は下記のように計算する。

$$生理食塩液の投与量(L) = Cl^- 不足量 /154 \quad (25.4)$$

〔154 は生理食塩液の Cl^- 濃度(mEq/L)〕

この補正法を表 25.3 にまとめておく。患者の血行動態が安定していれば，生理食塩液の投与速度は 125〜150 mL/h とし，時間あたりの水分喪失量を上回るように設定する。

2. 例：体重 70 kg の成人が嘔吐を繰り返し，血漿 Cl^- 濃度 80 mEq/L の代謝性アルカローシスをきたしたとする。この症例における塩素欠乏は 0.2×70×(100－80)＝280 mEq であるから，不足分を補正するのに必要な生理食塩液の投与量は 280/154＝1.8 L となる。

表 25.3 代謝性アルカローシスに対する生理食塩液の静脈内投与

ステップ 1	塩素不足量を計算する。 Cl^- 不足量(mEq)＝0.2×体重(kg)×(100－血漿 Cl^-)
ステップ 2	生理食塩液の投与量を計算する。 生理食塩液の投与量(L)＝Cl^- 不足量/154

(参考文献 2，9 より)

B 浮腫を伴う場合

浮腫を伴う代謝性アルカローシス患者では次の治療法が適応となる。

1. 低カリウム血症の補正

低カリウム血症があればカリウムを補正する(第 28 章 II-D 項参照)。

2. アセタゾラミド

アセタゾラミド(ダイアモックス)は，アルカローシス補正効果に加えて利尿作用を有するため，浮腫を伴う代謝性アルカローシス患者の治療に適している。

a. アセタゾラミドは炭酸脱水酵素(HCO_3 再吸収に関与する酵素)を阻害することにより，尿中 HCO_3 排泄を促進する。

b. 尿中 HCO_3 排泄増加はナトリウム排泄増加を伴うので，利尿と代謝性アルカローシス補正の双方に効果的である。

c. 推奨投与量は 5〜10 mg/kg(経口または静注投与)で，およそ 15 時間後に最大効果が得られる[10]。

C 塩酸

塩酸(HCl)静注療法が適応となるのは，次に示すようなきわめてまれな代謝性アルカローシス症例に限られる。すなわち，(a)高度のアルカローシス(pH＞7.6)を示し，(b)他の治療が無効で，(c)全身状態が重篤な場合である。

1. 塩酸の投与量は，次の式で水素イオン(H^+)の不足量を算出したうえで決定する[2, 9]。

$$H^+\text{不足量(mEq)} = 0.5 \times \text{体重(kg)} \times (\text{血漿 } HCO_3 - 30) \quad (25.5)$$

〔体重は除脂肪体重(kg)，30 は目標血漿 HCO_3 濃度(mEq/L)〕

2. 静注投与に用いられる HCl 溶液は 0.1 N(規定) HCl であり，この溶液 1 L 中には 100 mEq の H^+が含まれる。H^+不足量を補正するために必要な 0.1 N HCl 溶液量(L)は下記の式から概算できる。

$$0.1\text{ N 塩酸の投与量(L)} = H^+\text{不足量}/100 \quad (25.6)$$

この方法を表 25.4 にまとめた。

表 25.4　塩酸の静脈内投与

ステップ 1	H^+の不足量を計算する。 H^+不足量(mEq)＝0.5×体重(kg)×(血漿 HCO_3－30)
ステップ 2	0.1 N 塩酸の投与量を計算する。 塩酸の投与量(L)＝H^+不足量/100
ステップ 3	最大投与速度＝0.2 mEq/kg/h

(参考文献 2，9 より)

3. HCl 溶液は組織障害性が強く，血管外漏出は生命を脅かすような組織壊死を起こしうる[11]。投与は太い中心静脈から行うべきであり，**投与速度は 0.2 mEq/kg/h を超えてはならない**[9]。
4. 例：血漿 HCO_3 濃度 50 mEq/L，動脈血 pH 7.61 の治療抵抗性代謝性アルカローシスをきたした体重 70 kg の患者で考えよう。H^+不足量は 0.5×70×(50－30)＝700 mEq であり，これに相当する 0.1 N HCl 溶液は 700/100＝7 L となる。最大投与速度は(0.2×70)/100＝0.14 L/h (140 mL/h)である。

5. H^+不足量すべてを補充する必要はなく，血漿 pH が 7.6 未満に下がったら HCl 溶液投与は中止してよい。

参考文献

1. Laski ME, Sabitini S. Metabolic alkalosis, bedside and bench. *Semin Nephrol* 2006; 26:404-421.
2. Khanna A, Kurtzman NA. Metabolic alkalosis. *Respir Care* 2001; 46:354-365.
3. Rose BD, Post TW. *Metabolic alkalosis. In: Clinical Physiology of Acid-Base and Electrolyte Disorders. 5th ed.* New York: McGraw-Hill, 2001:551-577.
4. Luke RG, Galla JH. It is chloride depletion alkalosis, not contraction alkalosis. *J Am Soc Nephrol* 2012; 23:204-207.
5. Gennari FJ, Weise WJ. Acid-base disturbances in gastrointestinal disease. *Clin J Am Soc Nephrol* 2008; 3:1861-1868.
6. Javaheri S, Kazemi H. Metabolic alkalosis and hypoventilation in humans. *Am Rev Respir Dis* 1987; 136:1011-1016.
7. Adrogue HJ, Madias NE. Secondary responses to altered acid-base status: The rules of engagement. *J Am Soc Nephrol* 2010; 21:920-923.
8. Nunn JF. *Nunn's Applied Respiratory Physiology. 4th ed.* Oxford: Butterworth-Heinemann Ltd, 1993:275-276.
9. Androgue HJ, Madias N. Management of life-threatening acidbase disorders. Part 2. *N Engl J Med* 1998; 338:107-111.
10. Marik PE, Kussman BD, Lipman J, Kraus P. Acetazolamide in the treatment of metabolic alkalosis in critically ill patients. *Heart Lung* 1991; 20:455-458.
11. Buchanan IB, Campbell BT, Peck MD, Cairns BA. Chest wall necrosis and death secondary to hydrochloric acid infusion for metabolic alkalosis. *South Med J* 2005; 98:822.

Chapter 26

急性腎傷害

Acute Kidney Injury

ICU 患者の 70%に何らかの急性腎不全が存在し，約 5%に腎代替療法が必要である[1)]。重症患者に発症する急性腎不全を急性腎傷害と呼ぶ。本章では急性腎傷害に対する診断と治療について考察を述べる。

I. 診断的考察

急性腎傷害(acute kidney injury：AKI)は臨床的に重大な(例：転帰悪化を生じる可能性がある)腎機能の急激(48 時間以内)な低下と定義されている[2)]。

A 診断基準

Acute Kidney Injury Network(AKIN)は AKI の診断基準[*1] として下記を提唱した[2)]。

1. 48 時間以内に血清クレアチニン値が基準値から 0.3 mg/dL 以上上昇，もしくは
2. 48 時間以内に血清クレアチニン値が基準値から 50%以上上昇，もしくは
3. 6 時間以上継続して時間尿量が 0.5 mL/kg(乏尿)未満に減少。
   a. 体重あたりの尿量を測定する際は理想体重の使用を推奨[3)]。

B 病因

AKI 発症のおもな原因を表 26.1 に示す[1)]。これらの原因は，腎前性，腎性，腎後性のように腎臓と病変の位置関係で分類できる。

＊1 訳注：2012 年に Kidney Disease Improving Global Outcomes(KDIGO)がこれまでのエビデンスをまとめた AKI 診療ガイドラインを発表し，さらに RIFLE 基準と AKIN 基準を統合した KDIGO 基準を提唱している．上記 2. に関して KDIGO では 48 時間以内ではなく 7 日以内に血清クレアチニン値が基礎値から 1.5 倍上昇としている(KDIGO Clinical Practice Guideline for Acute Kidney Injury. *Kidney Int Suppl*. 2012; 2: 19-36).

表 26.1 急性腎傷害のおもな原因

最大の原因	その他の原因
敗血症(1 位) 大手術 血液量減少 心拍出量減少 腎毒性薬物	外傷 横紋筋融解症 腹部コンパートメント症候群 人工心肺 肝腎症候群

(参考文献 1 より)

1. 腎前性障害

腎前性障害は腎外に病変があり，腎血流量の減少(例：循環血液量減少)により AKI を進行させる。このような障害を是正した場合に腎機能が改善するかどうかは，腎血流障害の重症度と持続時間に依存する。

2. 腎性障害

AKI を発症するおもな腎性障害は**急性尿細管壊死**(acute tubular necrosis：ATN)と**急性間質性腎炎**(acute interstitial nephritis：AIN)である。

a. AKI 症例の 50％以上は ATN が原因であり[4)]，尿細管上皮細胞の内層に傷害が及んだ結果生じる。おもな誘発因子として，敗血症性ショック，外傷，大手術，放射線造影剤，腎毒性薬物，横紋筋融解症がある。

b. AIN は腎実質の炎症による傷害がかかわっており，本章で後述する。

3. 腎後性閉塞

AKI 症例の 10％は腎後性閉塞が原因である[4)]。閉塞部位は，腎集合管の最遠位部(乳頭壊死)，尿管(後腹膜腫瘤による)，あるいは尿道(狭窄や前立腺肥大)がある。機能的単腎症でない限り，腎結石による閉塞では AKI は起きない。

C 診断的評価

AKI の評価は，ベッドサイドの超音波検査にて腎後性閉塞(水腎症)の所見を評価することからはじめる。閉塞所見がなく乏尿の場合，表 26.2 の測定は腎前性障害と腎性障害の鑑別の助けになる。

表 26.2　乏尿の鑑別のための尿検査

測定	腎前性障害	腎性障害
随時尿中ナトリウム	＜20 mEq/L	＞40 mEq/L
ナトリウム排泄分画(FE_{Na})	＜1%	＞2%
尿素排泄分画	＜35%	＞50%
尿浸透圧	＞500 mOsm/kg	300〜400 mOsm/kg
尿 / 血漿浸透圧比	＞1.5	1〜1.3

1. 随時尿中ナトリウム濃度測定

a. 腎前性障害(例：循環血液量減少)では，腎尿細管でのナトリウム再吸収が増加し，尿中ナトリウム濃度が低下する(＜20 mEq/L)。

b. ATN での腎尿細管機能障害はナトリウム再吸収が障害されるため，尿中ナトリウム濃度が高くなる(＞40 mEq/L)。

c. **例外**：利尿薬を用いた治療中の場合や，慢性腎疾患で常にナトリウムを尿に喪失してしまう場合，腎前性障害でも尿中ナトリウム濃度が高くなる場合がある[5]。

2. ナトリウム排泄分画

ナトリウム排泄分画(fractional excretion of sodium：FE_{Na})は糸球体で濾過されるナトリウムのうち，尿中に排泄されたナトリウムの割合であり，これはナトリウムクリアランス率をクレアチニンクリアランス率で割ったものと等しく，次の等式で表される。

$$FE_{Na}(\%) = \frac{尿[Na]/血漿[Na]}{尿[Cr]/血漿[Cr]} \tag{26.1}$$

a. 腎前性障害では $FE_{Na}<1\%$ であり，ナトリウム保持を反映する。

b. ATN のような腎性障害では通常は $FE_{Na}>2\%$ であり，尿への異常なナトリウム喪失を示唆する[6]。

c. **例外**：随時尿中ナトリウムと同様に，利尿薬にて治療中の場合や，慢性腎疾患で常にナトリウムを尿に喪失してしまう場合，$FE_{Na}>1\%$ の可能性がある[6]。加えて，敗血症[7]，放射線造影剤[8]，もしくはミオグロビン尿症[9]による AKI の患者では，$FE_{Na}<1\%$ と異常に低下する可能性がある。

3. 尿素排泄分画

尿素排泄分画(fractional excretion of urea：FE_U)は概念上 FE_{Na} と同様であるが，**利尿薬の影響を受けない点**は FE_{Na} よりも優れている[10]。FE_U は尿素クリアランス率をクレアチニンクリアランス率で割ったものと等しく，次の等式で表される。

$$FE_U(\%) = \frac{尿[Urea]/血漿[Urea]}{尿[Cr]/血漿[Cr]} \qquad (26.2)$$

腎前性障害では $FE_U < 35\%$ であり，腎性障害では $FE_U > 50\%$ である。

4. 診断が確定しない場合

特に腎前性と腎性の要素の両者が併存する場合，AKI の原因が腎前性か腎性か鑑別が困難な場合がある(例：外傷では循環血液量減少と横紋筋融解症の両方が AKI 発症に寄与する可能性あり)。乏尿の状態で診断が確定しない場合は輸液負荷に進む(次項参照)。

II. 初期治療

AKI に進行する患者で，特に乏尿を合併する場合，初期治療として下記を推奨する。

A 何をすべきか？

1. 上で述べた通り，乏尿性 AKI では腎前性要素を除外するのは困難なことが多いので，除外できない場合は輸液負荷に進むべきである(第 7 章 Ⅲ-A 項，輸液負荷における推奨を参照)
2. 輸液負荷が適応ではない場合，もしくは問題が修正されない場合，以下に進む。
   - a. 水分摂取を極力減らす。
   - b. 腎毒性を有する薬物を中断する。おもな原因薬物を表 26.3 にあげる。
   - c. 尿から排泄される薬物の投与量を調節する。

表 26.3　急性腎傷害に関係することが多い薬物

腎臓内血行動態
最多：非ステロイド性抗炎症薬(NSAID) その他：ACE 阻害薬，アンギオテンシン受容体遮断薬，シクロスポリン，タクロリムス
腎尿細管傷害
最多：アミノグリコシド その他：アムホテリシン B，抗レトロウイルス薬，シスプラチン
間質性腎炎
最多：抗菌薬(ペニシリン系薬，セファロスポリン系薬，サルファ剤，バンコマイシン，マクロライド系薬，テトラサイクリン系薬，リファンピシン) その他：抗痙攣薬(フェニトイン，バルプロ酸)，H_2 受容体拮抗薬，NSAID，プロトンポンプ阻害薬

(参考文献 11 より)

B やってはいけないこと

1. 乏尿を補正するためにフロセミドを投与しないこと[3)]。フロセミドの静脈内投与は AKI において腎機能を改善せず，乏尿性から非乏尿性腎不全には変えない[1, 3, 12)]。フロセミドは AKI の回復期に尿量を増加する可能性があり[13)]，容量負荷が問題になっている時期には使用可能である。
2. AKI において腎血流量増加のために低用量ドパミンを使用しないこと[3, 14, 15)]。低用量ドパミンは AKI 患者の腎機能を改善せず[14, 15)]，悪影響(例：内臓血流量の減少やリンパ球 T 細胞機能の抑制)を及ぼす可能性がある[15)]。

III. 特異的病態

A 造影剤腎症

ヨード造影剤は，直接的腎尿細管毒性，腎血管収縮，および活性酸素種の生成を含む複数の機序により腎臓を傷害する[16)]。**造影剤腎症**(contrast-induced nephropathy：CIN)の発生率は 8〜9％である[17)]。CIN は造影剤検査後72時間以内に出現し，ほとんどの症例は2週間以内に腎代替療法を必要とせずに改善する[24]。

1. 誘因となる病態

糖尿病，脱水，腎機能障害〔血清クレアチニン＞1.3 mg/dL（男性），＞1.0 mg/dL（女性）〕，および腎毒性薬物使用は，CIN発症リスクを高める[3]。

2. 予防

- **a.** 輸液：高リスク患者において最も有効な予防法は，造影剤注入の3〜12時間前に生理食塩液を100〜150 mL/hで輸液開始し，検査から6〜24時間後まで継続することである[18]。緊急検査の場合，造影剤注入直前に少なくとも300〜500 mLの生理食塩液を輸液するべきである。
- **b.** *N*-アセチルシステイン：*N*-アセチルシステインは抗酸化作用を有するグルタチオン代用物（前駆物質）であり，CINに対する保護薬としては一致した見解が得られていない[1]。しかし，高用量*N*-アセチルシステインを使用した16研究により蓄積された結果では，CINに対して50％のリスク低下を示している。高用量*N*-アセチルシステイン療法は，造影剤検査の前夜より1,200 mg経口投与を1日2回，48時間行う。緊急検査の場合，初回の1,200 mgを造影剤注入直前に投与するべきである。

B 急性間質性腎炎

1. **急性間質性腎炎**（acute interstitial nephritis：AIN）は腎間質の炎症疾患であり，AKIとして出現し，乏尿を伴わないことが多い[20]。
2. AINのほとんどの症例は過敏性薬物反応の結果発症するが，感染（通常はウイルス，もしくは非定型病原体）により発症する可能性もある。AIN発症に関係の強い薬物を表26.3にあげる[11]。抗菌薬，特にペニシリンがおもな原因薬物である。
3. 薬物誘発性AINは，特徴的な過敏性反応の徴候（例：発熱，発赤，好酸球増加）がみられる（ただし，必ずではない）。
4. 腎傷害の発症は，通常，初回曝露から数週間後であるが[11]，2回目の曝露から2〜3日以内に出現する可能性もある。無菌性膿尿と好酸球尿症が一般的所見である[11]。腎生検により診断を確定できるが，めったに行われない。
5. AINは，通常，原因薬物の中止後に治癒するが，治癒に数カ月を要することもある。

C ミオグロビン尿性腎傷害

広範な筋肉損傷(横紋筋融解症)の患者の3分の1が，AKIを発症する[21, 22]。損傷した筋肉から放出されるミオグロビンが原因であり，ミオグロビンは腎尿細管上皮細胞を損傷することがある。

1. 診断

横紋筋融解症における広範な筋細胞の損傷は，血中クレアチンキナーゼ値の著明な上昇(クレアチンキナーゼ値2万～3万U/Lも珍しくない)を生じる。しかし，損傷した筋細胞からのクレアチン放出により血清クレアチニンが上昇すること，および横紋筋融解症に合併する循環血液量減少により乏尿になる可能性があるため，このような状態ではAKI診断が困難な可能性がある[23]。尿中ミオグロビンの有無は，このような状態での鑑別に用いる特徴的所見である。

2. 尿中ミオグロビン

尿中ミオグロビンは，尿潜血検査に使われている*o*-トルイジン法尿検査スティック(Hemastix，ヘム結合タンパクを検知)で検出可能である。検査が陽性ならば，尿を遠心分離して(赤血球を分離)，上清をマイクロフィルターで濾過する(ヘモグロビンを除去)。これらの処理後に再度行った検査が陽性の場合，ミオグロビンが尿中に存在する所見である。尿沈渣に赤血球を認められないのに尿潜血検査が陽性の場合，ミオグロビン尿を裏づける所見である。

a. 尿中ミオグロビンの存在は確定診断ではないが，尿中ミオグロビンがない場合，ミオグロビン尿性腎傷害の診断は除外される[22]。

3. 治療

ミオグロビン尿性腎傷害の発症を防ぐ，もしくは進行を抑制する最も有効な方法は，腎血流促進のための積極的輸液負荷である。尿のアルカリ化は腎傷害を抑制する可能性があるが，達成するのは困難である。ミオグロビン尿性腎傷害患者の約30%は血液透析を要する[22]。

D 腹部コンパートメント症候群

腹腔内圧の上昇により，腎灌流圧と糸球体濾過圧の両方が低下し，腎機能に悪影響する可能性がある[24]。その結果，乏尿は腹腔内圧上昇時に最初にみられる徴候の1つとなる。腹腔内圧上昇により臓器不全を生じた場合，**腹部コンパートメント症候群**(abdominal compartment syndrome)と呼ぶ。

1. 誘因となる病態

腹部コンパートメント症候群は伝統的に腹部外傷と関連するとされているが，複数の病態(胃拡張，腸閉塞，イレウス，腹水，腸管浮腫，肝腫大，陽圧換気，立位，肥満)が腹腔内圧を上昇させ，腹部コンパートメント症候群の誘因となりうる[25]。これらの病態は，重症患者に合併する可能性が高く，腹腔内圧上昇がICU患者の60％に発見される理由である[26]。

a. 大量輸液負荷：大量輸液負荷は，腹部臓器(特に腸管)の浮腫を助長することにより腹腔内圧を上昇させる可能性がある。ICU患者で体液バランス＞＋5 Lが24時間以上続く場合，85％の患者に腹腔内圧上昇，25％の患者に腹部コンパートメント症候群を認めたとする報告がある[27]。

2. 腹腔内圧測定

腹腔内圧は，膀胱カテーテル(Bard Medical社)を用いて減圧された膀胱の内圧を測定することで得られる(膀胱内法)。患者を仰臥位にし，腹筋を弛緩させ，圧トランスデューサのゼロ較正は中腋窩線で行う。腹腔内圧(mmHg)は呼気終末に測定する[24]。

3. 診断基準

a. 腹腔内圧の正常値は仰臥位で5〜7 mmHgである。

b. 腹腔内圧上昇は腹腔内圧≧12 mmHgが持続している状態と定義される[24]。

c. 腹部コンパートメント症候群は腹腔内圧＞20 mmHgに加え，急性の臓器不全状態のときと定義される[24]。

4. 治療

a. 腹腔内圧を低下させる一般的方法として，鎮静(腹筋の収縮を減らす)，頭部挙上の際に水平より20°を超えないこと[28]，正の体液バランスの輸液管理を避けること，などがあげられる。

b. 特異的方法は，誘引となる病態により決まる。胃や腸の減圧，経皮的腹水ドレナージ，腹部外傷もしくは腸閉塞に対する手術，があげられる。

c. 腹部灌流圧：腹部灌流圧(abdominal perfusion pressure：APP)は腹部臓器や腎臓における圧勾配で，平均動脈圧(mean arterial pressure：MAP)と腹腔内圧(intraabdominal pressure：IAP)の差に等しい。

$$APP = MAP - IAP \tag{26.3}$$

APP＞60 mmHg の維持が腹部コンパートメント症候群症例の予後改善と関係するので，管理目標の 1 つとするべきである*2。

IV. 腎代替療法

腎代替療法(renal replacement therapy：RRT)は溶質を除去する人工的方法である。この方法には血液透析(hemodialysis)と血液濾過(hemofiltration)，血液濾過透析(hemodiafiltration)，高透水性透析(high-flux dialysis)，および血漿濾過(plasmafiltration)がある。ここでは最も多く使用される血液透析と血液濾過について述べ，図 26.1 に示した。

A 適応

1. 通常，腎代替療法の適応は
  a. 体液量過剰
  b. 生命を脅かす高カリウム血症，もしくは代謝性アシドーシス
  c. 尿毒症症状(例：脳症)の出現時
  d. 有害物質(例：エチレングリコール)の除去

2. いずれにしろ，急性腎不全に対する腎代替療法導入の至適時期は不明である[29]。

B 血液透析

血液透析は溶質を**拡散**により除去する。拡散現象は半透膜を介した溶質の濃度勾配によって起こる。濃度勾配を維持するため，血液と透析液は透析膜を介して逆方向に灌流される(図 26.1 参照)。これは**対向流交換**(countercurrent exchange)として知られる。

1. 方法

緊急血液透析を行う場合，大口径のダブルルーメンカテーテルを経皮的に内頸静脈や大腿静脈から挿入し，上大静脈や下大静脈に留置する

***2 訳注**：近年，エビデンスレベルが低いことから，腹部コンパートメント症候群治療の指標として APP の使用を推奨していない。Kirkpatrick AW，Roberts DJ，De Waele J et al: *Intensive Care Med*. 2013; 39:1190-1206.

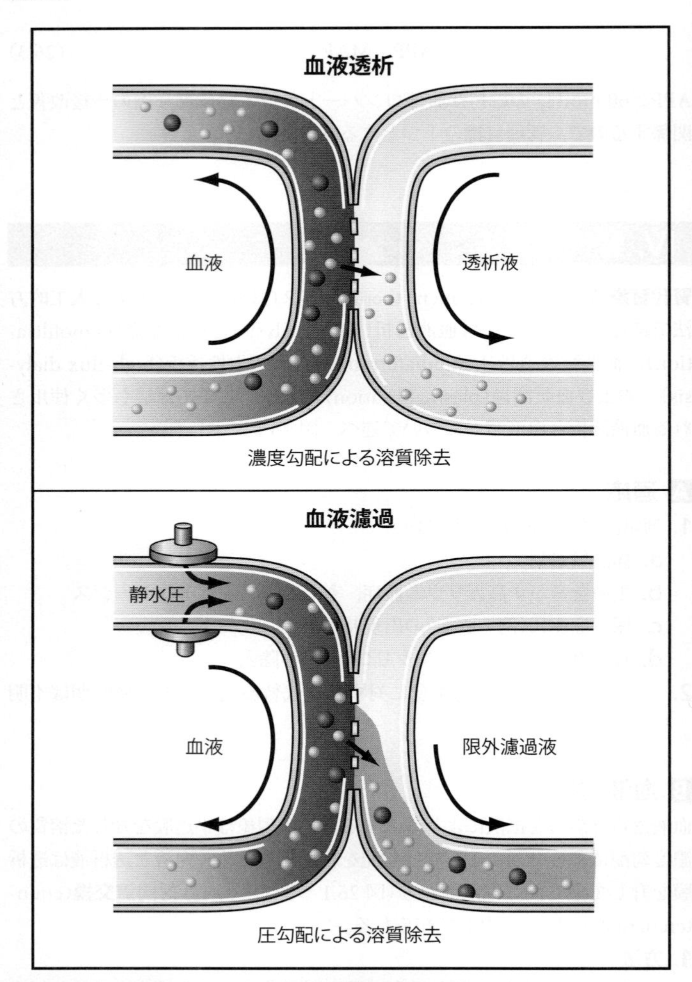

図 26.1　血液透析と血液濾過の溶質除去の仕組み
小さな粒子は小さな溶質分子(例：尿素)を表し，大きな粒子は大きな分子(例：有害物質)を表す。説明は本文参照。

(透析用カテーテルのサイズと流量特性は付録 3 参照)。一方のルーメンから透析装置のポンプにて静脈血を吸引し,透析膜に 200～300 mL/min の流量で送り*3,他方のルーメンから返血する[29]。

2. 利点

速やかに小物質の除去ができる。1 日分の窒素性排泄物を 2～3 時間の血液透析で除去できる。

3. 欠点

透析装置に 200～300 mL/min の血流を保つ必要があるため,(特に血行動態が悪化している患者で)低血圧のリスクがある。およそ血液透析治療 3 回のうち 1 回に低血圧を生じる[30]。

C 血液濾過

血液濾過は対流により溶質を除去する。溶質を含む液を静水圧勾配により半透膜を超えて移動させる。大量の液が膜を超えて移動する際に溶質が「引きずられて」移動するので,この溶質除去方法は**溶媒牽引**(solvent drag)として知られる[30]。

1. 水分 vs. 溶質の除去

a. 血液濾過は大量の水分(3 L/h まで)を除去できるが,溶質除去は緩徐なため,効果的な溶質除去には持続的に行うことが必要である。

b. 血液濾過では溶質とともに水分が除去されるため,溶質を含まない静脈輸液で喪失した限外濾過液の一部を補充しない限り,溶質の血漿中濃度は減少しない。

2. 方法

現在の一般的方法は**持続的静静脈血液濾過**(continuous venovenous hemofiltration:CVVH)で,血液透析と同様の回路設計となっており,大口径のダブルルーメンカテーテルを大静脈に留置して,ポンプにて血液をフィルターに循環させる。

＊3 訳注:透析液は倍の 500～800 mL/min で逆向きに流している。

＊4 訳注:近年,血液濾過と透析を組み合わせて双方の長所を生かし短所を補う血液濾過透析(hemodiafiltration:HDF)が注目されている。容量負荷軽減,および迅速な溶質除去等の利点があり,小分子の除去効率は若干悪いが適応の幅が広い。日本では急性期腎代替療法として,血行動態への影響が小さい持続的血液濾過透析(continuous HDF:CHDF)が用いられることが多い(片山浩,福田直樹,片山大輔ら:ICU と CCU 2015; 39:45-52)。

3. 利点

血液濾過には 2 つの利点がある。

a. 血液透析に比べ，緩徐に水分を除去するので，血行動態が不安定になりにくい。

b. 血液透析よりも大きな分子を除去でき，エチレングリコールのような有害物質の除去により有効である。

4. 欠点

溶質の除去が緩徐で，溶質の血中濃度を低下させるには溶質を含まない液を投与する必要がある。腎臓の代替としては血液透析ほど効率がよくないので，生命を脅かす高カリウム血症もしくは代謝性アシドーシスの急速な補正への使用は推奨されない*4。

参考文献

1. Dennen P, Douglas IS, Anderson R. Acute kidney injury in the intensive care unit: an update and primer for the intensivist. *Crit Care Med* 2010; 38:261-275.
2. Mehta RL, Kellum JA, Shaw SV, et al. Acute Kidney Injury Network: Report of an initiative to improve outcomes in acute kidney injury. *Crit Care* 2007; 11:R31.
3. Fliser D, Laville M, Covic A, et al. A European Renal Best Practice（ERBP）Position Statement on Kidney Disease Improving Global Outcomes（KDIGO）clinical practice guidelines on acute kidney injury. *Nephrol Dial Transplant* 2012, 27:4263-4272.
4. Abernathy VE, Lieberthal W. Acute renal failure in the critically ill patient. *Crit Care Clin* 2002; 18:203-222.
5. Subramanian S, Ziedalski TM. Oliguria, volume overload, Na^+ balance, and diuretics. *Crit Care Clin* 2005; 21:291-303.
6. Steiner RW. Interpreting the fractional excretion of sodium. *Am J Med* 1984; 77:699-702.
7. Vaz AJ. Low fractional excretion of urine sodium in acute renal failure due to sepsis. *Arch Intern Med* 1983; 143:738-739.
8. Fang LST, Sirota RA, Ebert TH, Lichtenstein NS. Low fractional excretion of sodium with contrast media-induced acute renal failure. *Arch Intern Med* 1980; 140:531-533.
9. Corwin HL, Schreiber MJ, Fang LST. Low fractional excretion of sodium. Occurrence with hemoglobinuric- and myoglobinuricinduced acute renal failure. *Arch Intern Med* 1984; 144:981-982.
10. Gottfried J, Wiesen J, Raina R, Nally JV Jr. Finding the cause of acute kidney injury: which index of fractional excretion is better? *Clev Clin J Med* 2012; 79:121-126.
11. Bentley ML, Corwin HL, Dasta J. Drug-induced acute kidney injury in the critically ill adult: Recognition and prevention strategies. *Crit Care Med* 2010; 38（Suppl）: S169-S174.

12. Venkataram R, Kellum JA. The role of diuretic agents in the management of acute renal failure. *Contrib Nephrol* 2001; 132:158-170.
13. van der Voort PH, Boerma EC, Koopmans M, et al. Furosemide does not improve renal recovery after hemofiltration for acute renal failure in critically ill patients. A double blind randomized controlled trial. *Crit Care Med* 2009; 37:533-538.
14. Kellum JA, Decker JM. Use of dopamine in acute renal failure: a meta-analysis. *Crit Care Med* 2001; 29:1526-1531.
15 Holmes CL, Walley KR. Bad medicine. Low-dose dopamine in the ICU. *Chest* 2003; 123:1266-1275.
16. Pierson PB, Hansell P, Lias P. Pathophysiology of contrast medium-induced nephropathy. *Kidney Int* 2005; 68:14-22.
17. Ehrmann S, Badin J, Savath L, et al. Acute kidney injury in the critically ill: Is iodinated contrast medium really harmful? *Crit Care Med* 2013; 41:1017-1025.
18. McCullough PA, Soman S. Acute kidney injury with iodinated contrast. *Crit Care Med* 2008; 36(Suppl):S204-S211.
19. Triverdi H, Daram S, Szabo A, et al. High-dose N-acetylcysteine for the prevention of contrast-induced nephropathy. *Am J Med* 2009; 122:874.e9-15.
20. Ten RM, Torres VE, Millner DS, et al. Acute interstitial nephritis. *Mayo Clin Proc* 1988; 3:921-930.
21. Beetham R. Biochemical investigation of suspected rhabdomyolysis. *Ann Clin Biochem* 2000; 37:581-587.
22. Sharp LS, Rozycki GS, Feliciano DV. Rhabdomyolysis and secondary renal failure in critically ill surgical patients. *Am J Surg* 2004; 188:801-806.
23. Visweswaran P, Guntupalli J. Rhabdomyolysis. *Crit Care Clin* 1999; 15:415-428.
24. Malbrain MLNG, Cheatham ML, Kirkpatrick A, et al. Results from the International Conference of Experts on Intra-abdominal Hypertension and Abdominal Compartment Syndrome. I. Definitions. *Intensive Care Med* 2006; 32:1722-1723.
25. Al-Mufarrej F, Abell LM, Chawla LS. Understanding intraabdominal hypertension: from bench to bedside. *J Intensive Care Med* 2012; 27:145-160.
26. Malbrain ML, Chiumello D, Pelosi P, et al. Prevalence of intraabdominal hypertension in critically ill patients: A multicenter epidemiological study. *Intensive Care Med* 2004; 30:822-829.
27. Daugherty EL, Hongyan L, Taichman D, et al. Abdominal compartment syndrome is common in medical ICU patients receiving large-volume resuscitation. *J Intensive Care Med* 2007; 22:294-299.
28. Cheatham ML, Malbrain MLNG, Kirkpatrick A, et al. Results from the International Conference of Experts on Intra-abdominal Hypertension and Abdominal Compartment Syndrome. II. Recommendations. *Intensive Care Med* 2007; 33:951-962.
29. Pannu N, Klarenbach S, Wiebe N, et al. Renal replacement therapy in patients with acute renal failure. A systematic review. *JAMA* 2008; 299:793-805.
30. O'Reilly P, Tolwani A. Renal replacement therapy III. IHD, CRRT, SLED. *Crit Care Clin* 2005; 21:367-378.

Chapter 27

浸透圧障害

Osmotic Disorders

ICU 患者の 40％は，細胞内液-外液間の浸透圧平衡に異常がある[1)]。異常の徴候は血漿ナトリウム濃度の変化であるが，異常の本質は細胞容積の変化であり，中枢神経系症状として出現することが多い。本章では，細胞外液量という単一変数にもとづいた，浸透圧障害に対する簡潔なアプローチ法を述べる。

I. 浸透圧活性

溶液中の溶質の濃度は**浸透圧活性**(osmotic activity)によって表され，溶液中の溶質粒子数を反映する。測定の単位はオスモル(Osm)であり，解離しない物質では 6×10^{23} 個(アボガドロ数)が 1 Osm となる[2)]。体液コンパートメント内の浸透圧活性がコンパートメント内の水分量を決定する。

A 相対的浸透圧活性

1. 2 つの体液コンパートメント間を溶質が自由に透過できない半透膜で仕切った場合，溶質は各体液コンパートメントに均等に分布できないため，一方のコンパートメントの浸透圧活性が高くなる。水は浸透圧活性の低い体液から浸透圧活性の高い体液へ移動する。

2. 体液コンパートメント間の浸透圧活性の差を**有効浸透圧活性**(effective osmotic activity)と呼び，体液コンパートメント間の水移動の駆動力となる。この力を**浸透圧**(osmotic pressure)とも呼ぶ。

3. 浸透圧活性の高い液体は**高張**(hypertonic)，浸透圧活性の低い液体は**低張**(hypotonic)と表現される。

4. 2 つの体液区画が細胞内液と細胞外液の場合，

- **a.** 細胞外液が高張のとき，水は細胞からでていく。
- **b.** 細胞外液が低張のとき，水は細胞内へ入っていく。

B 浸透圧活性の単位

浸透圧活性は溶液の全体積，もしくは溶液中の水の重量との関係で表される[3, 4)]。

1. 溶液の単位体積あたりの浸透圧活性は**容量モル浸透圧濃度**(osmolarity)と呼び，mOsm/L 単位で表す。
2. 溶液中の水の単位重量あたりの浸透圧活性は**重量モル浸透圧濃度**(osmolality)と呼び，mOsm/kgH_2O もしくは mOsm/kg 単位で表す。
3. 血漿の大部分(95%)は水であり，通常，血漿の浸透圧活性の表記には重量モル浸透圧濃度を用いる。しかし，血漿の容量モル浸透圧濃度と重量モル浸透圧濃度には差がほとんどないため，2 つの用語は区別なく使われることが多い[4]。

C 血漿浸透圧

血漿の浸透圧活性は測定または算出できる。

1. 測定血漿浸透圧

血漿浸透圧は**氷点降下**(freezing point depression)法で測定する。水の氷点(0℃)は，1 kg (L)の水に溶質を 1 Osm 追加するごとに 1.86℃ずつ降下する。水と比較した水溶液の氷点を用いて溶液の浸透圧活性を測定できる。血漿浸透圧測定の代表的な方法である。

2. 算出血漿浸透圧

血漿浸透圧は血漿中のおもな溶質(ナトリウム，クロライド，血糖，尿素)の濃度を用いて算出できる[3]。次式で表す。

$$P_{osm} = 2 \times 血漿\ Na + 血糖値/18 + BUN/2.8 \qquad (27.1)$$

a. P_{osm} は血漿重量モル浸透圧濃度 mOsm/kgH_2O (もしくは mOsm/kg)である。
b. 血漿 Na は血漿ナトリウム濃度(mEq/L)で，クロライドの浸透圧活性を加味するため 2 倍する。
c. 血糖値と BUN (血中尿素窒素)はそれぞれの血漿濃度(mg/dL)である。
d. 18 と 2.8 はそれぞれグルコースと尿素の分子量を 10 で割ったもので，それぞれの濃度を mOsm/kg 単位で表すためである。
e. 例：正常血漿ナトリウム濃度(140 mEq/L)，血糖値(90 mg/dL)，BUN (14 mg/dL)の場合，血漿の浸透圧活性は，2×140＋90/18＋14/2.8＝290 mOsm/kg となる。

3. 有効血漿浸透圧

尿素は細胞膜を容易に通過するため，BUN が上昇しても実質的には血漿の有効浸透圧活性は上昇しない(例：**高窒素血症は高浸透圧であるが**

高張な状態ではない)。そのため，有効血漿浸透圧の計算にはBUNを含めず，次のような式で表す。

$$P_{osm}=2\times \text{血漿 Na}+\text{血糖値}/18 \quad (27.2)$$

a. 例：正常血漿ナトリウム濃度(140 mEq/L)，血糖値(90 mg/dL)の場合，有効血漿浸透圧は，2×140＋90/18＝285 mOsm/kgとなる。

b. 細胞外液の有効浸透圧活性の98%(285 mOsm/kgのうちの280)は，血漿ナトリウムが形成していることを意味する。つまり，**体液の細胞内液と外液への分布は，おもに血漿ナトリウム濃度が規定している。**

D 浸透圧較差

1. ナトリウム，クロライド，血糖，尿素以外の溶質も細胞外液に存在するので，測定血漿浸透圧は算出血漿浸透圧よりも高くなる。これを**浸透圧較差**(osmolal gap)と呼び，通常は10 mOsm/kg以下である[3, 5]。

2. 毒素や薬物が存在すると浸透圧較差が上昇するので，毒素への曝露または薬物中毒の場合に浸透圧較差の測定が有用である[6]。

II. 高ナトリウム血症

正常血漿ナトリウム濃度は135〜145 mEq/Lであり，高ナトリウム血症(hypernatremia)は，血漿ナトリウム濃度が145 mEq/Lを超えるもの，と定義されている。

A 細胞外液量

3種類の病態により高ナトリウム血症を生じる可能性がある[7]。

1. 水分喪失＞ナトリウム喪失，のとき(例：低張液の喪失)。細胞外液量(extracellular volume)は減少する。

2. 水分喪失のみ，のとき(例：自由水欠乏)。細胞外液量は変化しない。

3. ナトリウム増加＞水分増加，のとき(例：高張液負荷)。細胞外液量は増加する。

各病態により細胞外液量が異なるので，細胞外液量を評価すれば高ナトリウム血症の原因となる病態を特定できる。これを図27.1に示す。(細胞外液量の評価はここには示していない。循環血液量減少の評価に

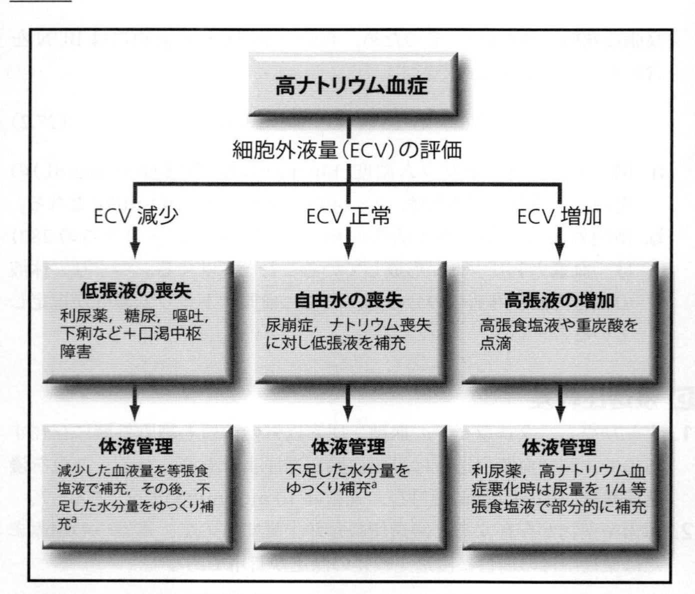

図 27.1 細胞外液量(ECV)にもとづいた高ナトリウム血症に対するアプローチ

a：血漿ナトリウム濃度の低下速度は 0.5 mEq/L/h 以内にする。

ついては第 7 章を参照)。

B 脳症

高ナトリウム血症は高浸透圧などを生じ，インスリン抵抗性，心機能低下，そして最悪の場合は脳症をきたす[1)]。

1. 脳症は血漿ナトリウム濃度の急激な上昇により生じる可能性が高い[8)]。有力な機序として，神経細胞体の萎縮[8)]，浸透圧性脱髄[9)]があげられる。
2. 臨床症状は興奮や傾眠から，昏睡や全身性あるいは局所性痙攣まで幅がある[1)]。
3. 高ナトリウム血症による脳症は予後不良の徴候であり，死亡率は 50% に至る[9)]。

III. 循環血液量減少性高ナトリウム血症

低張液(ナトリウム濃度＜135 mEq/L)の喪失により，細胞外液減少を伴う高ナトリウム血症を生じる。低張液を喪失する原因として，(a)利尿薬による尿流出，(b)尿糖による浸透圧利尿，(c)嘔吐と下痢，(d)熱中症での過度の発汗，(e)体液喪失に対しナトリウムや水分を摂取しない場合(例：衰弱した高齢患者)，があげられる。

A 治療

低張液の喪失により，(a)ナトリウム喪失による細胞外液量減少，(b)ナトリウム喪失を上回る水分喪失〔自由水欠乏(free water deficit)〕による血漿浸透圧上昇，を生じる。この2つの結果を補正することが治療の目標である。

1. ナトリウムの補充

ナトリウム喪失により生じる緊急の問題は血漿量減少である。血漿量減少は心拍出量減少や組織灌流の低下を生じる可能性がある。循環血液量減少性高ナトリウム血症の治療は，等張食塩液によるナトリウム補充から開始する。

2. 自由水の補充

血液量減少が補正されたら，次に不足した自由水の補充を行う。自由水の不足量の算出は，体内総水分量(total body water：TBW)と血漿ナトリウム濃度(plasma sodium concentration：PNa)の積は常に一定である，という前提にもとづいている[7]。

$$\text{現時点の}(\mathrm{TBW}\times\mathrm{PNa})=\text{正常時の}(\mathrm{TBW}\times\mathrm{PNa}) \qquad (27.3)$$

正常血漿ナトリウム濃度を140 mEq/Lとして上式を展開すると，

$$\text{現時点の TBW}=\text{正常時の TBW}\times(140/\text{現在の PNa}) \qquad (27.4)$$

a. 正常TBW(L)は，除脂肪体重(kg)に対して男性は60％，女性は50％である。ただし，自由水が大幅に減少した高ナトリウム血症の患者では，正常時のTBWを通常より10％少なく設定することが薦められている[10]。

b. 高血糖の患者では，**血漿ナトリウムを補正する際は，高血糖による希釈効果分も補正するべきである。**この希釈効果は，血糖値100 mg/dLの上昇につき平均2 mEq/Lである(本章V-A-2項参照)。

c. 現時点の TBW を算出したら，自由水の欠乏量は次のように算出する。

$$\text{自由水欠乏量(L)} = \text{正常時の TBW} - \text{現時点の TBW} \quad (27.5)$$

d. 例*1：成人男性で除脂肪体重 70 kg，血漿ナトリウム濃度 160 mEq/L である場合，正常時の TBW は 0.6×70＝42 L である。現時点の TBW は 42×140/160＝36.8 L，そして自由水欠乏量は 42－36.8＝5.2 L となる。

e. 進行中のナトリウム喪失分も補充するため 0.45% NaCl 液のようなナトリウム含有輸液で自由水不足量を補正する。自由水不足量の補正に必要な輸液量は以下のように概算される[11]。

$$0.45\%\ \text{NaCl(L)} = \text{自由水欠乏量} \times (140/77) \quad (27.6)$$

ここで，140 は要求される血漿ナトリウム濃度，77 は 0.45% NaCl 液のナトリウム濃度，である。

3. 血漿ナトリウム濃度の変化率

神経細胞は高張性の細胞外液に反応して初期は萎縮するが，神経細胞の容積は数時間後に回復する。脳細胞内で idiogenic osmole*2 と呼ばれる浸透圧活性を有する物質が生成されることにより細胞内浸透圧は上昇し，細胞容積が回復する[7]。細胞容積が正常に 1 度回復すると，自由水不足量を急速に補充すると，細胞の膨化と脳浮腫を生じる可能性がある。

a. 脳浮腫のリスクを抑えるため，血漿ナトリウム濃度の低下速度は 0.5 mEq/L/h 以内に抑えるべきである[1, 7, 8]。

IV. 血液量減少を伴わない高ナトリウム血症

細胞外液量が正常の高ナトリウム血症は，自由水を喪失しているが正味のナトリウム喪失がない(喪失があっても補充されている)場合に生じる。この病態は高ナトリウム血症の ICU 患者によくみられ[1]，ナトリウム喪失は補充されているが，正味の自由水が不足したままのときに生じる。次に述べる病態は，純粋な自由水欠乏の最も端的な例であろう。

A 尿崩症

尿崩症(diabetes insipidus)は腎臓の水保持機能の障害であり，溶質をほとんど含まない尿を流出するのが特徴である[12]。尿崩症の原因となっている障害は，腎遠位尿細管における水再吸収を促進する抗利尿ホルモン(antidiuretic hormone：ADH)の作用発現障害である。尿崩症はADHの作用発現障害の形式から2つのタイプに分類される。

1. 中枢性尿崩症(central diabetes insipidus)は下垂体後葉からのADH放出障害が特徴である[13]。一般的原因として，外傷性脳損傷，無酸素性脳症，髄膜炎，および脳死があげられる。中枢性尿崩症発症の前兆は多尿であり，原因事象の発生後24時間以内に認める。
2. 腎性尿崩症(nephrogenic diabetes insipidus)はADHに対する標的臓器(腎臓)の反応性が障害されているのが特徴である[14]。アムホテリシン，アミノグリコシド系抗菌薬，造影剤，ドパミン，リチウム，低カリウム血症，および急性尿細管壊死の回復期(多尿期)が原因となる可能性がある。腎性尿崩症での尿濃縮障害は，中枢性尿崩症に比べ軽度である。
3. **診断**

   血漿が高張であるにもかかわらず希釈尿であることで尿崩症と証明される。

   a. 中枢性尿崩症の尿浸透圧は200 mOsm/L以下であることが多く，腎性尿崩症の尿浸透圧は200〜500 mOsm/Lであることが多い[15]。
   b. 尿崩症の診断は，水分制限に対して尿が反応しないことで確定する。2〜3時間の完全な水分制限によっても尿浸透圧が30 mOsm/L以上に上昇しない場合，尿崩症と診断できる。
   c. 尿崩症の確定診断が得られた場合，バソプレシン(5 Uの静脈内投与)に対する反応により中枢性尿崩症か腎性尿崩症かを鑑別する。バソプレシン投与後，中枢性尿崩症では直ちに尿浸透圧が50％以上上昇するが，腎性尿崩症では尿浸透圧は変化しない。

＊1 訳注：成人男性で除脂肪体重70 kg，自由水の大幅な減少により血漿ナトリウム濃度160 mEq/Lである場合，正常時のTBWは0.5×70＝35 Lである。現時点のTBWは35×140/160＝30.6 L，そして自由水欠乏量は35－30.6＝4.4 Lとなる。

＊2 訳注：idiogenic osmoleとしてアミノ酸類(アスパラギン酸，グルタミン酸など)とタウリンが知られている。

4. 治療

尿崩症での体液喪失はほぼ純粋な水であり，補充療法は自由水不足量の補充を目的とする。補充量は式 27.4〜27.6 を用いて算出し，血漿ナトリウム濃度の低下速度は 0.5 mEq/L/h 以内にする。

バソプレシン：中枢性尿崩症ではバソプレシン投与も必要である。通常，4〜6 時間ごとに水溶性バソプレシン 2〜5 U を皮下投与する[16)]。水中毒のリスクがあるため，バソプレシン治療中は血清ナトリウム濃度を注意深くモニターするべきである。

B 循環血液量増加性高ナトリウム血症

細胞外液量増加を伴う高ナトリウム血症はまれで，代謝性アシドーシスに対する重炭酸(炭酸水素ナトリウム)の投与，または頭蓋内圧亢進に対する高張食塩液の積極的投与の結果であることが多い。循環血液量増加性高ナトリウム血症を呈する外来患者では，食卓塩の過剰摂取(精神疾患女性に多い)も考慮する[17)]。

1. 治療

腎機能が正常の場合，過剰なナトリウムと水は速やかに排泄される。腎臓からのナトリウム排泄が障害されている場合，利尿薬(例：フロセミド)により排泄が増加する可能性がある。しかし，強制利尿中の尿中ナトリウム濃度(約 80 mEq/L)は血漿ナトリウム濃度より低く，高ナトリウム血症を悪化させる。尿による水欠乏を尿より低張な輸液で一部補充するべきである。

V. 高浸透圧高血糖

重度の高血糖は血漿浸透圧に大きく影響する。血糖値 600 mg/dL のとき，血漿浸透圧は 600/18＝33 mOsm/kg 上昇する。

A 非ケトン性高血糖[*3]

非ケトン性高血糖(non-ketotic hyperglycemia：NKH)は，ケトアシドーシスを伴わない重症高血糖が特徴である。この病態は 2 型糖尿病の高齢者に発症しやすく，感染や外傷等の身体的ストレスにより引き起こされる。典型例では，血糖値＞600 mg/dL であり，1,000 mg/dL を超える場合もありうる。尿糖は著明で，浸透圧利尿により体液喪失をきたす。高血糖と低張液喪失の組み合わせにより血漿浸透圧は著しく上昇する。非ケトン性高血糖の死亡率(5〜20%)は，糖尿病性ケトアシドーシスの死亡率(1〜5%)より高い[18]。

1. 臨床症状[18]

a. 重度高血糖(典型的には血糖＞600 mg/dL)

b. ケトーシスは軽度もしくは伴わない

c. 血液量減少の症状

d. 脳症：血漿浸透圧が 320 mOsm/kg まで上昇すると精神状態の変化を生じ，340 mOsm/kg では昏睡を発症する[18]。舞踏病や片舞踏病のような不随意運動だけでなく，全身性や局所性の痙攣が出現する可能性がある[19]。

2. 高血糖と血漿ナトリウム

高血糖は水を細胞内から細胞外へ引き出し，血漿ナトリウムに対する希釈効果を生じる。**血糖 100 mg/dL の上昇につき，血漿ナトリウム濃度は 1.6〜2.4 mEq/L(平均 2 mEq/L)低下する**[20, 21]。

a. 例：補正係数として血糖値 100 mg/dL 上昇あたり 2 mEq/L を用いると，血漿ナトリウム濃度が 140 mEq/L で血糖値が 800 mg/dL と測定された場合，補正血漿ナトリウム濃度は 140＋(7×2)＝154 mEq/L である。

3. 体液管理

非ケトン性高血糖では重度の体液喪失を生じている可能性があり，多くの場合，等張液の輸液負荷(最初の 1 時間に 1〜2 L)を積極的に行う必要がある。その後は，循環血液量減少の徴候や補正血漿ナトリウム濃度に従って輸液を行うべきである。

4. インスリン療法

a. インスリンは血糖と水の両者を細胞内に運ぶので，インスリン療法は循環血液量減少を助長する可能性がある。**血液量が回復するまでインスリン投与を控えるべきである。**これは，非ケトン性高血糖の患者は，少量の内因性インスリン分泌がある場合が多い，輸液により高浸透圧が補正されるにつれてインスリン抵抗性が減少する，という理由から，安全な診療を行うためである。

＊3 訳注：原文の非ケトン性高血糖(non-ketotic hyperglycemia：NKH)は，日本糖尿病学会の糖尿病診療ガイドライン 2016 では高浸透圧高血糖症候群(hyperosmolar hyperglycemic syndrome：HHS)という名称で扱われている。

b. 血液量減少が補正されたら，第 24 章，表 24.4 に概説した糖尿病性ケトアシドーシスに対する手順を使用し，**レギュラーインスリン 0.1 U/kg/h の持続静脈内投与によるインスリン治療を開始する**。高張性状態が補正されるにつれてインスリン必要量は減少するので，1 時間ごとの血糖値モニタリングが特に重要である。

VI. 低ナトリウム血症

ICU 患者の 40〜50％に低ナトリウム血症(hyponatremia；血漿ナトリウム濃度＜135 mEq/L)が生じると報告されており[22, 23]，特に脳神経外科患者に多い[27]。

A 偽性低ナトリウム血症

1. 血漿の水相部分が浸透圧として重要であるが(ナトリウムは血漿の水相部分にのみ存在)，自動血漿電解質測定器は水相と水相以外をあわせた全血漿にて測定を行う。血漿のほとんど(95％)は水であり，測定値と水相ナトリウム濃度の差はわずかである。

2. 血漿中の脂質やタンパク濃度が極度に上昇した場合，血漿の水相以外の部分が増加し，血漿ナトリウム濃度測定値は水相ナトリウム濃度に比べ大きく低下する可能性がある。この状態を**偽性低ナトリウム血症**(pseudohyponatremia)と呼び，血漿脂質濃度が 1,500 mg/dL を超えた場合，もしくは血漿タンパク濃度が 12〜15 g/dL を超えた場合にみられる[24]。

3. 偽性低ナトリウム血症が疑われる場合，臨床検査室にある，水相部分のナトリウム濃度を測定できるイオン特異性電極を用いる。別の方法として，血漿浸透圧を測定することで偽性低ナトリウム血症(血漿浸透圧正常)と真の低ナトリウム血症(血漿浸透圧低下)を鑑別できるであろう。

B 低張性低ナトリウム血症

細胞外液中のナトリウムに対して自由水が過剰であるために，低張性低ナトリウム血症になる。ほとんどの症例に抗利尿ホルモン(ADH)分泌制御機構の異常がある。

1. 非浸透圧性 ADH 分泌

ADH は細胞外液の浸透圧上昇に反応して下垂体後葉より分泌され，腎遠位尿細管での水再吸収を促進し，高浸透圧になるのを防止する。

- **a.** ADH は血圧低下(圧受容体を介する)，もしくは身体的ストレス〔例：下垂体前葉から副腎皮質刺激ホルモン(ACTH)を分泌させるようなストレス〕のような非浸透圧性の要因でも分泌される。
- **b.** ADH 分泌は血漿ナトリウム濃度が 135 mEq/L 未満になると抑制されることが多い[1]。しかし，非浸透圧性 ADH 分泌刺激が続いている場合，低ナトリウム血症にもかかわらず ADH 分泌が持続し，腎臓での水の再吸収を生じて低ナトリウム血症はさらに悪化する。
- **c.** **入院患者に発症する持続性低ナトリウム血症の重要な原因は，非浸透圧性 ADH 分泌，もしくは「不適切な」ADH 分泌である**[25]。

2. 脳症

低張性低ナトリウム血症の重大な転帰は致死的な脳症であり，脳浮腫，頭蓋内圧亢進，および脳ヘルニアのリスクが特徴的である[25, 26]。症状は頭痛，悪心・嘔吐から痙攣，昏睡，脳死まで幅がある。脳症のリスクと重症度は，急性(＜48 時間)の低ナトリウム血症ではより高くなる[25, 26]。

3. 細胞外液量

高ナトリウム血症と同様に，細胞外液量は減少，正常，もしくは増加の可能性があり，図 27.2 に示すように，細胞外液量にもとづいたアプローチとして体系化できる。

C 循環血液量減少性低ナトリウム血症

細胞外液量減少を伴う低ナトリウム血症は，ナトリウム喪失に過剰な自由水の貯留が合併した結果生じる。入院患者での自由水貯留は，非浸透圧性 ADH 分泌[25]に水分摂取制限がないことが合わさって生じることが多い。

1. 病因

循環血液量減少性低ナトリウム血症を伴うおもな病態を表 27.1 に示す。サイアザイド系利尿薬は腎臓からの希釈能を低下させる可能性が高く，原因であることが多い。

- **a.** **原発性副腎不全**：原発性副腎不全はミネラルコルチコイド欠乏を合併するため，腎臓からのナトリウム喪失を生じる。対照的に二次性(視床下部性)副腎不全はおもにグルココルチコイド欠乏であり，腎臓からのナトリウム喪失は促進されない。

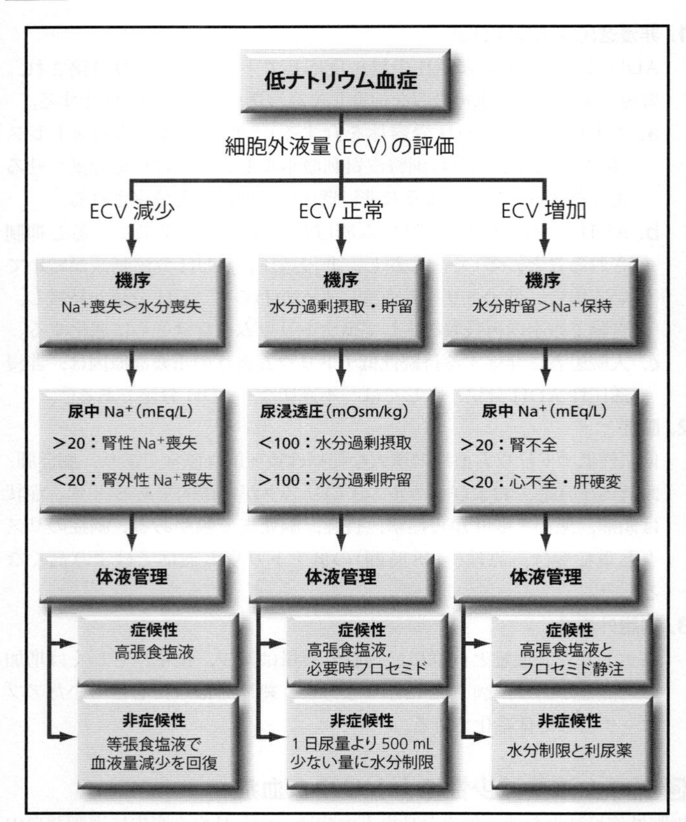

図 27.2　細胞外液量(ECV)にもとづいた低ナトリウム血症に対するアプローチ

b. **中枢性塩類喪失**：中枢性塩類喪失は，外傷性脳損傷，くも膜下出血，および脳外科手術が原因で発症する[23]。腎臓からのナトリウム喪失の機序は不明である[23]。

2. 診断的考察

ナトリウム喪失源が明らかなことが多い。不明な場合，腎性と腎外性ナトリウム喪失の鑑別にスポット尿中のナトリウム濃度測定が役立つ可能性がある。尿中ナトリウム濃度が高い(＞20 mEq/L)場合は腎性ナ

表 27.1 低ナトリウム血症の原因となる病態

細胞外液量減少 [a]	細胞外液量正常	細胞外液量増加
腎性 Na^+ 喪失	**ADH 関連性**	肝硬変
利尿薬	SIADH	心不全
中枢性塩類喪失	身体的ストレス	腎不全
原発性副腎不全	甲状腺機能低下	
腎外性 Na^+ 喪失	**ADH 非関連性**	
消化管からの喪失	原発性多飲症	

SIADH：抗利尿ホルモン不適切分泌症候群。
a：低ナトリウム血症を生じるには水分貯留と組み合わさる必要がある。

トリウム喪失，尿中ナトリウム濃度が低い（＜20 mEq/L）場合は腎外性ナトリウム喪失が示唆される。

D 等容量性低ナトリウム血症

1. 病因

等容量性低ナトリウム血症のおもな原因をあげる。

a. 身体的ストレスによる非浸透圧性 ADH 分泌は，入院患者に多くみられる[25]。

b. **抗利尿ホルモン不適切分泌症候群**（syndrome of inappropriate ADH：SIADH）は，種々の悪性腫瘍，感染，および薬物に合併して非浸透圧性に ADH を分泌する病態である[25]。

c. 水分摂取過剰（原発性もしくは心因性多飲症）。

2. 診断的考察

非浸透圧性 ADH 分泌は不適切な濃縮尿（尿浸透圧＞100 mOsm/kg）が特徴であり，水分過剰摂取は希釈尿（尿浸透圧＜100 mOsm/kg）が特徴である[25]。

E 循環血液量増加性低ナトリウム血症

1. 循環血液量増加性低ナトリウム血症は，ナトリウム保持と水分貯留の両者が原因で生じる。心不全，肝硬変，および腎不全の進行症例に発症する。

2. 利尿薬を使用している場合を除き，腎不全では尿中ナトリウム濃度が高く（＞20 mEq/L），一方，心不全と肝硬変では尿中ナトリウム濃度が低い(＜20 mEq/L)。

F 体液管理

低ナトリウム血症の治療は，細胞外液の量と神経学的症状の有無で決定する。有症状の低ナトリウム血症では，高張食塩液を用いて血漿ナトリウム濃度をより急速に上昇させる必要がある。しかし，次に述べるように，上昇が急激すぎると有害となりうる。

1. 浸透圧性脱髄症

血漿ナトリウム濃度の急激な補正(例：24 時間で 10～12 mEq/L を超える)は，構音障害，四肢の不全麻痺，および意識喪失が特徴の浸透圧性脱髄症候群〔橋中心髄鞘崩壊症(central pontine myelinolysis：CPM)とも呼ばれる〕を生じる可能性がある[23, 25]。慢性低ナトリウム血症は，急性(48 時間以内)低ナトリウム血症よりもリスクが高い。浸透圧性脱髄症を防止するため，下記の方法が推奨される。

a. 慢性低ナトリウム血症では，血漿ナトリウム濃度の上昇速度は 1 時間あたり 0.5 mEq/L(24 時間で 10～12 mEq/L)以下にする。血漿ナトリウム濃度が 120 mEq/L に到達した場合，急速補正の段階は終了するべきである[25]。

b. 急性低ナトリウム血症では，最初の 1～2 時間に血漿ナトリウム濃度を 4～6 mEq/L 上昇させてもよいが[23]，最終的な血漿ナトリウム濃度は 120 mEq/L を超えてはならない。

2. 高張食塩液の投与速度

高張食塩液(3% NaCl)の投与速度は患者の体重(kg)と必要な血漿ナトリウム濃度増加速度の積で概算できる[25]。

a. 例：患者体重 70 kg で必要な血漿ナトリウム濃度上昇速度が 1 時間あたり 0.5 mEq/L の場合，3%高張食塩液の投与速度は 70×0.5＝35 mL/h である。次に，血漿ナトリウム濃度を定期的にモニターし，血漿ナトリウム濃度が 120 mEq/L に到達する時刻を判断する。

3. 治療戦略

細胞外液量にもとづく体液管理の一般的な戦略の一部を以下に記す(図 27.2 に要約している)。

a. 細胞外液量減少：症候性の患者では，前述の急速補正のガイドラインに従って 3%高張食塩液を投与する。無症候性の患者では，血液量減少が補正されるまで等張食塩液を投与する。

b. 細胞外液量正常：症候性の患者では，前述の急速補正のガイドラインに従って3%高張食塩液を投与する。容量負荷が問題となる場合，フロセミドを投与する(20〜40 mg 静脈内投与)[25]。無症候性の患者では，1日水分摂取量を1日尿量より500 mL少ない量に制限する[25]。水分制限が無効もしくは許容されない場合，後述する薬物療法を考慮する。

c. **細胞外液量増加**：循環血液量増加性低ナトリウム血症の治療ガイドラインはない。重度の症候性の患者に対して高張食塩液は使用可能かもしれないが，フロセミドによる利尿と併用するべきである[25]。無症候性の患者では，水分制限およびフロセミドによる利尿が標準的な治療である。

G 薬物療法

SIADHによる慢性低ナトリウム血症，特に水分制限が無効もしくは許容されない場合，以下にあげる薬物がおもに使用される。

1. デメクロサイクリン

デメクロサイクリンはテトラサイクリンの誘導体で，腎尿細管でのADH作用を阻害する。**1日600〜1,200 mgを分割して経口投与する**[25]。最大効果発現には数日を要し，治療達成できるか予測できない。デメクロサイクリンは腎毒性を生じる可能性があり，腎機能のモニタリングを行うべきである。

2. バソプレシン拮抗薬

アルギニンバソプレシン(ADHの別名)の拮抗薬としてコニバプタンとトルバプタンが使用可能である[27, 28]。

a. コニバプタン：コニバプタンは全身でバソプレシン作用を阻害する。**初期負荷用量として20 mg静脈内投与後，続けて維持投与量として1日40 mg/日を96時間持続静脈内投与する**[28]。血漿ナトリウム濃度は約6〜7 mEq/L増加する[28]。

b. トルバプタン：トルバプタンは腎臓でのバソプレシン作用を選択的に阻害する。**経口薬であり，15 mgを1日1回で開始し，必要に応じて60 mg/日まで増量可能である**。治療開始から4日間で，最大効果(血漿ナトリウム濃度が約6〜7 mEq/L増加)を発現する[27]。

c. これら「バプタン」薬は，低ナトリウム血症に対するICUでの急性期管理に使用する利点はほぼない。

参考文献

1. Pokaharel M, Block CA. Dysnatremia in the ICU. Curr Opin *Crit Care* 2011; 17:581-593.
2. Rose BD, Post TW. The total body water and the plasma sodium concentration. In: *Clinical physiology of acid-base and electrolyte disorders. 5th ed.* New York, NY: McGraw-Hill, 2001; 241-257.
3. Gennari FJ. Current concepts. Serum osmolality. Uses and limitations. *N Engl J Med* 1984; 310:102-105.
4. Erstad BL. Osmolality and osmolarity: narrowing the terminology gap. *Pharmacother* 2003; 23:1085-1086.
5. Turchin A, Seifter JL, Seely EW. Clinical problem-solving. Mind the gap. *N Engl J Med* 2003; 349:1465-1469.
6. Purssell RA, Lynd LD, Koga Y. The use of the osmole gap as a screening test for the presence of exogenous substances. *Toxicol Rev* 2004; 23:189-202.
7. Adrogue HJ, Madias NE. Hypernatremia. *N Engl J Med* 2000; 342:1493-1499.
8. Arieff AI, Ayus JC. Strategies for diagnosing and managing hypernatremic encephalopathy. *J Crit Illness* 1996; 11:720-727.
9. Naik KR, Saroja AO. Seasonal postpartum hypernatremic encephalopathy with osmotic extrapontine myelinolysis and rhabdomyolysis. *J Neurol Sci* 2010; 291:5-11.
10. Rose BD, Post TW. Hyperosmolal states: hypernatremia. In: *Clinical physiology of acid-base and electrolyte disorders. 5th ed.* New York, NY: McGraw-Hill, 2001; 746-792.
11. Marino PL, Krasner J, O'Moore P. *Fluid and electrolyte expert*, Philadelphia, PA: WB Saunders, 1987.
12. Makaryus AN, McFarlane SI. Diabetes insipidus: diagnosis and treatment of a complex disease. *Cleve Clin J Med* 2006; 73:65-71.
13. Ghirardello S, Malattia C, Scagnelli P, et al. Current perspective on the pathogenesis of central diabetes insipidus. *J Pediatr Endocrinol Metab* 2005; 18:631-645.
14. Garofeanu CG, Weir M, Rosas-Arellano MP, et al. Causes of reversible nephrogenic diabetes insipidus: a systematic review. *Am J Kidney Dis* 2005; 45:626-637.
15. Geheb MA. Clinical approach to the hyperosmolar patient. *Crit Care Clin* 1987; 3: 797-815.
16. Blevins LS, Jr., Wand GS. Diabetes insipidus. *Crit Care Med* 1992; 20:69-79.
17. Ofran Y, Lavi D, Opher D, et al. Fatal voluntary salt intake resulting in the highest ever documented sodium plasma level in adults (255 mmol/L): a disorder linked to female gender and psychiatric disorders. *J Intern Med* 2004; 256:525-528.
18. Chaithongdi N, Subauste JS, Koch CA, Geraci SA. Diagnosis and management of hyperglycemic emergencies. *Hormones* 2011; 10:250-260.
19. Awasthi D, Tiwari AK, Upadhyaya A, et al. Ketotic hyperglycemia with movement disorder. *J Emerg Trauma Shock* 2012; 5:90-91.
20. Moran SM, Jamison RL. The variable hyponatremic response to hyperglycemia. *West J Med* 1985; 142:49-53.

21. Hiller TA, Abbott RD, Barrett EJ. Hyponatremia: evaluating the correction factor for hyperglycemia. *Am J Med* 1999; 106:399-403.
22. Hoorn EJ, Lindemans J, Zietse R. Development of severe hyponatremia in hospitalized patients: treatment-related risk factors and inadequate management. *Nephrol Dial Transplant* 2006; 21:70-76.
23. Upadhyay UM, Gormley WB. Etiology and management of hyponatremia in neurosurgical patients. *J Intensive Care Med* 2012; 27:139-144.
24. Weisberg LS. Pseudohyponatremia: A reappraisal. *Am J Med* 1989; 86:315-318.
25. Verbalis JG, Goldsmith SR, Greenberg A, et al. Hyponatremia treatment guidelines 2007: Expert panel recommendations. *Am J Med* 2007; 120(Suppl): S1-S21.
26. Arieff AI, Ayus JC. Pathogenesis of hyponatremic encephalopathy. Current concepts. *Chest* 1993; 103:607-610.
27. Lehrich RW, Greenberg A. Hyponatremia and the use of vasopressin receptor antagonists in critically ill patients. *J Intensive Care Med* 2012; 27:207-218.
28. Zeltser D, Rosansky S, van Rensburg H, et al. Assessment of efficacy and safety of intravenous conivaptan in euvolemic and hypervolemic hyponatremia. *Am J Nephrol* 2007; 27:447-457.

Chapter 28

カリウム

Potassium

血漿カリウム(K^+)量は体内総 K^+量の 1%にも満たない。したがって，血漿 K^+濃度を全身 K^+量の指標としてとらえることは，わずかにみえる氷山の一角から氷山全体を推定するのに等しい[1]。このような問題点を心にとどめながら，本章では血漿 K^+濃度異常の成因と重要性について解説する[1-3]。

I. 基本事項

A カリウムの体内分布

1. 細胞内の K^+増加は，細胞外に Na^+を移動させ，細胞内に K^+を移動させる細胞膜上の Na^+-K^+変換ポンプによる[1]。
2. 健常成人の体内総 K^+量は 50 mEq/kg であり，細胞外液にはわずか 2%だけが含まれるにすぎない[1]。血漿は細胞外液量の約 20%を占めるので，**血漿中の総 K^+量は体内総 K^+量のわずか 0.4%を占めるにすぎない**。
   a. 例：体重 70 kg の成人では，体内にある K^+は 3,500 mEq と見積もられ，そのうちわずか 70 mEq が細胞外液に含まれ，血漿中の K^+量は 14 mEq となる。

B 血漿カリウム

1. 体内総 K^+量の変化が血漿 K^+に及ぼす影響は図 28.1 に示すような曲線関係にある[4]。この曲線は，K^+の欠乏状態を示す領域では平坦となっていることに注意してほしい。
2. 血漿 K^+濃度が正常な平均的体格の成人では，体内総 K^+量が 200〜400 mEq 減少しないと血漿 K^+濃度が 1 mEq/L 低下しないのに対し，体内総 K^+量が 100〜200 mEq 増加しただけで血漿 K^+濃度は 1 mEq/L 上昇する[5]。したがって，**体内総 K^+量の変化が血清 K^+濃度に変動を引き起こすには，体内総 K^+量の減少(低カリウム血症)は増加(高カリウム血症)に比べて 2 倍の変動が必要となる**。

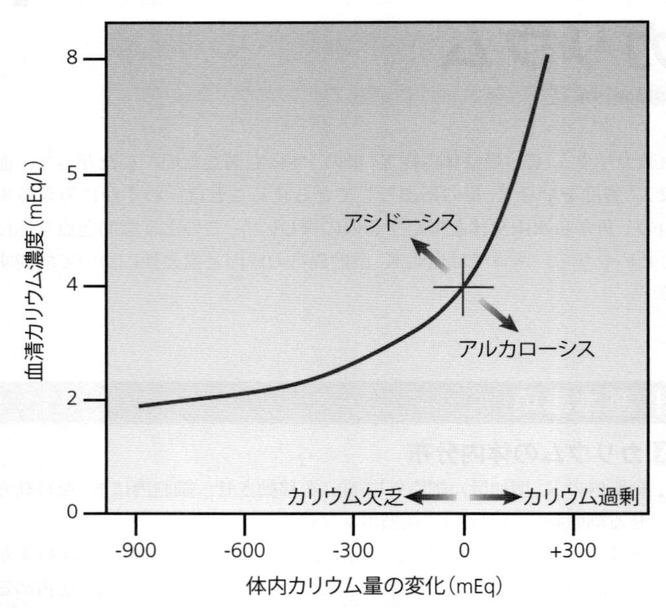

図 28.1　体内カリウム量の変動と血清カリウム濃度の変動との関係
（参考文献 4 より再描画）

C カリウムの排泄

1. 大便（5〜10 mEq/日）と汗（0〜10 mEq/日）により少量の K^+が喪失するが，K^+喪失の大部分は尿（40〜120 mEq/ 日，K^+の摂取量による）である[1)]。

2. 腎臓からの排泄

濾過されたK^+のほとんどは近位尿細管で再吸収され，遠位尿細管と集合管で分泌される[1)]。

a. 尿中へのカリウム喪失は，遠位ネフロンでのおもな作用である K^+分泌で，血漿 K^+とアルドステロンでコントロールされている（ナトリウム保持を行うのと同様に K^+分泌を亢進する）。

b. 腎機能が正常の場合，K^+負荷時の反応として血漿 K^+の持続的な上昇を防ぐための排泄能は十分である[1)]。

II. 低カリウム血症

低カリウム血症(血漿 K^+濃度<3.5 mEq/L)は，細胞内への K^+移動(細胞膜を介した K^+移動)または体内総 K^+量の減少による(K^+の喪失)[6]。

A 細胞内への K^+移動

細胞内への K^+の移動による低カリウム血症は以下の状況で発生しうる。

1. 気管支拡張薬としての**吸入 β_2 刺激薬**(例えば，サルブタモール)は，通常の使用量で軽度(≦0.5 mEq/L)の血漿 K^+濃度低下を引き起こす[7]。その機序は骨格筋細胞膜の β_2 受容体刺激による。吸入 β_2 刺激薬がインスリン[7]，または利尿薬[8]と同時に投与された場合，効果は増大する。
2. アルカローシスにより細胞膜の H^+-K^+ポンプが活性化すると，H^+の細胞外への移動に伴って K^+の細胞内への移動が起こることがある。しかし，アルカローシスはさまざまな，そして予測不能な影響を血漿 K^+に与える[9]。
3. 低体温は一過性に血漿 K^+濃度を低下させるが，復温により回復する[10]。
4. インスリンは，ブドウ糖輸送体に働いて K^+の細胞内移動を引き起こす。この効果は 1〜2 時間持続する[7]。

B カリウム欠乏

カリウム欠乏は腎臓または消化管からの K^+喪失による。

1. 腎臓からのカリウム喪失

a. 利尿薬(サイアザイド系利尿薬とループ利尿薬)は遠位尿細管で 2 つの機序により K^+の排泄を促進する。(a)遠位尿細管へのナトリウムの移動の増加と，(b)アルドステロン分泌の増加(循環血液量の減少による影響)，である[6]。

b. マグネシウム欠乏は尿中 K^+欠乏を助長する原因として知られているが，正確な機序は不明確である[6]。低マグネシウム血症は低カリウム血症患者の約 40%にみられ[6]，重症患者での K^+欠乏を引き起こす重要な要因と考えられている[11]。

c. 胃液の喪失は低カリウム血症を伴う[11]。胃液内の K^+は比較的低濃度(10〜15 mEq/L)であるが，循環血液量の減少とアルカローシスを引き起こすことによって，K^+の尿中排泄を促進する[12]。

d. アムホテリシン B は遠位尿細管での K^{+}排泄を促進し，この抗真菌薬で治療を受けている半数の患者に低カリウム血症が発症する[6)]。

2. 消化管からのカリウム喪失

腎臓外からの K^{+}喪失の主要な原因は分泌性下痢症であり，その K^{+}の濃度は 10〜40 mEq/L である[12)]。重症な分泌性下痢症では大便量が 10 L/日に達することがあり，結果として 1 日の K^{+}の欠乏は最高 400 mEq に達する[12)]。

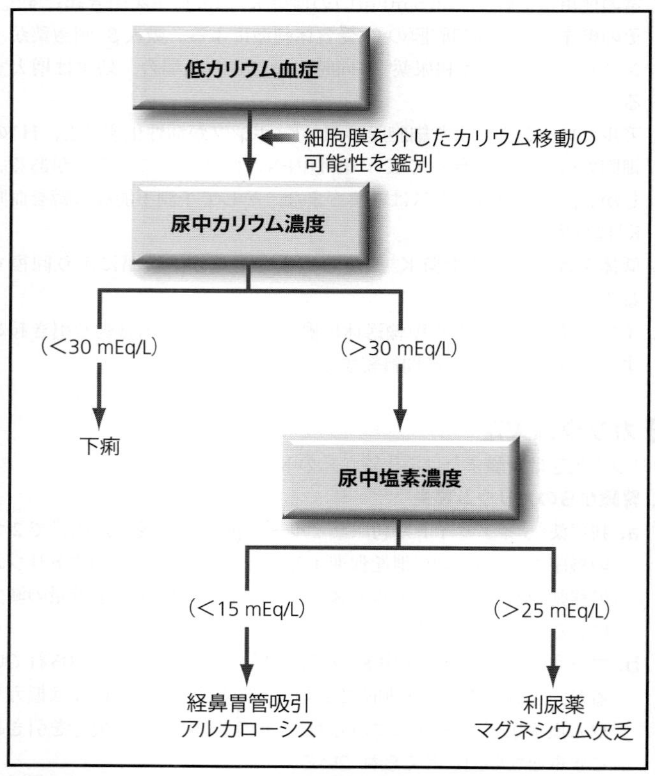

図 28.2　低カリウム血症の評価のアルゴリズム

3. 診断的評価

K⁺喪失の原因が明確でない場合は，図 28.2 に示すように，尿中の K⁺濃度および塩素濃度が同定に有用である。

C 臨床症候

重篤な低カリウム血症(血清 K⁺濃度<2.5 mEq/L)は広範にわたる筋力低下を招くことがあるが[3, 6]，ほとんどの場合，無症候性である。

1. 心電図変化は低カリウム血症のおもな症状で，50%の症例で認められる[13]。1 mm 以上の高さをもつ顕著な U 波の出現や，平坦ないし逆転 T 波，QT 間隔の延長が認められる。

2. 通説と異なり，**低カリウム血症単独で重篤な心室不整脈を起こすことはないが**[3, 13]，別の病態(心筋梗塞など)での不整脈誘発作用を増悪させる可能性がある。

D 低カリウム血症の治療

持続する低カリウム血症のほとんどの症例では，K⁺喪失の結果生じており，K⁺の補充を以下のように行う。

1. 溶液による補充

通常，塩化カリウム(KCl)溶液で補充を行う。濃縮液(1〜2 mEq/mL)のアンプル(10，20，30，40 mEq の KCl を含有する)が市販されている。これらは浸透圧がきわめて高い(2 mEq/mL 溶液の浸透圧は 4,000 mOsm/L にもなる)ので**希釈して投与する必要がある**[14]。

a. リン酸カリウム溶液(1 mL 中に 4.5 mEq の K⁺と 3 mmol のリン酸を含有する)も使われる。特に糖尿病性ケトアシドーシスではケトアシドーシスに伴いリン酸の欠乏が起こるため，よく使用される。

2. 補充速度

K⁺を静脈内投与する際，一般的には 20 mEq の KCl を 100 mL の生理食塩液に加え 1 時間かけて注入する[15]。

a. **K⁺の静脈内投与速度は，通常 20 mEq/h とするが**[15]，重症低カリウム血症(<1.5 mEq/L)の場合や，重篤な不整脈の出現時など，40 mEq/h での投与が必要になることもある。さらに，100 mEq/h でも安全に投与できたという報告がある[16]。

b. 浸透圧が高く刺激性がある KCl 溶液は，中心静脈から投与することが望まれる。ただし，**20 mEq/h より速い速度で投与する場合には**，右心系の急激な血漿カリウムの上昇による心停止を起こすおそれがあるので(確証には乏しい)，**上大静脈からの投与は薦められない**。

3. 反応性

血漿 K^+濃度は最初はゆっくり上昇する。低カリウム血症は体内総 K^+量-血清 K^+濃度関係曲線(図 28.1)の平坦部に相当するからである。低カリウム血症が補充療法に抵抗性であれば，マグネシウムの欠乏が考えられる。なぜならば，**低カリウム血症はマグネシウムの欠乏があれば，正常化するまでは治療抵抗性を示すことが多い**からである[17]。

III. 高カリウム血症

低カリウム血症が重篤な影響を及ぼすことがほとんどないのと対照的に，高カリウム血症(血清 K^+濃度>5.5 mEq/L)は，重篤で生命を脅かす状態を招きやすい。

A 偽性高カリウム血症

1. *in vivo* でなく，*ex vivo*(血液検体)での高カリウム血症は，偽性高カリウム血症(pseudohyperkalemia)として知られており，20%の血液検体で高カリウム血症と判定されるという報告もある[18]。

2. 偽性高カリウム血症の原因[19]

a. 静脈穿刺時の外傷性溶血(1 番多くみられる)。

b. こぶしを握った際(筋細胞からの K^+放出)，もしくは駆血帯使用時。

c. 著しい白血球増加(>5 万/μL)や血小板増加(>100 万/μL)がある場合。

d. 血液凝固により血球から K^+放出(血清 K^+>血漿 K^+)。

3. 高カリウム血症が急激でさらに予想外であった場合は，上記 a，b，d の原因が疑われ，細心の注意を払って再度，採血をする必要がある(吸引を最小限にするなど)。

B 細胞外への K^+移動

高カリウム血症は以下の状況時に，細胞内より K^+が放出(細胞外への移動)された結果による。

1. 腫瘍融解症候群

腫瘍融解症候群は悪性疾患(急性白血病や非ホジキンリンパ腫など)に対する細胞傷害性療法開始後 7 日以内に出現し，急性に生命を脅かす状態となる。臨床的特徴は高カリウム血症，高リン酸血症，低カルシウム血症，高尿酸血症であり，しばしば急性腎傷害を伴うことがある[20]。最も即座に生命に危機を及ぼすのは高カリウム血症である。

2. 薬物

細胞からの K^+放出促進によって高カリウム血症を誘発する薬物を表 28.1 に示す。

a. ジギタリスは細胞膜の Na^+-K^+ポンプを抑制するが，高カリウム血症は急性ジギタリス中毒の際にのみ発症する[21]。

b. スキサメトニウム(脱分極性筋弛緩薬)もまた細胞膜の Na^+-K^+ポンプを抑制し(脱分極作用)，血清 K^+をわずかに上昇させる(＜1 mEq/L)が，持続時間はほとんどの例で 5～10 分間である[22]。しかしながら，悪性高熱症や骨格筋のミオパチー，骨格筋の除神経を伴ったさまざまな神経障害(脊髄損傷など)では，生命に危機を及ぼす高カリウム血症が起こりうる。

表 28.1　高カリウム血症を促進する薬物

細胞内への K^+移動	腎臓における排泄障害
β遮断薬 ジギタリス スキサメトニウム	ACE 阻害薬 アンギオテンシン受容体拮抗薬 カリウム保持性利尿薬 非ステロイド性抗炎症薬(NSAIDs) ヘパリン トリメトプリム・スルファメトキサゾール合剤

3. アシドーシス

アシドーシスが細胞内から K^+を放出させ，高カリウム血症を引き起こすという通説は疑問である。有機酸による代謝性アシドーシス(乳酸アシドーシスやケトアシドーシス)は高カリウム血症を起こさない[9]。

C 腎臓における排泄障害

1. 腎臓における K^+排泄障害による高カリウム血症は，一般的には腎不全やレニン-アンギオテンシン-アルドステロン系を抑制する薬物(表

28.1 にリストを示した)によって生じる[22, 23]。

2. **副腎不全は腎臓からの K^+ 排泄障害を生じるが，高カリウム血症は慢性副腎不全の場合にのみみられる。**

3. **大量輸血**

   保存血液の赤血球からの一定の K^+ 漏出によって，貯蔵 18 日後(血液を保存している平均日数)では，赤血球液 1 単位あたり 2〜3 mEq の K^+ が負荷される[24]。この K^+ 負荷の重要性は，平均的な体型の男性の血漿中の K^+ 量はわずか 14〜15 mEq であることから説明できる(本章 I-A 項参照)。

   a. 輸血内に含有している K^+ は通常腎臓で除去されるが，全身の血流が障害されている場合(出血など)は，腎臓からの K^+ 排泄は障害され，保存赤血球液内の K^+ が蓄積される。

   b. 7 単位の赤血球液輸血後に高カリウム血症を呈した症例が報告されている[25]。

D 心電図上の異常

1. 高カリウム血症でまず警戒すべきことは，心臓の刺激伝導の遅延である。
2. 高カリウム血症の程度と心電図変化の関係を図 28.3 に示す。最も早く出現する心電図所見は，特に前胸部 V_2-V_3 誘導でみられる高く尖った(テント状)T 波である。高カリウム血症の進行に伴って，P 波高の低下，PR 間隔の延長が認められるようになる。P 波はしだいに消失し QRS 間隔の延長が起きる。最終的には心室細動か心室静止が起こる。
3. 通常，心電図上の変化は血清 K^+ 濃度が 6〜7 mEq/L 以上になると出現するが[26]，心電図変化の閾値はさまざまである。

E 重症高カリウム血症の治療

重症高カリウム血症は血清 K^+ >6.5 mEq/L，もしくは心電図変化を伴うような血清 K^+ 濃度と定義される[26]。

1. **目標**

   重症高カリウム血症の治療の 3 つの目標は，(a)高カリウム血症の心臓に対する作用を拮抗，(b)細胞内への K^+ 移動促進，(c)体内からの過剰な K^+ の排泄，である。これらの目標を達成するための方法を表 28.2 にまとめる。

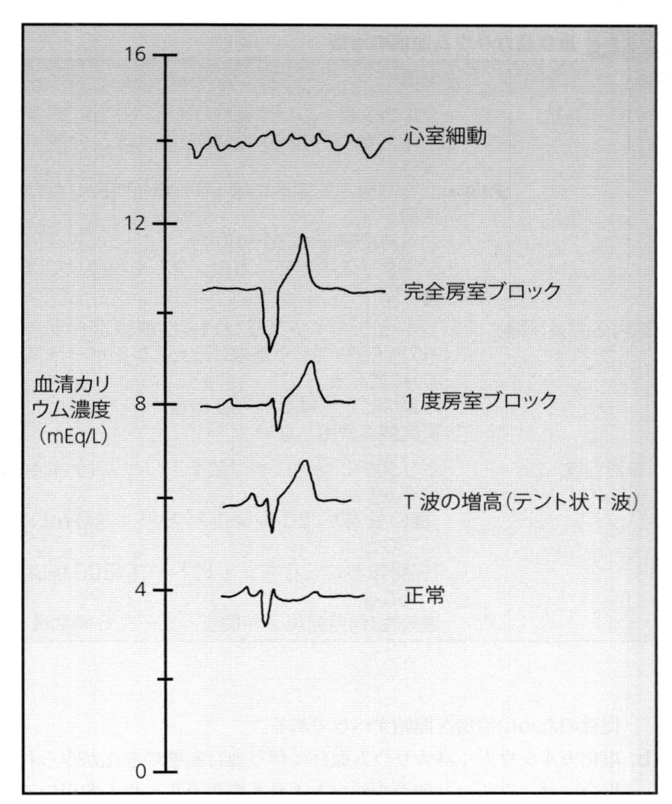

図 28.3 高カリウム血症に伴う心電図の異常

2. カリウムの心毒性作用を拮抗

カルシウムは心筋細胞膜内外の電位を上昇させ，高カリウム血症による脱分極を抑制する。カルシウムによる拮抗作用は血清 K^+ > 6.5 mEq/L（心電図変化によらず），もしくは心電図変化を伴えばいかなる血清 K^+ 濃度でも薦められる[26]。**ジギタリス中毒による高カリウム血症の場合のカルシウム投与は禁忌である。**

a. グルコン酸カルシウム：よく使用されるカルシウム製剤はグルコン酸カルシウムで，表 28.2 に示した用量で投与する。カルシウムの効果は 30〜60 分しか持続しないので，同時に細胞内への K^+ 移動

表 28.2 重症高カリウム血症の治療

目標	治療法
K^+の作用拮抗	・グルコン酸カルシウム(10%)：10 mL を 3 分かけて静脈内投与，必要であれば 5 分後に再投与 ・血行動態不安定時には 10%塩化カルシウムの使用 ・効果持続時間は 30～60 分 ・ジギタリス中毒ではカルシウムを投与してはならない
細胞内への K^+移動	・レギュラーインスリン(10 U 静脈ボーラス投与)を 50%ブドウ糖液(50 mL 静脈ボーラス投与)に加える ・効果のピークは 30～60 分後 ・重炭酸は使用しない
K^+排泄促進	・ポリスチレンスルホン酸ナトリウム(ケイキサレート)： (経口投与)：20%ソルビトール(50 mL)に 30 g (経腸投与)：20%ソルビトール(200 mL)に 50 g ・遅効性(作用発現 2 時間後，ピーク 6 時間後)

促進のための治療を開始すべきである。

b. **塩化カルシウム**：高カリウム血症に伴う血行動態の悪化がみられる場合には，グルコン酸カルシウムよりも塩化カルシウムを用いることが多い。1 アンプル(10 mL)の 10%塩化カルシウムには，10%グルコン酸カルシウムの 3 倍量のカルシウムが含まれるためである(第 30 章，表 30.3 参照)。より高濃度のカルシウムは，心収縮性増強，末梢血管トーヌス維持に有益である。

3. 細胞内へのカリウム移動促進

細胞内への K^+移動促進を行う方法として，インスリンとブドウ糖の同時投与がよく行われる。

a. **インスリン-ブドウ糖**：インスリンは細胞膜の Na^+-K^+ポンプを活性化することにより，K^+の骨格筋細胞内への移動を促進させる[27]。表 28.2 に示されたインスリンとブドウ糖の同時投与は，血清 K^+を少なくとも 0.6 mEq/L は減少させる[26]。高血糖患者ではブドウ糖の投与なしでインスリンが使用される[26]。この効果は一時的であり(効果のピークは 30〜60 分)，K^+排泄促進治療の併用が必要となる。

b. **β_2 刺激薬**：吸入 β_2 刺激薬は，通常の使用量で血漿 K^+濃度をわずかに低下(＜0.5 mEq/L)させるが[7]，十分な低下(0.5〜1 mEq/L)を必要とする場合には，高用量(4 倍)が必要となる[26]。この高用量は副作用(頻脈など)を起こす可能性がある。それゆえ，(少なくとも単独の治療法としては)この方法は薦められない。

c. **重炭酸**：この状況において重炭酸を避ける 2 つの理由：(a)重炭酸の短時間投与(最大 4 時間)による血清 K^+濃度に対する効果はほとんどない[26]。(b)重炭酸はカルシウムと複合体を形成し，逆効果となる。

4. カリウム排泄促進

a. **陽イオン交換樹脂**：陽イオン交換樹脂のポリスチレンスルホン酸ナトリウム(ケイキサレート)は，腸管からの K^+排泄(1 g の樹脂が 0.65 mEq の K^+と結合)を促進する。この樹脂を経口(多くはこちら)，または経直腸的に，表 28.2 に記された投与量を，凝固を防ぐため 20％ソルビトールに懸濁させて投与する。この治療は効果のピークまでには少なくとも 6 時間かかるため[26]，すぐに開始する必要がある。ケイキサレートが関係する重篤な，腸管の壊死を発症した症例報告がある[28]。

b. **血液透析**：血清 K^+排泄の最も有効な手段は血液透析である。1 時間後に血清 K^+濃度は 1 mEq/L 低下し，3 時間後には 2 mEq/L 低下する。

参考文献

1. Rose BD, Post TW. Potassium homeostasis. In: *Clinical physiology of acid-base and electrolyte disorders. 5th ed.* New York, NY: McGraw-Hill, 2001; 372-402.
2. Alfonzo AVM, Isles C, Geddes C, Deighan C. Potassium disorders—clinical spectrum and emergency management. *Resusc* 2006; 70:10-25.
3. Schaefer TJ, Wolford RW. Disorders of potassium. *Emerg Med Clin North Am* 2005; 23:723-747.
4. Brown RS. Extrarenal potassium homeostasis. *Kidney Int* 1986; 30:116-127.
5. Sterns RH, Cox M, Feig PU, et al. Internal potassium balance and the control of the plasma potassium concentration. *Medicine* 1981; 60:339-354.

6. Rose BD, Post TW. Hypokalemia. In: *Clinical Physiology of Acid-Base and Electrolyte Disorders. 5th ed.* New York, NY: McGraw-Hill, 2001:836-887.
7. Allon M, Copkney C. Albuterol and insulin for treatment of hyperkalemia in hemodialysis patients. *Kidney Int* 1990; 38:869-872.
8. Lipworth BJ, McDevitt DG, Struthers AD. Prior treatment with diuretic augments the hypokalemic and electrocardiographic effects of inhaled albuterol. *Am J Med* 1989; 86:653-657.
9. Adrogue HJ, Madias NE. Changes in plasma potassium concentration during acute acid-base disturbances. *Am J Med* 1981; 71:456-467.
10. Bernard SA, Buist M. Induced hypothermia in critical care medicine: a review. *Crit Care Med* 2003; 31:2041-2051.
11. Salem M, Munoz R, Chernow B. Hypomagnesemia in critical illness. A common and clinically important problem. *Crit Care Clin* 1991; 7:225-252.
12. Gennari FJ, Weise WJ. Acid-base disturbances in gastrointestinal disease. *Clin J Am Soc Nephrol* 2008; 3:1861-1868.
13. Flakeb G, Villarread D, Chapman D. Is hypokalemia a cause of ventricular arrhythmias? *J Crit Illness* 1986; 1:66-74.
14. Trissel LA. *Handbook on Injectable Drugs. 13th ed.* Bethesda, MD: Amer Soc Health System Pharmcists, 2005; 1230.
15. Kruse JA, Carlson RW. Rapid correction of hypokalemia using concentrated intravenous potassium chloride infusions. *Arch Intern Med* 1990;150:613-617.
16. Kim GH, Han JS. Therapeutic approach to hypokalemia. *Nephron* 2002;92 Suppl 1:28-32.
17. Whang R, Flink EB, Dyckner T, et al. Magnesium depletion as a cause of refractory potassium repletion. *Arch Intern Med* 1985;145:1686-1689.
18. Rimmer JM, Horn JF, Gennari FJ. Hyperkalemia as a complication of drug therapy. *Arch Intern Med* 1987;147:867-869.
19. Wiederkehr MR, Moe OW. Factitious hyperkalemia. *Am J Kidney Dis* 2000; 36:1049-1053.
20. Howard SC, Jones DP, Pui C-H. The tumor lysis syndrome. *N Engl J Med* 2012; 364:1844-1854.
21. Krisanda TJ. Digitalis toxicity. *Postgrad Med* 1992; 91:273-284.
22. Ponce SP, Jennings AE, Madias N, Harington JT. Drug-induced hyperkalemia. *Medicine* 1985; 64:357-370.
23. Perazella MA. Drug-induced hyperkalemia: old culprits and new offenders. *Am J Med* 2000; 109:307-314.
24. Vraets A, Lin Y, Callum JL. Transfusion-associated hyperkalemia. *Transfus Med Rev* 2011; 25:184-196.
25. Aboudara MC, Hurst FP, Abbott KC, et al. Hyperkalemia after packed red blood cell transfusion in trauma patients. *J Trauma* 2008; 64:S86-S91.
26. Weisberg L. Management of severe hyperkalemia. *Crit Care Med* 2008; 36:3246-3251.

27. Clausen T, Everts ME. Regulation of the Na, K-pump in skeletal muscle. *Kidney Int* 1989; 35:1-13.

28. Harel Z, Harel S, Shah PS, et al. Gastrointestinal adverse events with sodium polystyrene sulfonate（Kayexalate）use: a systematic review. *Am J Med* 2013; 126:264.e9-264.e24.

Chapter 29

マグネシウム

Magnesium

マグネシウムは，ヒトの細胞内陽イオンとしてはカリウムについで2番目に多く存在し，有機物のエネルギー利用において必要不可欠な要素である。残念ながら，カリウムの場合と同様に，血漿マグネシウム量は全身マグネシウム量の0.3%と「氷山の一角」にすぎないため[1-3]，血漿マグネシウム測定から得られる全身マグネシウムに関する情報には限りがある。

I. 基本事項

A 体内分布

1. マグネシウム(Mg)は，平均的な成人の体内には約24 g(1モル，2,000 mEq)ある。その半分は骨に存在し，血漿中には1%未満しか存在しない[2]。
2. 血漿で測定されるMgはごく一部なので，全身Mg量の指標とするのには限界がある。すなわち，**全身Mgが欠乏状態であっても，血漿Mg濃度は正常値となりうる**[2, 3]。

B 血清マグネシウム

1. Mgの測定には，血漿の検体には抗凝固剤が使用され，クエン酸やMgと結合する陰イオンなどと混合する可能性があるので，血漿よりも血清が好まれる[2]。
2. 米国に住む健常成人の血清Mg検査値の基準範囲を表29.1に示す[4]。

C イオン化マグネシウム

1. 血漿Mgの67%のみがイオン化しており，残りの33%はタンパクに結合しているか，リン酸イオンや硫酸イオンなどの2価陰イオンなどと結合する[2]。
2. 標準的なMg測定法では，血漿中のすべての成分を測定する。したがって，血清Mg濃度が異常に低い場合には，減少しているのがイオン化(活性型)Mgなのか，(低タンパク血症の場合のように)結合型Mgなのかを決定できない。

表 29.1 マグネシウム検査値の基準範囲

パラメータ	古典的単位	SI 単位
血清マグネシウム：		
総量	1.4～2.0 mEq/L（1.7～2.4 mg/dL）	0.7～1.0 mmol/L
イオン化	0.8～1.1 mEq/L	0.4～0.6 mmol/L
尿中マグネシウム	5～15 mEq/24 h	2.5～7.5 mmol/24 h

単位の相互換算：mEq/L＝[(mg/dL×10)/24]×2，mEq/L＝mmol/L×2。
（参考文献 4 より）

3. 血漿 Mg 量は少量であり，イオン化 Mg と結合型 Mg の差は，臨床に関連づけられるほど大きくない。

D 尿中マグネシウム

1. 腎臓からの Mg 排泄の正常範囲を表 29.1 に示す。尿中への Mg 排泄量は日常の Mg 摂取量に依存する。

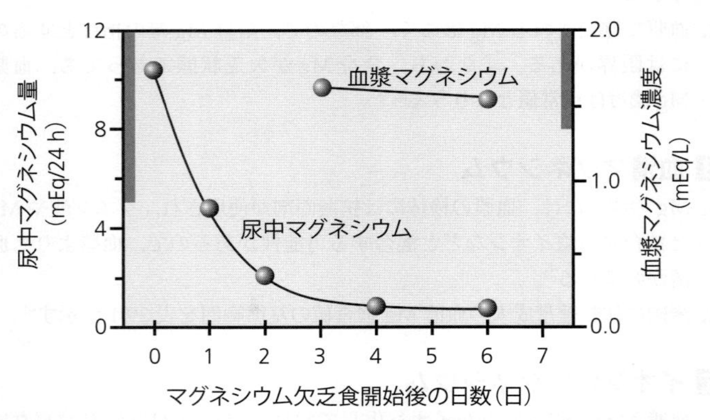

図 29.1 マグネシウム欠乏食による健常成人の尿中マグネシウム排泄量および血漿マグネシウム濃度の変化
縦軸の太線は尿中ならびに血漿マグネシウムの正常範囲を示す。（Shils ME. Medicine 1969; 48:61-82 より）

2. Mg 摂取欠乏があると腎臓は Mg 保持に働き，図 29.1 に示すように尿中 Mg 排泄量はゼロ近くまで抑制される。1 週間 Mg 欠乏食を続けると，尿への Mg 排泄は速やかにほぼ完全に抑制されるようになるが，血漿 Mg 濃度は正常範囲内に保たれることに注意してほしい。それゆえ，Mg バランスの判定には尿中 Mg 濃度測定が適している。

II. マグネシウム欠乏

低マグネシウム血症は ICU 患者の 65％に認められると報告されている[1, 6]。Mg 欠乏は低マグネシウム血症を伴わないこともあり，これよりも高率に発生している[2, 3]。

A 病因

Mg 欠乏を起こしやすい病態を表 29.2 に示す。

表 29.2　マグネシウム欠乏の原因と臨床症候

原因となる病態	臨床徴候
薬物治療： フロセミド（50%） アミノグリコシド系薬（30%） アムホテリシン B，ペンタミジン ジギタリス（20%） シスプラチン，シクロスポリン 下痢症（分泌性） アルコール依存症（慢性） 糖尿病 急性心筋梗塞	電解質異常： 低カリウム血症（40%） 低リン酸血症（30%） 低ナトリウム血症（27%） 低カルシウム血症（22%） 心機能障害： 不整脈 ジギタリス中毒 反応性中枢神経系症候群

括弧内の数字は低マグネシウム血症を伴う割合。

1. 利尿薬

利尿薬は Mg 欠乏の主因の 1 つである。利尿薬によるナトリウム再吸収の抑制は Mg の再吸収も抑制するので，腎臓でのナトリウム排泄促進と Mg 排泄促進は並行する。

a. 尿中への Mg 排泄はフロセミドなどのループ利尿薬で最も顕著である。フロセミドの投与を長期間受けている患者の 50％が Mg 欠乏であるという報告もある[7)]。

b. サイアザイド系利尿薬でも Mg 欠乏がみられ，主として高齢者に限られる[8)]。

c. カリウム保持性利尿薬では Mg 欠乏はみられない[9)]。

2. 抗菌薬治療

アミノグリコシド系薬，アムホテリシン B，ペンタミジンなどの抗菌薬投与は Mg 欠乏を生じる[10, 11)]。アミノグリコシド系薬はヘンレ(Henle)ループ上行脚における Mg 再吸収を阻害し，投与患者の 30％に低マグネシウム血症が認められるという[11)]。

3. その他の薬物

プロトンポンプ阻害薬の長期使用は重度の低マグネシウム血症を起こしうる[12)]。これ以外にもジギタリスとアドレナリン(細胞内への Mg 輸送を促進)，シスプラチンやシクロスポリンといった化学療法薬などの薬物により Mg 欠乏が生じうる(腎臓からの Mg 排泄を促進)[10, 13)]。

4. アルコール関連疾患

低マグネシウム血症は，アルコール依存症入院患者の 30％，アルコール譫妄患者の 85％にみられる[14)]。これらの患者では，栄養不良や慢性的な下痢症が Mg 欠乏の要因と考えられる。

5. 分泌性下痢症

下部消化管から分泌される消化液は高濃度(10〜14 mEq/L)の Mg を含むため[15)]，分泌性下痢症は重篤な Mg 欠乏を伴う。上部消化管から分泌される消化液は Mg をあまり含まない(1〜2 mEq/L)ため，嘔吐は低マグネシウム血症のリスクとはならない。

6. 糖尿病

1 型(インスリン依存型)糖尿病患者では，おそらく尿糖排泄に伴う腎臓からの Mg 排泄の結果として，Mg 欠乏がよく起こる[16)]。糖尿病性ケトアシドーシスでの入院時には，7％の患者にしか低マグネシウム血症はみられないが，おそらくインスリンによる細胞内への Mg 移動により，入院 12 時間後には 50％以上に上昇する[17)]。

7. 急性心筋梗塞

低マグネシウム血症は急性心筋梗塞患者の 85％に認められると報告されている[18)]。その機序は明らかではないが，カテコールアミン過剰による細胞内への Mg 移動のためであるかもしれない。

B 臨床症候

Mg 欠乏に特異的な臨床症候はないが，以下の臨床所見の出現は Mg 欠乏を示している可能性がある。

1. 他の電解質異常

Mg 欠乏は他の電解質濃度異常を伴うことが多い(表 29.2 参照)[19]：

a. **低カリウム血症**：Mg 欠乏は腎臓からの K^+ 排泄を促進するので，Mg 欠乏患者の半数近くに低カリウム血症が起こるという[19]。**Mg 欠乏に伴う低カリウム血症は K^+ 補充に反応しにくい傾向があり，低カリウム血症の補正前に Mg 補充を行う必要があることが多い**[20]。

b. **低カルシウム血症**：副甲状腺ホルモン分泌低下と副甲状腺ホルモンに対する標的器官の反応性低下のため，Mg 欠乏は低カルシウム血症の原因となりうる[21, 22]。低カルシウム血症は，Mg 欠乏を補正した後に回復する。

c. **低リン酸血症**：リン酸の欠乏は Mg 欠乏の結果ではなく，むしろ原因となっている。腎臓からの Mg 排泄促進がその機序である[23]。

2. 不整脈

a. Mg 欠乏により心電図の QT 間隔は延長し，torsades de pointes(多形性心室頻拍)が発生することがある(第 13 章 V-C 項参照)。

b. Mg 欠乏はジギタリスの心毒性を増悪させる(ジギタリスも Mg 欠乏も細胞膜の Na^+-K^+ 交換ポンプ活性を阻害するため)。血清 Mg 濃度が正常範囲にあっても，Mg 静脈内投与でジギタリス毒性による不整脈を抑制できる[24, 25]。

3. 神経学的所見

a. Mg 欠乏の神経学的所見には，意識障害，振戦，全身痙攣などがある。

b. **反応性中枢神経系 Mg 欠乏症**(reactive central nervous system Mg deficiency)は，運動失調，不明瞭発語，代謝性アシドーシス，流涎，広範性の筋攣縮，全身痙攣，進行性鈍麻がみられる症候群である[26]。臨床像はしばしば大きな音や体の接触によって誘発される。治療法は Mg の補充である。

C 診断

本章で強調しているように，血清 Mg 濃度は Mg 欠乏の指標としては感度が低い。尿中 Mg 排泄量のほうが信頼でき(図 29.1 参照)，また，Mg 負荷試験を行って尿中 Mg 排泄量を測定する方法はより信頼できる(次に述べる)。

表 29.3 腎マグネシウム負荷試験
適応： 1. 血清マグネシウム濃度は正常であるが，マグネシウム欠乏が疑われる場合。 2. マグネシウム補充療法の終了時点の決定に有用。
禁忌： 1. 腎不全または腎臓からのマグネシウム排泄。
プロトコル： 1. マグネシウム 24 mmol（硫酸マグネシウムとして 6 g）を 250 mL の生理食塩液に加え，1 時間かけて静脈内投与。 2. マグネシウム静脈内投与開始時から 24 時間尿を採取。
結果： 1. 24 時間の尿中マグネシウム排泄量が 12 mmol（24 mEq，投与量の 50%）未満ならば，マグネシウム欠乏が示唆される。 2. 24 時間の尿中マグネシウム排泄量が 19 mmol（38 mEq，投与量の 80%）以上ならば，マグネシウム欠乏は否定される。

（参考文献 27 より）

1. マグネシウム負荷試験

腎尿細管における正常の Mg 再吸収量は Mg 再吸収率の最大値に近いので，体内 Mg 貯蔵量が正常であれば，静脈内投与された Mg のほとんどが尿中に排泄される。しかし，Mg 貯蔵量が不足している場合，投与した Mg は腎尿細管で再吸収され，尿中への Mg 排泄量が減少する。

a. 表 29.3 に概略を示すように，Mg 負荷試験では静脈内投与した Mg の尿中への排泄率を測定する[27]。

b. 投与した Mg のうち尿中に排泄される割合が 50％未満の場合，Mg 欠乏の可能性が高い。80％以上の Mg が尿中に排泄される場合，Mg 欠乏の可能性は低い。

c. この試験は腎機能が正常で，腎臓での Mg 排泄促進がない場合にのみ信頼性がある。

D マグネシウム補充療法

1. Mg 製剤として経口または非経口的に用いられるものを表 29.4 にあげる。経口薬は日常の維持療法（健常人で 5 mg/kg を投与）に使うことができるが，小腸からの Mg 吸収率は安定していないので，欠乏症の治

表 29.4 経口および非経口マグネシウム製剤

製剤	Mg 量
経口製剤：	
塩化マグネシウム錠	64 mg(5.3 mEq)
酸化マグネシウム錠(400 mg)	241 mg(19.8 mEq)
酸化マグネシウム錠(140 mg)	85 mg(6.9 mEq)
グルコン酸マグネシウム錠(500 mg)	27 mg(2.3 mEq)
非経口製剤：	
硫酸マグネシウム(50%)[a]	500 mg/mL(4 mEq/mL)
硫酸マグネシウム(12.5%)	125 mg/mL(1 mEq/mL)

a：静脈内投与には 20%に希釈する。

療には静脈内投与のほうが好ましい。

2. Mg として一般的に静脈内投与されるのは硫酸マグネシウム($MgSO_4$)である。1 g の $MgSO_4$ は 8 mEq(4 mmol)の Mg を含有している。
3. 50% $MgSO_4$ 溶液(500 mg/mL)の浸透圧は 4,000 mOsm/L であり，経静脈的に投与するときには 10%(100 mg/mL)ないしは 20%(200 mg/mL)に希釈する必要がある。希釈には生理食塩液を用いる。リンゲル液は成分のカルシウムが Mg の作用に拮抗する可能性があるので，希釈には使用しない。

E 補充手順

腎機能が正常な患者に対しては，以下の Mg 補充手順が薦められる[28)]。

1. 軽度で無症候性の低マグネシウム血症

a. Mg 欠乏量を 1〜2 mEq/kg と考える。
b. 静脈内投与した Mg は 50%が尿中から排泄されるので，必要な Mg 投与量は Mg 欠乏量の 2 倍である。
c. 1 mEq/kg を最初の 24 時間で投与し，その後 3〜5 日間，0.5 mEq/kg/日ずつ投与する。

2. 中等度の低マグネシウム血症

血清 Mg 濃度<1 mEq/L，もしくは他の電解質異常が併存している場合には，以下の方法で治療する。

a. $MgSO_4$ 6 g(48 mEq Mg)を 250 または 500 mL の生理食塩液に加え，3 時間かけて静脈内投与。
b. 続いて，$MgSO_4$ 5 g(40 mEq Mg)を 250 または 500 mL の生理食塩

液に加え，6 時間かけて静脈内投与。

c. その後は，$MgSO_4$ 5 g を 12 時間ごとに 5 日間，持続静注。

3. 生命に危険を及ぼす低マグネシウム血症

低マグネシウム血症が重篤な心不整脈(torsades de pointes など)や全身痙攣を併発した場合には，以下の処置を行う。

a. $MgSO_4$ 2 g(16 mEq Mg)を 2〜5 分かけて静脈内投与。

b. 続いて，$MgSO_4$ 5 g(40 mEq Mg)を 250 または 500 mL の生理食塩液に加え，6 時間かけて静脈内投与。

c. その後は，$MgSO_4$ 5 g を 12 時間ごとに 5 日間，持続静注。

4. 腎機能障害

腎機能障害がある場合には，通常の投与量の 50%以上の Mg を投与してはならず[28]，血清 Mg 濃度を注意して測定する必要がある。

III. 高マグネシウム血症

Mg 濃度が 2 mEq/L を超える高マグネシウム血症は入院患者の 5%にみられると報告されており[29]，患者はほぼ例外なく腎不全である。

A 病因

1. 溶血

赤血球中の Mg 濃度は血清濃度のおよそ 3 倍であり，溶血性貧血では，250 mL の全血中の赤血球が溶血しても血清 Mg 濃度は 0.1 mEq/L しか上昇しない[30]。

2. 腎機能障害

腎臓の Mg 排泄不全は，クレアチニンクリアランスが 30 mL/min 未満に低下した場合にみられる[31]。しかし，Mg 摂取が多くならない限り，腎機能障害で目立った高マグネシウム血症がみられることはない。

3. その他の要因

軽度の高マグネシウム血症の要因となりうるその他の病態として，糖尿病性ケトアシドーシス(一過性)，副腎不全，副甲状腺機能亢進症，リチウム中毒などがある[30]。このような病態では，通常は高マグネシウム血症の程度は軽度である。

B 臨床像

1. 進行性高マグネシウム血症の臨床像は次のとおりである[30]。

血清 Mg 濃度	症状
>4 mEq/L	反射能低下
>5 mEq/L	1 度房室ブロック
>10 mEq/L	完全房室ブロック
>13 mEq/L	心停止

2. 高マグネシウム血症による重篤な症状は，心血管系におけるカルシウム拮抗作用によるものである。ほとんどの心血管系障害は心臓における伝導遅延の結果起こるもので，心収縮性や血管への影響は顕著ではない。

C 治療

1. 重篤な高マグネシウム血症の際には血液透析が選択される。

2. グルコン酸カルシウムの静脈内投与(1 g を 2〜3 分かけて静脈内投与)により高マグネシウム血症の心血管系への作用を拮抗できるが，作用は一時的であり，透析開始を遅らせてはならない[32]。

3. 体液量が許容範囲内で，腎機能が保持されていれば，フロセミドを併用した積極的な輸液負荷は，高度な高マグネシウム血症でない場合には，血清マグネシウム濃度を低下させるのに有効かもしれない。

参考文献

1. Noronha JL, Matuschak GM. Magnesium in critical illness: metabolism, assessment, and treatment. *Intensive Care Med* 2002; 28:667-679.
2. Elin RJ. Assessment of magnesium status. *Clin Chem* 1987; 33:1965-1970.
3. Reinhart RA. Magnesium metabolism. A review with special reference to the relationship between intracellular content and serum levels. *Arch Intern Med* 1988; 148:2415-2420.
4. Lowenstein FW, Stanton MF. Serum magnesium levels in the United States, 1971-1974. *J Am Coll Nutr* 1986; 5:399-414.
5. Altura BT, Altura BM. A method for distinguishing ionized, complexed and protein-bound Mg in normal and diseased subjects. *Scand J Clin Lab Invest* 1994; 217:83-87.
6. Tong GM, Rude RK. Magnesium deficiency in critical illness. *J Intensive Care Med*

2005;20:3-17.

7. Dyckner T, Wester PO. Potassium/magnesium depletion in patients with cardiovascular disease. *Am J Med* 1987; 82:11-17.
8. Hollifield JW. Thiazide treatment of systemic hypertension: effects on serum magnesium and ventricular ectopic activity. *Am J Cardiol* 1989; 63:22G-25G.
9. Ryan MP. Diuretics and potassium/magnesium depletion. Directions for treatment. *Am J Med* 1987; 82:38-47.
10. Atsmon J, Dolev E. Drug-induced hypomagnesaemia : scope and management. *Drug Safety* 2005; 28:763-788.
11. Zaloga GP, Chernow B, Pock A, et al. Hypomagnesemia is a common complication of aminoglycoside therapy. *Surg Gynecol Obstet* 1984; 158:561-565.
12. Hess MW, Hoenderop JG, Bindeis RJ, Drenth JP. Systematic review: hypomagnesemia induced by proton pump inhibition. *Ailement Pharmacol Ther* 2012; 36:405-413.
13. Whang R, Oei TO, Watanabe A. Frequency of hypomagnesemia in hospitalized patients receiving digitalis. *Arch Intern Med* 1985; 145:655-656.
14. Balesteri FJ. Magnesium metabolism in the critically ill. *Crit Care Clin* 1985; 5:217-226.
15. Kassirer J, Hricik D, Cohen J. *Repairing Body Fluids: Principles and Practice. 1st ed.* Philadelphia, PA: WB Saunders, 1989; 118-129.
16. Sjogren A, Floren CH, Nilsson A. Magnesium deficiency in IDDM related to level of glycosylated hemoglobin. *Diabetes* 1986; 35:459-463.
17. Lau K. Magnesium metabolism: normal and abnormal. In: Arieff AI DeFronzo RA, eds. *Fluids, electrolytes, and acid base disorders.* New York, NY: Churchill Livingstone, 1985; 575-623.
18. Abraham AS, Rosenmann D, Kramer M, et al. Magnesium in the prevention of lethal arrhythmias in acute myocardial infarction. *Arch Intern Med* 1987; 147:753-755.
19. Whang R, Oei TO, Aikawa JK, et al. Predictors of clinical hypomagnesemia. Hypokalemia, hypophosphatemia, hyponatremia, and hypocalcemia. *Arch Intern Med* 1984; 144:1794-1796.
20. Whang R, Flink EB, Dyckner T, et al. Magnesium depletion as a cause of refractory potassium repletion. *Arch Intern Med* 1985; 145:1686-1689.
21. Anast CS, Winnacker JL, Forte LR, et al. Impaired release of parathyroid hormone in magnesium deficiency. *J Clin Endocrinol Metab* 1976; 42:707-717.
22. Rude RK, Oldham SB, Singer FR. Functional hypoparathyroidism and parathyroid hormone end-organ resistance in human magnesium deficiency. *Clin Endocrinol* 1976; 5:209-224.
23. Dominguez JH, Gray RW, Lemann J, Jr. Dietary phosphate deprivation in women and men: effects on mineral and acid balances, parathyroid hormone and the metabolism of 25-OH-vitamin D. *J Clin Endocrinol Metab* 1976; 43:1056-1068.
24. Cohen L, Kitzes R. Magnesium sulfate and digitalis-toxic arrhythmias. *JAMA* 1983; 249:2808-2810.
25. French JH, Thomas RG, Siskind AP, et al. Magnesium therapy in massive digoxin in-

toxication. *Ann Emerg Med* 1984; 13:562-566.

26. Langley WF, Mann D. Central nervous system magnesium deficiency. *Arch Intern Med* 1991; 151:593-596.
27. Clague JE, Edwards RH, Jackson MJ. Intravenous magnesium loading in chronic fatigue syndrome. *Lancet* 1992; 340:124-125.
28. Oster JR, Epstein M. Management of magnesium depletion. *Am J Nephrol* 1988; 8:349-354.
29. Whang R, Ryder KW. Frequency of hypomagnesemia and hypermagnesemia. Requested vs routine. *JAMA* 1990; 263:3063-3064.
30. Elin RJ. Magnesium metabolism in health and disease. *Dis Mon* 1988; 34:161-218.
31. Van Hook JW. Hypermagnesemia. *Crit Care Clin* 1991; 7:215-223.
32. Mordes JP, Wacker WE. Excess magnesium. *Pharmacol Rev* 1977; 29:273-300.

Chapter 30

カルシウムとリン

Calcium and Phosphorus

カルシウムとリンは骨格の構造維持に重要である。いずれも軟部組織には多く含まれていないが，細胞機能の維持にも必須である。リンはエネルギーの貯蔵と利用にかかわる一方，カルシウムは血液凝固，神経筋伝達，平滑筋収縮に関与する。

I. 血漿カルシウム

カルシウムは人体の中で最も多量にある電解質であるが(健常成人で0.5 kgのカルシウムが存在)，99%は骨内にある[1, 2]。

A 血漿成分

1. 血漿中のカルシウムのおよそ半分はイオン化(生物学的に活性をもつ)しており，残りの半分のうちの80%はアルブミンに，20%はリン酸イオンや硫酸イオンと結合している[1]。
2. 血漿中の総カルシウム濃度とイオン化カルシウム(Ca^{2+})濃度を表30.1に示す。
3. 低アルブミン血症はCa^{2+}濃度を変化させることなく血漿総カルシウム濃度を低下させる。血漿総カルシウム濃度からCa^{2+}濃度を推定するためのさまざまな補正式が提唱されているが，信頼できるものはない[3, 4]。しかし，低アルブミン血症によってCa^{2+}成分は変化しないので，補正式は必要ない。

表30.1 血液中のカルシウムとリンの正常範囲

血清電解質	古典的な単位 (mg/dL)	換算係数[a]	SI単位 (mmol/L)
総カルシウム	9.0～10.0	0.25	2.25～2.50
イオン化カルシウム	4.6～5.0	0.25	1.15～1.25
リン	2.5～5.0	0.32	0.8～1.6

a：SI単位は古典的な単位に換算係数をかけて算出。古典的な単位はSI単位を換算係数で割って算出。

4. 現在では多くの臨床検査施設で，イオン電極法を用いて全血，血漿，血清内の Ca^{2+} 濃度測定が可能である。

II. 低イオン化カルシウム血症

低イオン化カルシウム(Ca^{2+})血症はICU患者のほとんどにみられ(発生率は88%との研究報告)[5]，いくつかの原因となる病態がある。

A 病因

ICUで低カルシウム血症を起こすおもな疾患を表30.2に示す。外来患者の低 Ca^{2+} 血症の原因として最も多いのは副甲状腺機能低下症であるが，ICU患者では頸部の手術を最近受けた患者を除き考慮する必要はない。

表30.2 ICUでみられる低 Ca^{2+} 血症の原因

アルカローシス	脂肪塞栓
輸血(15%)	マグネシウム欠乏(70%)
薬物：	膵炎
アミノグリコシド系薬(40%)	腎機能障害(50%)
ヘパリン(10%)	敗血症(30%)

括弧内は，それぞれの病態で報告されている低 Ca^{2+} 血症の発生頻度を示す。

1. マグネシウム欠乏は，副甲状腺ホルモンの分泌抑制および副甲状腺ホルモンに対する標的器官の反応性低下という2つの機序で，低カルシウム血症を起こす(第29章，参考文献21，22参照)。マグネシウム欠乏に伴う低カルシウム血症ではカルシウム補充療法に対する反応性が低く，補正にはマグネシウム補充療法を行う必要がある。

2. 敗血症はICUにおける低カルシウム血症の主要な原因の1つである[6, 7]が，その機序はよくわかっていない。

3. アルカローシスではカルシウムとアルブミンの結合が促進されるので，血中 Ca^{2+} 濃度は低下する。

4. 輸血患者の20%に低 Ca^{2+} 血症が起こるという[6]。抗凝固薬として保存血中に加えられたクエン酸がカルシウムと結合することによる。

5. カルシウム結合能をもつさまざまな薬物があり，Ca^{2+} 濃度を低下させる[6]。アミノグリコシド系薬，シメチジン，ヘパリン，テオフィリンがあげられる。

6. 腎不全では，リン酸の蓄積と腎臓におけるビタミンD活性化の阻害によって低Ca^{2+}血症が起こりうる。治療は血中リン酸濃度を下げることを目的とする。

a. 腎不全時のアシドーシスはカルシウムとアルブミンの結合を抑制するので，腎不全時の血清中の総カルシウムの低下は必ずしも低Ca^{2+}血症を意味するとは限らない。

7. 壊死性膵炎ではさまざまな機序により低カルシウム血症が起こりうる。低カルシウム血症が出現すると予後は不良となる[8)]。

B 臨床症候

低カルシウム血症で起こりうる事象は，神経筋興奮性の増加と，心筋および血管平滑筋の収縮力低下である。しかし，ほとんどの場合Ca^{2+}濃度の低下は有害事象とならない[5, 9)]。

1. 神経筋への影響

低カルシウム血症は四肢筋や喉頭筋のテタニー，反射亢進，異常感覚，てんかん発作を起こすことがある[10)]。

a. 低カルシウム血症の臨床徴候としてクヴォステク(Chvostek)徴候(顔面神経現象)やトルソー(Trousseau)徴候(助産師肢位)がよくあげられるが，**クヴォステク徴候は非特異的**(健常成人でも25%で観察される)であり，**トルソー徴候は感度が低い**(低カルシウム血症患者の30%以上で観察されない)[11)]。

2. 心血管系への影響

低血圧，心拍出量減少，心室の異所性興奮などの低カルシウム血症による心血管系の合併症は，重度の低Ca^{2+}血症(<0.65 mmol/L)の場合にのみみられる[6)]。

C カルシウム補充療法

1. 低Ca^{2+}血症の治療は，原因となっている病態に向けて行われるべきである。**カルシウム補充療法は症候性の低カルシウム血症の場合(一般的ではない)にのみ行う**。

2. 補充用のカルシウム塩溶液とその推奨投与法を表30.3に示す[6)]。

a. 塩化カルシウムにはグルコン酸カルシウムの3倍量のカルシウムが含まれることに注意する。

b. グルコン酸カルシウムのほうが浸透圧が低く，投与時の刺激が少な

表 30.3　経静脈的カルシウム補充療法

静脈内投与溶液	カルシウム量	単位容量	浸透圧（mOsm/L）
10%塩化カルシウム	27 mg/mL	10 mL	2,000
10%グルコン酸カルシウム	9 mg/mL	10 mL	680

症候性の低カルシウム血症の場合：
1. 初回単回投与では，カルシウム 200 mg（10%塩化カルシウムならば 8 mL，10%グルコン酸カルシウムならば 22 mL）を生理食塩液 100 mL に加え，10 分かけて投与。
2. 以後は 1〜2 mg/kg/h で 6〜12 時間持続静注。
3. 最初の数時間はイオン化カルシウム濃度を測定。

いので，グルコン酸カルシウムを用いるほうがよい。しかし，いずれもカルシウム塩溶液は浸透圧が高いので，可能ならば太い中心静脈から投与する。

3. 注意：カルシウムの静脈内投与は，重要臓器の血管収縮や虚血を招く危険性があり[12]，カルシウムの細胞内貯留は致死的な細胞障害を起こす危険性がある[13]。これらの危険性のため，低カルシウム血症による有害事象が確実にある場合以外は，カルシウム補充療法を避けることが重要である。

III. 高イオン化カルシウム血症

大規模調査によると，ICU 患者の 23%で少なくとも 1 回は高カルシウム血症が起きている[5]。ICU 患者での高カルシウム血症の原因は十分に調査されていないが，ICU 患者以外でのおもな原因は副甲状腺機能亢進症と悪性腫瘍である[14-16]。

A 臨床症候

1. 高カルシウム血症の症候は非特異的であり，次のようなものがあげられる[15]：

a. 消化器：悪心・嘔吐，便秘，イレウス，膵炎。

b. 心血管：脱水，低血圧，QT 間隔短縮。

c. 腎臓：多尿，腎石灰化。

d. 神経：譫妄，意識レベル低下（昏睡を含む）。

2. これらの症候は，血清総カルシウム濃度が 12 mg/dL（Ca^{2+}濃度が 3.0 mmol/L）を上回ると出現し，血清総カルシウム濃度が 14 mg/dL（Ca^{2+}濃度が 3.5 mmol/L）を超えるとほとんどの場合に起こる[16]。

B 治療

高カルシウム血症による臨床症候が出現した場合，または血清総カルシウム濃度が 14 mg/dL（Ca^{2+}濃度＞3.5 mmol/L）を上回った場合に治療を行う。ほとんどの重症で症候性の高カルシウム血症（高カルシウム血症クリーゼ）は癌関連である。治療法について表 30.4 にまとめる[1, 14-16]。

1. 生理食塩液の静脈内投与

高カルシウム血症は高カルシウム尿症による浸透圧利尿を伴う。すると，脱水により腎臓からのカルシウム排泄が減少し，血清カルシウム濃度は急速に上昇する。

a. 輸液により脱水を是正して，腎臓からのカルシウム排泄を促進することが，高カルシウム血症の治療の第一目標である。

b. ナトリウム排泄増加はカルシウム排泄増加を促進するので，輸液としては生理食塩液（200〜500 mL/h）が薦められる[15]。

c. 目標は尿量が 100〜150 mL/h[14-16]。

d. 生理食塩液の輸液では，高カルシウム血症患者の 70％以上で完全に補正することはできない[14]。

2. フロセミド

フロセミド（40〜80 mg を 2 時間ごとに静脈内投与）は腎臓からのカルシウム排泄を促進するが，逆効果の脱水状態にもなる。そのため，**フロセミドは体液量過剰の場合にのみ使用することを薦める**[14, 16]。

3. カルシトニン

a. カルシトニンは骨吸収抑制に働く内因性ホルモンであり，サケカルシトニン 4 IU/kg を 12 時間ごとに皮下注もしくは筋注する。

b. 効果発現は速い（2 時間以内）が効果は弱く（血清 Ca^{2+}濃度は最大で 0.5 mmol/L 低下），よく急性耐性を起こす[14]。そのため，カルシトニンは重症高カルシウム血症の治療にはあまり使用されない[14]。

4. グルココルチコイド

グルココルチコイドは腎臓からのカルシウム排泄を増加させ，骨内の破骨細胞の活動を低下させ，リンパ腫や骨髄腫によるカルシトリオールの腎外産生を減少させる[14]（投与方法は表 30.4 を参照）。欠点とし

表 30.4　重度の高カルシウム血症の治療

薬物	投与量と注釈
生理食塩液	投与量：200〜500 mL/h，尿量は 100〜150 mL/h を維持。 備考：血清カルシウム濃度を低下させるが，通常は正常範囲に戻らない。
フロセミド	投与量：40〜80 mg を 2 時間ごとに静脈内投与し，100〜200 mL/h の尿量を維持。 備考：腎臓からのカルシウム排泄を促進するが，逆効果の脱水状態にもなる。そのため体液量過剰の場合にのみ使用。
カルシトニン	投与量：4 IU/kg を 12 時間ごとに筋注もしくは皮下注。 備考：効果が弱く，急性耐性が起こるためあまり使用されない。
グルココルチコイド	投与量：経口プレドニゾロン(1 日あたり 20〜100 mg)もしくはヒドロコルチゾン静注(1 日あたり 200〜400 mg)を 3〜5 日間。 備考：リンパ腫や骨髄腫に有用。4 日間は効果がでない可能性。
ビスホスホネート製剤	投与量：ゾレドロネート(4〜8 mg を 15 分かけて静脈内投与)もしくはパミドロネート(90 mg を 2 時間かけて静脈内投与)。10 日間繰り返し可能。 備考：第 1 選択薬であるが，作用発現に 2 日かかる。ゾレドロネートのほうが効果があるが，高用量で腎傷害のリスク。

(参考文献 1，14〜16 より)

て，4 日間は効果がでないので，腫瘍融解症候群では危険性がある[14]。

5. ビスホスホネート製剤

a. ビスホスホネート製剤は強力な破骨細胞の活動を抑制し，重症高カルシウム血症の**第 1 選択薬**と考えられている[14]。

b. 2 種類の薬物が使用可能：**ゾレドロネート**(4 mg または 8 mg を 15 分かけて静脈内投与)と**パミドロネート**(90 mg を 2 時間かけて静脈内投与)。ゾレドロネートのほうが効果があるが，高用量で腎傷害のリスクがある。

c. 両者ともに作用発現までに時間がかかる(2〜4 日)。最大効果は投与後4〜7日でみられ，効果は1〜4週間持続する[14]。

6. 透析

血液透析と腹膜透析は腎不全患者のカルシウム除去に効果がある。

IV. 低リン酸血症

血漿中の無機リン酸の正常値を表30.1に示す[17]。低リン酸血症（血清リン酸濃度＜2.5 mg/dL，または＜0.8 mmol/L）は重症患者の17〜28％にみられる[18, 19]。ほとんどの場合，細胞内へのリン酸の移動による。他の原因として，腎臓からのリン酸排泄増加，消化管からのリン酸吸収の低下がある。

A 病因

1. ブドウ糖負荷

細胞内へのブドウ糖の移動は，リン酸の細胞内への移動を伴う。**ブドウ糖負荷は入院患者にみられる低リン酸血症の原因として最も一般的であり**[18, 20, 21]，栄養不良の患者あるいは衰弱した患者への再栄養中によくみられる[21]。完全静脈栄養（TPN）が血清リン酸濃度に与える影響を図30.1に示す。

a. 長期間のインスリン投与を受けている患者や重度の高血糖でインスリンの投与を受けている患者で同じようなことが起こる。例として，糖尿病性ケトアシドーシス治療中にみられる低リン酸血症があげられる（第24章II-C-4項参照）。

2. 呼吸性アルカローシス

呼吸性アルカローシスは細胞内pHを上げ，解糖を促進する。糖利用の増加によってブドウ糖およびリン酸は細胞内への移動が増加する[22]。

3. β刺激薬

βアドレナリン受容体刺激は，リン酸を細胞内へ移動させ低リン酸血症を引き起こす。この作用は気管支拡張薬としてβ刺激薬を使用している患者で顕著にみられる[23]。

4. 全身の炎症

血清リン酸と炎症性サイトカインの血中濃度は逆相関関係がある[24]。活性化した好中球によってリン酸の利用が増加したことによると考えられる。

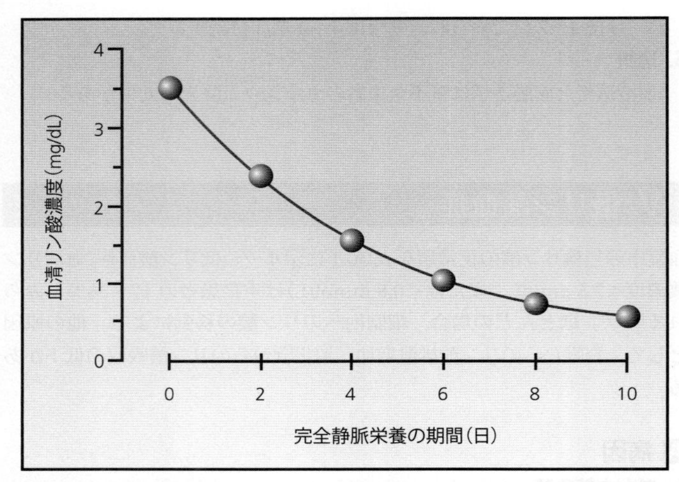

図 30.1　完全静脈栄養(TPN)が血清リン酸濃度に与える影響
(参考文献 20 より)

5. リン酸結合薬

アルミニウムは無機リン酸と結合して不溶性複合体を形成する。アルミニウムを含むスクラルファートなどは，上部消化管におけるリン酸吸収を阻害して低リン酸血症を引き起こす[25]。

B 臨床症候

低リン酸血症では臨床症候を認めないことが多い。重度の低リン酸血症(血清リン酸濃度<1.0 mg/dL)の患者における研究でも，重篤な障害が認められた患者はいなかった[26]。しかし，以下の臨床症候は障害となりうる。

1. 臨床症候

a. リン酸欠乏は心収縮性を抑制する。心不全を合併した低リン酸血症の患者にリン酸補充療法を行うと，心機能が回復する[27]。

b. 高エネルギーリン酸化合物(アデノシン三リン酸：ATP)の利用障害によると思われる赤血球の変形能低下により，重度の低リン酸血症は溶血性貧血を伴う[25]。

c. リン酸欠乏により 2, 3- ジホスホグリセリン酸(2, 3-DPG)も欠乏し，ヘモグロビンの酸素解離曲線は左方移動する。つまり，ヘモグロビンは組織で酸素を解離しにくくなる。

2. 筋力低下

呼吸筋の筋力低下と人工呼吸器からの離脱困難であった重度の低リン酸血症患者の報告がある[28)]。しかし，低リン酸血症と呼吸筋の筋力低下が明らかに関連していることを示す他の報告はない[29)]。

C リン酸補充療法

1. 重度の低リン酸血症患者(血清リン酸濃度<1 mg/dL，または<0.3 mmol/L)や，特定の低リン酸血症患者(収縮期心不全など)に対しては，経静脈的なリン酸補充が推奨される。使用されるリン酸溶液とその投与方法を表 30.5 に示す[30)]。

表 30.5 リン酸補充療法

溶液	リン酸濃度		他成分の濃度
リン酸ナトリウム	93 mg(3 mmol)/mL		Na^+：4.0 mEq
リン酸カリウム	93 mg(3 mmol)/mL		K^+：4.3 mEq
体重別リン酸補充療法(経静脈的)[a]			
血清リン酸濃度(mg/dL)	40～60 kg	61～80 kg	81～120 kg
<1	30 mmol	40 mmol	50 mmol
1～1.7	20 mmol	30 mmol	40 mmol
1.8～2.5	10 mmol	15 mmol	20 mmol

a：血漿 K^+が 4 mEq/L 以上の場合は，リン酸ナトリウムを使用。血漿 K^+が 4 mEq/L 未満の場合はリン酸カリウムを使用。
(参考文献 30 より)

2. リン酸の維持投与量は経口で 1 日あたり 1,200 mg，静脈内投与では 1 日あたり 800 mg である[31)]。

V. 高リン酸血症

高リン酸血症のほとんどの原因は，腎臓からのリン酸排泄の障害，あるいは横紋筋融解や腫瘍融解症候群などによる崩壊した細胞からのリン酸遊離である。

A 臨床症候

高リン酸血症の臨床症候としては，(a)不溶性のカルシウム-リン酸複合体の形成(軟部組織への沈着)，(b)急性低カルシウム血症(テタニーを伴う)がある[10]。どちらもICU患者におけるリスクの報告はない。

B 治療

1. 上部消化管内でリンを結合する治療法は，たとえ経口的なリン摂取がない場合でも血清リン酸濃度を下げることが可能である(いわゆる腸管透析)[32, 33]。

a. スクラルファートやアルミニウムを含む制酸薬が使われる。

b. 低カルシウム血症患者で，酢酸カルシウム錠剤は血清カルシウム濃度を上昇させることができる一方，血清リン酸濃度を低下させる。酢酸カルシウム錠剤(667mg)は8.45mEqのカルシウムを含む。推奨投与量は1回2錠を1日3回である。

2. 血液透析は腎不全患者でのリンの除去を増加することができるが，これが必要になる症例はまれである。

参考文献

1. Bushinsky DA, Monk RD. Electrolyte quintet: Calcium. *Lancet* 1998; 352:306-311.
2. Baker SB, Worthley LI. The essentials of calcium, magnesium and phosphate metabolism: part I. Physiology. *Crit Care Resusc* 2002; 4:301-306.
3. Slomp J, van der Voort PH, Gerritsen RT, et al. Albumin-adjusted calcium is not suitable for diagnosis of hyper- and hypocalcemia in the critically ill. *Crit Care Med* 2003; 31:1389-1393.
4. Byrnes MC, Huynh K, Helmer SD, et al. A comparison of corrected serum calcium levels to ionized calcium levels among critically ill surgical patients. *Am J Surg* 2005; 189:310-314.
5. Moritoki E, Kim I, Nichol A, et al. Ionized calcium concentration and outcome in critical illness. *Crit Care Med* 2011; 39:314-321.
6. Zaloga GP. Hypocalcemia in critically ill patients. *Crit Care Med* 1992; 20:251-262.
7. Burchard KW, Simms HH, Robinson A, et al. Hypocalcemia during sepsis. Relationship to resuscitation and hemodynamics. *Arch Surg* 1992; 127:265-272.
8. Steinberg W, Tenner S. Acute pancreatitis. *N Engl J Med* 1994; 330:1198-1210.
9. Aberegg SK. Ionized calcium in the ICU: should it be measured and corrected. *Chest* 2016; 149:846-855.
10. Baker SB, Worthley LI. The essentials of calcium, magnesium and phosphate metabo-

lism: part II. Disorders. *Crit Care Resusc* 2002; 4:307-315.
11. Zaloga G. Divalent cations: calcium, magnesium, and phosphorus. In Chernow B, ed. *The Pharmacologic approach to the critically ill patient. 3rd ed.* Baltimore: Williams & Williams, 1994.
12. Shapiro MJ, Mistry B. Calcium regulation and nonprotective properties of calcium in surgical ischemia. *New Horiz* 1996; 4:134-138.
13. Trump BF, Berezesky IK. Calcium-mediated cell injury and cell death. *Faseb J* 1995; 9:219-228.
14. McCurdy MT, Shanholtz CB. Oncologic emergencies. *Crit Care Med* 2012; 40:2212-2222.
15. Stewart AF. Clinical practice. Hypercalcemia associated with cancer. *N Engl J Med* 2005; 352:373-379.
16. Body JJ. Hypercalcemia of malignancy. *Semin Nephrol* 2004; 24:48-54.
17. Geerse DA, Bindels AJ, Kuiper MA, et al. Treatment of hypophosphatemia in the intensive care unit: a review. *Crit Care* 2010; 14:R147.
18. French C, Bellomo R. A rapid intravenous phosphate replacement protocol for critically ill patients. *Crit Care Resusc* 2004; 6:175-179.
19. Fiaccadori E, Coffrini E, Fracchia C, et al. Hypophosphatemia and phosphorus depletion in respiratory and peripheral muscles of patients with respiratory failure due to COPD. *Chest* 1994; 105:1392-1398.
20. Knochel JP. The pathophysiology and clinical characteristics of severe hypophosphatemia. *Arch Intern Med* 1977; 137:203-220.
21. Marinella MA. Refeeding syndrome and hypophosphatemia. *J Intensive Care Med* 2005; 20:155-159.
22. Paleologos M, Stone E, Braude S. Persistent, progressive hypophosphataemia after voluntary hyperventilation. *Clin Sci* 2000; 98:619-625.
23. Bodenhamer J, Bergstrom R, Brown D, et al. Frequently nebulized beta-agonists for asthma: effects on serum electrolytes. *Ann Emerg Med* 1992; 21:1337-1342.
24. Barak V, Schwartz A, Kalickman I, et al. Prevalence of hypophosphatemia in sepsis and infection: the role of cytokines. *Am J Med* 1998; 104:40-47.
25. Brown GR, Greenwood JK. Drug- and nutrition-induced hypophosphatemia: mechanisms and relevance in the critically ill. *Ann Pharmacother* 1994; 28:626-632.
26. King AL, Sica DA, Miller G, et al. Severe hypophosphatemia in a general hospital population. *South Med J* 1987; 80:831-835.
27. Davis SV, Olichwier KK, Chakko SC. Reversible depression of myocardial performance in hypophosphatemia. *Am J Med Sci* 1988; 295:183-187.
28. Agusti AG, Torres A, Estopa R, et al. Hypophosphatemia as a cause of failed weaning: the importance of metabolic factors. *Crit Care Med* 1984; 12:142-143.
29. Gravelyn TR, Brophy N, Siegert C, et al. Hypophosphatemia-associated respiratory muscle weakness in a general inpatient population. *Am J Med* 1988; 84:870-876.
30. Taylor BE, Huey WY, Buchman TG, et al. Treatment of hypophosphatemia using a pro-

tocol based on patient weight and serum phosphorus level in a surgical intensive care unit. *J Am Coll Surg* 2004; 198:198-204.

31. Knochel JP. Phosphorous. In: Shils ME, et al., eds. *Modern nutrition in health and disease. 10th ed.* Philadelphia, PA: Lippincott, Williams & Wilkins, 2006; 211-222.
32. Kraft MD, Btaiche IF, Sacks GS, et al. Treatment of electrolyte disorders in adult patients in the intensive care unit. *Am J Health Syst Pharm* 2005; 62:1663-1682.
33. Lorenzo Sellares V, Torres Ramirez A. Management of hyperphosphataemia in dialysis patients: role of phosphate binders in the elderly. *Drugs Aging* 2004; 21:153-165.

Chapter 31

膵炎と肝不全

Pancreatitis and Liver Failure

本章でこれから述べる病態(すなわち，壊死性膵炎と肝不全)は次の特徴を共有する。(a)両者ともに多臓器不全に関連する，(b)腸管常在菌による感染に悩まされる，(c)ほとんどの治療は支持療法である，(d)死亡率は依然として高い。

I. 急性膵炎

A 分類

2 種類の急性膵炎が同定されている[1)]。

1. **浮腫性膵炎**(edematous pancreatitis)は膵炎で最も多い形態であり，他臓器まで及ばない，膵臓の炎症性浸潤により特徴づけられる。一般的な臨床症状は，一定期間の腹痛，悪心，嘔吐である。死亡率は低く(2%未満)，ICU 管理が必要となることはまれである[2)]。
2. **壊死性膵炎**(necrotizing pancreatitis)は 10〜15%の症例にみられ[1)]，膵臓の壊死性損傷が特徴的であり，一般的に進行性の全身性炎症や，1 つ以上の腹腔外臓器(例：肺，腎臓，循環系)の炎症性傷害を伴うことが多い[3)]。死亡率は 40%に及び[2)]，ICU レベルでの管理が必要である。

B 原因と診断

1. 膵炎の原因を表 31.1 に示す。症例の約 90 %が，胆石(40 %)，アルコール乱用(30%)，特発性(20%)による[2, 4, 5)]。
2. 急性膵炎の診断には血清膵酵素の上昇と造影 CT が必要である[1)]。
   a. 血清膵酵素(アミラーゼ，リパーゼ)が正常値上限の少なくとも 3 倍以上に上昇すること。
   b. 造影 CT で膵炎の所見があること。

C 膵酵素

1. アミラーゼ

アミラーゼはデンプンを多糖類に分解する酵素である。アミラーゼのおもな分泌源は膵臓，唾液腺，卵管である。

表 31.1　急性膵炎の原因

おもな原因
- 胆石(40%)
- アルコール(30%)
- 特発性(20%)

他の原因
- 腹部外傷
- 血管炎
- 高トリグリセリド血症
- 感染(HIV，サイトメガロウイルス，マイコプラズマ，レジオネラ)
- 薬物(アセトアミノフェン，オメプラゾール，ペンタミジン，メトロニダゾール，トリメトプリム・スルファメトキサゾール合剤，フロセミド，バルプロ酸)

(参考文献 2，4，5 より)

a. 血清アミラーゼ値は急性膵炎発症後 6〜12 時間で上昇しはじめ，3〜5 日で正常値に戻る。

b. 血清アミラーゼ値の正常値上限の 3 倍以上の上昇(急性膵炎の診断閾値)は，急性膵炎診断において感度は高いが(90%超)，特異度は低い(70%ほど)[6]。

c. 血清アミラーゼ値の特異度の低さは，他の多くの原因で血清アミラーゼ値が上昇することを反映している。血清アミラーゼ値上昇をきたす原因を表 31.2 に示す[7]。

d. 注意：血清アミラーゼ値の基準範囲は施設によってしばしば異なるため，ここでは言及しない。

2. リパーゼ

リパーゼはトリグリセリドをグリセロールと遊離脂肪酸に加水分解する酵素である。リパーゼのおもな分泌源は舌，膵臓，肝臓，小腸，循環しているリポタンパクである。

a. 血清リパーゼ値は急性膵炎発症後 4〜8 時間で上昇しはじめ(血清アミラーゼ値より早期)，8〜14 日にわたり高値が持続する(血清アミラーゼ値より長期間)。

b. アミラーゼと同様に，他の原因でも血清リパーゼ値は上昇する。これらを表 31.2 に示す。しかしアミラーゼと異なり，膵臓以外の原因による血清リパーゼ値上昇は急性膵炎時より低いことがほとんどである[8]。

表 31.2　血清アミラーゼ値とリパーゼ値上昇の原因

病態	薬物とその他の物質[a]
膵炎 胆嚢炎 腎不全 耳下腺炎(アミラーゼ) 消化性潰瘍疾患 腸閉塞または梗塞 肝疾患 子宮外妊娠の卵管破裂(アミラーゼ) 糖尿病性ケトアシドーシス	**アミラーゼ** エタノール中毒 ヒドロキシエチルデンプン ヒスタミン H_2 受容体拮抗薬 メトクロプラミド オピオイド **リパーゼ** 脂肪製剤注入 メチルプレドニゾロン オピオイド

a：ICU 症例でのみ遭遇しうる物質も含む。
(詳細なリストは参考文献 7 を参照)

c. 急性膵炎における血清リパーゼ値の正常値上限の 3 倍以上の上昇は，感度，特異度ともに 80～100％である[6)]。それゆえ，急性膵炎の診断において血清リパーゼは血清アミラーゼより特異的である。

d. **推奨**：血清リパーゼ値測定のみでも膵炎の診断的評価が可能である。血清アミラーゼ値測定を追加しても診断的精度はあがらない[6)]。

D 造影 CT

急性膵炎の診断において，造影 CT は最も信頼できる検査であり，膵炎の種類(浮腫性か壊死性か)や限局性の合併症(例：感染症)の同定が可能である。

1. 浮腫性膵炎の造影 CT 像を図 31.1 に示す。膵臓は腫脹し完全に造影されている。膵臓の境界は不明瞭であり，これは膵臓の浮腫に特徴的である。

2. 壊死性膵炎の造影 CT 像を図 31.2 に示す。膵臓の頸部と体部に造影されない大きな部分があり，これは膵臓の壊死を意味する。症状発症後 1 週間は，CT 像では膵臓壊死の全範囲が明らかでない場合がある[1)]。

3. 造影剤なしでは，浮腫性膵炎と壊死性膵炎の鑑別はときに困難である。

E 胆管の評価

胆石は米国における急性膵炎のおもな原因であることから[4)]，胆嚢や胆管の評価はすべての急性膵炎症例で考慮する。造影 CT が不確定または施行

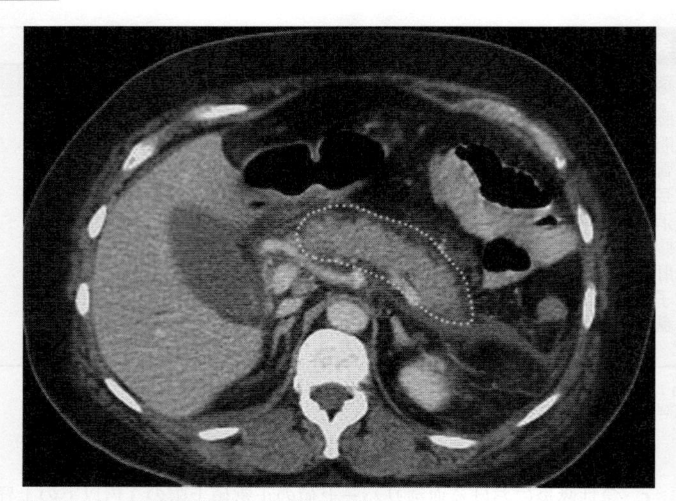

図 31.1　浮腫性膵炎の造影 CT 像
膵臓（点線で囲まれた範囲）は腫脹し完全に造影されている。膵臓の境界は不明瞭であり，これは浮腫形成の特徴である。

できない場合は，超音波検査が推奨される。

II. 重症膵炎

1. 重症膵炎は，持続する（48 時間を超える），少なくとも他の 1 つの臓器障害を伴う急性（通常は壊死性）膵炎と定義される[1]。
2. 膵臓外の臓器障害は炎症性であり，典型的には肺（acute respiratory distress syndrome：ARDS）や腎臓（急性腎傷害），循環系（低血圧や循環性ショック）が含まれる。
3. ICU での重症膵炎の管理は，（a）循環補助，（b）栄養補助，（c）腹腔内合併症（例：感染症）の治療などである。

A 循環補助

循環補助では必要に応じ輸液療法，昇圧薬投与を行う。

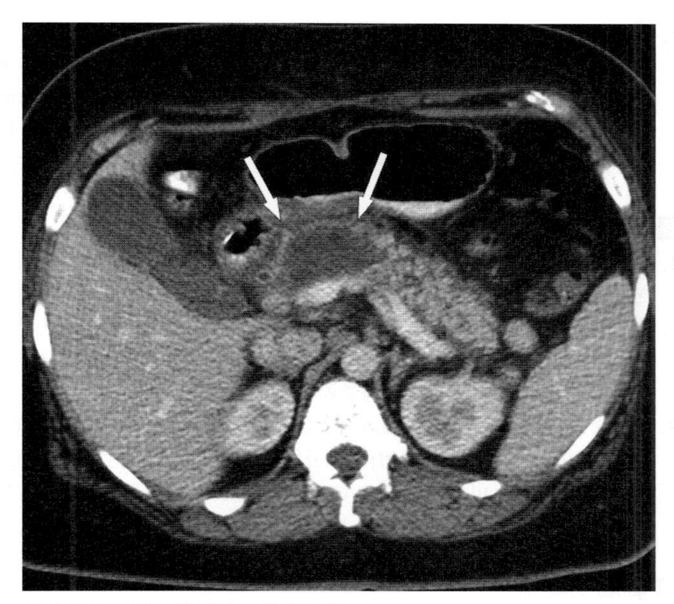

図 31.2　壊死性膵炎の造影 CT 像
膵臓はところどころ造影されている。大きな壊死の部分を矢印で示す。（画像は参考文献 1 より）

1. 輸液療法

重症膵炎では全身の毛細血管からの漏出によって循環血液量が減少し，その結果として循環血液量減少が起こることでさらなる膵臓の壊死をもたらしうる。そのため，早期からの積極的な輸液療法が推奨される[9]。典型的な輸液療法は以下のとおりである。

a. 等張晶質液 20 mL/kg（約 1.5 L）を 60〜90 分かけて投与する。

b. 次の 24〜48 時間は，平均血圧 65 mmHg 以上，尿量 0.5 mL/kg/h 以上を保つために，最大 250 mL/h で輸液を行う。

c. 注意：積極的な輸液療法が重症膵炎の予後を改善することは示されておらず[10]，浮腫を促進し，ARDS（第 17 章 III-A 項参照），腹部コンパートメント症候群（第 26 章 III-D-1 項参照）の危険性を増加させる。それゆえ，最初の 24〜48 時間の積極的な輸液療法後，輸液速度は尿量に合わせて調整すべきである。

2. 昇圧薬投与

重症膵炎での昇圧薬投与に関する公式な推奨はないが，ノルアドレナリン(2〜20 μg/min)は適切な選択である。すべての昇圧薬は内臓血流量を減少させ(特にアドレナリン)，膵臓壊死を悪化させうるため，投与速度の慎重な調節(およびアドレナリンを避けること)が必要である。

B 栄養補助

1. 可能であれば，栄養補助は早期(発症 48 時間以内)から経腸チューブを用いて開始すべきである[11)]。
2. 経腸栄養が望ましいのは，腸管粘膜への直接の栄養効果の可能性にもとづいている(第 37 章参照)。重症膵炎での**経腸栄養は，感染リスク，多臓器不全，死亡率が完全静脈栄養より低い**[12)]。
3. 経腸栄養は，透視下あるいは内視鏡下に留置されたチューブを用いて，空腸に注入すべきである。胃内への注入は現在では推奨されないが，重症膵炎での 1 つの小規模研究では経鼻胃管からの注入による明らかな害はなかった[13)]。

C 膵臓感染症

1. 壊死性膵炎の約 3 分の 1 の症例では膵臓の壊死部に感染が生じる[14)]。典型的には感染は発症後 7〜10 日に明らかになり，グラム陰性腸内細菌が関与している。
2. 診断は造影 CT か培養で確定される。
   a. 造影 CT で膵臓の壊死部にガス像。
   b. 膵臓の壊死部からの培養が陽性(CT ガイド下穿刺針吸引)。
3. これらの感染は抗菌薬治療に抵抗性であり，外科的デブリドマンが選択される(壊死組織切除術)[14)]。
4. 予防的抗菌薬投与は膵臓感染症を減少させないため[15)]，**壊死性膵炎における予防的抗菌薬投与は推奨されない**[14)]。

D 腹部コンパートメント症候群

腹部コンパートメント症候群(abdominal compartment syndrome)は重症膵炎の約半分の症例で報告されている[16)]。腹部コンパートメント症候群は急性乏尿性腎不全の原因となるため，腎不全合併症例では腹腔内圧を測定すべきである(腹部コンパートメント症候群については第 26 章 III-D 項参照)。

III. 肝不全

A 分類

2 種類の肝不全がある。(a)急性(劇症)肝不全と，(b)慢性肝不全の急性増悪である。

1. 急性肝不全

急性肝不全は肝疾患の既往がなく発症する，まれな疾患である(年間で 10 万人あたり 10 人未満)。アセトアミノフェンは米国における最も多い原因であり，40%を占める[17](アセトアミノフェンの肝毒性については第 46 章 I 項を参照)。他の原因にはウイルス性肝炎，虚血性肝炎，他の薬物(例：コカイン)，熱射病が含まれる。約 20%は特発性である[17]。

2. 慢性肝不全の急性増悪

慢性肝不全の急性増悪の多くは，しばしば感染や静脈瘤からの出血による，肝硬変の急性増悪である[18]。

B 臨床像

両者とも同様な臨床的特徴(例：感染リスク，腎障害，低アルブミン血症)を有するが，いくつかの違いもある。

1. 急性肝不全は以下の特徴がある[17]。

a. 多臓器不全に進展しうる全身性の炎症をしばしば伴う。

b. おもな特徴は肝性脳症であり，発症から 8 週間以内に明らかになり，頭蓋内圧が亢進しうる。

c. 門脈亢進症は明らかではなく，大量出血はまれである。

d. *N*-アセチルシステインが有効なことがある(アセトアミノフェンが関与しない急性肝不全の症例においても)[17]。

2. 慢性肝不全の急性増悪(肝硬変)は以下の点で異なる。

a. 門脈圧亢進が明らかであり，静脈瘤を伴うことが多い。

b. 腹水貯留が明らかであり，特発性細菌性腹膜炎，肝腎症候群のリスクがある(次項参照)。

C 特発性細菌性腹膜炎

慢性肝不全の急性増悪や腹水を有する症例の 10〜27%に腹水の感染がある[19]。この病態は**特発性細菌性腹膜炎**(spontaneous bacterial peritonitis)と呼ばれ，その機序として腸管粘膜を介した腸管内細菌の腹水への移行が推測されている。グラム陰性好気性桿菌が75％の症例に，グラム陽性好気性球菌（特にレンサ球菌）が25％の症例で検出される[19]。

1. 発熱，腹痛，反跳痛が少なくとも50％の症例にみられるが，3分の1は無症状である[19]。

2. 特発性細菌性腹膜炎診断のためには腹水培養が必要である。腹水中の好中球数が250/μL以上あれば感染の証拠となり，経験的抗菌薬投与の適応となる。推奨される抗菌薬はセフォタキシム（8時間ごとに2g静注），あるいは他の第3世代セファロスポリン系薬である[19-21]。

3. 適切な抗菌薬投与を行っても特発性細菌性腹膜炎の死亡率は30〜40％と高い[20]。これは特発性細菌性腹膜炎の3分の1の症例が肝腎症候群に進展すること[21]で説明できるかもしれない（次項参照）。

D 肝腎症候群

肝腎症候群（hepatorenal syndrome）は機能的な腎不全（すなわち，内因的な腎疾患がなくても発症する）であり，肝硬変や腹水を有する症例，特に特発性細菌性腹膜炎や他の原因による敗血症を合併する症例で発症する[22]。肝腎症候群は肝移植をしなければ致死的である[22, 23]。

1. 病態

肝腎症候群は内臓や腎臓の血行動態変化により引き起こされる。肝硬変は内臓の血管拡張を伴い，この血管拡張に対する神経液性（レニン系）反応で腎血管は収縮する[22]。腎血管が収縮していると，糸球体濾過量は心拍出量のわずかな減少の影響を受ける。

2. 診断

肝腎症候群の診断基準を表31.3に示す。基準には，アルブミン投与（輸液療法）に反応しない急性腎傷害（48時間以内に血清クレアチニン値0.3 mg/dL以上の上昇），急性腎傷害の他の原因（すなわち循環性ショック，腎毒性薬物）がないことが含まれる[22, 24]。

3. 治療

肝腎症候群の急性期治療には，血流を腎臓にシフトさせるための内臓血管収縮薬（バソプレシンのアナログであるテルリプレシン）や輸液負荷（アルブミン）が含まれる。投与量を表31.3に示す。表31.3に示した治療で，肝腎症候群の50％以上の症例で腎機能は回復する[22, 23]。しかし治療への反応は短期間であり，長期生存には肝移植が必要となる[23]。

表 31.3 肝腎症候群への臨床的アプローチ

診断基準	管理
1. 腹水を伴う肝硬変 2. 48 時間以内の血清クレアチニン値 0.3 mg/dL 以上の上昇 3. 利尿薬を使用せず，2 日間のアルブミン投与(1 g/kg/日，最大 100 g/日)で腎機能が改善しない 4. 他の急性腎不全の原因がない(例：ショック，腎毒性物質)	1. テルリプレシン：4〜6 時間ごとに 1〜2 mg を静脈内投与 アルブミン：初日に 1 g/kg (100 g まで)，その後毎日 20〜40 g[a] 2. 肝移植に向けての評価

a：血清アルブミン値>4.5 g/dL の場合は中止する。
(参考文献 22-24 より)

Ⅳ. 肝性脳症

肝不全が進行すると，脳浮腫や頭蓋内圧亢進で特徴づけられる脳症を生じる。アンモニアは肝性脳症の病態において重要な因子と認識されている[25-28]。

A 病態

肝不全では，肝臓におけるアンモニアの尿素への変換が障害され，血中アンモニア値が上昇，アンモニアの脳内濃度が上昇する。アンモニアは脳内では星状細胞に取り込まれ，グルタミン酸をグルタミンに変換する際に使用される。

$$\text{グルタミン酸} + \text{アンモニア} + \text{ATP} \rightarrow \text{グルタミン} + \text{ADP} \quad (31.1)$$

星状細胞内のグルタミン蓄積は細胞内に水分を引き込む浸透圧を生じ，脳浮腫が進行する[25]。

B 臨床像

進行性の肝性脳症の特徴を表 31.4 に示す[27]。

1. 脳症の早期徴候としては，人格変化，認知変容，羽ばたき振戦(持続的な手首背屈による不規則な動き)があり，脳症の進行に伴い失見当識と意識レベル低下が顕著になる。

2. 錐体外路症状(例：固縮，パーキンソン振戦)はよくみられる。バビン

表 31.4 肝性脳症の進行ステージ

ステージ分類	特徴
ステージ 0	・脳症なし
ステージ 1	・集中力低下 ・多幸感またはうつ ・羽ばたき振戦が現れることもある
ステージ 2	・無気力または無関心 ・失見当識 ・羽ばたき振戦あり
ステージ 3	・傾眠，言語に反応 ・重度の失見当識 ・羽ばたき振戦なし
ステージ 4	・昏睡

（参考文献 27 の "West Haven Criteria" より）

スキー徴候が認められることもある[27]。

3. 局所神経徴候や痙攣はまれである[27]。

C 診断

肝性脳症の臨床徴候は非特異的であり（羽ばたき振戦は他の代謝性脳症や薬物中毒でもみられる），診断は除外診断となる。

1. 血清アンモニア値

肝性脳症の病態としてアンモニアは重要であるが，血清アンモニア値をモニターする意義は限定的である。

a. 血清アンモニア値が役立つのはおもに肝不全の急性期であり，この時期では血清アンモニア値と肝性脳症の重症度はよく相関する[26-28]。

b. 肝硬変患者では，血清アンモニア値は肝性脳症の診断および重症度の判断には不向きである[27, 28]。肝性脳症をきたした肝硬変症例の50％以上で血清アンモニア値は正常であった，との報告がある[28]。

D アンモニア負荷の軽減

アンモニア産生のおもな部位は下部消化管である。アンモニアは，タンパク分解やウレアーゼ産生腸内細菌による尿素の分解で産生される。腸管からのアンモニア負荷を抑制するために，ラクツロースや非吸収性抗菌薬が使用される。

表 31.5 肝性脳症でのアンモニア負荷の軽減
ラクツロース 経口：排便まで 20～30 g(30～45 mL)を 1 時間ごとに，以後 6 時間ごとに 20 g(30 mL) 停留浣腸：200 g(300 mL)を 700 mL の水道水に加える 高圧浣腸で注入し 1 時間保持，4～6 時間ごとに繰り返しても可
ネオマイシン 1～2 g 経口投与を 8 時間ごとに，1～2 週間投与
リファキシミン 400 mg 経口投与を 8 時間ごとに，10～21 日間投与

(参考文献 27，29 より)

1. ラクツロース

非吸収性二糖類であるラクツロースは腸内細菌で代謝され短鎖脂肪酸となり，腸内の酸性化により 2 つの機序でアンモニアの吸収，産生を抑える。(a)アンモニア NH_3 を，腸管から容易に吸収されないアンモニウム NH_4^+ への変換を促進する，(b)ウレアーゼ産生細菌を根絶する[27, 29](酸性 pH の殺菌作用を図 3.1 に示す)。ラクツロースの投与量を表 31.5 に示す。ラクツロースは肝性脳症治療の第 1 選択薬である[27, 29]。

2. 非吸収性抗菌薬

非吸収性抗菌薬は腸内のウレアーゼ産生細菌を根絶するために使用される。ネオマイシン(アミノグリコシド系薬)とリファキシミン(リファンピシン類似体)が使用されている。投与量を表 31.5 に示す。

a. ネオマイシンは肝性脳症での有用性は示されておらず，わずかだが聴覚毒性と腎毒性のリスクがあるため[29]，リファキシミンのほうが望ましい[27, 29, 30]。

b. リファキシミンは単独ではなく，ラクツロースの補助薬として使用される。

E 頭蓋内圧の降圧

1. 頭蓋内圧上昇は急性肝不全で顕著に認められ，不吉なサインである[17]。

2. 血清アンモニウム値 150 μmol/L 以上(255 μg/dL 以上)の持続的な上昇

は頭蓋内圧亢進の高リスクであり[17]，頭蓋内圧(intracranial pressure：ICP)モニターの適応である。頭蓋内圧低下には高調食塩液とマンニトールが使用される[17]。

a. 高張食塩液：30％食塩液 20 mL，あるいは 3％食塩液 200 mL をボーラス静注，血清ナトリウム値は 150 mEq/L 未満に維持する。

b. マンニトール：20％溶液を体重(kg)あたり 2 mL 投与，血清浸透圧は 320 mOsm/kgH_2O 未満に維持する。

F タンパク摂取維持

タンパク制限は腸管からのアンモニア負荷を軽減しうるが，タンパク制限は肝性脳症を改善せず，筋肉分解を促進する[31]。それゆえ肝性脳症の症例では，重症例で一般的に推奨されるタンパクを摂取(1.2〜2 g/kg/日)すべきである。

G 将来的な治療法

進行した肝不全では肝移植が治療のオプションの 1 つであるが，肝移植が行われるのは劇症肝不全の 10％のみである[17]。肝移植までのつなぎ，あるいは代替医療はいくつかあるが，最も有望なのはアンモニアや他の毒性物質を除去するハイボリュームの血漿交換である。予備的研究において血漿交換の移植なしでの生存改善が示されている[32]。

参考文献

1. Banks PA, Bollen TL, Dervenis C, et al. Classification of acute pancreatitis—2012: revision of the Atlanta classification and definitions by international consensus. *Gut* 2012; 62:102-111.
2. Cavallini G, Frulloni L, Bassi C, et al. Prospective multicentre survey on acute pancreatitis in Italy (Proinf-AISP). *Dig Liver Dis* 2004; 36:205-211.
3. Greer SE, Burchard KW. Acute pancreatitis and critical illness. A pancreatic tale of hypoperfusion and inflammation. *Chest* 2009; 136:1413-1419.
4. Forsmark CE, Baille J. AGA Institute technical review on acute pancreatitis. *Gastroenterol* 2007; 132:2022-2044.
5. Yang AL, Vadhavkar S, Singh G, Omary MB. Epidemiology of alcohol-related liver and pancreatic disease in the United States. *Arch Intern Med* 2008; 168:649-656.
6. Yadav D, Agarwal N, Pitchumoni CS. A critical evaluation of laboratory tests in acute pancreatitis. *Am J Gastroenterol* 2002; 97:1309-1318.
7. Gelrud D, Gress FG. Elevated serum amylase and lipase. UpToDate (accessed on July

26, 2016).

8. Gumaste VV, Roditis N, Mehta D, Dave PB. Serum lipase levels in nonpancreatic abdominal pain versus acute pancreatitis. *Am J Gastroenterol* 1993; 88:2051-2055.
9. Tenner S. Initial management of acute pancreatitis: critical issues in the first 72 hours. *Am J Gastroenterol* 2004; 99:2489-2494.
10. Haydock MD, Mittal A, Wilms HR, et al. Fluid therapy in acute pancreatitis: anybody's guess. *Ann Surg* 2013; 257:182-188.
11. Parrish CR, Krenitsky J, McClave SA. Pancreatitis. *2012 A.S.P.E.N. Nutrition Support Core Curriculum.* Silver Spring, MD: American Society of Parenteral and Enteral Nutrition, 2012:472-490.
12. Al-Omran M, AlBalawi ZH, Tashkandi MF, Al-Ansary LA. Enteral versus parenteral nutrition for acute pancreatitis. *Cochrane Database Syst Rev* 2010:CD002837.
13. Eatock FC, Chong P, Menezes N, et al. A randomized study of early nasogastric versus nasojejunal feeding in severe acute pancreatitis. *Am J Gastroenterol* 2005; 100:432-439.
14. Banks PA, Freeman ML, Practice Parameters Committee of the American College of Gastroenterology. Practice guidelines in acute pancreatitis. *Am J Gastroenterol* 2006; 101:2379-2400.
15. Hart PA, Bechtold ML, Marshall JB, et al. Prophylactic antibiotics in necrotizing pancreatitis: a meta-analysis. *South Med J* 2008; 101:1126-1131.
16. Al-Bahrani AZ, Abid GH, Holt A, et al. Clinical relevance of intra-abdominal hypertension in patients with severe acute pancreatitis. *Pancreas* 2008; 36:39-43.
17. Bernal W, Wendon J. Acute liver failure. *N Engl J Med* 2013; 369:2525-2534.
18. Olson JC, Kamath PS. Acute-on-chronic liver failure: concept, natural history, and prognosis. *Curr Opin Crit Care* 2011; 17:165-169.
19. Gilbert JA, Kamath PS. Spontaneous bacterial peritonitis: an update. *Mayo Clin Proc* 1995; 70:365-370.
20. Runyon BA. Management of adult patients with ascites caused by cirrhosis. *Hepatology* 1998; 27:264-272.
21. Moore CM, van Thiel DH. Cirrhotic ascites review: pathophysiology, diagnosis, and management. *World J Hepatol* 2013; 5:251-263.
22. Dalerno F, Gerbes A, Gines P, et al. Diagnosis, prevention and treatment of hepatorenal syndrome in cirrhosis. *Gut* 2007; 56:131-1318.
23. Rajekar H, Chawla Y. Terlipressin in hepatorenal syndrome: evidence for present indications. *J Gastroenterol Hepatol* 2011; 26(Suppl):109-114.
24. Wong F. The evolving concept of acute kidney injury in patients with cirrhosis. *Nat Rev Gastroenterol Hepatol* 2015; 12:711-719.
25. Clay AS, Hainline BE. Hyperammonemia in the ICU. *Chest* 2007; 132:1368-1378.
26. Ferenci P, Lockwood A, Mullen K, et al. Hepatic encephalopathy—definition, nomenclature, diagnosis and quantification: Final report of the Working Party at the 11th World Congress of Gastroenterology, Vienna, 1998. *Hepatol* 2002; 55:716-721.
27. Vilstrup H, Amodio P, Bajaj J, et al. Hepatic encephalopathy in chronic liver disease:

2014 practice guideline by the American Association for the Study of Liver Diseases and the European Association for the Study of the Liver. *Hepatology* 2014; 60:715-735.

28. Kundra A, Jain A, Banga A, et al. Evaluation of plasma ammonia levels in patients with acute liver failure and chronic liver disease and its correlation with the severity of hepatic encephalopathy and clinical features of raised intracranial pressure. *Clin Biochem* 2006; 38:696-699.
29. Leise MD, Poterucha JJ, Kamath PS, Kim WR. Management of hepatic encephalopathy in the hospital. *Mayo Clin Proc* 2014; 89:241-253.
30. Lawrence KR, Klee JA. Rifaximin for the treatment of hepatic encephalopathy. *Pharmacotherapy* 2008; 28:1019-1032.
31. Cordoba J, Lopez-Hellin J, Planas M, et al. Normal protein diet for episodic hepatic encephalopathy: results of a randomized trial. *J Hepatol* 2004; 41:38-43.
32. Karvellas CJ, Subramanian RM. Current evidence for extracorporeal liver support systems in acute liver failure and acute-onchronic liver failure. *Crit Care Clin* 2016; 32:439-451.

Chapter 32

腹部感染症

Abdominal Infections

本章では，胆道系(無石胆嚢炎)，腸管(クロストリジウム・ディフィシル感染症)，腹腔内(術後感染症)などの ICU でよく遭遇する腹部感染症について記載する。

I. 無石胆嚢炎

無石胆嚢炎は，急性胆嚢炎のうち 15%以下を占める[1)]。しかし，重症患者ではより一般的で，敗血症性ショックにならぶ致死率(およそ 45%)である[1, 2)]。

A 素因的状態

1. 無石胆嚢炎に関連する一般的な全身状態には，術後期，外傷，循環性ショックや長期間(4 週間もしくはそれ以上)の腸管の不使用がある[1, 2)]。
2. 完全静脈栄養(TPN)における腸管不使用は，通常 4 週間未満であるため，TPN は無石胆嚢炎の危険因子となることはない[3)]。
3. 血流減少，収縮力低下による胆嚢の拡張，胆汁組成の変化が，発症機転となる可能性がある。

B 臨床的特徴

1. 右季肋部痛と圧痛は一般的によくみられるが，無石胆嚢炎患者の 3 分の 1 は無症状でありうる[4)]。
2. 発熱(100%)，ビリルビン値の上昇(90%)，血圧低下(90%)と多臓器不全(65〜80%)が，他の一般的な所見である[1, 2)]。
3. 90%の症例で血液培養が陽性であり[4)]，ほとんどのすべての症例で好気性グラム陰性桿菌が検出される。

C 診断

1. 超音波検査は，無石胆嚢炎の診断に好適である。
2. 超音波像の特徴には，胆嚢の拡張(短軸像で>40 mm)，胆嚢壁の肥厚(>3 mm)，胆汁が沈殿した泥状物の存在がある[5)]。これらの特徴を図

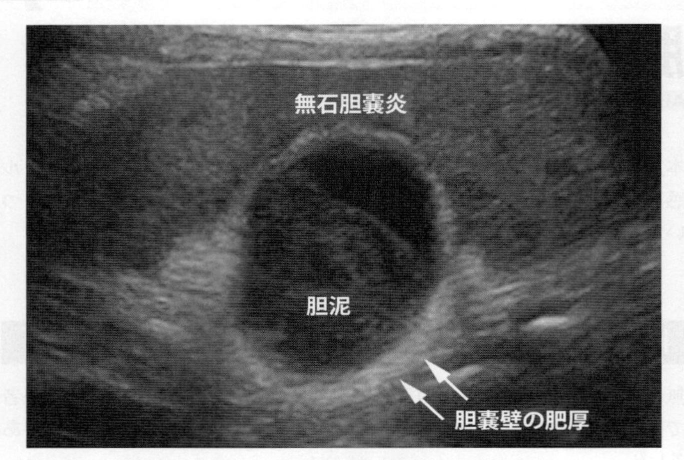

図 32.1 超音波検査による無石胆嚢炎患者の胆嚢短軸像
説明については本文を参照。

32.1 に示す。泥状物の存在は非特異的であり，胆嚢炎を有しない集中治療患者にもみられる。

3. 超音波検査技師によって超音波検査が行われた場合，診断率は 95%に達する[5]。超音波検査による診断が困難な場合には核医学検査が選択肢となるが，集中治療患者では診断率は低くなる[5]。

D 対処

1. 診断が確定したら，直ちに経験的な抗菌薬の投与を行う。ピペラシリン・タゾバクタム，カルバペネム系薬(例えばメロペネム)が推奨される[2](推奨用量については，第 44 章 III および IV 項を参照)。

2. ICU 患者以外の全身状態の安定した症例の場合には，腹腔鏡的胆嚢摘出術が好ましい。しかし，重症症例の場合には，経皮的胆嚢ドレナージが最も安全で確実な手段である[7]。

II. クロストリジウム・ディフィシル感染症

クロストリジウム・ディフィシル感染症(*Clostridium difficile* infection：CDI)は，北米では最も多い医療関連感染症で，同時に世界的にも院内発症の下痢の最も大きな原因である[8]。CDI の発症頻度は，過去 10 年間にほぼ倍増した[9]。

A 病因

1. *C. difficile* は，芽胞を形成し毒素を産生する嫌気性グラム陽性桿菌である。健常人の腸内には存在しないが，正常な腸内細菌叢が変えられたとき(例：抗菌薬投与)に，定着する。
2. CDI は糞口経路を通じて伝播し，医療者の手を介して患者間に伝播する。患者に接するときにディスポーザブル手袋を使用することは，CDI の伝播を減少させる[10]。
3. *C. difficile* は侵襲的な微生物ではないが，腸管粘膜を傷害する細胞毒を産生する。このことが腸管壁を炎症性に浸潤し，分泌性下痢を招く。重症炎症は，盛り上がったプラーク状病変を腸管粘膜表面に形成する。これらは「偽膜」と呼ばれ，この状態を**偽膜性腸炎**(pseudomembranous colitis)と称する。
4. 抗菌薬の使用は，CDI の最も特筆すべき危険因子である。胃酸分泌の抑制は，*C. difficile* の糞口経路による伝播リスクを増加させるため，重要な危険因子となる(次項参照)。
5. **胃酸分泌抑制**
   胃液の酸性度は，上部消化管の微生物繁殖を抑制する大きな役割を果たしている(第 3 章 I-C-3 項，図 3.1)。胃酸分泌を抑制する薬物，特にプロトンポンプ阻害薬に関連した CDI の増加を示唆する複数の報告がある[11-13]。実際のところ，従来言及されてきた CDI の顕著な増加は，ストレスによる出血性潰瘍予防に用いられたプロトンポンプ阻害薬の使用の著しい増加と合致している。**昨今の CDI の突出する発症数と重症化は，入院患者へのプロトンポンプ阻害薬使用の増加を反映している可能性がある**[14]。

B 臨床的特徴

CDI の臨床的特徴を表 32.1 に示す。この表の情報は，CDI に関する最新の臨床治療ガイドラインから直接作成されている[15]。特に言及すべき点として，

1. CDI の下痢は水様であり(肉眼で確認できるような血性ではない)，しばしば悪臭がする。
2. 中毒性巨大結腸(toxic megacolon)は，命にかかわる CDI の合併症で

表 32.1　クロストリジウム・ディフィシル感染症（CDI）の臨床的特徴

軽症から中等症 CDI 下痢のみ，もしくは他のカテゴリ分類にはあてはまらない状態（例：体温 38.4℃まで）
重症 CDI 下痢に加えて，血清アルブミン値<3 g/dL かつ，次の 1 つに合致する場合：白血球数≧15,000/μL もしくは腹部圧痛あり
合併症を有する CDI 下痢に加えて，CDI に起因する以下のいずれかにあてはまる場合 ・ICU 入室 ・白血球数が≧35,000/μL または<2,000/μL ・低血圧 ・明らかな腹部膨満もしくはイレウス ・>38.5℃の発熱 ・血中乳酸値が>2.2 mmol/L ・意識状態の変化 ・1 つの主要臓器不全（例：肺，腎臓）
CDI 再燃 治療完了から 8 週間以内の再発症

（参考文献 15 の治療ガイドラインより）

ある。突然のイレウス発症と，急激な循環性ショックへの進展を伴う顕著な腹部膨満は，中毒性巨大結腸の特徴である。緊急の外科的介入が必須であり，結腸の部分切除術が一般的である[8)]。

C 診断的評価

CDI の診断には，糞便中の *C. difficile* 細胞毒素の存在か，または糞便中の *C. difficile* の毒素産生株の存在を示す必要がある。糞便中の *C. difficile* の培養だけでは，毒素産生株と非産生株を区別できないので，信頼できない。

1. 毒素検査

CDI 診断は，糞便中の *C. difficile* 毒素 A と毒素 B の検出にもとづいている（陽性と判断するには両者の検出が必要）。CDI 診断のための毒素検査の感度は 75〜95％，特異度は 83〜98％である[15)]。毒素検査の感度は標準以下であり[15)]，毒素検査法は次に述べる遺伝子標的法に置き換えられつつある。

2. 遺伝子標的検査法

新世代の CDI の診断的検査法は，PCR 法のような核酸増幅法を用い

て *C. difficile* がもつ毒素産生遺伝子を検出する方法である。PCR 法にもとづく検査法は *C. difficile* 毒素産生株を高感度に検出し，現在では **CDI の最も望ましい診断的検査法である**[15]。

警告：昨今，PCR 法を用いた診断検査の偽陽性率が高いとする報告があり[16]，したがって毒素検査法の撤廃は時期尚早である。

3. 結腸内視鏡検査

大腸表面の粘膜の偽膜を直接観察する方法により確定診断可能であるが，その必要性はまれである。

D 抗菌薬治療

CDI 治療に推奨される抗菌薬投与法を，表 32.1 と同様の重症度分類を用いて，表 32.2 に示す。重要な点を次に述べる。

1. 抗菌薬に対する好ましい反応は，24〜48 時間以内の解熱（発熱している場合）と 4〜5 日以内の下痢の寛解が特徴的である[17]。
2. 腸管粘膜炎症の増悪の可能性があるため，下痢緩和のための腸管蠕動

表 32.2　クロストリジウム・ディフィシル感染症（CDI）に対する抗菌薬投与法

軽症から中等症 CDI 推奨用法：メトロニダゾール 500 mg 経口（8 時間ごとに 10 日間）投与 代替用法：バンコマイシン 125 mg 経口（6 時間ごとに 10 日間）投与
重症 CDI 推奨用法：バンコマイシン 125 mg 経口（6 時間ごとに 10 日間）投与
合併症を有する CDI 推奨用法：バンコマイシン 500 mg 経口もしくは経直腸（6 時間ごと）＋メトロニダゾール 500 mg 静注（8 時間ごと）10 日間 イレウス例：バンコマイシン 500 mg 経口と同時に 500 mg 経直腸（6 時間ごと）＋メトロニダゾール 500 mg 静注（8 時間ごと）10 日間
CDI 再燃 再燃 1 回目：初回の発症と同様の処方 再燃 2 回目：バンコマイシン 125 mg 経口（6 時間ごと）10〜14 日間 再燃 3 回目：便微生物叢移植＋バンコマイシン

（参考文献 15 の治療ガイドラインより）

抑制薬の使用は制限するか避ける[15]。

3. メトロニダゾールは，一般的には軽症から中等症の CDI に用いられるが，以下のような状況ではバンコマイシンが好ましい[15]。

a. 患者がメトロニダゾールに過敏性もしくはアレルギーを有する場合。

b. 患者が妊娠中もしくは授乳中である場合。

c. 投与から 5〜7 日後にも，効果が不十分の場合。

4. フィダキソマイシン（200 mg 経口 1 日 2 回を 10 日間）は，CDI 完治に対してバンコマイシンと同等の効果を有し，さらに再発が少ない可能性がある[15]。いまのところ，軽症から中等症の CDI 患者に対して，メトロニダゾールの代替薬とされている。しかし，高価であることから，現行の治療ガイドラインでは好まれていない[15]。

5. 重症 CDI 患者に対するバンコマイシンの明確な代替薬はない。バンコマイシンの効果が不十分な CDI 患者には，次の 2 つの方法を考慮する[18]。

a. バンコマイシンの投与量を，500 mg 経口（6 時間ごと）に増加する。

b. フィダキソマイシン（200 mg 経口 1 日 2 回を 10 日間）に変更する。

6. CDI の再燃率は，初回発症例では 10〜20%，2 回目の再燃例では 40〜65% である[15]。再燃は治療終了から 8 週間以内に生じ，おそらくは耐性菌よりも腸内微生物叢の変化が持続するためだろう。このことは，次に述べる正常な細菌叢の再定着をはかるための基本となる。

E 再定着化

正常腸内微生物叢の再定着化は，CDI 再燃を防ぐためにまず第 1 に行われる。再定着化には 2 つの方法があり，プロバイオティクスの経口摂取と便移植である。

1. プロバイオティクス

プロバイオティクスとは，腸管の上皮細胞に密着する非病原性微生物であり，*C. difficile* の定着化を遅らせる。これらの微生物を錠剤もしくはカプセルとして CDI に対する抗菌薬治療の開始と同時に摂取し，3〜4 週間継続する。プロバイオティクス療法により再発が減少したとする報告も散見されるが，プロバイオティクスに関する知見を集約したメタ解析では，治療効果を示すエビデンスはなかった[19]。結果として，現行の CDI 治療ガイドラインでは，プロバイオティクスは支持されていない[15]。

2. 便微生物叢移植

健常ドナーの便から採取して作成した液状作成物の注入(経鼻胃管，停留浣腸，大腸内視鏡による)は，CDI の 90％の症例で CDI 再燃を抑制できる[15]。便微生物叢移植(fecal microbiota transplantation)は，いまのところ 3 回以上の CDI 再燃例で推奨されている(表 32.2 参照)。

a. 便移植は，生命を脅かす重症 CDI の症例で著しい成功を示している(この将来有望な治療については参考文献 20 を参照のこと)。

III. 術後感染症

術後の腹部感染症は腹腔内で起こり，術中の病原体播種，吻合部からの腸管内容物のリークや見落とした腸管損傷の結果である。これらの感染症は，びまん性腹膜炎もしくは腹腔膿瘍として発症する。

A 腹膜炎

広範囲な腹膜炎は術後の一般的な感染症ではなく，通常は吻合部からのリークや想定外の腸管裂傷の結果である。

1. 臨床像

微細なリークはしばしば非特異的な腹痛として現れる。リークの初期の徴候として，横隔膜下の気体が存在することもある(横隔膜下の気体は腹腔鏡下手術後には役に立つ所見ではない。腹腔鏡下手術時に腹腔内に注入される二酸化炭素ガスは，術後数日間は横隔膜下に残存するため)。継続的なリークは，ほどなくして腹膜刺激症状や(例：反跳痛)，全身炎症反応(発熱，白血球増加など)を生じる。循環性ショックへの進展は急激である。

2. 対処

びまん性腹膜炎の徴候は，迅速に開腹手術を行う十分な理由である。初期対応策には次のような方法がある。

a. 輸液：腹膜炎は腹腔内への相当量の体液消失をきたす。循環血液量の減少の影響は，進行中の敗血症および外科手術の麻酔によって増悪する。それゆえに，輸液必要量の把握は重要である。

b. 抗菌薬：表 32.3 に示される，腹膜炎に高頻度に分離される菌種に有効と考えられる抗菌薬の投与を，直ちに開始する。ピペラシリン・タゾバクタムまたはカルバペネム系薬(例：メロペネム)の単剤

表 32.3 複雑性腹腔感染症にみられる微生物

微生物	患者(%)
グラム陰性桿菌	
大腸菌	71%
Klebsiella spp.	14%
緑膿菌	14%
グラム陽性球菌	
レンサ球菌	38%
腸球菌	23%
黄色ブドウ球菌	4%
嫌気性菌	
Bacteroides fragilis	35%
他の嫌気性菌	55%

(参考文献 4 より)

投与が推奨される[4](推奨投与量については，第 44 章 III および VI 項を参照)。

c. カンジダ症：すべての術後腹腔内感染症には，カンジダ症に対する経験的投与が推奨される[21]。キャンディン系薬(例：カスポファンギン)が，この状況では好ましい抗真菌薬である[21]。用量については，第 44 章 II-C 項を参照のこと。

B 腹腔膿瘍

腹腔膿瘍は，型通りの診察では把握することは難しい。しばしば，敗血症の潜在性感染源となる。

1. 臨床的特徴

発熱は，ほとんど常に存在する[22]。しかし，部位限局性の腹部圧痛は症例の 60％では認められず，また腹部腫瘤として触知可能なのは 10％以下である[22, 23]。

2. CT 像

CT 画像は，腹腔膿瘍の診断に最も信頼できる方法であり，感度，特異度とも 90％を超える[23]。しかし，術後最初の週では，腹腔内の血液や洗浄液の貯留を，CT 画像に腹腔膿瘍として見誤ることがある[23]。図 32.2 に，腹部膿瘍の CT 画像を示す。

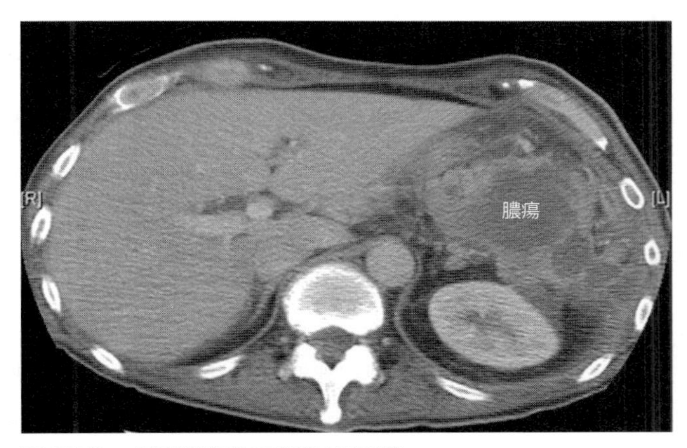

図 32.2　多房性膿瘍の腹部 CT 画像
脾摘出術後の患者で，左上に膿瘍が認められる。

3. 対処

速やかなドレナージが必要であり，しばしば CT ガイド下でドレーンカテーテルが留置される[22)]。経験的な抗菌薬および抗真菌薬投与が必要で，腹膜炎と同様の薬物を用いる。

参考文献

1. McChesney JA, Northrup PG, Bickston SJ. Acute acalculous cholecystitis associated with systemic sepsis and visceral arterial hypoperfusion. A case series and review of pathophysiology. *Dig Dis Sci* 2003; 48:1960-1967.
2. Laurila J, Syrjälä H, Laurila PA, et al. Acute acalculous cholecystitis in critically ill patients. *Acta Anesthesiol Scand* 2004; 48:986-991.
3. Messing B, Bories C, Kuntslinger C. Does parenteral nutrition induce gallbladder sludge formation and lithiasis? *Gastroenterology* 1983; 84:1012-1019.
4. Solomkin JS, Mazuski JE, Bradley JS, et al. Diagnosis and management of complicated intra-abdominal infection in adults and children: guidelines by the Surgical Infection Society and the Infectious Disease Society of America. *Clin Infect Dis* 2010; 50:133-164.
5. Frankel HL, Kirkpatrick AW, Elbarbary M, et al. Guidelines for the appropriate use of bedside general and cardiac ultrasonography in the evaluation of critically ill patients—Part I: General ultrasonography. *Crit Care Med* 2015; 43:2479-2502.
6. Puc MM, Tran HS, Wry PW, Ross SE. Ultrasound is not a useful screening tool for

acalculous cholecystitis in critically ill trauma patients. *Am Surg* 2002; 68:65-69.

7. Treinen C, Lomelin D, Krause C, et al. Acute acalculous cholecystitis in the critically ill: risk factors and surgical strategies. *Langenbacks Arch Surg* 2015; 400:421-427.
8. Ofosu A. *Clostridium difficile* infection: a review of current and emerging therapies. *Ann Gastroenterol* 2016; 29:147-154.
9. Reveles KR, Lee GC, Boyd NK, Frei CR. The rise in *Clostridium difficile* infection incidence among hospitalized adults in the United States: 2001-2010. *Am J Infect Control* 2014; 42:1028-1032.
10. Johnson S, Gerding DN, Olson MM, et al. Prospective, controlled study of vinyl glove use to interrupt *Clostridium difficile* nosocomial transmission. *Am J Med* 1990; 88:137-140.
11. Dial S, Alrasadi K, Manoukian C, et. al. Risk of *Clostridium-difficile* diarrhea among hospitalized patients prescribed proton pump inhibitors: cohort and case-control studies. *Canad Med Assoc J* 2004; 171:33-38.
12. Dial S, Delaney JA, Barkun AN, Suissa S. Use of gastric acid-suppressing agents and the risk of community-acquired *Clostridium difficile*-associated disease. *JAMA* 2005; 294:2989-2995.
13. Aseri M, Schroeder T, Kramer J, Kackula R. Gastric acid suppression by proton pump inhibitors as a risk factor for *Clostridium difficile*-associated diarrhea in hospitalized patients. *Am J Gastroenterol* 2008; 103:2308-2313.
14. Cunningham R, Dial S. Is over-use of proton pump inhibitors fueling the current epidemic of *Clostridium-difficile*-associated diarrhea? *J Hosp Infect* 2008; 70:1-6.
15. Surawicz CM, Brandt LJ, Binion DG, et al. Guidelines for diagnosis, treatment, and prevention of *Clostridium difficile* infections. *Am J Gastroenterol* 2013; 108:478-498.
16. Polage CR, Gyorke CE, Kennedy MA, et al. Overdiagnosis of *Clostridium difficile* infection in the molecular test era. *JAMA* Intern Med 2015; 175:1792-1801.
17. Bartlett JG. Antibiotic-associated diarrhea. *N Engl J Med* 2002; 346:334-339.
18. Ofosu A. *Clostridium difficile* infection: a review of current and emerging therapies. *Ann Gastroenterol* 2016; 29:147-154.
19. Pillai A, Nelson RL. Probiotics for treatment of *Clostridium difficile*-associated colitis in adults. Cochrane Database *Syst Rev* 2008; 1:CD004611.
20. Bakken JS, Borody T, Brandt LJ, et al. Fecal Microbiota Transplantation（FMT）Workgroup. Treating *Clostridium difficile* infection with fecal microbiota transplantation. *Clin Gastroenterol Hepatol* 2011; 9:1044-1049.
21. Pappas PG, Kauffman CA, Andes DR, et al. Clinical practice guideline for the management of candidiasis: 2016 update by the Infectious Disease Society of America. *Clin Infect Dis* 2016; 62:e1-e50.
22. Khurrum Baig M, Hua Zao R, Batista O, et al. Percutaneous postoperative intra-abdominal abscess drainage after elective colorectal surgery. *Tech Coloproctol* 2002; 6:159-164.
23. Fry DE. Noninvasive imaging tests in the diagnosis and treatment of intra-abdominal abscesses in the postoperative patient. *Surg Clin North Am* 1994; 74:693-709.

Chapter 33

尿路感染症

Urinary Tract Infections

導尿カテーテルに関連する尿路感染症は，北米では院内感染症の 40％を占める[1]が，これらの感染症のほとんどは非症候性の細菌尿であり，抗菌薬治療は不要である。本章では，症候性のカテーテル関連尿路感染症の診断と治療について記載する。

I. 細菌感染症

A 発症

1. 尿道カテーテル留置が，有意な細菌尿症(1 mL あたり 10^5 コロニー形成単位以上)を引き起こす割合は，1 日あたり 3〜8％である[1]。これは，細菌が導尿カテーテル外側表面を遊走して膀胱内部に至る結果と推定されている。
2. 尿道留置カテーテルの内側および外側表面に細菌がバイオフィルムを形成する[2]。このバイオフィルムが膀胱内へ細菌が継続的に定着する原因とみなされている。
3. 細菌の遊走とバイオフィルム形成がすべてではない。健常人の膀胱に病原体を直接注入しても尿路感染症を起こさない[3]。膀胱の上皮細胞は非病原性微生物で覆われ[4]，これが病原菌の付着を抑制している[5]。細菌付着状態の変化が，尿路感染の前兆となっている可能性がある。

B 微生物学

1. カテーテル関連細菌尿で分離された病原菌を，表 33.1 に示す[6]。
2. おもな微生物は，好気性グラム陰性桿菌(特に大腸菌)，腸球菌，そしてカンジダ属である。ブドウ球菌は少ない。
3. 短期間のカテーテル留置(30 日未満)に関連する細菌尿では 1 種類の微生物による感染がおもであるが，長期間(30 日以上)のカテーテル留置の場合には，複合感染がしばしばみられる。

表 33.1 カテーテル関連細菌尿にみられる微生物

病原体	感染症(%)	
	院内	ICU
大腸菌	21.4	22.3
腸球菌	15.5	15.8
Candida albicans	14.5	15.3
他のカンジダ属	6.5	9.5
緑膿菌	10	13.3
Klebsiella pneumoniae	7.7	7.5
Enterbactor 属	4.1	5.5
コアグラーゼ陰性ブドウ球菌	2.5	4.6
黄色ブドウ球菌	2.2	2.5
Acinetobacter baumannii	1.2	1.5

一部の数値は中間値である。
(参考文献 6 より)

C 予防

1. カテーテル関連感染の危険因子は，主としてカテーテル留置期間である[1)]。したがって，**不要になったカテーテルを速やかに抜去することが，最も有効な唯一の発症予防手段である。**

2. 抗菌物質(銀合金，ニトロフラゾン)を浸透させた導尿カテーテルは，短期間留置(1 週間未満)の非症候性細菌尿を減じる可能性があるが[7)]，症候性尿路感染を防止する利点があるかどうかは，明らかでない[1)]。

3. 次の手技は，推奨されない[1)]。

a. カテーテル挿入部の連日の清拭(消毒薬や抗菌クリーム，洗剤，水による)。これは細菌尿のリスクを増加させる可能性がある。

b. 抗菌薬の予防的全身投与。

D 診断

カテーテル関連尿路感染症(catheter-associated urinary tract infection：CAUTI)の診断基準を，表 33.2 に示す[8)]。

1. カテーテル留置患者では，尿培養で 1 mL あたり 10^5 コロニー形成単位(CFU)以上を有意な細菌尿とする[1)]。しかし，有意な細菌尿の患者の 90%以上は，他の感染症の証拠はない(非症候性細菌尿)[9)]。

2. CAUTI の診断には，明らかな細菌尿にくわえて感染の証拠(例えば，新規の発熱)が必要である。尿路感染の一般的な症状の排尿障害や排尿

表 33.2 カテーテル関連尿路感染症(CAUTI)の診断基準

CAUTI の診断には，以下の 3 つのすべてに該当すること。
1. 2 種以下の微生物培養で，1 つは 10^5 CFU 以上であること。
2. 発症するまで，導尿カテーテル留置が 2 日間を超えていること。
3. 以下のいずれかの存在。
a. 発熱(38℃を超える)。
b. 恥骨上部の痛みもしくは圧痛。
c. 肋骨脊柱角の痛みもしくは圧痛。

CFU：コロニー形成単位。
(参考文献 8 より)

回数は，カテーテル留置患者にはあてはまらない。

3. 尿中白血球の存在(膿尿)は CAUTI の予測因子ではない。しかし，膿尿がないことは CAUTI を否定する根拠となりうる[1]。

E 治療

1. 尿路手術が予定されている場合を除いて，非症候性細菌尿に対する抗菌薬治療は薦められない[10]。

2. CAUTI を疑う患者には，経験的な抗菌薬投与が推奨される。ピペラシリン・タゾバクタム単剤(用量は第 44 章 VI-A 項参照)，またはカルバペネム系薬(用量は表 44.3 参照)が，推奨される[11]。

3. 尿培養で CAUTI の確定診断が得られた場合には，それに合わせて抗菌薬を調整する。カテーテルが 2 週間以上留置されている場合には，交換するべきである。

4. CAUTI に対する抗菌薬治療は，迅速な反応が得られた患者の場合には 7 日間，反応が遅い場合には 10～14 日投与すべきである。

II. カンジダ尿症

尿にカンジダ属が存在する場合，留置された導尿カテーテルに定着していることを意味する。しかし，同時にカンジダ尿は播種性カンジダ症の徴候である可能性もある(すなわち，カンジダ尿は播種性カンジダ症の結果であり，原因ではない)。

A 微生物学

1. *Candida albicans*(患者の約50%)が最も多く分離され，続いて*Candida glabrata*(患者の15%)が検出される[12]。後者は，抗真菌薬フルコナゾールに耐性を示す。

2. カンジダ尿症の場合，コロニー数は腎性または播種性カンジダ症の予測には役立たない[12]。

B 非症候性カンジダ尿症

1. 非症候性カンジダ尿は，好中球減少や泌尿器科的手技が予定されている場合を除いては治療を要しない[13]。

  a. 好中球減少を示す患者には，キャンディン系薬(用法用量は第44章II-C-2項参照)を投与するべきである[13]。

  b. 泌尿器科的手術を予定されている患者は，フルコナゾール400 mg経口1日1回，もしくはアムホテリシンB 0.3〜0.6 mg/kg静注1日1回を，手術前後に数日間投与すべきである[13]。

2. 可能であれば，カテーテルを抜去する[13]。

3. 尿培養は反復することを推奨する。カンジダ尿症が継続する患者は，血液培養と腎臓の画像精査を行う。

C 症候性カンジダ尿症

症候性カンジダ尿症(すなわち発熱，恥骨上部の圧痛などを伴うもの)は，血液培養と腎臓の画像診断(超音波検査やCT)を行い，腎膿瘍や尿路閉塞を検索する。次に述べる推奨抗真菌薬は，2016年のカンジダ症治療ガイドラインにもとづく[13]。

1. 膀胱炎

  a. フルコナゾール感受性病原体に対しては，フルコナゾール200 mg経口1日1回を，2週間投与する。

  b. フルコナゾール非感受性の*C. glabrata*に対しては，フルシトシン経口25 mg/kg 1日4回を7〜10日間投与する。

  c. *C. krusei*に対しては，アムホテリシンB 0.3〜0.6 mg/kg 1日1回を，7日を超えず投与。

2. 腎盂腎炎

  a. フルコナゾール感受性病原体に対しては，フルコナゾール経口200〜400 mg 1日1回を，2週間投与する。

  b. フルコナゾール非感受性の*C. glabrata*に対しては，アムホテリシンB 0.3〜0.6 mg/kg を1日1回，7日を超えず投与する。場合によってはフルシトシン経口 25 mg/kg 1日4回を併用する。

c. *C. krusei* に対しては，アムホテリシンB 0.3〜0.6 mg/kg 1日1回を，7日を超えず投与する。

3. フルコナゾール

フルコナゾールは尿に濃縮されるため，感受性のある病原体が原因のカンジダ尿路感染症の治療には好適である。クレアチニンクリアランスが 50 mL/min 以下の場合のフルコナゾール投与量低減（一般的な推奨事項）は，尿中フルコナゾール濃度が治療域に至らなくなることから，カンジダ尿路感染症の治療には薦められない[14]（フルコナゾールの詳細については第44章 II-B 項を参照）。

参考文献

1. Hooton TM, Bradley SF, Cardenas DD, et al. Diagnosis, prevention, and treatment of catheter-associated urinary tract infections in adults: 2009 international clinical practice guidelines from the Infectious Disease Society of America. *Clin Infect Dis* 2010; 50:625-663.
2. Ganderton L, Chawla J, Winters C, et al. Scanning electron microscopy of bacterial biofilms on indwelling bladder catheters. *Eur J Clin Microbiol Infect Dis* 1992; 11:789-796.
3. Howard RJ. Host defense against infection—Part 1. *Curr Probl Surg* 1980;27:267-316.
4. Sobel JD. Pathogenesis of urinary tract infections: host defenses. *Infect Dis Clin North Am* 1987; 1:751-772.
5. Daifuku R, Stamm WE. Bacterial adherence to bladder uroepithelial cells in catheter-associated urinary tract infection. *N Engl J Med* 1986; 314:1208-1213.
6. Shuman EK, Chenoweth CE. Recognition and prevention of healthcare-associated urinary tract infections in the intensive care unit. *Crit Care Med* 2010; 38 (Suppl): S373-S379.
7. Schumm K, Lam TB. Types of urethral catheters for management of short-term voiding problems in hospitalized adults. *Cochrane Database Syst Rev* 2008:CD004013.
8. Centers for Disease Control and Prevention. Urinary tract infection (catheter-associated urinary tract infection [CAUTI] and non-catheter-associated urinary tract infection [UTI]) and other urinary system infection events. January 2016. Accessed August, 2016 at http://www.cdc.gov/nhsn/pdfs/pscmanual/7psccauticurrent.pdf
9. Tambyah PA, Maki DG. Catheter-associated urinary tract infection is rarely symptomatic. *Arch Intern Med* 2000; 160:678-682.
10. Nicolle LE, Bradley S, Colgan R, et al. Infectious Disease Society of America guidelines for the diagnosis and treatment of asymptomatic bacteriuria in adults. *Clin Infect Dis*

2005; 40:643-654.

11. Gilbert DN, Moellering RC, Eliopoulis, et al, eds. *The Sanford guide to antimicrobial therapy, 2009. 39th ed.* Sperryville, VA: Antimicrobial Therapy, Inc, 2009:31.

12. Hollenbach E. To treat or not to treat—critically ill patients with candiduria. *Mycoses* 2008; 51(Suppl 2):12-24.

13. Pappas PG, Kauffman CA, Andes DR, et al. Clinical practice guidelines for the management of candidiasis: 2016 update by the Infectious Disease Society of America. *Clin Infect Dis* 2016; 62:e1-50.

14. Fisher JF, Sobel JD, Kauffman CA, Newman CA. *Candida* urinary tract infections—treatment. *Clin Infect Dis* 2011; 52(Suppl 6):S457-S466.

Chapter 34

体温調節障害

Thermoregulatory Disorders

体温の日内変動は，体温調節機構の働きにより± 0.6℃以内に制御されている[1]。本章では，調節障害により起こる症状と，体温を危険なレベルにまで上昇・下降させる機序について述べる。

I. 熱射病

A 臨床症状

熱射病は，生死にかかわる疾患で，環境温によって引き起こされるもの（古典的熱射病）と激しい運動によって引き起こされるもの（運動熱射病）がある。臨床症状を以下にあげる[2-4]。

1. 体温＞40℃

2. 意識障害（譫妄，昏睡）と痙攣

3. 血圧低下を伴う激しい脱水

4. 横紋筋融解，急性腎傷害，急性肝不全，DIC を含む多臓器障害

5. 発汗障害（無汗症）が典型的であるが，必発ではない

B 治療

急速輸液（体液喪失を補充し，横紋筋融解によるミオグロビン尿からの腎傷害のリスクを軽減するために行う）と，**深部温を 38℃にまで下げるための冷却を行う**[4]。深部温の測定にはサーミスタつきの膀胱カテーテルが有用である。

1. 体外冷却が，体温低下に最も簡単で迅速な方法である。鼠径部や腋窩に氷嚢をおき，上部胸郭と首を氷で覆い，さらに全身を冷却用ブランケットで覆う。

2. 気化による冷却が，体外冷却の中で最も効率がよい方法で[3,4]，概して屋外にて行われる。皮膚を冷たい水でスプレーし，あおいで水の気化を促進する。水が蒸発する際に，気化熱として皮膚から体熱を奪う（これが発汗による体温低下の機序である）。この方法で体温を，1 分間に 0.31℃の割合で低下させることが可能である[3]。

3. 体外冷却のおもな欠点は，体温を上昇させる危険性のあるシバリング

を起こすことである。

4. **体内冷却**は，冷やした(あるいは室温の)輸液を静注することで簡単に実施できる。冷却水による胃洗浄や膀胱洗浄は一般には必要でなく，また冷却水による腹腔洗浄のような思い切った方法はほとんど必要としない。

C 横紋筋融解

1. 骨格筋傷害(横紋筋融解)は，熱射病や薬物誘発性異常高熱(次項で述べる)のような高熱症候群によくみられる合併症である。
2. 骨格筋での筋細胞の崩壊によってクレアチンキナーゼ(CK)が血中に放出される。横紋筋融解の診断のための血漿 CK 値は決まっていないが，正常値の 5 倍以上の CK 値(約 1,000 単位/L)が横紋筋融解の臨床診断として使われている[5]。
3. 骨格筋傷害ではミオグロビンも血中に放出され，腎尿細管を損傷し急性腎傷害を引き起こす[5]。この病態については，第 26 章 III-C 項で述べる。

II. 悪性高熱症

悪性高熱症(malignant hyperthermia)は遺伝性で，ハロゲン化吸入麻酔薬(例えばイソフルラン)やスキサメトニウムに反応して骨格筋の筋小胞体から過剰なカルシウム放出が認められる疾患である。遺伝的有病率は，およそ 2,000 人に 1 人(男＞女)で，悪性高熱症の発症率は吸入麻酔を行われた患者の 5,000～10 万人に 1 人である[6]。

A 臨床症状

悪性高熱症の臨床症状を，表 34.1 に示した[6]。

1. 悪性高熱症の初発症状は，突然の予期せぬ呼気終末二酸化炭素分圧の上昇(代謝の異常亢進のため)である。その後数分から 2～3 時間以内に全身の筋硬直と横紋筋融解が認められる。
2. スキサメトニウムによる悪性高熱症の場合は，開口障害が初発症状である。
3. 筋硬直によって発生する熱が体温上昇の原因である(しばしば＞40℃)が，悪性高熱症においてはやや遅れて発症する。

表 34.1 悪性高熱症の臨床症状

初期	後期
咬筋痙攣	高体温
筋硬直	横紋筋融解
高二酸化炭素症	急性腎傷害
乳酸アシドーシス	血圧低下
頻脈	不整脈

(参考文献 6 より)

4. 自律神経系失調により不整脈や血圧低下が認められる。
5. 治療されない悪性高熱症では，死亡率は 70～80%にもなる[6)]。

B 治療

悪性高熱症を疑ったら直ちに吸入麻酔薬の投与を中止し，以下の薬物を投与する。

1. ダントロレン

ダントロレンナトリウムは，筋小胞体からのカルシウム放出を遮断する筋弛緩薬である。悪性高熱症の発症早期に投与された場合の死亡率は 5%程度である[6)]。

a. 投与方法は，2 mg/kg の静脈内ボーラス投与を 5 分ごとに繰り返し，必要なら合計 20 mg/kg まで投与する[6)]。再発を防ぐためには，1 mg/kg の静脈内投与，あるいは 1 日 4 回の 2 mg/kg の経口投与を 3 日間続けることが推奨されている[7)]。

b. ダントロレンは(肝毒性があるので)，進行した肝臓病患者への長期投与は推奨されない。

c. ダントロレンの副作用は，血管外漏出による組織壊死，筋力低下，頭痛，嘔吐であるが，短期投与ではまれである[6)]。

2. その他の処置

a. 呼気終末二酸化炭素分圧を正常範囲に保つために，(人工呼吸器を調整して)分時換気量を増やす。

b. 血圧低下を治療しミオグロビン尿による腎傷害のリスクを軽減するために，急速輸液が必要である。昇圧薬の投与も必要となることがある

c. 血漿中の乳酸，カリウム，クレアチニン，クレアチンキナーゼの検査が必須である。

d. 筋硬直が制御できるようになったら冷却は必ずしも必要ではない。

C 経過観察

悪性高熱症の症状を呈したすべての患者には，悪性高熱症を発症しやすいことを特定する識別用ブレスレットを渡しておく。血縁者には，悪性高熱症遺伝子を確認するための検査を受けてもらう[6]。

III. 悪性症候群

悪性症候群(neuroleptic malignant syndrome)は，高体温，筋硬直，意識障害，自律神経系失調を示す薬物誘発性疾患である点で，悪性高熱症と似ている[8]。

A 病因

1. 悪性症候群は，脳内のドパミン介在シナプス伝達に影響する薬物との関連を認める。
2. 表 34.2 に示すように，悪性症候群は，（多くの場合）ドパミン作動性神経伝達を抑制する薬物によって発症するが，その伝達を促進する薬物を中止したことがきっかけでも発症する。
3. 神経遮断薬による治療中に悪性症候群が発症するリスクは，0.2〜1.9％で[9]，最も発症頻度の高い薬物は，ハロペリドールとフルフェナジンである[8]。
4. 薬物治療の投与量や継続期間と悪性症候群発症のリスクに，関連は

表 34.2　悪性症候群と関連のある薬物

ドパミン作動性神経伝達を抑制する薬物	
神経遮断薬：	ブチロフェノン系(ハロペリドールなど)，フェノチアジン系，クロザピン，オランザピン，リスペリドン
制吐薬：	メトクロプラミド，ドロペリドール，プロクロルペラジン
中枢神経刺激薬：	アンフェタミン系，コカイン
その他：	リチウム，三環系抗うつ薬(過量服用)
ドパミン作動性神経伝達を促進する薬物の服用中止	
ドパミン作動薬：	アマンタジン，ブロモクリプチン，レボドパ

ない[8)]。

B 臨床症状

1. 多くの場合，悪性症候群は薬物治療をはじめて24〜72時間後に発症し，ほとんどの場合，最初の2週間で顕性化する。発病は緩やかで，完全に発症するまでに数日かかる。
2. 80%の症例で，初発症状は筋硬直か意識障害である[8)]。筋硬直は鉛管様硬直と呼ばれ，振戦に伴う硬直(歯車様硬直)と鑑別される。
3. 悪性症候群の診断には，40℃以上の体温が必須であるが[8)]，筋硬直の発症から8〜10時間遅れて認められることもある[10)]。
4. 自律神経系失調により血圧低下や不整脈が認められる。

C 臨床検査

1. 神経遮断薬によるジストニア反応と悪性症候群の筋硬直を鑑別するのは困難である。血漿クレアチンキナーゼ(CK)は，ジストニア反応では少ししか上昇しないが，悪性症候群では1,000単位/L以上上昇するので鑑別に役立つ[9)]。
2. 悪性症候群では血中白血球が，幼若好中球の増加を伴って40,000/μLにまで増加する[8)]ので，悪性症候群の臨床症状(熱発，白血球増加，意識障害)は，敗血症と間違えられることもある。

D 治療

原因薬物の休止(あるいは再開)が必須である。その他の治療は，一般的な対症療法(例えば，血圧低下への急速輸液，冷却治療)と以下の薬物の投与である。

1. **ダントロレン**

   ダントロレンナトリウム(悪性高熱症の治療に使われるのと同じ筋弛緩薬)が，筋硬直の激しい症例では静脈内投与される。適正使用量は明確には規定されていないが，一例を以下に紹介する。

   a. **投与方法**：2 mg/kgの静脈内ボーラス投与を繰り返し，必要なら，合計10 mg/kgまで投与し，その後経口的に1日50〜200 mgを3〜4回に分けて服用する[8, 11)]。

2. **ブロモクリプチン**

   ブロモクリプチンメシル酸塩はドパミン作動薬で，2.5〜10 mgを1日3回服用することで悪性症候群を治療できる[11)]。数時間で筋硬直の改善が認められるが，十分治療に反応するまでには数日かかる。**ブロモクリプチンはダントロレン以上の有効性を示さないが，**（ダントロレンは長期投与で肝毒性を示すので）進行した肝臓病患者にのみ使用される。

3. 治療期間

多くの神経遮断薬はクリアランスに時間がかかるので，悪性症候群の治療は臨床症状が消えた後も約 10 日間は続けるべきである。持続性製剤が使われていた場合は，臨床症状消失後 2～3 週間は治療を続けるべきである[8)]。

IV. セロトニン症候群

中枢神経系のセロトニン受容体の過剰刺激により，意識障害，自律神経系亢進や神経筋異常が組み合わさって出現する。これは，**セロトニン症候群**（serotonin syndrome）として知られている[12)]。

A 病因

セロトニンは，睡眠覚醒サイクル，感情，体温調節機構に関与する神経伝達物質である。さまざまな薬物がセロトニンによる神経伝達を亢進させてセロトニン症候群を起こすことが知られており，これらの薬物のリストを表 34.3 に示す[12, 13)]。1 種類以上の薬物が関与していることが多い。

表 34.3 セロトニン症候群を発症させる薬物

セロトニンへの作用	薬物
合成の増加	L-トリプトファン
放出の増加	アンフェタミン系，MDMA（エクスタシー），コカイン，フェンフルラミン
分解の減少	MAO 阻害薬（リネゾリドを含む），リトナビル
再取り込みの減少	SSRI，TCA，デキストロメトルファン，メペリジン，フェンタニル，トラマドール
受容体の刺激	リチウム，スマトリプタン，ブスピロン，LSD

LSD：リゼルギン酸ジエチルアミド，MAO：モノアミンオキシダーゼ，MDMA：メチレンジオキシメタンフェタミン，SSRI：選択的セロトニン再取り込み阻害薬，TCA：三環系抗うつ薬。

B 臨床症状

1. セロトニン症候群は(悪性症候群と対照的に)突然に発症し，半分以上の症例では原因薬物の服用後 6 時間以内に明らかになる[12]。
2. 臨床所見としては，精神状態の変化(例えば，錯乱，譫妄，昏睡)，高体温，自律神経系亢進(例えば，散瞳，頻脈，高血圧)，神経筋異常(例えば，多動，クローヌス，筋硬直)がみられる。
3. 生死にかかわる症例では，横紋筋融解，腎不全，代謝性アシドーシスや低血圧が認められる[12]。
4. 臨床症状は多様である。軽症では高体温や筋硬直は認められない。**セロトニン症候群を他の薬物誘発性高熱症候群と鑑別できる特徴は，多動とクローヌス(誘発性，自発性，あるいは水平性の眼球クローヌス)である**[12]。誘発性クローヌスが最も顕著なのは膝蓋腱反射である。

C 治療

原因薬物の服用中止が必須である。

1. セロトニン症候群の興奮状態を制御するためにベンゾジアゼピン系薬による鎮静が推奨される[8](ベンゾジアゼピン系薬物の投与量については，第 43 章 II-B 項と表 43.5 を参照)。
2. セロトニン拮抗薬であるシプロヘプタジンは，セロトニン症候群の重症例に使われる[14]。この薬は経口剤であるが，錠剤を砕いて経鼻胃管から投与することも可能である。初回投与量は 12 mg で，症状が持続する場合は 2 時間ごとに 2 mg 服用する[14]。維持量は，6 時間ごとに 8 mg である。
3. 他の治療法としては，低血圧やミオグロビン尿による腎傷害のリスクを軽減するための急速輸液や，熱射病の項で述べたように，持続する高熱(＞40℃)に対する冷却治療がある。
4. セロトニン症候群の重症例では，筋硬直や極度の体温上昇(＞41℃)を制御するために，神経筋を麻痺させる必要がある。神経筋麻痺には，非脱分極性薬物(例えば，ベクロニウム)を使用すべきである[12]。
5. 多くのセロトニン症候群症例は，治療開始から 24 時間以内には寛解するが，長い消失半減期のセロトニン作動薬ではもっと長い中毒症状を示す。

V. 低体温

低体温(体温＜35℃)は，環境曝露，代謝障害，治療介入の結果として起こりうる。この項では，環境性(偶発性)低体温に焦点をあてる。

A 誘発環境

環境性低体温は，以下の状況で起こることが多い[15)]。

1. 冷水中への長時間の浸水(冷水への熱の移動は冷気への熱の移動よりはるかに早い)，あるいは冷風に長時間さらされる場合(対流により熱喪失が促進される)。
2. 寒冷環境への生理的反応が損なわれている場合(例えば，アルコール摂取によって寒冷環境に対する血管収縮反応が損なわれる)，あるいは，寒冷環境への行動反応が損なわれている場合(例えば，錯乱したり中毒状態の人は，寒冷環境から避難できない)。

B 臨床症状

進行する体温低下の結果を，表 34.4 に要約する。

1. **軽度低体温**(32〜35℃)：患者は錯乱し，寒冷環境への適応症状として，激しいシバリングや皮膚血管収縮による冷たく青白い皮膚が認められる。一般に頻脈を示す。
2. **中等度低体温**(28〜31.9℃)：患者は傾眠傾向にあり，シバリングも消失していることが多い。徐脈と呼吸数の減少(緩徐呼吸)が顕著となり，瞳孔反射は消失することがある。
3. **重度低体温**(＜28℃)：患者は，反応が鈍いか昏睡状態にあり，散瞳のまま固定された瞳孔をしている(この状態では脳死徴候ではない)。さらには，低血圧，重度の徐脈，乏尿，全身性の浮腫がみられる。25℃

表 34.4 進行した低体温でみられる症状

重症度	体温	臨床症状
軽度	32〜35℃	錯乱，冷たく青白い皮膚，シバリング，頻脈
中等度	28〜31.9℃	傾眠，弱いシバリングあるいはシバリングの欠如，徐脈，緩徐呼吸
重度	＜28℃	反応鈍麻あるいは昏睡，シバリングの欠如，浮腫，散瞳固定された瞳孔，徐脈，低血圧，乏尿
致死的	＜25℃	無呼吸，心停止

以下の体温では無呼吸や心停止になりうる。

C 心電図

1. 低体温の 80％の患者の心電図において，QRS-ST 接合部で顕著な J 波がみられる(図 34.1)。この波形はオズボーン(Osborn)波と呼ばれるが，低体温に特徴的なものではなく，高カルシウム血症，くも膜下出血，脳損傷，心筋梗塞でも認められる[16]。この波形は有名ではあるが，低体温の診断価値はない(低体温は体温によって診断される)。

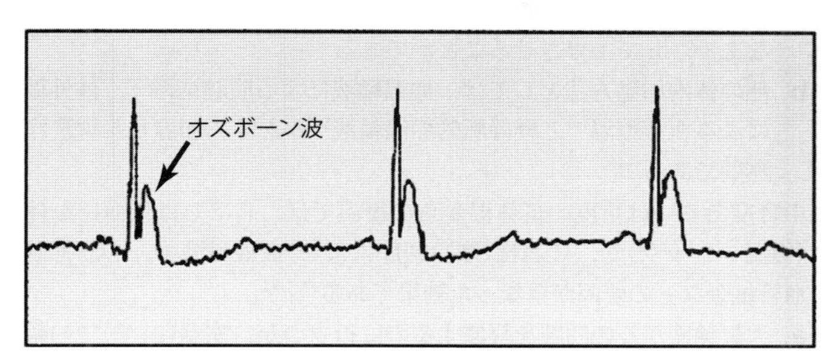

図 34.1 (過剰に評価されている)オズボーン波

2. 低体温では，1 度・2 度・3 度の房室ブロック，洞性や接合部性徐脈，心室調律，心房性や心室性の期外収縮，心房細動，心室細動などのさまざまな不整脈が起こりうる[16]。

D 臨床検査

1. 低体温では，全般的な血液凝固障害(INR や部分トロンボプラスチン時間の延長)がよくみられる[15]が，正常体温で凝固検査を行った場合は明らかにならない可能性がある。
2. 動脈血ガス分析(正常体温で測定しなければならない)では，呼吸性アシドーシスあるいは代謝性アシドーシスが認められる[15]。
3. 血清電解質検査では，シバリングや横紋筋融解による骨格筋からのカリウム放出のために高カリウム血症が認められる。
4. 横紋筋融解や急性腎不全，あるいは(抗利尿ホルモンに対する腎尿細管の反応性が落ちるための)**寒冷利尿**の結果として，血清クレアチニン値が上昇することがある。

E 復温

1. 体外復温は，低体温のほとんどの症例で適応となる[17]。皮膚血管の血液が冷たい中枢の血液と置き換わるために体外復温をしている間も体温の低下が起こることがあり(アフタードロップと呼ぶ)，これが心室細動のリスクになると考えられている[18]。しかしながら，体外復温中の致死的不整脈はまれである[17, 18]。
2. 体内復温は，一般には低体温の重症例のための最後の選択である。
   a. 気管挿管されている患者における最も簡単な体内加温法は，吸入ガスの温度を40～45℃に上昇させることであり，これにより深部温を2.5℃ /h で上昇させることができる[15]。
   b. 他の体内加温方法としては，加温輸液による腹腔洗浄[15]，体外循環による血液復温[19]，経静脈的加温輸液[20]がある。加温した胃洗浄は無効である[15]。
3. 中等度あるいは重度の低体温からの復温では，しばしば低血圧を伴う(復温ショック)が，これは(寒冷利尿による)血液量減少，心筋抑制，血管拡張などの要因が重なった結果である[17, 18]。
   a. 大量輸液がこの問題を軽減するのに役立つが，室温(21℃)での輸液は低体温を悪化させうるので輸液を加温しなければならない。
   b. 重度低体温の半数の患者では昇圧薬が必要となるが，これは予後不良を意味する[18]。

参考文献

1. Guyton AC, Hall JE. Body temperature, temperature regulation, and fever. In: *Medical Physiology, 10th ed.* Philadelphia, WB Saunders, 2000: 822-833.
2. Lugo-Amador NM, Rothenhaus T, Moyer P. Heat-related illness. *Emerg Med Clin N Am* 2004; 22:315-327.
3. Hadad E, Rav-Acha M, Heled Y, et al. Heat stroke: a review of cooling methods. *Sports Med* 2004; 34:501-511.
4. Glazer JL. Management of heat stroke and heat exhaustion. *Am Fam Physician* 2005; 71:2133-2142.
5. Ward MM. Factors predictive of acute renal failure in rhabdomyolysis. *Arch Intern Med* 1988; 148:1553-1557.
6. Schneiderbanger D, Johannsen S, Roewer N, Schuster F. Management of malignant hyperthermia: diagnosis and treatment. *Ther Clin Risk Manag* 2014; 10:355-362.
7. McEvoy GK, ed. *AHFS Drug Information, 2014.* Bethesda, MD: American Society of Health-System Pharmacists, 2014:1439-1442.

8. Bhanushali NJ, Tuite PJ. The evaluation and management of patients with neuroleptic malignant syndrome. *Neurol Clin N Am* 2004; 22:389-411.
9. Khaldarov V. Benzodiazepines for treatment of neuroleptic malignant syndrome. *Hosp Physician,* 2003 (Sept): 51-55.
10. Lev R, Clark RF. Neuroleptic malignant syndrome presenting without fever: case report and review of the literature. *J Emerg Med* 1996; 12:49-55.
11. Guze BH, Baxter LR. Neuroleptic malignant syndrome. *N Engl J Med* 1985; 13:163-166.
12. Boyer EH, Shannon M. The serotonin syndrome. *N Engl J Med* 2005; 352:1112-1120.
13. Demirkiran M, Jankivic J, Dean JM. Ecstacy intoxication: an overlap between serotonin syndrome and neuroleptic malignant syndrome. *Clin Neuropharmacol* 1996; 19:157-164.
14. Graudins A, Stearman A, Chan B. Treatment of serotonin syndrome with cyproheptadine. *J Emerg Med* 1998; 16:615-619.
15. Hanania NA, Zimmerman NA. Accidental hypothermia. *Crit Care Clin* 1999; 15: 235-249.
16. Aslam AF, Aslam AK, Vasavada BC, Khan IA. Hypothermia: evaluation, electrocardiographic manifestations, and management. *Am J Med* 2006; 119:297-301.
17. Cornell HM. Hot topics in cold medicine: controversies in accidental hypothermia. *Clin Ped Emerg Med* 2001; 2:179-191.
18. Vassal T, Bernoit-Gonin B, Carrat F, et al. Severe accidental hypothermia treated in an ICU. *Chest* 2001; 120:1998-2003.
19. Ireland AJ, Pathi VL, Crawford R, et al. Back from the dead: Extracorporeal rewarming of severe accidental hypothermia victims in accidental emergency. *J Accid Emerg Med* 1997; 14:255-303.
20. Handrigen MT, Wright RO, Becker BM, et al. Factors and methodology in achieving ideal delivery temperatures for intravenous and lavage fluid in hypothermia. *Am J Emerg Med* 1997; 15:350-359.

Chapter 35

ICU での発熱

Fever in the ICU

新たな発熱は，入院患者では常に関心事である。本章では，発熱の原因，経験的抗菌薬治療や解熱療法の功罪など，ICU 患者での新たな発熱に対する一般的な注意を示す[1)]。

I. 発熱

A ICU における発熱

ICU 患者での発熱に関する最新のガイドライン[1)]は以下を推奨している。

1. 体温 38.3℃以上を発熱とするが，免疫不全患者，特に好中球減少を伴う場合には，より低い 38.0℃を閾値として用いる。

2. 深部温は，肺動脈，食道あるいは膀胱内に留置されたサーミスタつきカテーテルで最も正確に測定できる。直腸温，口腔温，鼓膜温はこの順番で測定精度が落ちる。腋窩動脈と側頭動脈領域は体温測定には推奨されない。

3. 備考：(ほとんどの ICU 患者にあてはまるが)膀胱カテーテルを必要とする患者ではサーミスタつき膀胱カテーテルが体温測定には理想的と考えられる。これらの機器では，深部温の正確な測定だけでなく，体温の持続的モニタリングも可能であり，間欠的測定よりも明らかに利点がある。

B 炎症 vs. 感染

発熱は視床下部に作用して，体温を上昇させる炎症性サイトカイン(内因性発熱物質と呼ばれる)により生じる。全身性炎症反応の誘因となるならば，どのような状態でも発熱が生じる。

1. 発熱は炎症の徴候であって，感染の徴候ではなく，発熱する ICU 患者の約 50％には明らかな感染がない[2, 3)]。

2. 発熱の重症度は感染の有無や感染の重症度とは相関しない。高熱は，薬物熱(後述)のような非感染性状態の結果であることもあり，致死性感染症においては，発熱はわずかであるか，もしくは発熱がない[1)]。

3. 炎症と感染症の鑑別は重要であるが，発熱の評価だけでなく，発熱治療に使われる抗菌薬の反応「膝蓋腱反射」を抑制することの評価も重要である。

II. 非感染性原因

ICUにおける発熱の非感染性原因には，大手術，血栓塞栓症や薬物がある。

A 術後早期発熱

大術後の第1病日での発熱の頻度は15～40%だが，ほとんどの症例では明らかな感染は認めない[3-5]。こうした発熱は，通常は24時間から48時間以内に解熱し，手術中に生じた組織傷害に対する炎症性反応であることがほとんどである。

1. 無気肺は発熱の原因にはならない

無気肺が術後早期の発熱のよくある原因であると，長いこと誤解されている。この誤解の1つの原因は，術後に発熱する患者において無気肺の頻度が高いことによるだろう。図35.1左のグラフが示すように，術後第1病日に発熱した患者の90%近くで，胸部X線写真上，無気肺が認められる[5]。しかし，これは図35.1右のグラフ(同一研究による)で確かめられるように，無気肺が発熱の原因であるという証拠ではない。右のグラフは，無気肺を呈する患者の多く(75%)では発熱していないことを示している。

a. 無気肺と発熱の両者の間に因果関係がないことは，65年以上前に動物モデルで，主気管支を結紮して起こした肺葉性無気肺後には発熱がなかったことで示されている[6]。

2. 悪性高熱症

まれではあるが，術直後の治療可能な体温の上昇に悪性高熱症がある。悪性高熱症は，ハロゲン化吸入麻酔薬に影響されて，筋硬直，高熱(40℃以上)と横紋筋融解を生じる遺伝性疾患である。悪性高熱症については第34章II項で述べている。

B 静脈血栓塞栓症

第4章I項で述べたように，多くの患者集団で静脈血栓塞栓症のリスクがある。院内発症静脈血栓塞栓症の多くは無症候性であるが，急性肺塞栓症

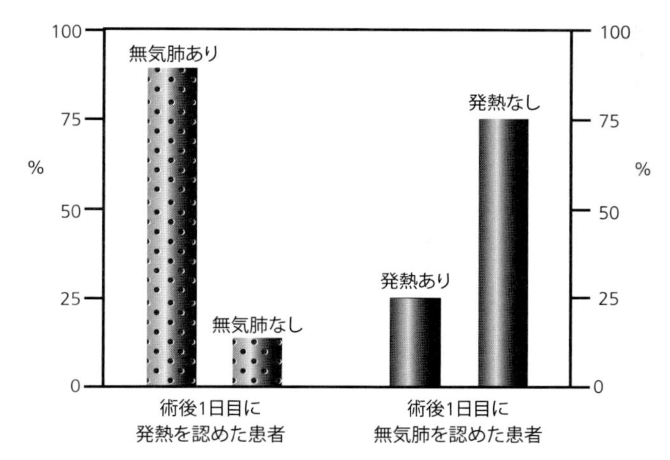

図 35.1 術後第 1 病日の発熱と無気肺の相関関係
開心術を受けた連続 100 症例による。左のグラフは多くの発熱患者が無気肺を有していたことを示すが，右のグラフでは無気肺を有した多くの患者では発熱がなかったことを示している。（参考文献 5 より）

では，1 週間持続する発熱が起こることがある[7]。急性肺塞栓症の診断的評価については第 4 章 III 項で述べてある。

C 輸血

発熱性で非溶血性の輸血反応の頻度は，200 回の赤血球輸血に対して 1 回（表 11.3 参照），14 回の血小板輸血に対して 1 回（表 12.4 参照）である。これらの発熱は輸血中もしくは輸血後 6 時間以内に現れる。

D 薬物熱

どの薬物も過敏性反応として，発熱の誘因になりうるが，典型的な薬物熱を表 35.1 にあげる。

1. 薬物熱については，よくわかっていない。薬物熱の 75％以上が過敏性反応であるという確証を示さない[8]。
2. 発熱の発症は薬物治療後，2〜3 時間から 3 週間以上とさまざまである[1]。
3. 薬物熱は，単独の所見として現れたり，あるいは表 35.1 に示す他の症

表 35.1　ICU における薬物熱

一般的な原因薬物	ときどきある原因薬物	臨床症状
アムホテリシン	シメチジン	硬直（53%）
セファロスポリン	カルバマゼピン	筋肉痛（25%）
ペニシリン	ヒドララジン	白血球増加（22%）
フェニトイン	リファンピシン	好酸球増加（22%）
プロカインアミド	ストレプトキナーゼ	発疹（18%）
キニジン	バンコマイシン	低血圧（18%）

（参考文献 8 より）

状に随伴することがある[8)]。**これらの症状により薬物熱が重症で致死的にみえることがある。**

4. 通常，発熱の原因が他にない場合に薬物熱が疑われる。薬物熱を疑ったら，原因薬物と考えられるものを中止する。発熱は 2〜3 日で消退するが，7 日程度持続することもある[9)]。

E 医原性発熱

ウォーターマットレスやエアゾール加湿器の温度制御装置の故障が熱伝導により発熱を引き起こしうる[10)]。加温されたマットレスや人工呼吸器の温度設定のチェックはわずか数秒で可能だが，そんな単純な発熱の原因をなぜ見落としたのかを説明するにはもっと長い時間がかかる。

III. 院内感染

内科系・外科系 ICU 患者における ICU 内感染の頻度を表 35.2 に示す[11)]。感染症の約 4 分の 3 を占める 4 感染症は肺炎（ほとんどが人工呼吸器関連肺炎），尿路感染，血液感染（ほとんどがカテーテル関連感染），手術部位感染である。3 感染症については本書の別の章で記述している。

1. 人工呼吸器関連肺炎については第 16 章で述べている。

2. 尿路感染については第 33 章で述べている。

3. カテーテル関連感染については第 2 章 II 項で述べている。

触れておくべき残りの院内感染について，以下で述べる。

表35.2 内科系・外科系ICU患者における院内感染症

感染症	全感染症に対する割合(%)	
	内科系ICU	外科系ICU
肺炎	30%	33%
尿路感染	30%	18%
血液感染	16%	13%
手術部位感染	—	14%
その他	24%	22%

(参考文献11より)

A 手術部位感染

1. 手術部位感染(surgical site infection：SSI)は，通常，術後5〜7日にみられ，皮膚と皮下組織を含む表層か，あるいは筋膜や筋肉などの深層まで広がるが，発熱に関連するのは後者だけである[12)]。

2. 深部SSIの管理には，ドレナージ，デブリドマンと抗菌薬の組み合わせが含まれる。SSIの原因菌には違いがあり，開心術後のSSIでの主要な病原菌は表皮ブドウ球菌であるが[13)]，消化管手術後のSSIでの病原菌は一般的にはグラム陰性好気性桿菌や嫌気性菌である[1)]。

3. **壊死性創部感染**は術後最初の数日に現れ，クロストリジウム属もしくはβ溶血性レンサ球菌[1)]によって起こる。創部周囲の著明な浮腫と水疱をよく伴い，捻髪音があることもある。深部組織への進展は急速で，横紋筋融解や腎不全をきたす。治療は広範なデブリドマンとペニシリンの点滴である。治療が遅れた場合の死亡率は高い(60%以上)。

B 副鼻腔炎

副鼻腔炎は，経鼻胃管や気管チューブ(副鼻腔の洞開口部を閉塞する)があるICU患者での発熱の原因として正しく評価されていない。経口気管チューブを挿管された患者での説明不能な発熱に関する1つの研究によれば，42%で培養による副鼻腔炎の証拠があった[14)]。

1. 診断は副鼻腔炎の放射線学的証拠(すなわち，罹患した副鼻腔の混濁あるいはニボー像)で示唆され，罹患した副鼻腔からの吸引物の培養が陽性であることで裏づけられる[14, 15)]。

2. CTスキャンは副鼻腔炎の検出には適しているが，ベッドサイドでの副鼻腔X線写真でことたりる[14)]。上顎洞(ほとんどが罹患する)は，図

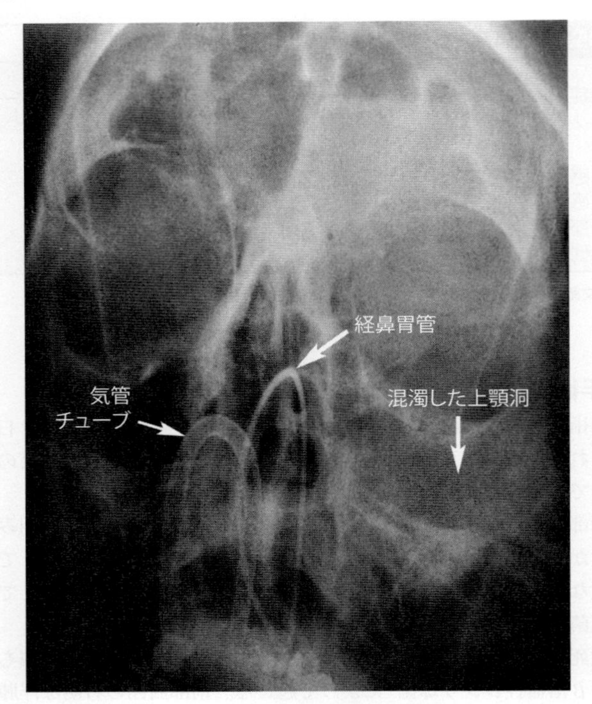

図 35.2 ウォータース法による副鼻腔ポータブルフィルム像
気管チューブと経鼻胃管を留置されている患者で，左上顎洞と前頭洞の混濁を認める。

35.2 に示すようにウォータース(Waters)法による単一後頭オトガイ像にてみることができる[15]。

3. ICU で罹患した副鼻腔炎で最もよく分離されるのは，グラム陰性好気性桿菌(60％の症例)で，グラム陽性好気性球菌(特に黄色ブドウ球菌と表皮ブドウ球菌)が 30％の症例，真菌(多くが *Candida albicans*)が 5〜10％の症例でみられる[1]。

4. 経験的抗菌薬治療は副鼻腔排泄物のグラム染色を指針としなければならない。X 線写真上，副鼻腔炎の所見を有する患者の約 30％で副鼻腔の排泄物が無菌であることから，感染症を立証するには罹患した副鼻腔の吸引が必要である[15]。

C クロストリジウム・ディフィシル感染症

新規発症の下痢に関連した ICU 患者の発熱では，常に即座にクロストリジウム・デフィシル腸炎を疑わねばならない。本症の診断と治療については 32 章 II 項に述べてある。

D 侵襲性カンジダ症

1. ICU 患者の感染症の約 15%はカンジダ属に原因がある[17]。危険因子として，中心静脈留置カテーテル，腹部手術や広域スペクトル抗菌薬の直近の使用などがあげられる[18]。
2. 30〜80%の症例で血液培養が無菌であるために侵襲性カンジダ症はしばしば見落とされている[18]。さらに感度の高い検出方法(例えば，PCR 法)が開発されているが，いまだ治験中である。
3. 3 日間の広域スペクトル抗菌薬治療後に持続する発熱がある高リスク患者では，カンジダ症を疑わねばならない。

E 患者特異性感染症

院内感染症では以下のような特異的な患者集団を考慮しなければならない。すなわち，(a)腹部大手術を受けた患者の腹腔膿瘍(第 32 章 III-B 項で述べた)，(b)脳外科手術での髄膜炎，(c)損傷した弁あるいは人工弁を有する患者での心内膜炎，である。

IV. 留意事項

A 血液培養

血液培養は，非感染性病巣の可能性が低い場合でも ICU 関連の発熱症例全例で推奨される[1]。血液培養での検出量は培養される血液量と静脈穿刺部位の数に依存する。

1. 血液培養での検出には，各穿刺部位から 20〜30 mL の血液を採血するのが最適である[1]。標準的には穿刺部位から 20 mL 採血し，血液培養セットの培養ビンおのおの(1 つは好気性用，1 つは嫌気性用)に培養液 10 mL を入れる。血液量を 20 mL から 30 mL に増やせば，血液培地からの検出率は約 10%上昇する[19]。

2. 菌血症の90%以上が24時間連続採取の3ボトル培養で検出され，心内膜炎については，24時間連続採取の2ボトル培養にて菌血症の90%以上が検出できる[20)]。（1静脈採血部位に1血液培養を割りあてる）

B プロカルシトニン

プロカルシトニン(procalcitonin：PCT)は重症患者での敗血症のマーカーとして提唱されてきた。ICUの発熱患者における感染症検出に対する血清PCTの予測値を表35.3に示す[21)]。正常以上のPCTレベル(0.5 ng/mL以上)は，白血球増加〔C反応性タンパク(CRP)よりもさらに予測に役立つ〕と同程度の予測値であったが，より高値のカットオフ値(1 ng/mL)を用いた場合，PCTレベルの上昇は感染症を強く疑われた。これらの結果は，ICUの発熱患者に対する経験にもとづいた抗菌薬治療での指針決定にPCTが力を発揮する可能性を示すものである。

表35.3　発熱しているICU患者での感染指標

指標	陽性適中率	陰性適中率	陽性尤度比
白血球＞12,000/μL	76%	62%	2.7
CRP＞100 mg/dL	62%	54%	1.4
PCT＞0.5 ng/dL	75%	68%	2.6
PCT＞1.0 ng/dL	90%	72%	8.1

CRP：C反応性タンパク，PCT：プロカルシトニン。
（参考文献21より）

C 経験的抗菌薬治療

経験にもとづいた抗菌薬治療は，非感染性病巣の可能性が高くなければ，発熱しているICU患者全例において推奨される。特に**好中球減少(好中球の絶対数500未満)**のような患者においては，迅速な治療の開始が基本であり，わずか数時間でも遅れることは予後に悪影響を及ぼす[22)]。しかし，可能であるときにはいつでも，抗菌薬投与前に適切な培養を行うべきである。

1. 北米でのICU感染症で最も多く分離される病原菌を表35.4に示す。経験にもとづいた抗菌薬選択は本表にある病原菌を含めなければならない。

表 35.4 ICU 感染症でよく分離される病原菌

グラム陽性(55%)	グラム陰性(50%)
黄色ブドウ球菌(27%) MRSA(18%) 表皮ブドウ球菌(9%)	大腸菌(14%) 緑膿菌(13%) *Klebsiella* spp.(9%)

(北米の ICU 607 施設からのデータ[17]より)

2. 経験的抗菌薬治療で推奨される抗菌薬は，セフェピム，カルバペネム系薬(メロペネムあるいはイミペネム / シラスタチン)もしくはピペラシリン・タゾバクタムで，もし，メチシリン耐性黄色ブドウ球菌(MRSA)が病原菌である可能性があれば，バンコマイシンを追加する[22]。

a. カルバペネム系の推奨投与量は表 44.3，セフェピムは表 44.4 を参照。ピペラシリン・タゾバクタムについては第 44 章 VII-A 項，バンコマイシンについては第 44 章 VII-B 項を参照。

3. 抗菌薬投与開始後 3 日以上不明熱が持続する場合，特に前述した侵襲性カンジダ症の危険因子をもつ患者では抗真菌薬を考慮すべきである。望ましい薬物は，カンジダ属に対して広域スペクトルをもつので，エキノキャンディン系抗真菌薬(カスポファンギン，ミカファンギン，アニデュラファンギン)である[22]。これら薬物の推奨投与量は第 44 章 II-C-2 項に示す。

V. 解熱療法

一般に，発熱が抑えなければならない弊害(疾病)として捉えられているのは，発熱に関する親の誤解(発熱恐怖症として知られる)が根源である[23]。事実，**発熱は感染を根絶するための力を増強する正常な適応反応である**[24]。発熱の功罪について続いている議論を再考察することは本書の範囲を越えているが，以下の情報は提示に値する。

A 宿主防御機構としての発熱

1. 発熱は，異常な体温調節(第 34 章の障害のように)の結果ではなく，正常な体温調節機構が高い設定値で機能している結果である[25]。

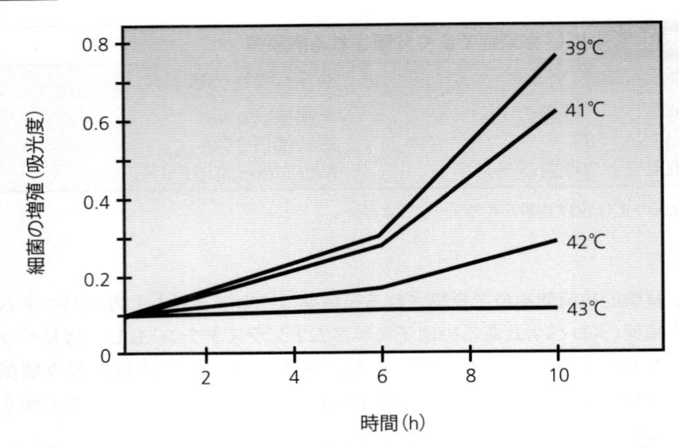

図 35.3 感染した実験動物の血液における *Pasteurella multocida* の増殖に体温が及ぼす影響
図示した温度は，実験動物(ウサギ)でみられる通常の発熱の範囲内に相当する。(参考文献 27 より)

2. 抗体とサイトカインの産生を増加させ，T-リンパ球を活性化し，好中球とマクロファージによる貪食作用を増強することで，免疫機能を強化する[26]。

3. 体温の上昇は図 35.3 に示すように細菌の増殖とウイルスの複製も抑制する[27]。

B 発熱は有害か？

1. 発熱の有害作用として推定されることの 1 つは，心疾患患者では好ましくない頻脈に関与していることである。しかし，発熱と頻脈の関連は敗血症動物モデルで証明されたもので，頻脈は発熱の特異的反応というよりも，むしろ敗血症に対する炎症反応の一部とみなされている。

2. 心停止(第 15 章 III-B 項参照)や虚血性脳卒中(第 42 章 IV-B 項参照)後に生じる脳虚血を体温上昇が悪化させるとする説得力のある証拠はある。しかし，発熱が非虚血性脳に損傷を与えるという証拠はない。

C 解熱薬

体温を上昇させる内因性発熱物質はプロスタグランジン E によって調節

され，解熱にはプロスタグランジン E 産生の阻害が効果的である[28]。これらの薬物には，アスピリン，アセトアミノフェンや非ステロイド性抗炎症薬(nonsteroidal anti-inflammatory agent：NSAID)がある。ICU で解熱に使用されるのは後者 2 剤のみである。

1. アセトアミノフェン

米国での急性肝不全の主要な原因(第 46 章 I 項参照)であるにもかかわらず，アセトアミノフェンは解熱薬として好まれている。肝障害のある患者では本剤は禁忌である。

a. 投与方法：アセトアミノフェンは通常，経口もしくは坐剤で投与され，4～6 時間ごとに 650 mg，1 日最大投与量 4 g までである。現在では静注製剤が使用可能で，成人(50 kg 以上)で 4 時間ごとに 650 mg あるいは 6 時間ごとに 1,000 mg，1 日最大 4 g までが推奨投与量である[29]。

b. アセトアミノフェンの静脈内投与のコストは高く，経口投与よりも効果的ではない[30)*1]。

2. NSAID

a. イブプロフェンは市販の NSAID では最も一般的であり，ICU の敗血症患者に満足のいく効果がでるまで 10 mg/kg，800 mg まで，6 時間ごと 48 時間まで静脈内投与できる[31]。

b. ケトロラクは通常，オピオイド節減鎮痛薬として使用されるが(第 43 章 I-E 項参照)，0.5 mg/kg の単回投与で解熱することが示されている[32]。腎毒性と消化管出血のリスクから本剤の使用は通常，数日間に限られる。

D 体外冷却

寒冷環境に対する生理的反応と同じような反応を発熱は示すが，敗血症患者において，短期間(48 時間)の解熱には体外冷却は効果的である[33]。持続的な体温管理ができ，解熱薬の有害作用を避けられるので，体外冷却(体温を 37℃あたりに維持する)は解熱薬よりも好まれる。

＊1 訳注：日本で発売されているアセトアミノフェン静注製剤 1,000 mg は 332 円と比較的安価である。

参考文献

1. O'Grady NP, Barie PS, Bartlett J, et al. Guidelines for the evaluation of new fever in critically ill adult patients: 2008 update from the American College of Critical Care Medicine and the Infectious Disease Society of America. *Crit Care Med* 2008; 36:1330-1349.
2. Commichau C, Scarmeas N, Mayer SA. Risk factors for fever in the intensive care unit. *Neurology* 2003; 60:837-841.
3. Peres Bota D, Lopes Ferriera F, Melot C, et al. Body temperature alterations in the critically ill. *Intensive Care Med* 2004; 30:811-816.
4. Freischlag J, Busuttil RW. The value of postoperative fever evaluation. *Surgery* 1983; 94:358-363.
5. Engoren M. Lack of association between atelectasis and fever. *Chest* 1995; 107:81-84.
6. Shelds RT. Pathogenesis of postoperative pulmonary atelectasis: an experimental study. *Arch Surg* 1949; 48:489-503.
7. Murray HW, Ellis GC, Blumenthal DS, et al. Fever and pulmonary thrombo-embolism. *Am J Med* 1979; 67:232-235.
8. Mackowiak PA, LeMaistre CF. Drug fever: a critical appraisal of conventional concepts. *Ann Intern Med* 1987; 106:728-733.
9. Cunha B. Drug fever: The importance of recognition. *Postgrad Med* 1986; 80:123-129.
10. Gonzalez EB, Suarez L, Magee S. Nosocomial (water bed) fever. *Arch Intern Med* 1990; 150:687 (letter).
11. Richards MJ, Edwards JR, Culver DH, Gaynes RP. The National Nosocomial Infections Surveillance System. Nosocomial infections in combined medical-surgical intensive care units in the United States. *Infect Control Hosp Epidemiol* 2000; 21:510-515.
12. Horan TC, Andrus M, Dudeck MA. CDC/NHSN surveillance definition of health-care-associated infection and criteria for specific types of infections in the acute care setting. *Am J Infect Control* 2008; 36:309-332.
13. Gudbjartsson T, Jeppson A, Sjogren J, et al. Sternal wound infections following open heart surgery—a review. *Scand Cardiovasc J* 2016; May 20:1-8.
14. van Zanten ARH, Dixon JM, Nipshagen MD, et al. Hospitalacquired sinusitis as a common cause of fever of unknown origin in orotracheally intubated critically ill patients. *Crit Care* 2005 9:R583-R590.
15. Holzapfel L, Chevret S, Madinier G, et al. Influence of long-term oro- or nasotracheal intubation on nosocomial maxillary sinusitis and pneumonia: results of a prospective, randomized, clinical trial. *Crit Care Med* 1993; 21:1132-1138.
16. Diagnosing sinusitis by x-ray: is a single Waters view adequate? *J Gen Intern Med* 1992; 7:481-485.
17. Vincent J-L, Rello J, Marshall J, et al. International study of the prevalence and outcomes of infection in intensive care units. *JAMA* 2009; 302:2323-2329.
18. Kullberg BJ, Arendrup MC. Invasive candidiasis. *N Engl J Med* 2015; 373:1445-1456.
19. Patel R, Vetter EA, Harmsen WS, et al. Optimized pathogen detection with 30- com-

pared to 20-milliliter blood culture draws. *J Clin Microbiol* 2011; 49:4047-4051.

20. Cockerill FR, Wilson JW, Vetter EA, et al. Optimal testing parameters for blood cultures. *Clin Infect Dis* 2004; 38:1724-1730.
21. Tsangaris I, Plachouras D, Kavatha D, et al. Diagnostic and prognostic value of procalcitonin among febrile critically ill patients with prolonged ICU stay. *BMC Infect Dis* 2009; 9:213.
22. Freifeld AG, Bow EJ, Sepkowitz KA, et al. Clinical practice guidelines for the use of antimicrobial agents in neutropenic patients with cancer. 2010 update by the Infectious Diseases Society of America. *Clin Infect Dis* 2011; 52:e56-e93.
23. Schmitt BD. Fever phobia: misconceptions of parents about fevers. *Am J Dis Child* 1980; 134:176-181.
24. Kluger MJ, Kozak W, Conn CA, et al. The adaptive value of fever. *Infect Dis Clin North Am* 1996; 10:1-20.
25. Saper CB, Breder CB. The neurologic basis of fever. *N Engl J Med* 1994; 330:1880-1886.
26. van Oss CJ, Absolom DR, Moore LL, et al. Effect of temperature on the chemotaxis, phagocytic engulfment, digestion, and O_2 consumption of human polymorphonuclear leukocytes. *J Reticuloendothel Soc* 1980; 27:5610565.
27. Small PM, Tauber MG, Hackbarth CJ, Sande MA. Influence of body temperature on bacterial growth rates in experimental pneumococcal meningitis in rabbits. *Infect Immun* 1986; 52:484-487.
28. Plaisance KI, Mackowiak PA. Antipyretic therapy. Physiologic rationale, diagnostic implications, and clinical consequences. *Arch Intern Med* 2000; 160:449-456.
29. OFIRMEV package insert, Cadence Pharmaceuticals, 2010.
30. Peacock WF, Breitmeyer JB, Pan C, et al. A randomized study of the efficacy and safety of intravenous acetaminophen compared to oral acetaminophen for the treatment of fever. *Acad Emerg Med* 2011; 18:360-366.
31. Bernard GR, Wheeler AP, Russell JA, et al. The effects of ibuprofen on the physiology and survival of patients with sepsis. *N Engl J Med* 1997; 336:912-918.
32. Gerhardt RT, Gerharst DM. Intravenous ketorolac in the treatment of fever. *Am J Emerg Med* 2000; 18:500-501 (Letter).
33. Schortgen F, Clabault K, Katashian S, et al. Fever control using external cooling in septic shock. *Am J Respir Crit Care Med* 2012; 185:1088-1095.

Chapter 36

必要栄養量

Nutritional Requirements

栄養療法の目的は，各患者で必要とされる日々の栄養素とカロリーを投与することである。本章では重症患者が必要とする栄養素とカロリーをどのように決めるかについて述べる[1)]。

I. 必要カロリー量

A 酸化によるエネルギー変換

好気性代謝の目的は，蓄えられた有機基質(糖質，脂質，タンパク)をエネルギーとして生体機能を維持することである。このプロセスは酸素を消費し，二酸化炭素と水，熱を産生する。1 g の各有機基質(糖質，脂質，タンパク)の好気性代謝により産生されるエネルギーを表 36.1 に示す。

1. 各栄養基質のエネルギー産生量(kcal/g)は，それぞれが 1 g 完全に燃焼したときに発生する熱量である。脂質のエネルギー産生量が最も高く(9.1 kcal/g)，ブドウ糖が最も低い(3.7 kcal/g)。
2. 3 種類の有機基質の代謝量の合計により，全身の酸素消費量($\dot{V}O_2$)，二酸化炭素産生量($\dot{V}CO_2$)，エネルギー産生量が規定される。**24 時間の熱産生量は 1 日エネルギー消費量に相当し，各患者における 1 日エネルギー必要量と考えることができる。** 1 日エネルギー消費量は，間接的に測定するか次項に述べるように推定することが可能である。

B 間接熱量測定法

1. 測定原理

実際の患者では，代謝による熱産生量を直接測定することはできないので，エネルギー消費量は全身の酸素消費量($\dot{V}O_2$)と二酸化炭素産生量($\dot{V}CO_2$)から式 36.1 に示した関係式より間接的に計算する。これが**間接熱量測定法**(indirect calorimetry)の原理であり，以下の式を用いて**安静時エネルギー消費量**(resting energy expenditure：REE)を算出する[2)]。

$$REE = (3.6 \times \dot{V}O_2) + (1.1 \times \dot{V}CO_2) - 61 \text{(kcal/min)} \qquad (36.1)$$

表 36.1 有機基質の好気性代謝により産生されるエネルギー

有機基質	酸素消費量	二酸化炭素産生量	熱産生量[a]
ブドウ糖	0.74 L/g	0.74 L/g	3.7 kcal/g
脂質	2.00 L/g	1.40 L/g	9.1 kcal/g
タンパク	0.96 L/g	0.78 L/g	4.0 kcal/g

a：それぞれの有機基質から得られるエネルギー。

2. 方法
間接熱量測定法では，「代謝カート(metabolic cart)」と呼ばれる装置を用いて，(通常は人工呼吸を要する患者において)吸気および呼気の酸素および二酸化炭素濃度を測定することにより，$\dot{V}O_2$ と $\dot{V}CO_2$ を測定する。15〜30 分間安定した状態で，REE(kcal/min)を測定し，1,440(24 時間＝1,440 分)をかけて，1 日エネルギー消費量(kcal/日)を算出する[3]。

3. 間接熱量測定法は，多くの ICU では実行することが難しいため，一般的には次項に示すように，1 日エネルギー必要量は予測式で計算する。

C 簡便な方法

1. 200 を超える複雑な計算式が 1 日エネルギー必要量を予想するために提唱されている[1]が，いずれの式も以下の簡単な式を超える正確性があるわけではない[1,4]。

$$\text{REE(kcal/日)} = 25 \times \text{体重(kg)} \qquad (36.2)$$

2. 肥満患者では，上の式における体重を理想体重などを用いて調整することも可能である[5]が，このような調整は栄養療法に関するガイドラインでは推奨されていない[1]。

D 投与カロリー制限

1. 投与カロリーを制限することは，酸素消費量の減少(心拍出量の必要量を減少させうる)や二酸化炭素産生量の減少(人工呼吸患者では有利である)，および血糖値コントロールが容易になるなどの有益性がある。

2. 少なくとも 6 つの臨床研究において，(タンパク投与量を維持した状態で)カロリー投与量を 50%まで減少させても有害性がないことが報告されている[6]

表 36.2　肥満を伴う ICU 患者におけるカロリー制限・高タンパク投与療法

1. もし間接熱量計が使用可能であれば REE を測定し，1 日必要カロリーの 70%を投与する。
2. もし間接熱量計が使用できなければ，BMI (body mass index)を用いて，1 日カロリー投与量とタンパク投与量を決定する。
3. 1 日カロリー投与量は，BMI 30〜50 の場合には，11〜14 kcal/kg (実体重)とし，BMI>50 の場合には，22〜25 kcal/kg (理想体重)とする。
4. 1 日タンパク投与量は，BMI 30〜40 の際には 2 g/kg (理想体重)とし，BMI>40 の際には 2.5 g/kg (理想体重)とする。

(参考文献 1 の治療ガイドラインより)

3. ICU 患者における栄養療法に関するガイドラインでは，**肥満患者に対するカロリー制限**を推奨している。この推奨内容は，表 36.2 に記載する。

II. 有機基質必要量

1 日の必要カロリーは非タンパクカロリー(炭水化物と脂肪)で供給される。一方，タンパクは徐脂肪量(lean body mass；筋肉と骨)の維持のために投与される。

A 炭水化物

平均的な食生活では，**非タンパクカロリーのおよそ 70%**が糖質(ブドウ糖)から供給されている。体内に蓄積できる糖質には限界があるので(表 36.3 のグリコーゲンの貯蓄量を参照)，ブドウ糖を主たるエネルギー源としている脳の機能を維持するためには，ブドウ糖の摂取が必要である。

B 脂質

非タンパクカロリーのおよそ 30%が脂質として投与されてきた。前述のように，脂質はエネルギー産生量が最も高く(表 36.1)，脂肪組織における貯蔵脂質は健康成人における主たる貯蔵エネルギー源である。

1. リノール酸

栄養素としての脂質とは 1 分子のグリセロールと 3 分子の脂肪酸が結合したトリグリセロールを指す。唯一の必須脂肪酸(食事から摂取しな

表 36.3 健常成人が体内に蓄えているエネルギー源

エネルギー源	量(kg)	エネルギー量(kcal)
脂肪組織	15.0	141,000
筋タンパク	6.0	24,000
グリコーゲン	0.09	900
		合計：165,900

(データは Cahill GF Jr. *N Engl J Med* 1970; 282:668-675 より)

ければならない)が多価不飽和脂肪酸の**リノール酸**(linoleic acid)である。

a. リノール酸が欠乏すると鱗屑発疹，心機能障害，易感染性が生じる[7]。予防のためには摂取する脂質の 0.5％程度をリノール酸とすればよい

b. サフラワー(ベニバナ)油はリノール酸を多く含んでいる。

2. プロポフォール

一般的に使用される短時間作用型の鎮静薬であるプロポフォールは 10％脂肪製剤に溶解してあり，その非タンパクカロリー量は 1.1 kcal/mL である。したがって，**栄養療法において非タンパクカロリー量を決定する際には，プロポフォール投与量も考慮する必要がある**[1]。

C タンパク

1. タンパクは，創治癒，免疫機能の補助，および除脂肪体重の維持のために最も重要な栄養素である[1]。
2. 通常の 1 日のタンパク必要量は 0.8〜1.0 g/kg(実体重)であるが，ICU 患者では，異化亢進に見合うように 1.2〜1.6 g/kg の投与が必要である[1]。
3. タンパク摂取量が適切かどうかを，窒素バランス(タンパク由来の窒素の摂取量と排泄量の差)や血清タンパク濃度(アルブミン濃度，プレアルブミン濃度)で評価することは信頼度に欠けるため，推奨されていない[1]。

III. ビタミン必要量

14種類のビタミンが日常の栄養摂取で重要な役割を果たしていると考えられている。これらのビタミンの推奨投与量を表36.4に示す。（集中治療患者の状態は常々変化するため）集中治療患者におけるビタミン必要量はいまだ定義されておらず，おそらく今後も定義することはできないと思われる。ビタミン欠乏症は集中治療患者では生じやすいため，その欠乏症に関して以下に紹介する。

表36.4 ビタミン類の1日必要量

ビタミン	推奨投与量	最大投与量
ビタミンA	900 μg	3,000 μg
ビタミン B_{12}	2 μg	5 μg
ビタミンC	90 mg	2,000 mg
ビタミンD	15 μg	100 μg
ビタミンE	15 mg	1,000 mg
ビタミンK	120 μg	不明
チアミン（B_1）	1 mg	不明
リボフラビン（B_2）	1 mg	不明
ナイアシン（B_3）	16 mg	35 mg
ピリドキシン（B_6）	2 mg	100 mg
パントテン酸	5 mg	不明
ビオチン	30 μg	不明
葉酸	400 μg	1,000 μg
コリン	500 mg	不明

表の記載は，51～70歳の成人男性の必要量。数値は四捨五入した値。
〔Food & Nutrition Board, Institute of Medicineより。Food and Nutrition Information Center（http://fnic.nal.usda.gov），2016年8月アクセス〕

A チアミン欠乏症

チアミン（ビタミン B_1）は，ピルビン酸デヒドロゲナーゼの補酵素（チアミンピロリン酸）の前駆体であり，ピルビン酸がミトコンドリアにおいてATP産生に関与するため，炭水化物代謝に重要な役割を果たしている。チアミン欠乏では，細胞内のエネルギー代謝を障害するため，糖代謝に大きく依存している中枢神経系のような組織では，特に顕著な症状がみられる。

1. 素因

いくつかの素因がチアミン欠乏を生じさせうることが知られているが，これらはICU患者でも合併するものである。素因には，アルコール依存症，外傷などの異化亢進状態[8]，フロセミドによるチアミンの尿中排泄の増加[9]，マグネシウム欠乏症[10]などが含まれる。また，チアミンは，静脈栄養剤の保存剤として用いられる亜硫酸塩によって分解される[11]。

2. 臨床徴候

チアミン欠乏では次の4つの臨床徴候がみられる[12]。それらは，心筋症(脚気心)，ウェルニッケ(Wernicke)脳症(眼振，側方注視麻痺，混乱)，乳酸アシドーシス，末梢神経障害(dry beriberi)である。

3. 診断

a. 血漿チアミン濃度は測定可能である。血漿チアミン濃度の正常範囲は，5.3〜7.9 μg/dLである[13]。血漿チアミン濃度は，チアミン投与24時間以内に正常化することが可能である[13]。

b. 細胞内に貯蔵されたチアミンの機能を評価するためには，**赤血球トランスケトラーゼ活性の測定**が最も信頼できる[14]。この検査では，チアミンピロリン酸を添加したときの赤血球におけるチアミンピロリン酸依存性トランスケトラーゼ酵素活性を測定する。酵素活性が25%以上の上昇を示した場合，チアミン欠乏と判断する。

4. 治療

少なくとも毎日1 mgのチアミン投与が成人において推奨されている[12]。有症状のチアミン欠乏に対しては50〜100 mg/日のチアミンを経静脈投与あるいは筋注によって7〜14日間投与し，以降，症状の改善が得られるまでは10 mg/日の経口投与を行う[12]。

B ビタミンD欠乏症

1. ビタミンD欠乏症は成人の50%に生じているとされており[15]，ICU患者においてはより一般的で，正常ビタミンD値はその5%にしかみることができない[16]。問題はビタミンDの欠乏そのものではなく，その診断定義にあるかもしれない。

2. ビタミンD欠乏症の診断は，血漿25-ヒドロキシビタミンD〔25(OH)ビタミンD，ビタミンDの代謝物〕濃度のみで行われており，50 nmol/L(20 ng/mL)未満で欠乏症と診断される[17]。ビタミンD欠乏による何らかの合併症を伴う必要はなく，すべての患者はみる限り無症状である。したがって，ICU 患者におけるビタミン D 欠乏症は健康成人に期待される値からはずれていることで診断されている。この状態の臨床的意義は不明である。

3. ビタミン D 欠乏症が ICU 患者における感染リスク増大に関連する可能性を示唆している報告がある[18]が，そのリスク比(1.4〜1.5)は説得力があるものではない。
4. ルーチンに 25(OH)ビタミン D を測定することは推奨されていない(測定は高価である)。また，ビタミン D 欠乏症が ICU 患者では無症状であるがゆえに，ビタミン D 欠乏症を診断する実質的な意義がない。
5. とはいえ，25(OH)ビタミン D が低値である患者に対しては，15 万単位のコレカルシフェロールの単回筋肉内投与によって 80％の患者で血中濃度を正常化することができる[19]。
6. ビタミン D の推奨摂取量は，70 歳までは 600 単位/日であり，70 歳以上では，800 単位/日である。

IV. 必須微量元素

体組織 1 g あたりの含有量が 50 μg 未満の物質を微量元素という[20]。ヒトでは 7 種類の微量元素が必須(不足により欠乏症状を呈する)とされており，推奨される 1 日投与量とともに表 36.5 に示す。ビタミン必要量について述べたのと同様，微量元素の必要量も示した数値は健常成人に対するものである。重症患者における必要量はよくわかっていない。以下に記述する微量元素は細胞の酸化障害に重要である。

A 鉄

正常成人はおよそ 4.5 mg の鉄を擁しているが，血漿中に遊離鉄は検出できない[21]。多くの鉄はヘモグロビンと結合しており，残りの鉄は，組織中のフェリチンか血漿中のトランスフェリンと結合している。遊離鉄が存在しないのは，次に述べる遊離鉄が有する酸化障害作用から組織を保護するためであると考えることもできる[21, 22]。

1. 鉄と酸化障害

図 36.1 に示したように，酸素から水への代謝は，反応性に富んだ中間体を産生する一連の還元反応といえる。図 36.1 では，スーパーオキシ

表 36.5 必須微量元素の 1 日必要量

必須微量元素	推奨 1 日摂取量	最大 1 日摂取量
クロム	30 μg	不明
銅	900 μg	10,000 μg
ヨウ素	150 μg	1,100 μg
鉄	8 mg	45 mg
マグネシウム	2.3 mg	11 mg
セレン	55 μg	200 μg
亜鉛	11 mg	40 mg

表の記載は，51〜70 歳の成人男性の必要量。数値は四捨五入した値。
〔Food & Nutrition Board, Institute of Medicine より。Food and Nutrition Information Center（http://fnic.nal.usda.gov），2016 年 8 月アクセス〕

ドラジカル，過酸化水素，ヒドロキシラジカルといった中間体を確認できる（ラジカルとは不対電子をもつ原子あるいは分子である）。これらの物質は強力な酸化剤であり，細胞膜の障害や DNA の不安定化をもたらしうる。最も活性度の高い代謝物は，ヒドロキシラジカルであり（生化学分野で最も強い酸化剤として知られている），図 36.1 に示すように，その還元過程において鉄はヒドロキシラジカル産生に重要な役割を担っている。以下のことは強調しておきたい。

a. 鉄は，特に血清トランスフェリン濃度が低下している状況（例えば，重症患者）では，鉄は酸化細胞障害の主たるリスクである。

b. このようなリスクを鑑みれば，鉄欠乏性貧血が存在しない状況において低鉄血症を是正するために鉄を投与することは避けるべきである。

B セレン

セレンは，必須微量元素に最近追加された。健常成人における 1 日の最低必要量は 55 μg である（表 36.5 参照）。急性疾患ではセレンの消費が亢進するため[23]，ICU 患者では 1 日必要量は多くなっていると推察される。

1. 抗酸化物としてのセレン

図 36.1 が示すように，過酸化水素は，還元型グルタチオンとグルタチオンペルオキシダーゼの作用により，直接水分子に還元可能である（したがって，ヒドロキシラジカルの産生過程を迂回できる）。この反応にはセレンが補酵素として働いている。グルタチオン酸化還元反応は，ヒトの細胞内における重要な抗酸化システムであり，セレンは抗酸化

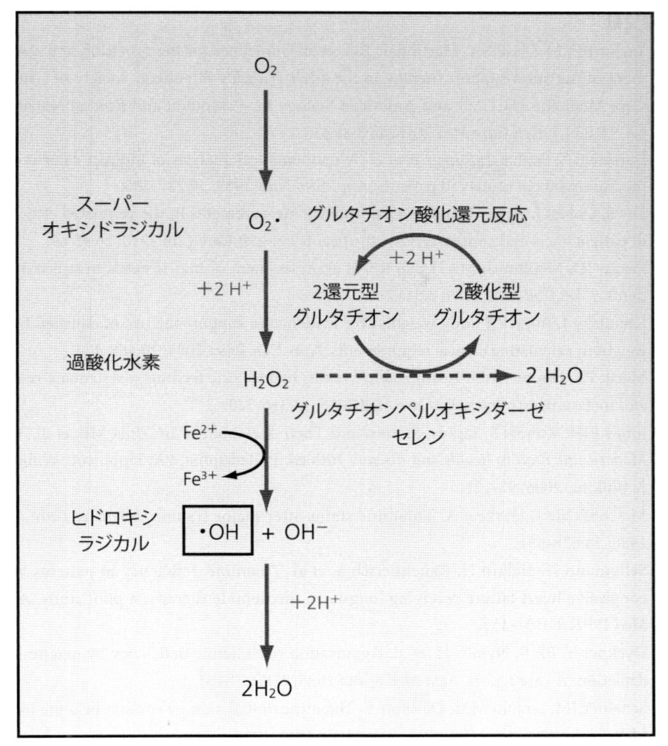

図 36.1　酸素分子の水への代謝とグルタチオン酸化還元反応

に重要な役割を担っている。

2. 敗血症におけるセレン

血漿セレン濃度の低下は，重症敗血症患者では頻繁に生じ，セレンの投与が死亡率低下に関連することが報告されている[24]。したがって，重症敗血症患者において，血漿セレン濃度を測定することには正当な理由があると考えられる。血漿セレン濃度の正常値は 89〜113 μg/L である[25]。セレンは経静脈的に投与が可能であり，1 日最大投与量は 200 μg である。

参考文献

1. Taylor BE, McClave SA, Martindale RG, et al. Guidelines for the provision and assessment of nutrition support therapy in the adult critically ill patient: Society of Critical Care Medicine（SCCM）and American Society for Parenteral and Enteral Nutrition（A.S.P.E.N.）. *Crit Care Med* 2016; 44:390-438.
2. Bursztein S, Saphar P, Singer P, et al. A mathematical analysis of indirect calorimetry measurements in acutely ill patients. *Am J Clin Nutr* 1989; 50:227-230.
3. Lev S, Cohen J, Singer P. Indirect calorimetry measurements in the ventilated critically ill patient: facts and controversies—the heat is on. *Crit Care Clin* 2010; 26:e1-e9.
4. Paauw JD, McCamish MA, Dean RE, et al. Assessment of caloric needs in stressed patients. *J Am Coll Nutr* 1984; 3:51-59.
5. Krenitsky J. Adjusted body weight, pro: Evidence to support the use of adjusted body weight in calculating calorie requirements. *Nutr Clin Pract* 2005; 20:468-473.
6. Marik PE, Hooper MH. Normocaloric versus hypocaloric feeding: a systematic review and meta-analysis. *Intensive Care Med* 2016; 42:316-323.
7. Jones PJH, Kubow S. Lipids, Sterols, and Their Metabolites. In: Shils ME, et al., eds. *Modern nutrition in health and disease. 10th ed.* Philadelphia, PA: Lippincott Williams & Wilkins, 2006; 92-121.
8. McConachie I, Haskew A. Thiamine status after major trauma. *Intensive Care Med* 1988; 14:628-631.
9. Seligmann H, Halkin H, Rauchfleisch S, et al. Thiamine deficiency in patients with congestive heart failure receiving long-term furosemide therapy: a pilot study. *Am J Med* 1991; 91:151-155.
10. Dyckner T, Ek B, Nyhlin H, et al. Aggravation of thiamine deficiency by magnesium depletion. A case report. *Acta Med Scand* 1985; 218:129-131.
11. Scheiner JM, Araujo MM, DeRitter E. Thiamine destruction by sodium bisulfite in infusion solutions. *Am J Hosp Pharm* 1981; 38:1911-1916.
12. Butterworth RF. Thiamine. In: Shils ME, et al., eds. *Modern nutrition in health and disease. 10th ed.* Philadelphia, PA: Lippincott Williams & Wilkins, 2006; 426-433.
13. Wallach J. *Interpretation of diagnostic tests. 8th ed.* Philadelphia: Lippincott Williams & Wilkins, 2007:580.
14. Boni L, Kieckens L, Hendrikx A. An evaluation of a modified erythrocyte transketolase assay for assessing thiamine nutritional adequacy. *J Nutr Sci Vitaminol（Tokyo）* 1980; 26:507-514.
15. Kennel KA, Drake MT, Hurley DL. Vitamin D deficiency in adults: when to test and how to treat. *Mayo Clin Proc* 2010; 85:752-758.
16. Venkatram S, Chilimuri S, Adrish M, et al. Vitamin D deficiency is associated with mortality in the medical intensive care unit. *Crit Care* 2011; 15:R292.
17. Holick MF, Binkley NC, Bischoff-Ferrari HA, et al. Endocrine Society: Evaluation, treatment, and prevention of vitamin D deficiency: An Endocrine Society clinical practice guideline. *J Clin Endocrinol Metab* 2011; 96:1911-1930.

18. de Haan K, Groeneveld ABJ, de Geus HRH, et al. Vitamin D deficiency as a risk factor for infection, sepsis and mortality in the critically ill: systematic review and meta-analysis. *Crit Care* 2014; 18:660.
19. Nair P, Venkatesh B, Lee P, et al. A randomized study if a single dose of intramuscular cholecalciferol in critically ill adults. *Crit Care Med* 2015; 43:2313-2320.
20. Fleming CR. Trace element metabolism in adult patients requiring total parenteral nutrition. Am *J Clin Nutr* 1989; 49:573-579.
21. Halliwell B, Gutteridge JM. Role of free radicals and catalytic metal ions in human disease: an overview. *Methods Enzymol* 1990;186:1-85.
22. Herbert V, Shaw S, Jayatilleke E, et al. Most free-radical injury is iron-related: it is promoted by iron, hemin, holoferritin and vitamin C, and inhibited by desferoxamine and apoferritin. *Stem Cells* 1994; 12:289-303.
23. Hawker FH, Stewart PM, Snitch PJ. Effects of acute illness on selenium homeostasis. *Crit Care Medicine* 1990; 18:442-446.
24. Alhazzani W, Jacobi J, Sindi A, et al. The effect of selenium therapy on mortality in patients with sepsis syndrome. *Crit Care Med* 2013; 41:1555-1564.
25. Geoghegan M, McAuley D, Eaton S, et al. Selenium in critical illness. *Curr Opin Crit Care* 2006; 12:136-141.

Chapter 37

経腸栄養

Enteral Tube Feeding

経口摂取が不可能な患者では，経腸栄養剤を胃あるいは小腸に投与する経腸栄養が望ましい栄養法とされている。本章では，経腸栄養による栄養療法の基本を述べ，個々の患者に対してどのように経腸栄養を行うかについて述べる。

I. 総論

A 栄養療法の特徴

経腸栄養を使用することで，消化管由来の感染が減少することが多くの研究で報告されており[1-3]，静脈栄養と比較して経腸栄養が有利と考えられている。このことは，以下にまとめる経腸栄養療法の特徴と関係していると思われる。

1. 食物あるいは経腸栄養剤が腸管を通過することで腸管粘膜の構造が正常に保たれ[4]，消化管免疫が維持される(例えば，IgA の産生により，病原体が腸管粘膜に付着するのを防ぐ)[5]。
2. 経腸栄養療法は消化管のバリア機能を維持させる。この機能は，腸管の病原菌が腸管粘膜から体循環に侵入すること〔トランスロケーション(translocation)〕から生体を守る[6]
3. 腸管安静の期間は，腸管粘膜の萎縮の進行と関連することが示されている[4]。腸管粘膜の萎縮はトランスロケーションや腸管病原体が全身に広がることを引き起こしうる。静脈栄養では，腸管安静による上皮の退行変性を防ぐことはできない[7]。

B 適応と禁忌

摂食が不可能で，禁忌のない患者は，経腸栄養の対象者となる。

1. 経腸栄養による生体防御の利益を享受するために，経腸栄養は ICU 入室後 24〜48 時間以内に開始する[1]。早期経腸栄養は，敗血症の合併率を低下させ，病院滞在日数を減少させる[8]。
2. **腸蠕動音の有無にかかわらず，経腸栄養を開始する**[1]。
3. 腸管の完全閉塞，腸管虚血，イレウス，そして高用量の血管収縮薬を必要とするショックは，経腸栄養の絶対禁忌である[1)]。少量の血管収縮薬で状態が安定している患者では経腸栄養を試みてもよいが[1)]，何らかの経腸栄養不耐能の徴候があれば直ちに経腸栄養を中止する。

C 必要最小限の経腸栄養と十分な経腸栄養

1. 重症でなく，また低栄養でない患者(例：術後患者)では，必要最小限の経腸栄養(trophic feeding)(10〜20 kcal/h あるいは 500 kcal/日)を最初の 1 週間使用してもよい[1)]。
2. 重症あるいは低栄養である患者では，十分な経腸栄養を栄養開始後数時間以内に達成すべきである[1)]。

II. 経腸栄養剤

少なくとも 200 種以上の経腸栄養剤が利用可能である。以下に，それぞれの経腸栄養剤の内容を簡単に示す。いくつかの例を表 37.1〜表 37.3 に示す。

表 37.1 標準的な栄養剤，タンパク強化栄養剤，高カロリー栄養剤 [a]

栄養剤	kcal/mL	非タンパクカロリー	タンパク(g/L)	浸透圧(mOsm/kg)
標準的な栄養剤				
Osmolite	1	86%	37	300
Isocal	1	87%	34	300
タンパク強化栄養剤				
Replete	1	75%	63	375
Promote	1	75%	63	340
高カロリー栄養剤				
Nutren 2.0	2	64%	80	745
Twocal HN	2	83%	84	725
Resource 2.0	2	82%	90	790

a 訳注：日本には，成分栄養剤としてエレンタール，消化態栄養剤としてエンテルード，半消化態栄養剤としてエンシュアリキッド，クリニミールなどがある。

A カロリー濃度

経腸栄養剤の単位用量あたりのカロリー(カロリー濃度)は，1 kcal/mL，1.5 kcal/mL，2 kcal/mL のものが利用可能である(表 37.1 参照)。標準的な経腸栄養剤は，1 kcal/mL である。高カロリー栄養剤(2 kcal/mL)は，高度な生理的ストレス状態の患者に使用される。また，輸液量が制限されている患者においてもしばしば利用される[9]。

1. 非タンパクカロリー

経腸栄養剤のカロリー濃度は，非タンパクカロリーとタンパクカロリーの両者を含んでいる。しかし，日々の必要エネルギー量は非タンパクカロリーで供給されるべきである。標準的な経腸栄養剤では，非タンパクカロリーは全カロリー量の 85%程度である(表 37.1 参照)。

2. 浸透圧

経腸栄養剤の浸透圧は，おもにカロリー濃度によって決定される。標準的な経腸栄養剤はカロリー濃度 1 kcal/mL であり，その浸透圧は，体液の浸透圧(280〜300 mOsm/kgH_2O)に近い。高濃度の経腸栄養剤は下痢を引き起こしうるが，胃から投与すると胃液による希釈効果によりリスクが軽減される。

B タンパク

標準的な経腸栄養剤は 1 L あたり 35〜40 g のタンパクを含有する。高タンパク経腸栄養剤は，標準的経腸栄養剤と比べて 20%程度タンパクを多く含み(表 37.1 参照)，創治癒を促す目的に使用される[9]。

1. タンパク vs. 分解されたタンパク

- **a.** 多くの経腸栄養剤はタンパクを含有しており，それらは上部消化管で消化されてアミノ酸となる。このような経腸栄養剤を流動食と呼ぶ。
- **b.** また，低分子量のペプチド(半消化体栄養剤)やアミノ酸(消化体栄養剤)を含んだ経腸栄養剤も利用可能であり，これらはタンパクと比較してより吸収されやすい。ペプチドを含んだ栄養剤は腸管からの水分吸収も促進するので，重症下痢の患者にも投与しうる(実証はされていない)。半消化体栄養剤の例として，Optimental，Peptamen，Perative，Vivonex T.E.N. などがある。

C 炭水化物

多くの経腸栄養剤で，炭水化物(多くは多糖類)は全カロリー中の 40〜70%を占める。全カロリーの 30〜40%が炭水化物で担われるように炭水

表 37.2 食物繊維強化経腸栄養剤

栄養剤	kcal/mL	炭水化物カロリー	食物繊維(g/L)	浸透圧(mOsm/kg)
標準的炭水化物				
Jevity 1Cal	1	51%	14	300
Promote with Fiber	1	50%	14	380
炭水化物含有量調整				
Glucerna	1	34%	14	355
Resource Diabetic	1	36%	15	400

化物含有量を減らした経腸栄養剤も存在し，糖尿病患者で使用することができる(表 37.2)。このような栄養剤は食物繊維を含有している。

D 食物繊維

食物繊維(fiber)は，人体で消化できない植物由来の多糖類を意味する。発酵型食物繊維と非発酵型食物繊維の 2 種類の食物繊維が存在する。

1. **発酵型食物繊維**(fermentable fiber)は，消化管常在菌により短鎖脂肪酸に分解される。この短鎖脂肪酸は大腸粘膜の重要なエネルギー源となる[13]。すなわち，発酵型食物繊維は，大腸粘膜の維持に働くといえる[1]。これらの脂肪酸の取り込みは，ナトリウムと水の吸収を促進し，便中水分量を減少させることで，下痢のリスクを軽減する[1]。
2. **非発酵型食物繊維**(nonfermentable fiber)は消化管常在菌に分解されない。このタイプの食物繊維は，消化管への水分移動を促進させ，下痢のリスクを増加させる。
3. 選択的に食物繊維を強化した経腸栄養剤を表 37.2 に示す。多くの経腸栄養剤に含まれる食物繊維は，発酵型食物繊維と非発酵型食物繊維を混合させたものである。したがって，このように混合された食物繊維が下痢の頻度に与える影響に一定の見解が存在しないのは当然といえる[1]。
4. 近年の栄養療法に関するガイドラインは以下のように推奨している[1]。
   a. 下痢を生じている患者では，発酵型食物繊維源(例えば，フルクトオリゴ糖)を 10～20 g/日加えるべきである。この際には，混合型食物繊維を使用してよい。
   b. 混合型食物繊維は腸管虚血や重度の腸管機能低下患者(このような患者では腸管閉塞の報告がある)では使用すべきではない。

E 脂質含量

1. 一般的な経腸栄養剤は，植物由来の多価不飽和脂肪酸が含まれている。この多価不飽和脂肪酸は，炎症性メディエータであるエイコサノイドの前駆物質であり，細胞炎症を促進する可能性がある。
2. 魚由来の多価不飽和脂肪酸（ω-3 脂肪酸）は炎症性メディエータを産生しない。表 37.3 は，これらの脂肪酸が強化された経腸栄養剤を示している。免疫反応に影響を与える経腸栄養剤の使用は，**免疫栄養**（immunonutrition）として知られている[10]。
3. 急性呼吸促迫症候群（ARDS）患者において，抗酸化物質や ω-3 脂肪酸が強化された経腸栄養剤の使用は，人工呼吸期間の減少などの有益な効果が報告されている[15]。しかしこの効果は限定的であり，ARDS 患者でこれらの経腸栄養剤を使用することは，一般的に否定的である[1]。

F アルギニン

1. アルギニンは損傷した筋組織の代謝基質であり，多発外傷のような病態では枯渇しうる[12]。アルギニンは，創部治癒を促進させ，一酸化窒素の前駆体でもある[12]。
2. 少なくとも 8 種の経腸栄養剤はアルギニンを含んでおり，その含有量は 6〜19 g/L である。これらの経腸栄養剤は，術後患者での使用[1, 10]，および重症外傷，頭部外傷患者での使用が推奨されている[1]。
3. 重症敗血症患者では，アルギニン強化経腸栄養剤の使用が死亡率の上昇と関連すると報告されている[1, 13]。この機序は，アルギニンによる一酸化窒素の産生により，血管拡張および低血圧が生じるためではないかと推測されている。

表 37.3 免疫修飾栄養剤

栄養剤	kcal/mL	ω-3 脂肪酸 (g/L)	アルギニン (g/L)	抗酸化物質
Impact	1	1.7	13	セレン，カロチン
Optimental	1	2.3	6	ビタミンCとE，カロチン
Oxepa	1.5	4.6	0	ビタミンCとE，カロチン

G 推奨

数多くの経腸栄養剤が利用可能であるが，現在のガイドラインは，多くの集中治療患者に対する経腸栄養剤として，一般的な(特殊化していない)経腸栄養剤の使用を推奨している[1]。

III. 栄養投与計画の作成

本項では，経腸栄養投与計画の簡単な作成法を示す。本内容の要約を表37.4に示す。本法には，4つのステップが存在する。

ステップ1 1日あたりのカロリー必要量，タンパク必要量を推定

1. 栄養療法をはじめるにはまず，1日あたりのタンパクとカロリーの必要量を表37.4に示した予測式を用いて決定する[1]。体重は，実体重を使用する。
2. BMI 30 kg/m² 以上の肥満患者では，表36.2に示す非タンパク熱量制限，高タンパクの式を利用する。

表37.4 経腸栄養投与計画の作成

ステップ1：1日あたりのカロリー必要量，タンパク必要量の推定 カロリー必要量(kcal/日)＝25×体重(kg) タンパク必要量(g/日)＝(1.2〜2.0)×体重(kg)
ステップ2：経腸栄養製剤の選択
ステップ3：理想的な投与速度の決定 経腸栄養製剤投与量(mL)＝1日必要カロリー(kcal/日) / 経腸栄養製剤の濃度(kcal/mL) 投与速度(mL/h)＝経腸栄養製剤投与量(mL) / 経腸栄養投与時間(h)
ステップ4：必要に応じて，タンパク投与量を調整する a. 予定タンパク投与量(g/日)：経腸栄養投与量(L/日)×経腸栄養剤のタンパク含有量(g/L) b. もし予定タンパク投与量が理想的なタンパク投与量以下であれば，タンパク粉末を加えて不足分を補う。

ステップ2　経腸栄養製剤の選択

前述のように，多くの患者で 1 kcal/mL の一般的経腸栄養剤で十分である[1]。

ステップ3　理想的な投与速度の決定

理想的な投与速度の決定を行うために，

1. まず，表 37.4 に示すように，1 日必要カロリーの投与に見合うよう経腸栄養製剤の 1 日投与量を計算する。
2. そして，経腸栄養投与時間で経腸栄養製剤の 1 日投与量を割ることで投与速度が得られる。
3. もし，プロポフォールが使用されている場合，プロポフォール(1 kcal/mL)によって投与されているカロリーを 1 日必要カロリーから差し引いて計算する。
4. 非タンパクカロリーを 1 日必要カロリーに見合うように投与することが推奨されているが，経腸栄養投与計画ではしばしば総カロリー量を使用して 1 日投与量と投与速度が決められている(非タンパクカロリーは一般的経腸栄養製剤の総カロリー量の 85%程度である)。

ステップ4　必要に応じて，タンパク投与量を調整する

栄養計画の最終段階は，作成された経腸栄養投与計画によってステップ 1 で求めたタンパク投与量が十分に達成できるか確認することである。予定タンパク投与量は，単純に 1 日経腸栄養剤投与量に経腸栄養剤のタンパク含有量をかけることでもとめることができる。もし予定タンパク投与量が理想的なタンパク投与量以下であれば，タンパク粉末を加えて不足分を補う。

IV. 経腸栄養の開始

A 栄養チューブの挿入

1. 短期間(数週間程度)の栄養補給には，鼻腔から胃または十二指腸まで盲目的に挿入した栄養チューブを用いる。胃まで到達する長さは，鼻の先端から耳介までの距離と耳介から剣状突起までの距離を足した長さから推定できる(通常は 50〜60 cm)[16]。
2. **胃内留置と十二指腸留置において，誤嚥性肺炎の発生率に差がないこ**

とが示されているため[17]，多くの患者では，栄養チューブの先端を十二指腸まで進める必要はない[1)]。

3. **栄養チューブを挿入後は，経腸栄養投与を開始する前に，胸部X線写真撮影が必要である。栄養チューブから空気を送り，上腹部の聴診でチューブ先端の位置を確かめる方法がよく行われるが，その信頼性は低い。**栄養チューブが末梢気道や胸腔内にある場合でも，その聴診音は上腹部まで達しうるからである[18,19]。
4. 栄養チューブの気管内迷入は1%の頻度で起こる[20]。（健常人と異なり）栄養チューブが気管内に迷入しても，挿管されている患者しばしば咳をしない。したがって，栄養チューブは何の異常所見もないまま，肺の奥まで挿入される可能性があり，この際には，臓側胸膜を穿破して気胸を起こす可能性がある[18,19]。図37.1の胸部X線写真は，右肺のほぼ先端まで栄養チューブが留置されていることを示している。この患者では，栄養チューブ留置の際に何ら苦痛な症状を呈していない。

B 経腸栄養の開始

1. 経腸栄養を開始するにあたって従来から行われてきたのは，栄養剤をゆっくりと注入し（10〜20 mL/h），しだいに注入速度を上げて6〜8時間後に目標経腸栄養速度に到達させる方法である。しかし，胃からの経腸栄養では，多くの患者では嘔吐や誤嚥のリスクが増加することなしに，目標カロリーを最初から投与することが可能である[21]。
2. 小腸は腸管容量が少ないため，上記の経腸栄養投与量をゆっくりと開始する方法は，小腸栄養（特に十二指腸栄養）では，より適切な方法と考えられる。

V. 合併症

経腸栄養に伴う合併症として，栄養チューブの閉塞，胃内容の気道や口腔内への逆流，下痢がある。

A 栄養チューブの閉塞

小径の栄養チューブでは，チューブ内まで逆流した胃酸によって栄養剤に含まれるタンパクが凝固し，チューブを閉塞させることがある[22]。一般的な予防策として，4時間ごとにチューブを30 mLの水でフラッシュし，

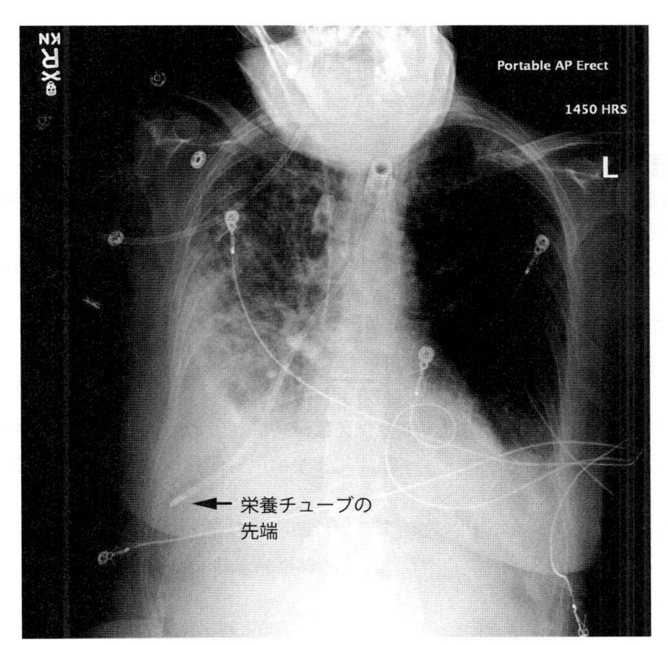

図 37.1　栄養チューブ留置後に，ルーチン撮像された胸部 X 線写真
説明は本文を参照。

栄養剤の投与後は 10 mL の水でフラッシュする方法がある。

1. 閉塞の解除

チューブが部分的に閉塞してもまだ流れる場合には，微温湯をチューブ内に注入し，注射器で微温湯を出し入れする。これにより閉塞の 30％は解消する[22]。この方法が無効であれば，膵酵素(Viokase)を以下のように使用する[23]。

a. Viokase 1 錠と炭酸ナトリウム 1 錠(324 mg)を 5 mL の水に溶解する。この混合液を栄養チューブ内に注入し，5 分間クランプする。その後，微温湯でフラッシュする。これで閉塞の約 75％は解消する[23]。

b. 栄養チューブが完全に閉塞している場合は，柔軟性のあるガイドワイヤまたはドラムカートリッジカテーテルを挿入し，閉塞の解除を試みる。もしこの方法でも閉塞が解除できない場合は，速やかに栄養チューブの入れ替えを行う。

B 誤嚥

経腸栄養に伴う最も恐れるべき合併症は，栄養剤の逆流とそれに伴う誤嚥性肺炎である。

1. 以下の方法が，逆流および誤嚥性肺炎の発生リスクを軽減するために推奨されている[1]。
  - **a.** 上体を 30〜45°挙上する。
  - **b.** クロルヘキシジンで口腔内ケアを行う。
  - **c.** 可能な限り，鎮静レベルを下げる。
  - **d.** 誤嚥の危険性が高い患者(例えば，昏睡状態の患者や嚥下機能障害のある患者)では，十二指腸栄養や消化管運動改善薬の使用を考慮すべきである。

2. 胃内容量は，肺炎[24]，逆流あるいは誤嚥[25]の発生率と関連しないことが報告されており，**胃内容量の測定は推奨されていない**[1]。

3. 消化管運動改善薬

消化管運動改善薬とその推奨投与量を表 37.5 に示す。消化管運動改善薬の使用は，短期的な胃の運動の改善と関連することが報告されているが，その臨床的効果は証明しがたいものである[26]。

  - **a.** エリスロマイシン：エリスロマイシンは，消化管のモチリン受容体を刺激することで胃運動を亢進させる[27]。12 時間ごとのエリスロマイシン 200 mg の静注は，24 時間後の胃内容物量を 60％減少させるが，その効果は数日で消失する[28]。エリスロマイシンは，メトクロプラミドとの併用でより効果を発揮する[29]。
  - **b.** メトクロプラミド：メトクロプラミドは，消化管のドパミン受容体を拮抗することで胃運動を亢進させる。6 時間ごとのメトクロプラミド 10 mg の静注は，24 時間後の胃内容物量を 30％減少させるが，その効果はすぐに減弱する[28]。メトクロプラミドは，エリスロマイシンとの併用でより効果を発揮する[29]。

C 下痢

経腸栄養を受けている患者は，しばしば高張な栄養剤を使用している場合に，下痢を生じやすい。しかし，他の要因も重要である。例えば，抗菌薬

表 37.5　消化管運動改善薬

薬物	投薬量と備考
メトクロプラミド	投与量：10 mg 静注 6 時間ごと。 備考：効果は数日で減弱する。エリスロマイシンとの併用でより効果を発揮する。
エリスロマイシン	投与量：200 mg 静注 12 時間ごと。 備考：効果は数日で減弱する。メトクロプラミドとの併用でより効果を発揮する。

（参考文献 28，29 より）

表 37.6　下痢を生じうる液状経腸製剤

≧3,000 mOsm/kg	ソルビトール含有
アセトアミノフェンエリキシル剤	アセトアミノフェン溶液
デキサメタゾン溶液	シメチジン溶液
硫酸鉄溶液	イソニアジドシロップ剤
ヒドロキシジンシロップ剤	リチウムシロップ剤
メトクロプラミドシロップ剤	メトクロプラミドシロップ剤
マルチビタミン溶液	テオフィリン溶液
塩化カリウム溶液	テトラサイクリン懸濁液
プロメタジンシロップ剤	
リン酸ナトリウム溶液	

に関連した下痢，クロストリジウム・ディフィシル腸炎(第 32 章 II 項に記載)，液状製剤に関連した下痢(多くの場合で原因である可能性がある)などがある[30]。

1. 液状製剤

液状製剤は，経腸栄養チューブから投与するうえで好まれるが，下痢を生じやすい 2 つの理由がある[31]。(a)液状製剤は，とても高張であり(≧3,000 mOsm/kg)，(b)ソルビトールが添加されている。ソルビトールは消化管内に水分を引き込むことで下剤として機能することがよく知られている。

a. 表 37.6 は，ICU 患者で使用される経腸栄養剤のうち，下痢を生じさせうる製剤を示している。もし患者が，原因不明の下痢を生じた際には，これらの製剤は使用を中止すべきである。

参考文献

1. Taylor BE, McClave SA, Martindale RG, et al. Guidelines for the provision and assessment of nutrition support therapy in the adult critically ill patient: Society of Critical Care Medicine (SCCM) and American Society for Parenteral and Enteral Nutrition (A.S.P.E.N.). *Crit Care Med* 2016; 44:390-438.
2. Simpson F, Doig GS. Parenteral vs enteral nutrition in the critically ill patient: a meta-analysis of trials using the intention to treat principle. *Intensive Care Med* 2005; 31:12-23.
3. Moore FA, Feliciano DV, Andrassay RJ, et al. Early enteral feeding, compared with parenteral, reduces postoperative septic complications: the results of a meta-analysis. *Ann Surg* 1992; 216:172-183.
4. Alpers DH. Enteral feeding and gut atrophy. *Curr Opin Clin Nutr Metab Care* 2002; 5:679-683.
5. Ohta K, Omura K, Hirano K, et al. The effect of an additive small amount of a low residue diet against total parenteral nutrition-induced gut mucosal barrier. *Am J Surg* 2003; 185:79-85.
6. Wiest R, Rath HC. Gastrointestinal disorders of the critically ill. Bacterial translocation in the gut. *Best Pract Res Clin Gastroenterol* 2003; 17:397-425.
7. Alverdy JC, Moss GS. Total parenteral nutrition promotes bacterial translocation from the gut. *Surgery* 1988; 104:185-190.
8. Marik PE, Zaloga GP. Early enteral nutrition in acutely ill patients: a systematic review. *Crit Care Med* 2001; 29:2264-2270.
9. Lefton J, Esper DH, Kochevar M. Enteral formulations. In: *The A.S.P.E.N. Nutrition Support Core Curriculum.* Silver Spring, MD: American Society for Parenteral and Enteral Nutrition, 2007:209-232.
10. Heyland DK, Novak F, Drover JW, et al. Should immunonutrition become routine in critically ill patients? *JAMA* 2007; 286:944-953.
11. Singer P, Theilla M, Fisher H, et al. Benefit of an enteral diet enriched with eicosapentanoic acid and gamma-linolenic acid in ventilated patients with acute lung injury. *Crit Care Med* 2006; 34:1033-1038.
12. Kirk SJ, Barbul A. Role of arginine in trauma, sepsis, and immunity. *J Parenter Ent Nutr* 1990; 14(Suppl):226S-228S.
13. Bertolini G, Iapichino G, Radrizzani D, et al. Early enteral immunonutrition in patients with severe sepsis: results of an interim analysis of a randomized multicentre clinical trial. *Intensive Care Med* 2003; 29:834-840.
14. Rebouche CJ. Carnitine. In: Shils ME, et al., eds. *Modern nutrition in health and disease. 10th ed.* Philadelphia, PA: Lippincott Williams & Wilkins, 2006; 537-544.
15. Karlic H, Lohninger A. Supplementation of L-carnitine in athletes: does it make sense? *Nutrition (Burbank, CA)* 2004; 20:709-715.
16. Stroud M, Duncan H, Nightingale J. Guidelines for enteral feeding in adult hospital patients. *Gut* 2003; 52 Suppl 7:vii1-vii12.

17. Marik PE, Zaloga GP. Gastric versus post-pyloric feeding: a systematic review. *Crit Care* 2003; 7:R46-R51.
18. Kolbitsch C, Pomaroli A, Lorenz I, et al. Pneumothorax following nasogastric feeding tube insertion in a tracheostomized patient after bilateral lung transplantation. *Intensive Care Med* 1997; 23:440-442.
19. Fisman DN, Ward ME. Intrapleural placement of a nasogastric tube: an unusual complication of nasotracheal intubation. *Can J Anaesth* 1996; 43:1252-1256.
20. Baskin WN. Acute complications associated with bedside placement of feeding tubes. *Nutr Clin Pract* 2006; 21:40-55.
21. Mizock BA. Avoiding common errors in nutritional management. *J Crit Illness* 1993; 10:1116-1127.
22. Marcuard SP, Perkins AM. Clogging of feeding tubes. *J Parenter Enteral Nutr* 1988; 12:403-405.
23. Marcuard SP, Stegall KS. Unclogging feeding tubes with pancreatic enzyme. *J Parenter Enteral Nutr* 1990; 14:198-200.
24. Reignier K, Mercier E, Le Gouge A, et al. Effect of not monitoring residual gastric volume on risk of ventilator-associated pneumonia in adults receiving mechanical ventilation and early enteral feeding. *JAMA* 2013; 309:249-256.
25. McClave SA, DeMeo MT, DeLegge MH, et al. North American Summit on Aspiration in the Critically Ill Patient: a consensus statement. JPEN: *J Parenter Enteral Nutr* 2002; 26:S80-S85.
26. Booth CM, Heyland DK, Paterson WG. Gastrointestinal promotility drugs in the critical care setting: a systematic review of the evidence. *Crit Care Med* 2002; 30:1429-1435.
27. Hawkyard CV, Koerner RJ. The use of erythromycin as a gastrointestinal prokinetic agent in adult critical care: benefits and risks. *J Antimicrob Chemother* 2007; 59:347-358.
28. Nguyen NO, Chapman MJ, Fraser RJ, et al. Erythromycin is more effective than metoclopramide in the treatment of feed intolerance in critical illness. *Crit Care Med* 2007; 35:483-489.
29. Nguyen NO, Chapman M, Fraser RJ, et al. Prokinetic therapy for feed intolerance in critical illness: one drug or two? *Crit Care Med* 2007; 35:2561-2567.
30. Edes TE, Walk BE, Austin JL. Diarrhea in tube-fed patients: feeding formula not necessarily the cause. *Am J Med* 1990; 88:91-93.
31. Williams NT. Medication administration through enteral feeding tubes. *Am J Heath-Sys Pharm* 2008; 65:2347-2357.

Chapter 38

静脈栄養

Parenteral Nutrition

経腸栄養が十分施行できない場合には，静脈から栄養剤の投与が可能である[1, 2)]。本章では，静脈栄養の基本的特徴を概説し，個々の患者の必要性に応じた静脈栄養の投与計画をどのように作成するかについて示す。

I. 基質溶液

A ブドウ糖液

1. 炭水化物は静脈栄養における非タンパクカロリーの主たるカロリー源である。また，静脈栄養における主たる炭水化物源はブドウ糖である。利用可能なブドウ糖液を表 38.1 に示す。

2. ブドウ糖から得られるエネルギー量は比較的少ないので(3.4 kcal/g)，高濃度のブドウ糖液を用いて 1 日の必要カロリーを満たすようにしなければならない。一般的なブドウ糖液は 50%ブドウ糖である。その結果，静脈栄養に用いるブドウ糖液は高浸透圧となるため，太い中心静脈から投与すべきである。

B アミノ酸溶液

タンパクはアミノ酸溶液として供給される。アミノ酸溶液には必須アミノ酸(9 種類)と，準必須アミノ酸(4 種類)ならびに非必須アミノ酸(10 種類)がさまざまな濃度で含まれる。アミノ酸溶液はブドウ糖液と 1：1 の割合

表 38.1 静脈内投与されるブドウ糖液

質量%	濃度(g/L)	エネルギー量(kcal/L)[a]	浸透圧(mOsm/L)
5%	50	170	253
10%	100	340	505
20%	200	680	1,080
50%	500	1,700	2,525
70%	700	2,380	3,530

a：ブドウ糖 1 g あたりのカロリー 3.4 kcal/g にもとづいた値。

表 38.2 標準および特殊アミノ酸溶液

	Aminosyn	Aminosyn-HBC	Aminosyn RF
質量	3.5%，5%，7%，8.5%，10%	7%	5.2%
適応	一般的完全静脈栄養	異化亢進	腎不全
EAA の割合	50%	63%	89%
BCAA の割合	25%	46%	33%

BCAA：分枝鎖アミノ酸，EAA：必須アミノ酸。

で混合して投与される。標準的なアミノ酸溶液と特殊アミノ酸溶液を表 38.2 に示す。

1. 標準的アミノ酸溶液

標準的なアミノ酸溶液（表 38.2 の Aminosyn など）は，約 50％の必須アミノ酸と，約 50％の非必須アミノ酸ならびに準必須アミノ酸からなる。利用可能な濃度は，3.5％から 10％まであるが，7％が最も使用されている。

2. 特殊アミノ酸溶液

重度の代謝ストレス（例；多発外傷，熱傷）や肝不全・腎不全を生じた患者では，特別に作成されたアミノ酸溶液が使用できる。

a. 代謝ストレス時に用いるよう作成されたアミノ酸溶液（表 38.2 の Aminosyn-HBC など）には，分枝鎖アミノ酸（イソロイシン，ロイシン，バリン）が添加されている。代謝亢進時には分枝鎖アミノ酸は平滑筋における望ましいエネルギー源である。

b. 腎不全に用いられるアミノ酸溶液（表 38.2 の Aminosyn-RF など）は，必須アミノ酸に富んだものが用いられる。必須アミノ酸の窒素の一部は再利用され，非必須アミノ酸の合成に利用されるので，アミノ酸の代謝による血中尿素窒素の上昇は，必須アミノ酸を投与した場合のほうが非必須アミノ酸に比べて少ないためである。

c. 肝不全に用いられるアミノ酸溶液（HepaticAid など）も分枝鎖アミノ酸に富む製剤が用いられる。分枝鎖アミノ酸は，肝性脳症の誘因となる芳香族アミノ酸が血液脳関門を通過するのを防ぐためである。

d. これらの特殊アミノ酸製剤で，それぞれが対象とする疾病患者における予後を改善すると報告されたものはない[3]。

3. グルタミン

グルタミンは，消化管上皮細胞や血管内皮細胞などの細胞に迅速に取り込まれる基礎代謝エネルギー源である[4]。しかし，5つの多施設研究のメタ解析では，グルタミンの静脈投与は死亡率を上昇させることが報告されており[1]，現在の栄養療法に関するガイドラインでは，静脈栄養におけるグルタミンの使用を推奨していない[1]。

C 脂肪乳剤

1. 脂質はコレステロール，リン脂質，トリグリセリドからなる脂肪乳剤を用いて供給される[5]。トリグリセリドは植物油(ベニバナ油またはダイズ油)から抽出され，必須脂肪酸であるリノール酸を豊富に含有している[6]。
2. 1日の必要カロリーの30%を脂質として供給し，必須脂肪酸の欠乏を予防するために必要カロリーの4%をリノール酸で供給する[7]。
3. 表38.3に示すように，脂肪乳剤には10%乳剤と20%乳剤がある(パーセントの値は乳剤100 mL中に含まれるトリグリセリドのグラム数を示す)。10%乳剤は約1 kcal/mL，20%乳剤は約2 kcal/mLのカロリーを供給する。高濃度ブドウ糖液と異なり，脂肪乳剤はほぼ等張である

表38.3 臨床で使用される静脈投与用脂肪乳剤

	Intralipid		Liposyn II	
	10%	20%	10%	20%
カロリー(kcal/mL)	1.1	2	1.1	2
必須脂肪酸としてのカロリー量(リノール酸)	50%	50%	66%	66%
コレステロール(mg/dL)	250〜300	250〜300	13〜22	13〜22
浸透圧(mOsm/L)	260	260	276	258
製剤量(mL)	50 100 250 500	50 100 250 500	100 200 500	200 500

ため，末梢静脈からも投与できる。

4. 脂肪乳剤製剤は，50 mL 製剤から 500 mL 製剤まで利用可能であり，単独で投与しても（最大 50 mL/h），ブドウ糖・アミノ酸製剤に混合して投与してもよい。投与されたトリグリセリドは，8～10 時間は代謝されず，脂肪乳剤の投与はしばしば血清脂肪量の上昇をきたす。

II. 添加物

アミノ酸-ブドウ糖溶液には，市販されている電解質，ビタミン，微量元素の混合製剤を添加する。

A 電解質

電解質製剤は 15 種類以上利用可能である。その多くは溶液 20 mL 中にナトリウム，塩素，カリウム，マグネシウムが含まれる。自院で利用されている経静脈溶液の組成をチェックし，電解質製剤の添加が必要か否かを確認しておく。完全静脈栄養処方時には，カリウムやその他の電解質の 1 日必要量を記載する。

B ビタミン

水溶性総合ビタミン剤はアミノ酸-ブドウ糖溶液に混注できるよう作成されている。1 バイアルの水溶性総合ビタミン剤で，健常成人のビタミンの 1 日必要量をおおよそ満たすように調剤されている（表 36.4 参照）。ICU 患者における 1 日ビタミン必要量は不明である（おそらく個々の患者によって異なる）が，1 日必要量を投与しても，ビタミン欠乏は生じうる（第 36 章 III-B 項，ビタミン D 欠乏参照）。

C 微量元素

1. 種々の微量元素製剤が利用可能である，それらのうちの 1 つと微量元素の 1 日推奨投与量を表 38.4 に示す。微量元素の含有量と 1 日必要量に相関性が乏しいことに注意する。
2. 微量元素製剤は鉄，ヨウ素を含有しておらず，またいくつかの製剤はセレンを含有していない。鉄は，その酸化促進作用から危険であるかもしれないが，セレンは，抗酸化剤として重要な役割を担っており（第 36 章 IV-B 項参照），集中治療患者に対し日々投与するべきである。

表 38.4 微量元素の 1 日必要量と微量元素製剤の含有量

微量元素	1 日必要量 [a]	Multitrace-5 での含有量 [b]
クロム	30 μg	10 μg
銅	900 μg	1 mg
ヨウ素	150 μg	—
鉄	8 mg	—
マンガン	2.3 mg	0.5 mg
セレン	55 μg	60 μg
亜鉛	11 mg	5 mg

a：Food and Nutrition Information Center (http://fnic.nal.usda.gov) 2016 年 8 月参照より。
b：America Reagent, Inc. の製剤情報より。

III. 静脈栄養計画の作成

A いつ静脈栄養を開始するか

静脈栄養は，経腸栄養で述べたような益があるわけではないので(第 37 章 I 項参照)，低栄養が存在しない患者では，7 日間差し控えてもよい[1)]。低栄養患者で経腸栄養が不可能な患者では，静脈栄養を ICU 入室後 24 時間以内に開始する。

B 静脈栄養計画の作成

以下の順で一般的な静脈栄養の投与計画を作成する。各ステップには同じ患者を用いて例を提示し，いかに本法を使用するかを説明する。

1. ステップ 1：まずはじめに 1 日あたりのカロリー必要量，タンパク必要量を推定する。次の簡易計算式で必要量を得る。

$$1\text{日カロリー必要量(kcal/日)} = 25 \times \text{体重(kg)} \quad (38.1)$$

$$1\text{日タンパク必要量(g/日)} = (1.2〜2) \times \text{体重(kg)} \quad (38.2)$$

実体重あるいは，ドライウェイトを用いて計算する(肥満患者の場合は，表 36.2 の推奨栄養必要量を参照)。

a. 例：ドライウェイト 70 kg の成人の場合，1 日あたりのカロリー必要量＝25×70＝1,750 kcal。1 日タンパク必要量 1.4 g/kg/ 日を利用すると，1 日タンパク必要量は 1.4×70＝98 g となる。

b. 注意：もし鎮静にプロポフォールが使用されている場合，プロポフォールは 1 kcal/mL のカロリーを有する脂肪乳剤に溶解されているので，1 日カロリー必要量は調整する必要がある。

2. ステップ 2：10％アミノ酸溶液(500 mL)と 50％ブドウ糖液(500 mL)を混合したもの($A_{10}D_{50}$ 混合液)を使用し，1 日タンパク必要量から $A_{10}D_{50}$ 混合液の輸液量と投与速度を決定する。輸液量を決定するには 1 日タンパク必要量を $A_{10}D_{50}$ 混合液中のタンパク濃度(50 g/L)で除して求める。

$$A_{10}D_{50}\text{ 混合液 1 日投与量}=\text{タンパク必要量}(\text{g/日})/50(\text{g/L}) \quad (38.3)$$

したがって，輸液速度は以下の計算式で求められる。

$$\text{輸液速度}=A_{10}D_{50}\text{ 混合液 1 日投与量}/24(\text{時間}) \quad (38.4)$$

a. 例：1 日あたりのタンパク必要量が 98g である場合(ステップ 1 を参照)，推定されたタンパク必要量を供給するために必要な $A_{10}D_{50}$ 混合液の輸液量は，98/50＝1.9 L である。したがって，混合液の投与速度は 1,900 mL/24 hr＝81 mL/h となる。

3. ステップ 3：最終段階は 1 日に投与すべき脂質量を決定する。これは，$A_{10}D_{50}$ 混合液によりどれほどのカロリーが投与されるかによって決定される。炭水化物により供給されるカロリーを算出するには，以下の式を使用する。

$$\text{炭水化物によるカロリー}(\text{kcal/ 日})= 250(\text{g/L})\times A_{10}D_{50}\text{ 混合液 1 日投与量}\times 3.4(\text{kcal/g}) \quad (38.5)$$

本式における 250 g/L は，$A_{10}D_{50}$ 混合液中のブドウ糖濃度であり，3.4 kcal/g は，ブドウ糖から得られるカロリー量である。脂質は，1 日必要カロリー量の残りを提供するように投与する。

$$\text{脂質によるカロリー}=\text{1 日投与カロリー}-\text{炭水化物によるカロリー} \quad (38.6)$$

もし，10％脂肪製剤(1 kcal/mL)を使用して，脂質によるカロリー投与を行う場合には，脂質によって投与すべきカロリー量(kcal)と同じ投与量(mL)を投与する。

a. 例：1 日あたりのタンパク必要量が 98 g である患者では，$A_{10}D_{50}$ 混合液を 1.9 L 投与する必要がある。この際，炭水化物によるカロリーは

250×1.9×3.4＝1,615 kcal/日となる。1日必要カロリー量は1,750 kcal であり，脂質によって投与すべきカロリー量は1,750−1,615＝135 kcal となる。脂肪乳剤は，50 mL 製剤が利用可能であるため，（製剤を無駄にせずに）150 mL の 10% Intralipid（150 kcal）を投与する。最大投与速度は 50 mL/h である。

b. 処方例：静脈栄養の処方は，例えば次のように記載する。

1）$A_{10}D_{50}$ 混合液を 81 mL/h で投与する。

2）10% Intralipid 150 mL を 3 時間で投与する。

3）一般的な電解質，総合ビタミン製剤，微量元素を加える。

静脈栄養の処方は毎日書き換える。

IV. 合併症

A カテーテル関連合併症

前述のように，ブドウ糖液やアミノ酸製剤は高張であるため，その投与は太い静脈を介する必要がある。したがって，その投与には中心静脈カテーテルあるいは末梢挿入中心静脈カテーテル（PICC）の挿入が必要である。これらのカテーテル挿入に伴う合併症は第 1 章 IV 項に，カテーテル留置における非感染性合併症は，第 2 章 II 項に，カテーテル関連感染症は，第 2 章 III 項に記載されている。

1. カテーテルの迷入

鎖骨下カテーテルや PICC は，ときとして，図 38.1 に示すように内頸静脈へ迷入することがある。鎖骨下穿刺時の 10%（おもに右側）で，内頸静脈への迷入が生じるという疫学研究がある[8]。一般的には，このような場合には，血栓形成の危険性があるため，カテーテル位置の変更が推奨されているが[8]，この位置変更を支持するエビデンスは存在しない。

B 炭水化物投与に伴う合併症

1. 高血糖

高血糖は，静脈栄養中に頻繁に生じる，しかし，高血糖よりもより危険と考えられる低血糖の発生頻度が増加するため，強化インスリン療法の使用は推奨されていない[9, 10]。

a. 近年の栄養ガイドラインでは，一般的な ICU 患者においては，血

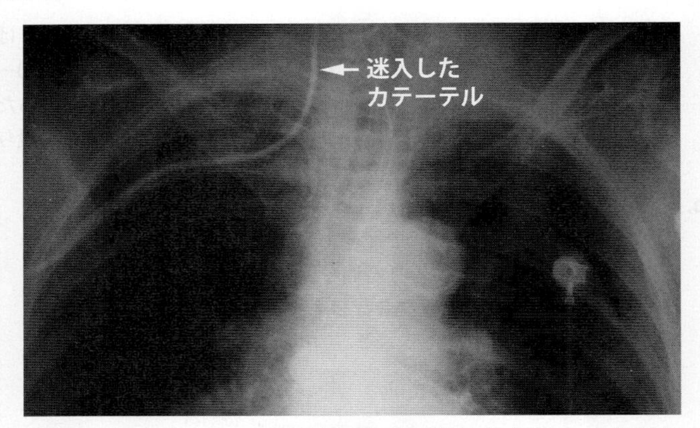

図 38.1　カテーテルが意図せずに内頸動脈に迷入した状況を示したポータブル胸部 X 線写真
画像はデジタル強調処理済み。

糖値 140～180 mg/dL を目標値とすることが推奨されている[1]。

b. 心停止，脳梗塞あるいは，脳出血により脳傷害をきたした患者では，高血糖は脳傷害を増悪させうるため，厳密な血糖管理が推奨されている[10]。

2. インスリン

a. 不安定な患者あるいは 1 型糖尿病患者でインスリン投与が必要な際には，レギュラーインスリン(1 単位 /mL)の持続静注が望ましい[10]。静脈栄養製剤にインスリンを加えて行ってもよい。

b. インスリンは輸液セットのプラスチックに吸着されるため，インスリン投与ルートは，レギュラーインスリン溶液(1 単位/mL)でプライミングするべきである[10]。このプライミングは，輸液セットを変更するたびに行う必要がある。

c. 患者の状態が安定し，血管作動薬が中止され，処置等で栄養療法を中断する予定がない場合には，プロトコル化されたインスリン皮下投与法に変更することも可能である[10]。この変更は，持続インスリン投与が中止される前にはじめるべきである[10]。

d. インスリン皮下投与法は個々の患者で変わるが，中間型あるいは長時型作用型インスリンと速効型インスリンとの組み合わせで使用することが入院患者では一般的に使用される。インスリン製剤を表

表 38.5 インスリン製剤

型	名前	効果発現	最大効果発現時期	効果持続時間
速効型	Aspart	10～20 分	1～3 時間	3～5 時間
速効型	Glulisine	25 分	45～50 分	4～5 時間
速効型	Lispro	15～30 分	0.5～2.5 時間	3～6 時間
速効型	Regular	30～60 分	1～5 時間	6～10 時間
中間型	NPH	1～2 時間	6～14 時間	16～24 時間
長時間作用型	Glargine	1 時間	2～20 時間	24 時間

（参考文献 11 より）

38.5 に示す[11)]。

3. 低リン酸血症

ブドウ糖の細胞内への移動は，同様にリン酸の細胞内への移動と関連する。そして，血清リン酸値は，静脈栄養開始後に徐々に低下する（図 30.1 参照）。

4. 低カリウム血症

ブドウ糖の細胞内への移動は，カリウムの細胞内への移動とも関連する。したがって，ブドウ糖の持続投与は，治療困難な低カリウム血症を生じさせうる。

C 脂質投与に関連する合併症

1. 脂質による過剰栄養は，肝臓の脂肪変性に関連するかもしれない（後述）。
2. 脂質投与でよく見落とされている特徴は，**炎症を惹起する**可能性があることである。静脈栄養で使用される脂肪乳剤は，酸化反応を生じやすい脂質が多く含有されており[12)]，投与された脂質が酸化されることにより炎症反応が惹起される。事実，静脈栄養製剤に含有される脂質の 1 つであるオレイン酸の投与は，動物モデルにおいて ARDS を引き起こす一般的な手法である[13)]。このことは，**脂質投与が酸素化を悪化させ呼吸不全を遷延させる**ことの理由の 1 つになると思われる[14, 15)]。脂質投与による酸化傷害が促進されうることにも配慮が必要である。

D 肝胆道系合併症

1. 肝臓の脂肪変性

長期間静脈栄養を施行している患者では，肝臓への脂肪蓄積(肝脂肪変性)が頻繁に生じる。この肝脂肪変性は，炭水化物と脂肪による慢性的過剰栄養によって生じていると考えられている。この状態は，肝酵素の上昇が伴うが[16]，病理学的疾患単位ではないかもしれない。

2. 胆汁うっ滞

近位小腸に脂肪が存在しないことで，コレシストキニンによって生じる胆嚢の収縮が抑制される。静脈栄養が 4 週間以上施行された際には，この機序により，胆汁うっ滞が生じ，胆嚢内に胆泥が蓄積し，無石胆嚢炎を引き起こしうる(第 32 章 I-A 項参照)。

E 腸管敗血症

静脈栄養に伴う腸管の不使用は，消化管粘膜の萎縮を招き，腸管免疫を障害し，これらの変化は消化管病原体を全身に波及させうる(第 37 章 I-A 項参照)。

V. 末梢静脈栄養

末梢静脈栄養(peripheral parenteral nutrition：PPN)は，静脈栄養の簡素版であり，エネルギー産生のために生じるタンパク崩壊を免れるのに必要な非タンパクカロリーを投与するために施行される(タンパク節約栄養療法)[17, 18]。

1. PPN は，短期間の不十分な栄養状態(例：術後患者)におけるタンパク節約栄養療法として使用可能である。しかし，十分な栄養療法が必要な異化亢進患者や低栄養患者では使用されない。
2. 点滴されている静脈が浸透圧障害を生じないように，末梢静脈栄養に使用する製剤の浸透圧は，900 mOsm/L 未満とする[17, 18]。

A 投与法

1. PPN の一般的な製剤は，3%アミノ酸製剤と 20%ブドウ糖液の混合液(最終的に，1.5%アミノ酸と 10%ブドウ糖を含有する製剤となる)であり，浸透圧は 500 mOsm/L となる。ブドウ糖によるカロリー投与は 340 kcal/L であり，2.5 L の混合液の投与で 850 kcal が投与される。

2. もし，250 mL の 20% Intralipid の投与を加えると(500 kcal の追加となる)，総非タンパクカロリー投与量は 1,350 kcal/ 日となり，この量は，非ストレス時における標準サイズの成人における 1 日必要非タンパクカロリーに近い(20 kcal/kg/日)。

参考文献

1. Taylor BE, McClave SA, Martindale RG, et al. Guidelines for the provision and assessment of nutrition support therapy in the adult critically ill patient: Society of Critical Care Medicine (SCCM) and American Society for Parenteral and Enteral Nutrition (A.S.P.E.N.). *Crit Care Med* 2016; 44:390-438.
2. Singer P, Berger MM, Van den Berghe G, et al. ESPN guidelines on parenteral nutrition: Intensive care. *Clin Nutr* 2009; 387-400.
3. Andris DA, Krzywda EA. Nutrition support in specific diseases: back to basics. *Nutr Clin Pract* 1994; 9:28-32.
4. Souba WW, Klimberg VS, Plumley DA, et al. The role of glutamine in maintaining a healthy gut and supporting the metabolic response to injury and infection. *J Surg Res* 1990; 48:383-391.
5. Driscoll DF. Compounding TPN admixtures: then and now. *J Parenter Enteral Nutr* 2003; 27:433-438.
6. Warshawsky KY. Intravenous fat emulsions in clinical practice. *Nutr Clin Pract* 1992; 7:187-196.
7. Barr LH, Dunn GD, Brennan MF. Essential fatty acid deficiency during total parenteral nutrition. *Ann Surg* 1981; 193:304-311.
8. Padberg FT, Jr., Ruggiero J, Blackburn GL, et al. Central venous catheterization for parenteral nutrition. *Ann Surg* 1981; 193:264-270.
9. Marik PE, Preiser J-C. Toward understanding tight glycemic control in the ICU. *Chest* 2010; 137:544-551.
10. Jacobi J, Bircher N, Krinsley J, et al. Guidelines for the use of an insulin infusion for the management of hyperglycemia in critically ill patients. *Crit Care Med* 2012; 40:3251-3276.
11. Insulins. In McEvoy GK, ed. *AHFS Drug Information, 2014*. Bethesda, MD: American Society of Heath System Pharmacists, 2014:3228.
12. Carpentier YA, Dupont IE. Advances in intravenous lipid emulsions. *World J Surg* 2000; 24:1493-1497.
13. Schuster DP. ARDS: clinical lessons from the oleic acid model of acute lung injury. *Am J Respir Crit Care Med* 1994; 149:245-260.
14. Suchner U, Katz DP, Furst P, et al. Effects of intravenous fat emulsions on lung function in patients with acute respiratory distress syndrome or sepsis. *Crit Care Med* 2001; 29:1569-1574.

15. Battistella FD, Widergren JT, Anderson JT, et al. A prospective, randomized trial of intravenous fat emulsion administration in trauma victims requiring total parenteral nutrition. *J Trauma* 1997; 43:52-58.
16. Freund HR. Abnormalities of liver function and hepatic damage associated with total parenteral nutrition. *Nutrition* 1991; 7:1-5.
17. Culebras JM, Martin-Pena G, Garcia-de-Lorenzo A, et al. Practical aspects of peripheral parenteral nutrition. *Curr Opin Clin Nutr Metab Care* 2004; 7:303-307.
18. Anderson AD, Palmer D, MacFie J. Peripheral parenteral nutrition. *Br J Surg* 2003; 90:1048-1054.

Chapter 39

副腎・甲状腺機能障害

Adrenal and Thyroid Dysfunction

本章では，重症患者における副腎や甲状腺の機能障害の診断と治療について述べる。

I. 副腎不全

A 重症患者における副腎不全

1. 副腎不全(adrenal insufficiency)は重症患者にはよくみられ，その罹患率は 10～20%である[1]。そして，重症敗血症や敗血症性ショックの患者での罹患率は 60%にもなる[2]。

2. 重症患者の副腎不全はしばしば可逆性で，**重症関連コルチコステロイド障害**(critical illness-related corticosteroid insufficiency：CIRCI)と呼ばれる[3]。

3. CIRCI の機序は複雑で完全には解明されていないが，その機序の一部を図 39.1 に示す[1-4]。この図の通り，全身性の炎症反応が CIRCI において中心的な働きをする。

4. 全身性の敗血症や敗血症性ショックが重症患者における副腎不全のおもな原因であり，その多くの症例で視床下部-下垂体機能障害がみられる[2]。

B 臨床症状

1. CIRCI のおもな症状は，**容量負荷に反応しない低血圧である**[1-3]。

2. CIRCI では，副腎不全による典型的な電解質異常(低ナトリウム血症や高カリウム血症)はほとんどみられない。

C 診断

1. どんな ICU 患者でも，説明のつかない，または治療抵抗性の低血圧があれば，副腎不全を疑うべきである。

2. 重症(ストレス下にある)患者において，随時コルチゾール値が 35 μg/dL 以上ならば副腎機能は正常であり，10 μg/dL 以下ならば副腎不全である[1, 3]。

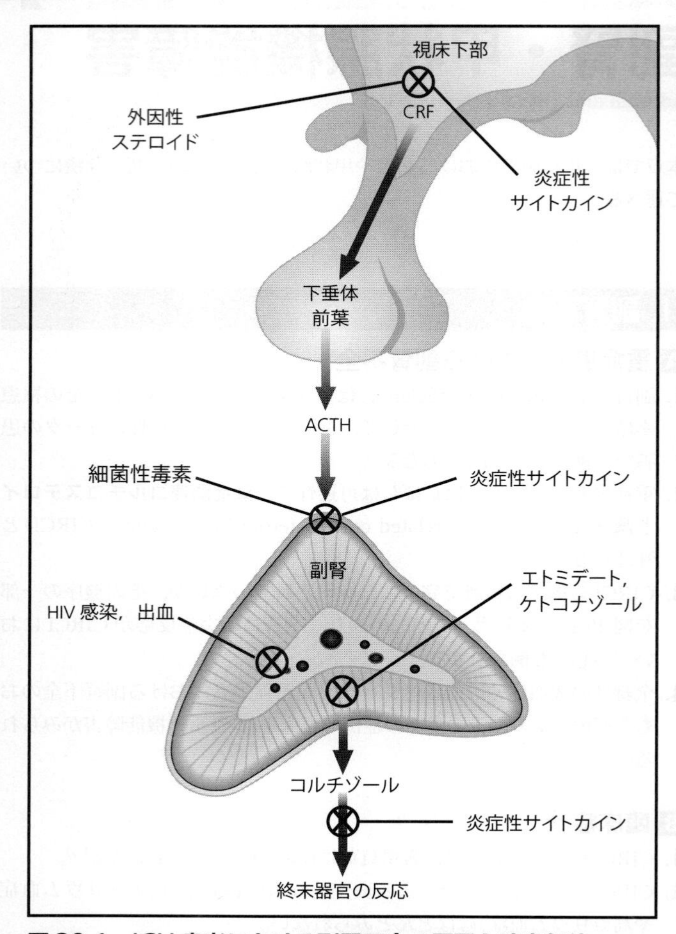

図 39.1　ICU 患者における副腎不全の原因と障害部位
ACTH：副腎皮質刺激ホルモン，CRF：副腎皮質刺激ホルモン放出ホルモン。

3. 随時コルチゾール値が 10〜34 μg/dL であれば，**迅速 ACTH 負荷試験**(rapid ACTH stimulation test)を施行してよい。対照用の採血の後，合成副腎皮質刺激ホルモン(ACTH)を 250 μg 静注し，60 分後の血漿コルチゾール値と比較する。

a. 血漿コルチゾール値の増加が 9 μg/dL 以下であれば，原発性副腎不全である[1, 3]。

b. 9 μg/dL 以上の増加は，視床下部-下垂体機能障害による続発性副腎不全かもしれない(前述のとおり，これは敗血症性ショックではよくみられる)。

4. 敗血症性ショック患者では，ステロイド治療が効くか確かめるための血漿コルチゾール値の測定は必須ではない。容量負荷に反応せず昇圧薬を要する敗血症性ショック患者には，ステロイド治療が容認される[5](敗血症性ショックにおけるステロイド治療については第 9 章 II-D 項参照)。

D 治療

1. CIRCI にはヒドロコルチゾン 1 日量 200〜300 mg を 3 回に分けて静注するか[1]，敗血症性ショックでは持続静注する[5]。

2. ミネラルコルチコイドの追加(1 日 1 回フルドロコルチゾン 50 μg 経口)は省略してよい[1]。なぜなら，ヒドロコルチゾンは優れたミネラルコルチコイド活性をもつからである。

3. ヒドロコルチゾンは，もとの状態から十分に回復したら中止してよい。ただし，ヒドロコルチゾン投与を 7〜10 日以上続けた場合は，漸減が薦められる[1]。

II. 甲状腺機能の評価

重症患者の 90％は甲状腺機能検査で異常を示す[6]。そのほとんどは非甲状腺疾患〔甲状腺機能正常症候群(euthyroid sick syndrome)〕であり，甲状腺疾患ではない[6, 7]。本項では，甲状腺機能検査の評価と，甲状腺疾患と非甲状腺疾患の鑑別について述べる。

A チロキシン(T_4)とトリヨードチロニン(T_3)

1. 甲状腺から分泌される主要なホルモンはチロキシン(T_4)だが，活性があるのはトリヨードチロニン(T_3)である。この T_3 は，甲状腺以外の組織で T_4 が脱ヨウ素化されて生成される。

2. T_3 と T_4 のほとんどが血漿タンパクに結合しており，どちらもわずか

1%以下だけの遊離型が活性をもつ[8]。

3. 急性期には血漿タンパクやその結合が変化するので，**急性期患者の甲状腺機能の評価には遊離 T_4 値が用いられる**（遊離 T_3 値は，いつも測定できるとは限らない）。

B 甲状腺刺激ホルモン

1. 血漿中の甲状腺刺激ホルモン（thyroid-stimulating hormone：TSH）値は，**最も信頼できる甲状腺機能検査**である。非甲状腺疾患を鑑別したり，甲状腺疾患が原発性なのか続発性なのかを診断するのにも役立つ。

a. ほとんどの甲状腺機能正常症候群の患者では，血漿 TSH 値は正常である[6]。しかし，敗血症やステロイド治療やドパミン持続投与により TSH 分泌は抑制される[9]。

b. 甲状腺機能低下症の患者では，血漿 TSH 値が高値だと原発性甲状腺機能低下症であり，血漿 TSH 値が低値だと二次性甲状腺機能低下症である（視床下部-下垂体機能障害による）。

2. 血漿 TSH 値には日内変動（午後遅くに最低値，就眠中に最高値）があり，24 時間で 40%ほど変化する[10]。血漿 TSH 値を評価する際には，この日内変動を考慮しなければならない。

C 甲状腺機能検査の異常

各疾患における遊離 T_4 値と TSH 値の変化を表 39.1 に示す。

1. 急性の非甲状腺疾患では，甲状腺以外の組織における T_4 から T_3 への変換が障害されるので，血漿遊離 T_3 値が低下する[6]。より重症になれば，遊離 T_3 値も遊離 T_4 値も低下し，この状態は ICU 患者の 30〜50%にみられる[6, 7]。前述のように，ほとんどの甲状腺機能正常症候群の患者では，血漿 TSH 値は正常である。

2. 原発性甲状腺機能低下症では遊離 T_4 値の低下とは対照的に TSH 値は上昇するが，二次性甲状腺機能低下症では（視床下部-下垂体機能障害

表 39.1 各疾患における甲状腺機能検査

状態	遊離 T_4	TSH
甲状腺機能正常症候群	正常か↓	正常
原発性甲状腺機能低下症	↓	↑
二次性甲状腺機能低下症	↓	↓
原発性甲状腺機能亢進症	↑	↓

のために）遊離 T_4 値も TSH 値も低下する。

III. 甲状腺中毒症

甲状腺中毒症（thyrotoxicosis）のほとんどは，原発性甲状腺機能亢進症が原因である。また，他の注意すべき原因として自己免疫性甲状腺炎やアミオダロンの長期投与がある[11)]。

A 臨床症状

1. 甲状腺中毒症のおもな症状は，興奮，頻脈（心房細動を含む），微小振戦である。
2. 高齢者の甲状腺中毒症では，興奮よりも無気力となることがあり，**無欲性甲状腺中毒症**（apathetic thyrotoxicosis）と呼ばれる。この無気力と心房細動の組み合わせは，高齢者における無欲性甲状腺中毒症の症状としてしばしばみられる。
3. 甲状腺クリーゼ（thyroid storm）は，まれだが重症の甲状腺機能亢進症で，何らかの急性疾患や手術によって引き起こされる。
   a. 特徴は，高熱（40℃を超えることもある），激しい興奮や譫妄，高拍出性心不全を伴う頻脈である。進行すると，意識レベル低下や昏睡，全身性痙攣，不安定な血行動態を伴う。
   b. 放置すると，致死的である[11)]。

B 診断

1. 血漿 TSH 値は，甲状腺機能亢進症の検査として，感度も特異度も最も高い[11)]。
2. 中等度の甲状腺機能亢進症での血漿 TSH 値は 0.01 mU/dL 以下であり，ほとんどの甲状腺中毒症で血漿 TSH 値は検出限界以下となる[11)]。
3. 血漿 TSH 値が正常ならば，甲状腺機能亢進症は除外してよい[11)]。

C 管理

甲状腺中毒症と甲状腺クリーゼにおける急性期の薬物療法について表 39.2 に示す。

表 39.2 甲状腺中毒症と甲状腺クリーゼにおける薬物療法

薬物		
プロプラノロール	投与量：	甲状腺中毒症には 1 回 10〜40 mg 経口を 1 日 3〜4 回。甲状腺クリーゼには 1 回 60〜80 mg 静注または経口を 4 時間ごと。
	備考：	大量投与で T_4 から T_3 への変換を阻害。心収縮能障害のある患者では注意して用いる。喘息患者には選択的 β 遮断薬を用いる。
チアマゾール（メチマゾール）	投与量：	甲状腺中毒症には 10〜20 mg 経口を 1 日 1 回。甲状腺クリーゼには 60〜80 mg 経口を 1 日 1 回。
	備考：	T_4 産生を阻害。甲状腺中毒症では PTU よりも適しているが，甲状腺クリーゼには適していない。
プロピルチオウラシル（PTU）	投与量：	甲状腺中毒症には 1 回 50〜150 mg 経口を 1 日 3 回。甲状腺クリーゼには初期量 500〜1,000 mg 経口に続けて，1 回 250 mg 経口を 4 時間ごと。
	備考：	T_4 産生を阻害し，T_4 から T_3 への変換も阻害。甲状腺クリーゼではチアマゾールよりも適している。
ヨウ素	投与量：	重症の甲状腺中毒症や甲状腺クリーゼには，飽和ヨウ化カリウム液（ルゴール液）を 50 滴（ヨウ素 250 mg）経口を 6 時間ごと。
	備考：	T_4 の産生と分泌を阻害。抗甲状腺薬に併用して用いる。
ヒドロコルチゾン	投与量：	甲状腺クリーゼに限り，初期量 300 mg 静注に続けて 1 回 100 mg 静注を 8 時間ごと。
	備考：	甲状腺クリーゼにおける相対的な副腎不全の予防。

（投与量は参考文献 11 による）

1. β 遮断薬

β 遮断薬は，甲状腺中毒症による頻脈，興奮，微小振戦を軽減させる。

a. プロプラノロールは甲状腺機能亢進症に最もよく用いられてきたが，非選択的 β 遮断薬なので喘息や心収縮能障害のある患者には好ましくない。

b. メトプロロール（25〜50 mg 経口を 4 時間ごと）のような選択的 β

遮断薬が甲状腺中毒症に用いられるが，甲状腺クリーゼにおいてはプロプラノロールもまだ用いられる[11]。

c. 超短時間作用型のエスモロールは，甲状腺機能亢進症に伴う心房細動の心拍数を速やかにコントロールするのに適している(投与量については表 13.1 を参照)*1。

2. 抗甲状腺薬

チアマゾール(メチマゾール)とプロピルチオウラシル(PTU)の 2 種類が，T_4 産生の抑制を目的として用いられる。どちらも経口投与である。

a. チアマゾールは甲状腺中毒症の治療に適しており，PTU は甲状腺クリーゼの治療に適している[11]。

b. まれだが重篤な副作用として，チアマゾールによる胆汁うっ滞性黄疸や，PTU による劇症肝壊死と無顆粒球症がある[11]。

3. 無機ヨウ素

重症の甲状腺機能亢進症では，抗甲状腺薬に加えてヨウ素(T_4 の産生と分泌を阻害する)を投与してよい。ヨウ素は飽和ヨウ化カリウム液〔ルゴール(Lugol)液〕として経口投与する。ヨウ素アレルギー患者には，リチウム(1 回 300 mg 経口を 8 時間ごと)で代用する[12]。

4. 甲状腺クリーゼについて特に重要な点

a. 甲状腺クリーゼでは，嘔吐や下痢，気づかないうちの高度な体液喪失のために，積極的な容量負荷がしばしば必要となる。

b. 甲状腺クリーゼではグルココルチコイド代謝が促進されて相対的な副腎不全となるので，予防的なヒドロコルチゾン投与(初期量 300 mg 静注に続けて 1 回 100 mg 静注を 8 時間ごと)が推奨される[11]。

IV. 甲状腺機能低下症

症候性の甲状腺機能低下症はまれで，一般人口での有病率はわずか 0.3% にすぎない[13]。そのほとんどは慢性自己免疫性甲状腺炎(橋本甲状腺炎)に

＊1 訳注： 日本では，同じく超短時間作用型 β 遮断薬であるランジオロールも用いられる。

よるものである。その他の原因として，甲状腺機能亢進症に対する放射性ヨウ素や外科的治療，腫瘍や出血性壊死による視床下部-下垂体機能障害〔シーハン(Sheehan)症候群〕，そして薬物(リチウム，アミオダロン)がある。

A 臨床症状

1. 甲状腺機能低下症の症状は皮膚乾燥，倦怠感，筋痙攣，便秘などだが，これらはしばしば目立たない。進行すると低ナトリウム血症，筋酵素(クレアチンキナーゼとアルドラーゼ)の上昇を伴う骨格筋傷害，腎不全を伴わない血清クレアチニン濃度の上昇(骨格筋からのクレアチン遊離による)を引き起こす[14]。
2. 意外かもしれないが，**肥満は甲状腺機能低下症によるものではない**[13]。
3. 甲状腺機能低下症では，**胸水や心膜液貯留**を伴うことがある。その機序は毛細血管の透過性亢進によるもので，貯留液の性質は滲出性である。
   a. 心膜液貯留は，甲状腺機能低下症患者の心陰影拡大の原因として最も頻度が高い[15]。通常は緩徐に貯留するので，心タンポナーデは起こさない。
4. 甲状腺機能低下症が進行すると，粘液水腫(myxedema)と呼ばれる腫れぼったい外観を呈する。これは浮腫と間違われるが，そうではなく，皮内へのタンパク貯留が原因である[16]。粘液水腫は，低体温や**粘液水腫性昏睡**(myxedema coma)と呼ばれる意識レベル低下も伴うが，完全な意識消失は少ない[16]。

B 診断

甲状腺機能低下症における遊離 T_4 値と TSH 値の変化を表 39.1 に示す。

1. 甲状腺機能低下症でも血清 T_3 値が正常のことがあるが，遊離 T_4 値は常に低下する[13]。
2. 血清 TSH 値は，原発性甲状腺機能低下症では上昇し(しばしば 10 mU/dL を超える)，視床下部-下垂体機能障害による二次性甲状腺機能低下症では低下する。

C 甲状腺ホルモン補充療法

1. 軽度から中等度の甲状腺機能低下症では，レボチロキシン(T_4)を 1 日 1 回 50〜200 μg を経口投与する[17]。初期投与量は通常 1 日 50 μg で，

3〜4 週間ごとに 50 μg ずつ増量する。適切な投与量は(原発性甲状腺機能低下症では)血漿 TSH 値の正常化を指標とする。

2. 高度の甲状腺機能低下症では消化管運動が低下しているので，初期投与はレボチロキシンの静注が適している*2。初期投与量として 250 μg 静注，翌日は 100 μg 静注とし，その後は 1 日 50 μg 静注が推奨されている[17]。チロキシン静注の効果的な投与量は，経口のおよそ半量である。

3. 重症患者では T_4 から T_3(甲状腺ホルモンの活性型)への変換が抑制されているので[16]，T_3 経口投与(25 μg を 12 時間ごと)をチロキシン(T_4)補充療法に追加してもよい[18](必要なら T_3 は経鼻胃管投与で)。T_3 の追加について検討した研究では，その効果の評価はまだ定まっていない[13]。

参考文献

1. Marik PE, Pastores SM, Annane D, et al. Recommendations for the diagnosis and management of corticosteroid insufficiency in critically ill adult patients: consensus statement from an international task force by the American College of Critical Care Medicine. *Crit Care Med* 2008; 36:1937-1949.
2. Annane D, Maxime V, Ibrahim F, et al. Diagnosis of adrenal insufficiency in severe sepsis and septic shock. *Am J Respir Crit Care Med* 2006; 174:1319-1326.
3. Marik PE. Critical illness-related corticosteroid insufficiency. *Chest* 2009; 135:181-193.
4. Bornstein SR. Predisposing factors for adrenal insufficiency. *N Engl J Med* 2009; 360:2328-2339.
5. Dellinger RP, Levy MM, Rhodes A, et al. Surviving Sepsis Campaign: International guidelines for management of severe sepsis and septic shock, 2012. *Intensive Care Med* 2013; 39:165-228.
6. Umpierrez GE. Euthyroid sick syndrome. *South Med J* 2002; 95:506-513.
7. Peeters RP, Debaveye Y, Fliers E, et al. Changes within the thyroid axis during critical illness. *Crit Care Clin* 2006; 22:41-55.
8. Dayan CM. Interpretation of thyroid function tests. *Lancet* 2001; 357:619-624.
9. Burman KD, Wartofsky L. Thyroid function in the intensive care unit setting. *Crit Care Clin* 2001;17:43-57.
10. Karmisholt J, Andersen S, Laurberg P. Variation in thyroid function tests in patients with stable untreated subclinical hypothyroidism. *Thyroid* 2008; 18:303-308.
11. Bahn RS, Burch HB, Cooper DS, et al. Hyperthyroidism and other causes of thyrotoxi-

***2 訳注：**日本ではレボチロキシンの静注薬は市販されていない。

cosis: Management guidelines of the American Thyroid Association and the American Association of Clinical Endocrinologists. *Thyroid* 2011; 21:593-646.

12. Migneco A, Ojetti V, Testa A, et al. Management of thyrotoxic crisis. *Eur Rev Med Pharmacol Sci* 2005; 9:69-74.
13. Garber JR, Cobin RH, Gharib H, et al. Clinical practice guidelines for hypothyroidism in adults. *Endocr Pract* 2012; 18:988-1028.
14. Lafayette RA, Costa ME, King AJ. Increased serum creatinine in the absence of renal failure in profound hypothyroidism. *Am J Med* 1994; 96:298-299.
15. Ladenson PW. Recognition and management of cardiovascular disease related to thyroid dysfunction. *Am J Med* 1990; 88:638-641.
16. Myers L, Hays J. Myxedema coma. *Crit Care Clin* 1991; 7:43-56.
17. Toft AD. Thyroxine therapy. *N Engl J Med* 1994; 331:174-180.
18. McCulloch W, Price P, Hinds CJ, et al. Effects of low dose oral triiodothyronine in myxoedema coma. *Intensive Care Med* 1985; 11:259-262.

Chapter 40

意識障害

Disorders of Consciousness

周囲を認識し相互作用する能力(すなわち意識)は人生経験に不可欠な能力であり，この能力を喪失することは生命を脅かす疾患の主たる徴候の1つである。本章では，譫妄，昏睡，および脳死に重点をおいて，主要な意識障害について解説する。

I. 意識変容

A 意識

意識は**覚醒**(arousal)と**認識**(awareness)の2つの構成要素からなる。

1. 覚醒とは周囲を経験する能力である。
2. 認識とは周囲との関係性を理解する能力である。
3. この2つの構成要素は次に説明する意識変容の状態を識別するために用いられる。

B 意識状態の変容

1. **不安**(anxiety)や**嗜眠**(lethargy)とは，覚醒度や認知機能は正常だが注意力(すなわち認識の程度)が変化した状態である。
2. **閉じ込め状態**(locked-in state)とは，覚醒度や認識機能は正常だがほぼ完全に運動反応が消失した状態である。この状態は橋腹側にある運動経路が両側とも障害された場合に生じ，眼球の上下運動とまばたき以外のすべての随意運動が障害される[1]。
3. **譫妄**(delirium)や**認知症**(dementia)とは，覚醒度は正常だが認識機能が変化した状態である。認識機能の変化は変動したり(譫妄)，緩徐に進行したり(認知症)する。
4. **植物状態**(vegetative state)とは，ある程度覚醒しているが(目を開ける)，認識機能が失われた状態である。自発体動や強い痛み刺激に対する運動反応が認められうるが，その動きは無目的である。この状態のまま1カ月以上経過すると遷延性植物状態(persistent vegetative state)と呼ばれる[2]。
5. **昏睡**(coma)とは，覚醒機能や認識機能が完全に失われていることが特徴である。自発体動や強い痛み刺激に対する運動反応が認められうるが，その動きは無目的である。

6. **脳死**(brain death)とは覚醒機能や認識機能が完全に失われているという点では昏睡に似るが，2つの点が異なる。すなわち，(a)脳神経活動や自発呼吸を含むすべての脳幹機能が失われている点と，(b)常に不可逆的である点である。

C 意識障害の原因

同定可能な意識障害の原因を図40.1に示す。内科系ICUにおける神経学的合併症の前向き調査では，ICU入室時の意識障害の原因として最も多かったのは虚血性脳卒中であり，ICU入室後に新たに生じた意識障害の原因として最も多かったのは敗血症性脳症であった[3]。

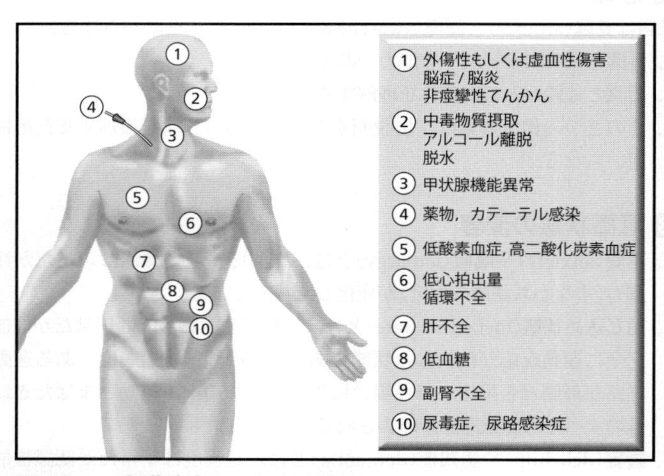

図40.1 意識障害の一般的な原因

II. ICUにおける譫妄

譫妄はICU患者の16〜89％に認められ[4]，予後を悪化させることが報告されている[5]。

A 臨床的特徴

譫妄の臨床的特徴を図 40.2 に要約した[4, 6]。

1. 譫妄は注意欠如や思考障害を伴い，変動性の経過をたどる急性混乱状態である(行動変容は 24 時間にわたって起きる)。
2. 譫妄を起こした入院患者の 40%以上に精神症状(幻視など)を認める[7]。その結果，譫妄はしばしば「ICU 精神病」と不適切に呼称されている[8]。

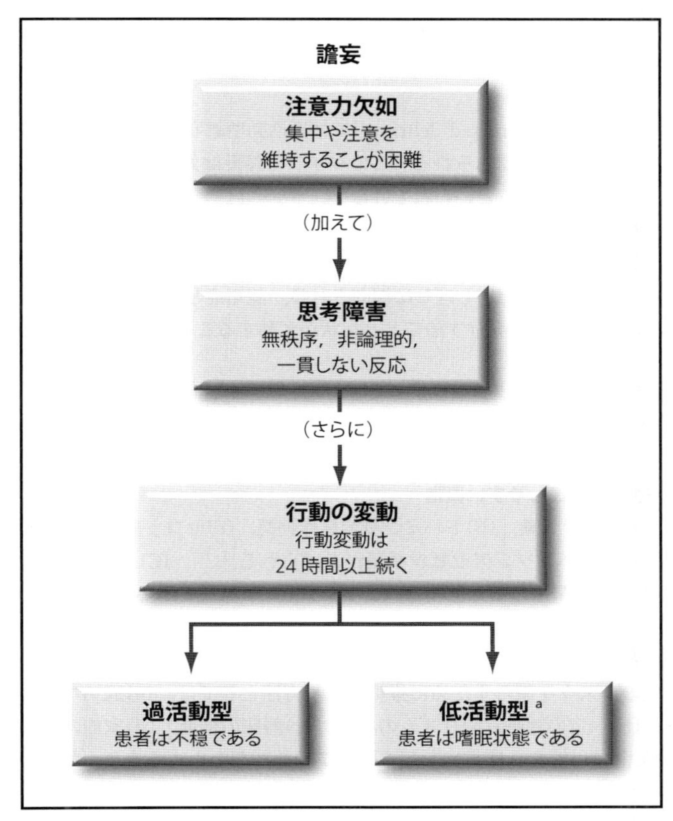

図 40.2　譫妄の臨床的特徴
a：ICU 患者で最もよく認められる型である。

3. 亜型

以下のような譫妄の亜型が知られている

a. 過活動型譫妄(hyperactive delirium)は落ち着きなく不穏な状態に特徴がある。この譫妄の形態はアルコール離脱によくみられるが，入院後に起きる譫妄としてはまれであり，譫妄患者の2%以下を占めるにすぎない[4)]。

b. 低活動型譫妄(hypoactive delirium)は嗜眠ないし傾眠状態に特徴がある。**この譫妄の形態は入院患者の譫妄として最も頻度が高く45〜64%を占める**[4)]。このタイプの譫妄はしばしば見落とされるが，なぜ譫妄の診断がくだされにくいのかはその特徴からわかるだろう。

c. 混合型譫妄(mixed delirium)では過活動型譫妄と低活動型譫妄の症状が交互に認められる。このタイプの譫妄は入院患者の譫妄の6〜55%を占めるといわれている[4)]。

4. 譫妄 vs. 認知症

譫妄と認知症は異なる精神疾患だが，臨床的特徴(注意欠如，思考障害など)が重なるためしばしば混同される。**認知症とは異なる譫妄の重要な特徴は，急性発症することと症状が変動することである。**

B 発症要因

入院患者に譫妄を起こしやすい状態としては，(a)高齢，(b)不眠，(c)疼痛，(d)長期臥床，(e)大手術，(f)脳症，(g)薬物(後述)があげられる[4, 9, 10)]。

1. 譫妄を起こしやすい薬物

(a)抗コリン薬，(b)ドパミン受容体作動薬，(c)セロトニン受容体作動薬，(d)ベンゾジアゼピン系薬があげられる[10, 11)]。**ICUにおいて譫妄を起こす最も重要な薬物はベンゾジアゼピン系薬である**[11)]。

C 予防法

譫妄のリスクを減らすために推奨される方法としては，(a)適切な疼痛治療，(b)一定の睡眠覚醒リズムの維持，(c)離床の推進，(d)家族の訪室の奨励，(e)可能ならば譫妄を起こしやすい薬物を中止すること，があげられる[4, 11)]。

1. デクスメデトミジン

鎮静をデクスメデトミジンで行うと，ベンゾジアゼピン系薬に比べて譫妄が起きにくくなる[12, 13)]。譫妄の高リスク患者ではベンゾジアゼピンの代わりに使用する。デクスメデトミジンに関するより詳しい情報は第 43 章 II-D 項を参照すること。

D 診断

不穏や譫妄管理に関する最新のガイドライン[11]では Confusion Assessment Method for the ICU（CAM-ICU）[6]のような検証されたスクリーニングツール（www.icudelirium.org から入手可能）を用いて定期的に譫妄を評価することが推奨されている。

E 管理

入院患者の譫妄を治療する薬物として全面的に認可されたものはない。

1. ICU における鎮静に関する現在のガイドライン[11]によると，アルコールやベンゾジアゼピン系薬の離脱に伴う譫妄以外に対して，ベンゾジアゼピン系薬よりもデクスメデトミジンの使用を推奨している[11]。
2. ハロペリドールは譫妄の治療によく用いられるが，その使用を推奨する証拠も反対する証拠もない[11]。（ハロペリドールの使用に関する情報は第 43 章 II-E 項を参照）
3. ハロペリドールの副作用である錐体外路症状のリスクのない「非定型抗精神病薬」（クエチアピン，オランザピン，リスペリドンなど）によって譫妄の治療に成功したとするいくつかの証拠がある[14]。しかし，これらの薬物を推奨するに足る十分な証拠ではない[11]。

III. アルコール離脱譫妄

アルコール離脱譫妄は運動活動や脳波活動の亢進に特徴があるが，入院患者の譫妄は運動活動の減少や脳波の徐波化に特徴がある[4]。

A 臨床的特徴

アルコール離脱譫妄の臨床的特徴は表 44.1 に要約した。

1. 振戦譫妄

アルコール離脱患者の約 5％が不穏譫妄状態，幻覚，発熱，頻脈，高血圧，脱水といった特徴のある**振戦譫妄**（delirium tremens）を発症し，ときに痙攣発作や多くの電解質異常（特に低カリウム血症と低マグネシウム血症）を伴うこともある[15]。典型的には発症は遅れ（最終飲酒から

2 日後)，症状は 5 日以上続く。報告された死亡率は 5～15％である[15)]。

2. ウェルニッケ脳症

アルコール依存症の患者はチアミン貯蔵が少ない状態で入院するため，糖を経静脈的に投与するとチアミン欠乏によるウェルニッケ(Wernicke)脳症を発症することがある[18)]。入院後数日して急激な精神状態の変化が起きるため，アルコール離脱譫妄と混同されることがある。**眼振や側方注視麻痺**があればウェルニッケ脳症の診断の助けになるだろう(チアミン欠乏に関するさらなる情報は第 36 章 III-A 項を参照)。

表 40.1 アルコール離脱の臨床的特徴

特徴	最終飲酒からの時間	期間
早期離脱 　不安 　振戦 　悪心	6～8 時間	1～2 日
全身性痙攣	6～48 時間	2～3 日
幻覚 　視覚 　聴覚 　触覚	12～48 時間	1～2 日
振戦譫妄 [a]	48～96 時間	1～5 日

a：不穏譫妄，幻覚，発熱，頻脈，高血圧，痙攣，脱水，種々の電解質異常を呈する。
(参考文献 15 より)

B 治療

1. エタノールの中枢神経抑制作用は，脳内の主要な抑制経路であるγ-アミノ酪酸(γ-aminobutyric acid：GABA)受容体への刺激の結果もたらされる。これはベンゾジアゼピン系薬の作用機序でもあり，**アルコール離脱による不穏や譫妄に対する薬物としてベンゾジアゼピン系薬が選択される理論的根拠である**[17)]。さらに，ベンゾジアゼピン系薬は全身性痙攣に対して保護的に作用するという利点がある。

2. 投与方法：ICU での治療が必要な患者に対しては，振戦譫妄の管理にはロラゼパムの経静脈投与が適切な選択である[17)]。初期の制御を目的として 2～4 mg を 5～10 分ごとに患者が落ち着くまで投与する。その後は落ち着いた状態を維持するように 1～2 時間ごとに投与(もしくは持続投与)する(挿管ならびに人工呼吸管理が必要になることもある)。

a. ベンゾジアゼピン系薬は蓄積して鎮静作用を遷延させ，ICU 退室が遅れることがあるのでできるだけ早く投与量を漸減することが重要である。

b. 長期ロラゼパム静脈投与のもう 1 つの問題点はプロピレングリコール中毒である(第 24 章 I-A-5 項を参照せよ)。

3. ベンゾジアゼピン系薬に関するさらなる情報は第 43 章 II-B 項を参照せよ。

4. 前述したようにチアミン欠乏のリスクがあるため，振戦譫妄患者にはルーチンにチアミンを投与する。静脈投与しても特に有害性はなく，通常 50～100 mg を毎日投与する。

IV. 昏睡

昏睡が持続することは集中治療において最も困難な状況の 1 つであり，患者だけでなくその家族や友人たちにも注意を払う必要がある。

A 病因

昏睡は以下のいずれかの状況によって生じる。

1. びまん性虚血性脳傷害
2. 中毒性および代謝性脳症(薬物過量服薬を含む)
3. テント切痕ヘルニアを伴うテント上腫瘤病変ないし後頭蓋窩の腫瘤病変による脳幹圧迫
4. 非痙攣性てんかん重積
5. 見かけ上の昏睡(閉じ込め症候群，ヒステリー反応など)
6. 注意：虚血性脳卒中は正中線偏位を伴う片側腫瘤病変による対側大脳半球圧排もしくは脳幹障害でなければ昏睡には至らない。

B ベッドサイドにおける評価

ベッドサイドで昏睡の評価をする際には脳神経反射や自発的な眼球や体の運動，運動反射を評価に含めるべきである[18, 19]。次のような評価の要素について言及しておく。

1. 運動反応

a. 自発性ミオクローヌス(不規則な痙攣様運動)はびまん性脳傷害の非特異的な徴候か痙攣発作(ミオクローヌス発作)を表すが，一方，四肢の弛緩は脳のびまん性損傷ないし脳幹損傷を示唆する。

b. 手足を屈曲させることで生じる周期的な運動(羽ばたき振戦)はびまん性代謝性脳症の徴候である[20]。

c. 視床の障害に伴い，疼痛刺激によって上肢を屈曲させる運動が誘起されるが，これを**除皮質肢位**(decorticate posturing)という。

d. 中脳ならびに橋上部の障害に伴い，疼痛刺激によって上下肢を伸展させて回内させる反応がみられるが，これを**除脳肢位**(decerebrate posturing)という。

e. 最終的には下部脳幹の障害に伴い，疼痛刺激に対して四肢は弛緩したままになる。

2. 瞳孔の診察

瞳孔径や対光反射に影響が生じる状態を表 40.2 に示した[18, 19, 21]。瞳孔所見は以下のようにまとめることができる。

a. 散大して対光反射を認める場合は薬物中毒(抗コリン薬など)や非痙攣性てんかんの結果である可能性がある。散大して対光反射が消失している場合はびまん性脳傷害や頭蓋内圧亢進，頭蓋内占拠性病変拡大による脳幹圧迫の徴候の可能性がある。

b. 片側性の散大固定した瞳孔は眼外傷や最近の眼球手術，頭蓋内占拠性病変拡大による第 III 脳神経機能障害が原因である可能性がある。

c. 瞳孔が正中位にあり対光反射を認める場合は代謝性脳傷害，鎮静薬の過量服用，神経筋遮断薬の作用である可能性があり，一方，正中位で対光反射のない瞳孔は急性肝不全，低酸素性脳症，脳死でみられる所見である。

d. 瞳孔が小さく対光反射を認める場合は代謝性脳傷害の結果である可能性があり，一方，針先瞳孔はオピオイド中毒(対光反射あり)や橋の損傷(対光反射なし)の可能性がある。

3. 眼球運動

昏睡患者の自発的な眼球運動は非特異的な徴候だが，ある方向に注視固定している場合は占拠性病変の存在や痙攣発作の可能性が高い。

4. 眼球反射

眼球反射は下部脳幹の機能的統合性を評価するために用いる[19]。これ

表 40.2　瞳孔径と対光反射を変化させる状態

瞳孔径と対光反射	関連する状態
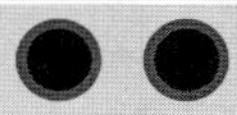 (+)　(+)	アトロピン，抗コリン薬中毒，交感神経作動薬(ドパミンなど)，覚醒剤(アンフェタミンなど)，非痙攣性てんかん
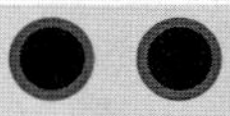 (−)　(−)	びまん性脳損傷，低体温(28℃未満)，頭蓋内圧亢進，拡大する頭蓋内腫瘤性病変による脳幹圧迫
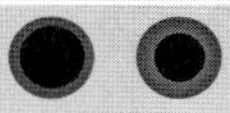 (−)　(−)	拡大する頭蓋内腫瘤性病変(鉤回ヘルニアなど)，眼球の外傷もしくは手術，局所発作
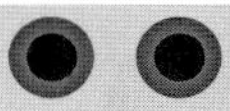 (+)　(+)	中毒性/代謝性脳症，鎮静薬過量，神経筋遮断
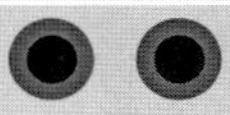 (−)　(−)	急性肝不全，低酸素性脳症，脳死
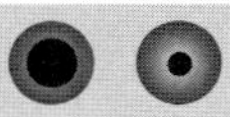 (+)　(+)	ホルネル(Horner)症候群
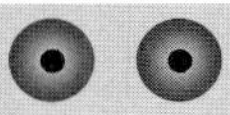 (+)　(+)	オピオイド過量，中毒性/代謝性脳症
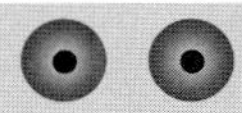 (−)　(−)	脳幹(橋)損傷

(+)や(−)は瞳孔の対光反射の有無を示す。
(参考文献 18，19，21 より)

らの反射については図 40.3 に示した。

a. **眼球頭反射**：眼球頭反射は頭部を左右に瞬間的に回転させることで評価する。大脳半球が障害されていても下部脳幹が正常であれば回転させた方向と反対側に眼球が動いて正面を見続ける。下部脳幹が損傷を受けると眼球は頭を回転させた方向に向かう。

b. **眼球前庭反射**：眼球前庭反射はそれぞれの耳の外耳道に 50 mL の冷生理食塩液を注入することで評価する。脳幹機能が正常であれば両眼はゆっくりと注入された方向に偏位する。下部脳幹が損傷を受

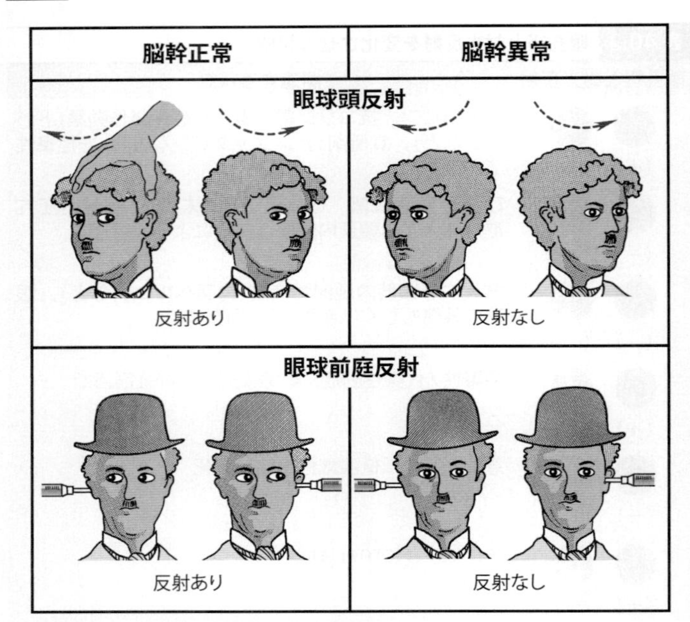

図 40.3　昏睡評価時の眼球反射

けるとこの一連の眼球運動が消失する。

C グラスゴー昏睡スケール

1. 表 40.3 に示したグラスゴー昏睡スケール（Glasgow Coma Scale：GCS）は外傷性脳損傷の重症度を評価することを目的として導入されたが[22]，非外傷性脳損傷に対しても用いられるようになっている。
2. このスケールは(1)開眼，(2)言語による意思疎通，(3)言葉や痛み刺激に対する運動反応の 3 つの構成要素からなる。GCS はこの 3 つの構成要素の合計点であり，最少スコアである 3 はまったく覚醒せず無反応であることを示し，最大スコアである 15 は正常であることを示す。
3. GCS≦8 のとき昏睡であると判定される
4. GCS の欠点の 1 つは挿管された患者の言語反応を評価できないことである。このような患者では言語に関して「疑似スコア」の 1 点を付与する(したがって GCS の最大スコアは 11 となる)。GCS は筋弛緩状態

表 40.3 グラスゴー昏睡スケールとスコア

	ポイント	
開眼		
自発的に	4	
呼びかけにより	3	
痛み刺激により	2	
なし	1	□ポイント
言語疎通性		
見当識あり	5	
混乱した会話	4	
不適切だが理解できる発語	3	
理解不能の音声	2	
なし	1	□ポイント
運動反応		
命令に従う	6	
疼痛部位を認識する	5	
痛み刺激から逃避する	4	
異常屈曲（除皮質硬直）	3	
異常伸展（除脳硬直）	2	
動きなし	1	□ポイント
グラスゴー昏睡スコア（3 つのスケールの合計）[a]		□ポイント

a：最低スコアは 3 ポイントで最高スコアは 15 ポイント。気管挿管されている場合の最高スコアは 11 ポイントである。

や大量の鎮静薬投与時，低血圧の患者では信頼できなくなる。

D 脳波

1. 昏睡の隠れた原因として非痙攣性てんかん重積がありうるが，例えばある研究では昏睡の原因の 8%を占めるとされている[23]。
2. 説明のつかない，もしくは持続性の昏睡では脳波検査が推奨される。

V. 脳死

米国統一死亡判定法（Uniform Determination of Death Act）には「持続する（1）不可逆的な呼吸・循環機能の停止もしくは（2）不可逆的な脳幹を含む全脳機能の停止を呈した個人は死亡とする」と記載されている[24]。この

2 番目の条件こそがここで述べる脳死決定条件である。

A 定義

成人の脳死診断のためのチェックリストを表 40.4 に示した[25)]。脳死の定義に関する細かな側面に関する一致した合意はないが，本質的な部分は以下のとおりである。

1. 不可逆的昏睡
2. 脳幹反応消失
3. 二酸化炭素負荷に対する自発呼吸消失

表 40.4　成人の脳死判定チェックリスト

説明： ステップ 1〜4 が確認された場合，患者は法的に死亡していると判定されうる。	確認した項にチェック(✔)する
ステップ 1：前提条件 脳死評価をはじめる前に以下のすべての状態が確定されなくてはならない。 ・収縮期血圧≧100 mmHg ・体温＞36℃ ・正常な甲状腺機能と副腎機能 ・血糖値正常 ・中枢神経系抑制薬が投与されていない ・神経筋遮断薬が投与されていない	□
ステップ 2：昏睡の原因を確認 不可逆的脳死の主要因として十分だと考えられる昏睡の原因が判明している	□
ステップ 3：皮質と脳幹機能の欠如	
A. 患者は昏睡状態である	□
B. 痛み刺激に顔をしかめない	□
C. 以下の脳幹反射が欠如している ・対光反射の消失 ・角膜反射の消失 ・嘔吐反射と咳嗽反射の消失 ・眼球頭反射の消失 ・眼球前庭反射の消失	□
ステップ 4：自発呼吸努力の消失 動脈血二酸化炭素分圧がベースラインから 20 mmHg 以上上昇しても自発呼吸努力が生じない。	□

（参考文献 25 の臨床ガイドラインより）

4. 脳死判定は以下の状態で行わなくてはならない
   a. 収縮期血圧≧100 mmHg，体温＞36℃
   b. 鎮静薬や神経筋遮断薬が投与されていないこと
5. 多くの米国の州では脳死の診断には1人の神経学的診察で十分だが，いくつかの州では2人による診察が必要である。

B 無呼吸テスト

脳死は動脈血二酸化炭素分圧(Pa_{CO_2})の急激な上昇に対する自発呼吸努力の欠如によって確かめられる。これは患者を人工呼吸器からはずし，Pa_{CO_2} 上昇に伴って自発吸気努力が観察されるかどうかをみる無呼吸テストによって評価される。無呼吸テストは以下のような段階を踏んで行われる[25]。

1. テストに先立ち，100％酸素で少なくとも10分間換気する。人工呼吸器の呼吸数は10回/minとし，PEEPは5 cmH_2O まで下げる。パルスオキシメータの酸素飽和度(Sp_{O_2})が95％よりも高値であれば，動脈血ガスを採取しベースラインの Pa_{CO_2} を確定する。
2. 患者を人工呼吸器からはずし，気管チューブを通したカテーテルから100％の酸素を投与する〔無呼吸酸素化(apneic oxygenation)〕。
3. 無呼吸テストの目標は Pa_{CO_2} がベースラインから20 mmHg上昇することである。正常体温では無呼吸によって Pa_{CO_2} は毎分約3 mmHgずつ上昇するため[26]，目標とする Pa_{CO_2} に到達するのに十分なテスト時間は6〜7分である。テスト終了時に再度動脈血ガスを採取し，患者を人工呼吸器に再接続する。
4. Pa_{CO_2} が20 mmHg以上上昇しているにもかかわらず無呼吸が続いていれば脳死診断が確定する。
5. 無呼吸テストは以下のような事象が生じた際には中断する[25]。
   a. 収縮期血圧が90 mmHg未満に低下する
   b. Sp_{O_2} が30秒以上85％未満に低下する。

C 補助検査

1. 脳死の診断に用いられる補助検査にはMRIおよび磁気共鳴血管画像(MRA)，CT血管造影法(CTA)，体性感覚誘発電位(SSEP)がある。
2. 典型的には，これらの検査は神経学的評価が不確かであるか無呼吸テストが安全に行えなかった際に行われる。
3. しかし，補助検査による脳死診断が信頼に足るものかどうかを確かめたエビデンスは存在せず[25]，現在の脳死診断ガイドラインではこれらの補助検査を用いることに関して注意を求めている[25]。

D ラザロ徴候

1. 脳死患者では特に人工呼吸器をはずした際に，頭・体幹・上肢の短時間の自発的運動を認めることがある(ラザロ徴候)[27]。
2. これはおそらく低酸素に反応して生じた頸髄の神経活動によって起きる体動である。

E 潜在的臓器ドナー

臓器提供は脳死決定の過程に不可欠な要素である。この話題は本書の範囲外のため，近年発行されたICUにおける臓器調達に関するガイドライン[28]を本章の参考文献の最後に記載した。

参考文献

1. Leon-Carrion J, van Eeckhout P, Dominguez-Morales Mdel R. The locked-in syndrome: a syndrome looking for a therapy. *Brain Inj* 2002; 16:555-569.
2. The Multi-Society Task Force on PVS. Medical aspects of the persistent vegetative state (Part 1). *N Engl J Med* 1994; 330:1499-1508.
3. Bleck TP, Smith MC, Pierre-Louis SJ, et al. Neurologic complications of critical medical illnesses. *Crit Care Med* 1993; 21:98-103.
4. Zaal IJ, Slooter AJC. Delirium in critically ill patients: epidemiology, pathophysiology, diagnosis and management. *Drugs* 2012; 72:1457-1471.
5. Ely EW, Shintani A, Truman B, et al. Delirium as a predictor of mortality in mechanically ventilated patients in the intensive care unit. *JAMA* 2004; 291:1753-1762.
6. Ely EW, Margolin R, Francis J, et al. Evaluation of delirium in critically ill patients: validation of the Confusion Assessment Method for the Intensive Care Unit (CAM-ICU). *Crit Care Med* 2001; 29:1370-1379.
7. Webster R, Holroyd S. Prevalence of psychotic symptoms in delirium. *Psychosomatics* 2000; 41:519-522.
8. McGuire BE, Basten CJ, Ryan CJ, et al. Intensive care unit syndrome: a dangerous misnomer. *Arch Intern Med* 2000; 160:906-909.
9. Inouye SK. Delirium in older persons. *N Engl J Med* 2006; 354:1157-1165.
10. Reade MC, Finfer S. Sedation and delirium in the intensive care unit. *N Engl J Med* 2014; 370:444-454.
11. Barr J, Fraser GL, Puntillo K, et al. Clinical practice guidelines for the management of pain, agitation, and delirium in adult patients in the intensive care unit. *Crit Care Med*

2013; 41:263-306.
12. Pandharipande PP, Pun BT, Herr DL, et al. Effect of sedation with dexmedetomidine vs lorazepam on acute brain dysfunction on mechanically ventilated patients: the MENDS randomized controlled trial. *JAMA* 2007; 298:2644-2653.
13. Riker RR, Shehabi Y, Bokesch PM, et al. Dexmedetomidine vs midazolam for sedation of critically ill patients: a randomized trial. *JAMA* 2009; 301:489-499.
14. Gilchrist NA, Asoh I, Greenberg B. Atypical antipsychotics for the treatment of ICU delirium. *J Intensive Care Med* 2012; 27:354-361.
15. Tetrault JM, O'Connor PG. Substance abuse and withdrawal in the critical care setting. *Crit Care Clin* 2008; 24:767-788.
16. Attard O, Dietermann JL, Diemunsch P, et al. Wernicke encephalopathy: a complication of parenteral nutrition diagnosed by magnetic resonance imaging. *Anesthesiology* 2006; 105:847-848.
17. Mayo-Smith MF, Beecher LH, Fischer TL, et al. Management of alcohol withdrawal delirium: an evidence-based practice guideline. *Arch Intern Med* 2004; 164:1405-1412.
18. Stevens RD, Bhardwaj A. Approach to the comatose patient. *Crit Care Med* 2006; 34:31-41.
19. Bateman DE. Neurological assessment of coma. *J Neurol Neurosurg Psychiatry* 2001; 71:i13-17.
20. Kunze K. Metabolic encephalopathies. *J Neurol* 2002; 249:1150-1159.
21. Wijdicks EFM. Neurologic manifestations of pharmacologic agents commonly used in the intensive care unit. In: *Neurology of critical illness*. Philadelphia: F.A. Davis, Co., 1995:3-17.
22. Teasdale G, Jennett B. Assessment of coma and impaired consciousness. A practical scale. *Lancet* 1974; 2:81-84.
23. Towne AR, Waterhouse EJ, Boggs JG, et al. Prevalence of nonconvulsive status epilepticus in comatose patients. *Neurology* 2000; 54:340-345.
24. National Conference of Commissioners on Uniform State Laws. Uniform Determination of Death Act. Approved July, 1980.
25. Wijdicks EFM, Varelas PNV, Gronseth GS, Greer DM. Evidencebased guideline update: determining brain-death in adults. Report of the Quality Standards Subcommittee of the American Academy of Neurology. *Neurology* 2010; 74:1911-1918.
26. Dominguez-Roldan JM, Barrera-Chacon JM, Murillo-Cabezas F, et al. Clinical factors influencing the increment of blood carbon dioxide during the apnea test for the diagnosis of brain death. *Transplant Proc* 1999; 31:2599-2600.
27. Ropper AH. Unusual spontaneous movements in brain-dead patients. *Neurology* 1984; 34:1089-1092.
28. Kotloff RM, Blosser S, Fulda GJ, et al. Management of the potential organ donor in the ICU: Society of Critical Care Medicine/American College of Chest Physicians/Association of Organ Procurement Organizations Consensus Statement. *Crit Care Med* 2015; 43:1291-1325.

Chapter 41

運動の障害

Disorders of Movement

本章では次の3つのタイプの運動障害について述べる。(a)不随意運動(すなわち痙攣発作)，(b)弱いまたは効果のない動き(すなわち神経筋脱力)と(c)運動の消失(すなわち薬物による麻痺)である。

I. 痙攣発作

A 痙攣発作の型

痙攣発作(seizure)は，脳の関与の程度(全般発作と部分発作)，異常運動の有無(痙攣性と非痙攣性)，運動異常のタイプ(例えば，強直性または間代性など)により分類される。

1. 異常運動

痙攣発作に伴う運動は，**強直性**(tonic，持続した筋収縮により起こる)，**間代性**(clonic，大きさと周期が一定の律動的運動)，あるいは**ミオクローヌス性**(myoclonic，不規則なぴくつき運動)がある[1)]。いくつかは普通にみられる運動(咀嚼など)であるが反復性で，これらは**自動症**(automatism)と呼ばれる。

2. 全般発作

全般発作(generalized seizure)は，全大脳皮質の同期した律動性の電気的放電により生じ，常に意識消失を伴う。これらの痙攣発作は四肢の強直性と間代性の運動を伴うが，四肢の異常運動を伴わず起こることもある(非痙攣性全般発作)[2)]。

3. 部分発作

部分発作(partial seizure)は，広域あるいは限局した領域の律動性放電により生じ，臨床所見は以下の2つの例に示されるように多彩である。

a. **部分複雑発作**(partial complex seizure)は非痙攣性の発作で，行動変化を伴い繰り返す咀嚼運動や唇鳴らし(自動症)を伴う。これらの痙攣発作は非痙攣性てんかんの原因であるが，重症患者ではじめから合併するものではない[2)]。

b. **持続性部分てんかん**(epilepsia partialis continua)は，身体の片側の顔面や四肢の筋肉に出現する持続する強直性と間代性の痙攣性発作である。

4. ミオクローヌス

ミオクローヌス(不規則な四肢の痙動をいう)は自発的あるいは痛み刺激や強い雑音に伴って起こる(startle myoclonus)。これらの動きはどのタイプの脳症(代謝性，虚血性)でもみられる。ミオクローヌスは一般的に脳波の律動性の電気的放電を伴わないため痙攣発作とはみなされない[3]。

B てんかん重積状態

てんかん重積状態(status epilepticus)とは，**痙攣発作活動が 5 分持続した場合や，2 回の痙攣発作が意識回復することなく起こった場合をいう**[4]。あらゆるタイプの痙攣発作が含まれ，痙攣性(すなわち異常運動を伴う)のものも非痙攣性(異常運動を伴わないもの)も含まれる。

1. 非痙攣性のてんかん重積状態

ほとんどの非痙攣性てんかん重積状態(nonconvulsive status epilepticus：NSE)の症例には部分複雑発作(ICU 患者ではまれ)が含まれるが，全般発作の 25％も非痙攣性である[5]。

a. 全般型の NSE は意識消失を伴い，ICU 患者が昏睡に至る隠れた原因となりうる(第 40 章 IV-D 項参照)。

C 痙攣の原因

重症患者においてはさまざまな原因が新たな痙攣発作を誘発する可能性がある。1 つの調査によると，最も発作の原因となりうるのは薬物中毒，薬物離脱症候群や低血糖である[6]。他の原因としては代謝性脳症(例えば肝障害や尿毒症)，虚血性または外傷性の脳傷害，頭蓋内占拠病変と髄膜脳炎がある。

D 急性期管理

痙攣性のてんかん重積状態(convulsive status epilepticus：CSE)に関して米国てんかん学会からの最近のガイドラインにより(特に他の引用文献の記載がない限り)以下の対応の勧告がされている[7]。

1. フィンガー・スティック法を用いた血糖値の測定

まずはフィンガー・スティック法を用いた血糖値の測定を行う。血糖値が 60 mg/dL 未満であれば 50％ブドウ糖 50 mL とチアミン(ビタミン B_1)100 mg を投与する。

2. 第1選択薬物

CSEを急速に止めるには60〜80％の症例でベンゾジアゼピン系薬物が有効である。

a. ロラゼパム：4 mgのロラゼパムを2分かけて静注。作用は2分以内に現れ，必要であれば5〜10分おきに投与を繰り返す。

b. ミダゾラム：ミダゾラムの利点は筋肉内投与を行っても作用発現が早く，静脈ライン確保が困難な場合は10 mgの筋肉内投与ができることである。効果はロラゼパムの静注に等しく，効果発現はロラゼパムの静注に比べてやや遅い(例えば1つの研究ではミダゾラムの筋肉内投与による作用発現時間の中央値は3.3分だが，ロラゼパムの静注であれば1.6分である)[8)]。

3. 第2選択薬物

痙攣発作に対してベンゾジアゼピン系の薬物で効果が乏しい場合，あるいは24時間以内に再発する症例は第2選択薬物を用いる。これらにはフェニトイン，ホスフェニトイン，バルプロ酸，レベチラセタムが含まれる。

a. フェニトイン：フェニトインの静注投与量は20 mg/kgで，最大投与量は1,500 mgである。50 mg/min以上での投与は，心抑制と血圧低下が起こるため行えない。

b. ホスフェニトイン：ホスフェニトインは水溶性のフェニトイン類似物で心抑制が少なく，フェニトインよりも3倍速く(150 mg/min)投与できる[12)]。フェニトインと同様の効果が得られ，低血圧も少ないことからより好まれる[7)]。

c. バルプロ酸：静注量のバルプロ酸は40 mg/kg，または最大投与量は3,000 mgである。効果に関してはフェニトインと同等と考えられるが[7)]，最近のメタ解析の結果ではバルプロ酸はベンゾジアゼピン抵抗性のCSEに対してより効果的である[9)]。

d. レベチラセタム：CSEへの薬物としては最も新しく，単回投与で60 mg/kgを静注する。最大投与量は4,500 mgである。フェニトインと同等の効果が得られるが[7)]，最近のメタ解析の結果ではベンゾジアゼピン抵抗性のCSEに対してバルプロ酸より効果的である[9)]。

4. 治療抵抗性のてんかん重積発作状態

10％の患者は第1選択薬と第2選択薬に抵抗性がある[5)]。この場合は表41.2に上げる1薬物を麻酔を行う量で投与する。この段階では(連続脳波モニター所見に従い)神経内科医の意見に従って治療するのがよい。

表 41.1 てんかん重積状態に対する薬物投与計画

薬物	投与計画とコメント
第 1 選択薬	
ロラゼパム	投与量：4 mg を 2 分かけて静注，必要に応じて 5〜10 分で繰り返す。 備考：最初に投与する薬物。効果発現は通常く 2 分。
ミダゾラム	投与量：10 mg を筋肉内投与。 備考：効果はロラゼパム静注に匹敵し，静脈ラインの確保ができない場合に推奨される。
第 2 選択薬	
フェニトイン	投与量：20 mg/kg 静注または最大単回静注投与量 1,500 mg。 備考：心抑制と低血圧が起こる。
ホスフェニトイン	投与量：フェニトインと投与量は同じ。 備考：フェニトインと効果は同等であるが，投与の安全性は高い。
バルプロ酸	投与量：40 mg/kg 静注または最大単回静注投与量 3,000 mg。 備考：フェニトインと同等の効果があることを考慮。
レベチラセタム	投与量：60 mg/kg 静注または最大単回静注投与量 4,500 mg。 備考：フェニトインと同等の効果があることを考慮。

(参考文献 7 より)

II. 神経筋脱力症候群

注目すべき神経筋脱力症候群には，重症筋無力症，ギラン-バレー症候群や重症疾患に伴う神経筋障害がある。

A 重症筋無力症

重症筋無力症(myasthenia gravis)は自己免疫性疾患で，神経筋接合部のシナプス後アセチルコリン受容体に対する自己抗体により起こる[10)]。

表 41.2　治療抵抗性のてんかん発作重積状態に対する薬物投与計画

薬物	投与計画
ペントバルビタール	5〜15 mg/kg を 1 時間かけて静注，以後 0.5〜1 mg/kg/h で投与。必要に応じて 3 mg/kg/h まで上げる(最大投与率)。
チオペンタール	3〜5 mg/kg の静注で開始し，2〜3 分おきに 1〜2 mg/kg を痙攣が消失するまで投与。その後の 24 時間は 3〜7 mg/kg/h で投与する。
ミダゾラム	0.2 mg/kg 静注で開始し，4〜10 mg/kg/h で投与を行う。
プロポフォール	2〜3 mg/kg の単回静注で開始し，必要であれば痙攣が消失するまで 1〜2 mg/kg を追加投与する。その後 4〜10 mg/kg/h を 24 時間投与する。

(参考文献 3 より)

1. 素因

大きな手術や内科的疾患は重症筋無力症のトリガーとなる。胸腺腫が重症筋無力症の 20%の症例でその原因となる[10]。いくつもの薬物が重症筋無力症の病態を進行させたり重篤化させる[11]。抗菌薬(例えばアミノグリコシド系薬，シプロフロキサシン)と心血管作動薬(例えば β 遮断薬，リドカイン，プロカインアミド，キニジン)などが含まれる。

2. 臨床的特徴

重症筋無力症の筋力低下には以下の特徴がある。

a. 筋力低下は活動によって増悪し休息で改善する。

b. 最初に眼瞼下垂と外眼筋の筋力低下がみられ，その後 85%の症例で四肢の筋力低下が起こる[12]。

c. 進行する筋力低下は胸壁や横隔膜に及び，呼吸障害を合併する筋無力症クリーゼが 15〜20%の患者で起こる。

d. 障害は運動神経のみで深部腱反射は保たれる(表 41.3 参照)。

3. 診断

重症筋無力症の診断は繰り返しの使用により悪化する，眼瞼や外眼筋の疲労によって疑われる。確定診断は以下のように行う。

a. 抗コリンエステラーゼ阻害薬であるエドロホニウム投与による筋力の増強。

b. 85%の重症筋無力症患者で検出される血液中のアセチルコリン受容

表 41.3 重症筋無力症とギラン-バレー症候群の特徴の比較

特徴	重症筋無力症	ギラン-バレー症候群
眼輪筋症状	あり	なし
症状の変動	あり	なし
球症状	あり	なし
深部腱反射	障害されない	障害
自律神経障害	なし	あり
神経伝導速度	正常	低下

体抗体の検出[10]。

4. 治療

a. 治療の第1選択薬は抗コリンエステラーゼ薬のピリドスチグミンで，経口的に60 mgを6時間ごとに投与し，必要であれば120 mgまで増量する[13,14]。筋無力症クリーゼのときには静注可能で，その量は経口投与の30分の1程度である[12,13]。

b. プレドニゾロン(1～1.5 mg/kg/日)，アザチオプリン(1～3 mg/kg/日)やシクロスポリン(2.5 mg/kg 1日2回)などの免疫療法も必要であれば加える[14]。長期的な免疫療法を避けるため，60歳以下の症例では外科的胸腺摘出術も考慮される[14]。

5. 難治性の症例

難治性の症例は人工呼吸を必要とするが，他に2つの治療の選択肢がある。

a. 血漿交換を行い病的な抗体を除去する。

b. 免疫グロブリンGを静注し(0.4～2 mg/kg/日を2～5日間)，病的抗体を中和する。

c. どちらの治療も同等に効果があるが[14]，血漿交換の方が反応が早い。

B ギラン-バレー症候群

ギラン-バレー症候群(Guillain-Barré syndrome)は**亜急性の炎症性脱髄性多発性神経障害**で，急性感染症に続いて1～3週間のうちに起こる[15,16]。免疫学的機序がその病因として考えられている。

1. 臨床的特徴

a. ギラン-バレー症候群は数日から数週間で進行する遠位側の感覚障害と，左右対称の四肢の筋力低下を合併する。

b. 25％が呼吸不全まで進展し[15]，重症症例では自律神経系の不安定性が生じる[17]。

c. 80％の症例では症状は自然軽快するが，神経障害がしばしば残存する[15]。

2. 診断

ギラン-バレー症候群は臨床所見(感覚障害と左右対称の四肢の筋力低下)，神経伝導速度試験(低下する)と髄液検査(80％の症例でタンパク高値)で診断する[15]。重症筋無力症との鑑別は表 41.3 に示す。

3. 治療

治療は主として対症療法である。呼吸不全を伴った重症症例では**血漿交換と免疫グロブリン G 静注療法**(0.4 g/kg/日を 5 日間)が短期の症状改善に同等に有効である[16]。免疫グロブリン G 療法がより実践しやすいため好まれている。

C 重症疾患に伴う神経筋障害

進行性の全身の炎症に伴う 2 つの神経筋疾患がある[18]。重症疾患多発神経障害と重症疾患筋障害である。両者はしばしば同一患者に起こり，人工呼吸から離脱できないために判明する。

1. 多発神経障害

重症疾患多発神経障害(critical illness polyneuropathy：CIP)はびまん性の感覚・運動神経の軸索性神経障害で，少なくとも 50％の重症敗血症または敗血症性ショック患者に合併する[18-20]。発症時期は敗血症を起こしてから 2 日後から 2～3 週後にわたる。

2. 筋障害

重症疾患筋障害(critical illness myopathy：CIM)は全身性の炎症性筋障害で四肢および体幹の筋肉が障害される[21]。CIM は敗血症や敗血症性ショックに加え，長期の筋弛緩薬投与に加え高用量ステロイド療法[18, 19, 21]や高用量のステロイドを用いた喘息の重積発作治療を行った場合に関連して起こる[21]。

3. 臨床的特徴

前述のように，CIP と CIM は人工呼吸からの離脱困難が判明するまで認知されないことが多い。身体所見では反射の低下した，あるいは反射のない弛緩性四肢麻痺が認められる。

4. 診断

a. CIP は神経伝導速度により診断され，感覚神経・運動神経ともに速度が低下する[20)]。

b. CIM は筋電図検査(筋障害パターンを示す)と筋生検(萎縮，ミオシンフィラメントの消失，炎症反応)で診断する[21)]。

5. 予後

重症疾患多発神経障害と重症疾患筋障害への特異な治療はない。半分の患者では完全回復が期待できるが[20)]，回復には月単位の時間を要する。

III. 筋弛緩薬

1. 薬物による筋弛緩は，気管挿管や低体温導入時のシバリング防止，体動の激しい症例，換気困難症例の人工呼吸に用いられる[22)]。

2. 筋弛緩薬はシナプス後アセチルコリン受容体に結合し作用する。作用機序に基づき，2 種類の薬物に分けられる。

a. **脱分極性筋弛緩薬**はアセチルコリンのように作用し，シナプス後の膜電位を継続的に脱分極させる。臨床的に用いられるのはスキサメトニウムだけである。

b. **非脱分極性筋弛緩薬**はシナプス後電位の脱分極を抑制する。パンクロニウム，ベクロニウム，ロクロニウム，アトラクリウム，シスアトラクリウムがある。

A 選択される筋弛緩薬

3 つの筋弛緩薬の特徴を表 41.4 に示す[23)]。

表 41.4 頻用される筋弛緩薬の特徴

特徴	スキサメトニウム	ロクロニウム	シスアトラクリウム
単回静注量	1 mg/kg	0.6 mg/kg	0.15 mg/kg
効果発現時間	1〜1.5 min	1.5〜3 min	5〜7 min
回復時間	10〜12 min	30〜40 min	40〜50 min
投与速度	—	5〜10 mg/kg/min	1〜3 mg/kg/min
心血管への影響	徐脈	なし	なし
投与禁忌	多い [a]	なし	なし

a：高カリウム血症，悪性高熱症，横紋筋融解症，熱傷，筋ジストロフィー，脊髄損傷。
(参考文献 23 より)

1. スキサメトニウム

スキサメトニウムは作用発現時間が短く（60〜90 秒）回復時間も早い（10〜12 分）脱分極性筋弛緩薬である。この特徴からスキサメトニウムは気管挿管時に用いられる。

a. 副作用

スキサメトニウムに伴う筋肉の脱分極は筋細胞からの K^+ の流出を起こし，以下の状態では使用に問題がある。高カリウム血症，悪性高熱症，横紋筋融解症，熱傷，筋ジストロフィー，脊髄損傷患者。また，スキサメトニウムは徐脈も引き起こす。

2. ロクロニウム

ロクロニウムは非脱分極性筋弛緩薬で，作用発現時間は短く（1.5〜3 分），回復時間は中間である（30〜40 分）。作用発現時間が短いため気管挿管に向いている（例えば，スキサメトニウム投与が好ましくない症例）。広く用いられており心血管系への副作用もない。

3. シスアトラクリウム

シスアトラクリウムは非脱分極性筋弛緩薬であり，作用発現時間は長く（5〜7 分），回復時間は中間である。アトラクリウムの異性体であり，アトラクリウムに伴うヒスタミン遊離作用がない。ロクロニウム同様にシスアトラクリウムは広く用いられ心血管系への副作用もない。

B 神経筋弛緩モニター

薬物に伴う筋弛緩のモニターには，2 Hz 4 回刺激の前腕尺側神経刺激による母指の内転が用いられる。内転の消失は過剰の筋弛緩を意味する。1〜2 回の可視可能な収縮が起こる程度が薬物の投与量の目標となる[23]。

C 合併症

筋弛緩状態での適切な鎮静度の評価は難しく，意識がある状態での筋弛緩は恐怖と苦痛を起こす[24]。遷延する筋弛緩状態には以下の合併症が含まれる。

1. 重症疾患筋障害（前述）
2. 沈下性肺炎（肺の下部に分泌物がたまって起こる）
3. 下肢静脈血栓塞栓
4. 皮膚の圧迫潰瘍

参考文献

1. Chabolla DR. Characteristics of the epilepsies. *Mayo Clin Proc* 2002; 77:981-990.
2. Holtkamp M, Meierkord H. Nonconvulsive status epilepticus: a diagnostic and therapeutic challenge in the intensive care setting. *Ther Adv Neurol Disorders* 2011; 4:169-181.
3. Meierkord H, Boon P, Engelsen B, et al. EFNS guideline on the management of status epilepticus in adults. *Eur J Neurol* 2010; 17:348-355.
4. Brophy GM, Bell R, Claassen J, et al. Guidelines for the evaluation and management of status epilepticus. *Neurocrit Care* 2012; 17:3-23.
5. Marik PE, Varon J. The management of status epilepticus. *Chest* 2004; 126:582-591.
6. Wijdicks EF, Sharbrough FW. New-onset seizures in critically ill patients. *Neurology* 1993; 43:1042-1044.
7. Glauser T, Shinnar S, Gloss D. Evidence-based guideline: Treatment of convulsive status epilepticus in children and adults: Report of the Guideline Committee of the American Epilepsy Society. *Epilepsy Currents* 2016; 16:48-61.
8. Silbergleit R, Durkalski V, Lowenstein D, et al. for the NETT Investigators. Intramuscular vs intravenous therapy for prehospital status epilepticus. *N Engl J Med* 2012; 366:591-600.
9. Yasiry Z, Shorvon SD. The relative effectiveness of five antiepileptic drugs in the treatment of benzodiazepine-resistant convulsive status epilepticus: a meta-analysis of published studies. *Seizure* 2014; 23:167-174.
10. Vincent A, Palace J, Hilton-Jones D. Myasthenia gravis. *Lancet* 2001; 357:2122-2128.
11. Wittbrodt ET. Drugs and myasthenia gravis. An update. *Arch Intern Med* 1997; 157:399-408.
12. Drachman DB. Myasthenia gravis. *N Engl J Med* 1994; 330:1797-1810.
13. Berrouschot J, Baumann I, Kalischewski P, et al. Therapy of myasthenic crisis. *Crit Care Med* 1997; 25:1228-1235.
14. Saperstein DS, Barohn RJ. Management of myasthenia gravis. *Semin Neurol* 2004; 24:41-48.
15. Hughes RA, Cornblath DR. Guillain-Barré syndrome. *Lancet* 2005; 366:1653-1666.
16. Hund EF, Borel CO, Cornblath DR, et al. Intensive management and treatment of severe Guillain-Barré syndrome. *Crit Care Med* 1993; 21:433-446.
17. Pfeiffer G, Schiller B, Kruse J, et al. Indicators of dysautonomia in severe Guillain-Barré syndrome. *J Neurol* 1999; 246:1015-1022.
18. Hund E. Neurological complications of sepsis: critical illness polyneuropathy and myopathy. *J Neurol* 2001; 248:929-934.
19. Bolton CF. Neuromuscular manifestations of critical illness. *Muscle & Nerve* 2005; 32:140-163.
20. van Mook WN, Hulsewe-Evers RP. Critical illness polyneuropathy. *Curr Opin Crit Care* 2002; 8:302-310.
21. Lacomis D. Critical illness myopathy. *Curr Rheumatol Rep* 2002; 4:403-408.

22. Murray MJ, Cowen J, DeBlock H, et al. Clinical practice guidelines for sustained neuromuscular blockade in the adult critically ill patient. *Crit Care Med* 2002; 30:142-156.
23. Brull SJ, Claudius C. Neuromuscular blocking agents. In: Barash PG, Cullen BF, Stoelting RK, et al, eds. *Clinical Anesthesia Fundamentals. Philadelphia*: Wolters Kluwer Health, 2015:185-207.
24. Parker MM, Schubert W, Shelhamer JH, et al. Perceptions of a critically ill patient experiencing therapeutic paralysis in an ICU. *Crit Care Med* 1984; 12:69-71.

Chapter 42

急性脳卒中

Acute Stroke

本章では血栓溶解療法と急性脳卒中への臨床ガイドラインにもとづく推奨事項に重点をおいて，急性脳卒中の初期評価と管理について述べる[1]。

I. 定義

1. 脳卒中(stroke)は「急性の脳血管に起因する24時間以上継続する神経機能障害」をさす[2]。

2. 脳卒中は以下の機序によって起こる。

a. **虚血性脳卒中**(ischemic stroke)は全脳卒中の87%を占める[3]。そのうち80%は**血栓性**のもので残り20%が**塞栓性**のものである。血栓性の塞栓源はほとんどが左心系であるが，下肢の静脈由来の血栓が卵円孔を通って脳梗塞を起こすこともある[4]。

b. **出血性脳卒中**(hemorrhagic stroke)は全脳卒中の13%に起こる。97%が脳内出血であり，3%がくも膜下出血である[3]。硬膜外，硬膜下出血は脳卒中に該当しない[2]。

3. **一過性脳虚血発作**(transient ischemic attack：TIA)は巣症状を伴った脳虚血性発作であり，24時間以上継続しないものをいう[2]。脳卒中とTIAの違いは臨床症状が可逆的な点である。しかしこれは脳傷害の可逆性を意味するものではなく，TIA症例の3分の1は脳梗塞を伴う[5, 6]。

II. 初期評価

急性の脳卒中が疑われた患者の評価は早急に行うべきである。すなわち，1分ごとに190万の神経細胞と12 kmの長さの有髄神経が障害される[7]。

A ベッドサイドでの評価

急性脳卒中の症状は図42.1に示すような脳の傷害部位により決まる。

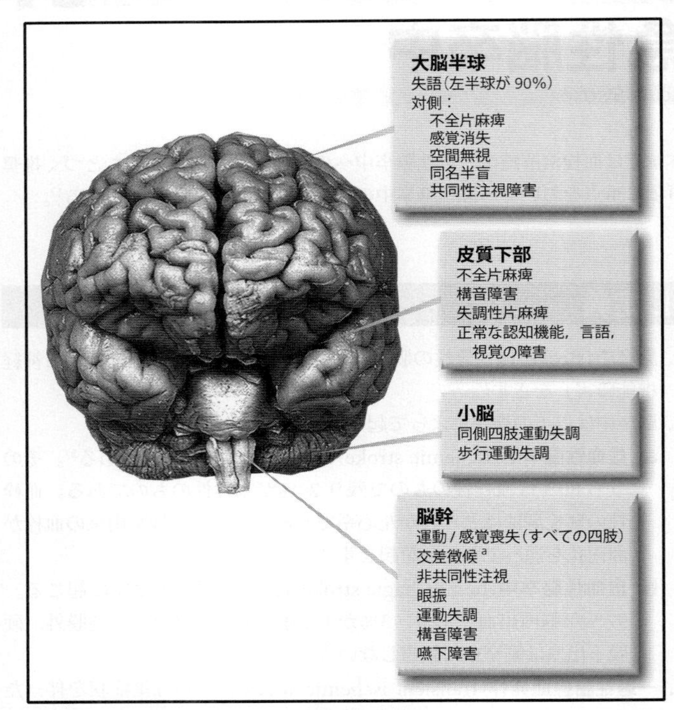

図 42.1　脳傷害の部位と出現する神経症状
a：同側の顔面と対側の体幹の失調。

1. 精神状態

a. ほとんどの脳梗塞は片側性で，意識消失は伴わない[8]。

b. 局所症状が昏睡を伴うものであれば，ほとんどの病態が頭蓋内出血か脳幹梗塞か非痙攣性の痙攣発作を合併している。

2. 失語症

左大脳半球の障害（90％の人は言語中枢は左大脳半球）は**運動性失語**（receptive aphasia）と**感覚性失語**（expressive aphasia）を招く。すなわち言語の理解（感覚性失語）と発語（運動性失語）あるいはその両方（全失語）に起こる。

3. 感覚運動障害

片側の脳半球の障害は対側の体幹の障害を伴う（すなわち不全片麻痺）。

不全片麻痺は肝性脳症，敗血症性脳症でも報告されている[9, 10]。

4. 脳卒中類似症状

臨床症状にもとづいて脳卒中と診断された患者の30％は急性の脳卒中に類似する他の病態のことがある[11]。頻度が高いものは非痙攣性の痙攣発作や敗血症，代謝性脳症，脳内占拠性の疾患(この順に多い)である[11]。

5. NIH Stroke Scale

急性脳卒中を評価するには標準化された臨床スコアリングシステムを使用することが推奨され[1]，最も用いられているのがNIH Stroke Scale(NIHSS)である。NIHSSは11の項目から評価され，スコアは0(最良)から41点(最悪)となり，22点以上は予後が悪い(NISSスコアはhttp://stroke.nih.gov/documentsからダウンロード可能)。

B CT

非造影のCT(noncontrast computed tomography：NCCT)は急性の脳卒中が疑われる症例に最初に施行される診断のための検査である。

1. NCCTは頭蓋内出血の検出の感度は100％で[5]，血栓溶解療法の決定にあたっては必須の検査である。
2. ただし虚血性の変化を観察するにはNCCTは不向きである。半分の虚血性脳卒中はCTでは検出されず[12]，急性の脳卒中の最初の24時間の診断率も高くない[13]。CTでは検出できていない早期の脳梗塞の画像を図42.2に示す[13]。3日目のCTでは占拠性病変を伴った大きな梗塞領域として検出されるが，1日目(梗塞当日)には，その変化は明らかではない。

C MRI

1. 拡散強調MRI画像は虚血性脳卒中を検出する最も感度特異度が高い検査である[1]。この方法は組織間の水分移動にもとづいて描出しているが，虚血発生後5〜10分以内で検出でき[14]，早期の虚血性脳卒中の検出に対して90％の感度がある[5]。
2. 虚血性脳卒中を検出した拡散強調画像を図42.3に示す[15]。左の画像は虚血に伴った広範な高輝度の像を示す(これは低輝度で示されるCT画像とはまったく異なる)。右側の像はtime-delay techniqueを用い低灌流の領域をカラーパレット法を用いて描出したものである。
3. 右図のカラーパレット法による低灌流領域から左図の虚血領域をコン

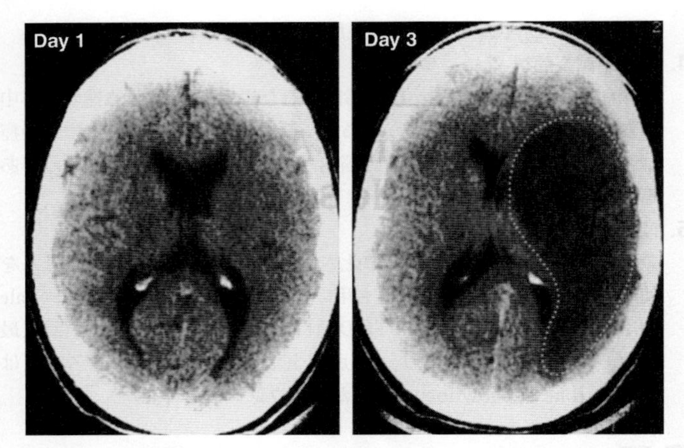

図 42.2 虚血性の脳卒中症例の 1 日目，3 日目の非造影 CT 画像
1 日目の画像（左）は明らかな所見がないが，3 日目の画像（右）は大きな低吸収性の領域となって描出され（点線で囲んだ領域），頭蓋内浮腫を伴った占拠性病変として描出される。（参考文献 13 より）

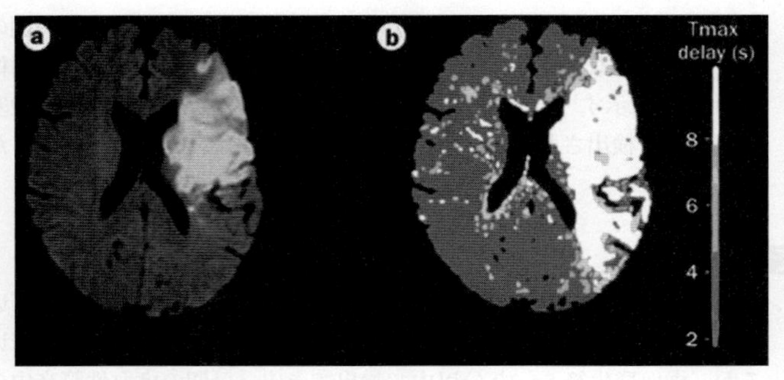

図 42.3 拡散強調 MRI 画像
拡散強調 MRI 画像における虚血性変化領域（左）。右の画像の白色で示した部分は低灌流領域を示す。右画像の低灌流領域から左画像の虚血性変化の部分をコンピュータ上で減算処理（digital subtraction）すると，脳梗塞に瀕している領域がわかる。（画像は参考文献 15 より）

ピュータで減算処理(digital subtraction)した部分が，梗塞に瀕している領域となる。これは患者の急性虚血性脳卒中が継続していることを意味する。

D 心エコー検査

急性脳卒中においては心エコー検査には 2 つの診断的意味がある。

1. 心房細動や急性心筋梗塞，左心系の心内膜炎に関連した虚血性脳卒中の塞栓源の検索。

2. 最近あるいは以前に塞栓の既往がある虚血性脳卒中患者の卵円孔開存の評価。

III. 血栓溶解療法

初期の段階で急性脳卒中が疑われたら，次の段階は血栓溶解療法の対象患者であるかどうかを決定することである。

A 患者選択基準

血栓溶解療法患者の患者選択基準は表 42.1 のチェックリストに記載している。以下の点に重点がおかれている。

1. 症状発生から 4.5 時間以内に治療開始可能な症例[1)]。

2. 血栓溶解療法の時間的制約は症状発症からの時間に集約されるが，ときには評価が困難である。

3. 収縮期血圧 185 mmHg 以上，拡張期血圧 110 mmHg 以上は 1 つの除外基準である。しかし，血栓溶解療法の適応であれば表 42.2 の薬物投与計画に従い血圧を管理する必要がある[1)]。血栓溶解療法に伴い治療の数日間は頭蓋内出血の危険を回避するため血圧を 180/105 mmHg 以下に下げなければならない。

B 血栓溶解療法

1. 血栓溶解療法は予後の改善のため可能な限り早く行う必要がある[1)]。

2. 急性脳卒中症例に使用できる血栓溶解療法薬は組換え型組織プラスミノゲン活性化因子(recombinant tissue plasminogen activator：rtPA)である。

3. rtPA は 0.9 mg/kg を投与し，90 mg を上限とする。そのうちの 10%

表 42.1　虚血性脳卒中患者における血栓溶解療法のチェックリスト

ステップ 1：選択基準

✔症状発症の時間が明確である
✔症状発生から 4.5 時間以内に血栓溶解療法が開始可能である
　　もし上記が確認されれば，ステップ 2 に進む

ステップ 2：除外基準

□活動性の出血を合併している証拠がある
□収縮期血圧≧185 mmHg または拡張期血圧≧110 mmHg
□以前，頭蓋内出血を起こしたことがある
□頭蓋内腫瘍，動脈瘤や動静脈奇形がある
□ 3 カ月以内に頭蓋内または脊髄手術の既往，重度の頭部外傷または脳卒中を起こしている
□トロンビン阻害薬や Xa 阻害薬を 2 日以内に投与されている
□血液検査で凝固異常がある（例えば血小板数＜10 万 /μL）
□血糖値＜50 mg/dL（2.7 mmol/L）
□ CT 画像で多葉性の脳梗塞（低輝度領域＞1/3 大脳半球）
　　もし上記が確認され，チェックがなければ，ステップ 3 に進む

ステップ 3：相対的除外基準

□ 14 日以内の大手術や重度の外傷
□ 21 日以内の消化管や尿路出血
□ 3 カ月以内の急性心筋梗塞
□発症とともに痙攣発作を起こした後の状態
症状発症後 3〜4.5 時間後での追加の除外基準
□年齢＞80 歳　　□ INR にかかわらず，経口的抗凝固療法を受けている
□重度の脳卒中　　□糖尿病の合併と以前の脳梗塞（NIHSS＞25）
　　上記にあてはまらないか，1 つまたはそれ以上のあてはまる状態があっても血栓溶解療法の有効性がリスクを上回る場合はステップ 4 へ移行する。

ステップ 4：血栓溶解療法（直ちに開始）

（参考文献 1 より）

は 1〜2 分で静注内投与を行い，残りを 60 分かけて投与する[1)]。

4. 神経症状の増悪や急激な血圧上昇，頭痛などの頭蓋内出血の徴候が現れたら投与を中止する。
5. ほかの抗凝固薬や抗血小板薬は血栓溶解療法を行った後 24 時間は投与適応外となる。

C 抗血栓療法

1. 虚血性脳卒中に対していくつかの研究でヘパリンの有効性はないこと

表 42.2　急性脳卒中症例における血圧管理

血圧投与基準	薬物と投与計画
収縮期血圧＞185 mmHg または拡張期血圧＞110 mmHg[a]	ラベタロール：10～20 mg を 1～2 分かけて静注。10 分間隔で繰り返し可能。 ニカルジピン：5 mg/h で投与し，必要であれば 2.5 mg/h ずつ 5～15 分ごとに増量し 15 mg/h を上限とする。
収縮期血圧＞220 mmHg または拡張期血圧＞120 mmHg	ラベタロール：10 mg 単回静注，その後 2～8 mg/min で投与。 ニカルジピン：5 mg/h で投与し，必要であれば 2.5 mg/h ずつ 5～15 分ごとに増量し 15 mg/h を上限とする。
拡張期血圧＞140 mmHg	ニトロプルシドを 0.2 μg/kg/min で投与開始し効果をみながらタイトレーション。

a：血栓溶解療法のための血圧管理。
（参考文献 1 より）

が示されている[1)]。したがって急性脳卒中に対してヘパリンの投与は推奨されない[1)]。しかし，血栓予防には低用量のヘパリン使用は推奨されている（第 4 章 II 項参照）。

2. 虚血性脳卒中にアスピリン投与の明らかな有効性はないにもかかわらず投与が推奨されている[1)]。初期投与量は 325 mg を脳卒中発症後 24～48 時間で経口的に行い，その後 75～150 mg の維持量を毎日投与する[1)]。

D 機械的血栓除去

1. いくつかの臨床研究（8 つ）において中大脳動脈や内頸動脈の近位閉塞症例において血管内治療が血栓溶解療法に勝るとする報告がある[15)]。

2. 血栓除去はほとんどの臨床研究において 8 時間以内に行われている。

3. 血管内血栓除去（可能な場合）を実施する場合でも，早期の血栓溶解療法を行ってもよい。

IV. 予防方法

ここでは急性脳卒中発症後の虚血性脳傷害の進展を防止する方法について述べる。

A 酸素投与

1. 酸素の吸入は虚血性脳卒中患者では動脈血の酸素化が十分でもルーチンで行われる。しかし，酸素投与が患者に有効であるとのエビデンスは明確でなく[17]，活性酸素代謝産物の発生を無視している(図 36.1 参照)。さらに，酸素投与は脳血管収縮を起こし[18]，虚血性の脳卒中には逆効果となる。
2. 最近の脳卒中ガイドラインでは無制限の酸素投与の危険性を認識し，動脈血酸素飽和度が 94%未満の場合のみ酸素投与を薦めている[1]。

B 解熱治療

1. 急性脳卒中患者では 48 時間以内に 30%の症例で発熱が起こり[1]，熱の存在は虚血性脳傷害を進行させ臨床的予後を悪化させる[19]。それゆえ，急性脳卒中患者では積極的な体温測定とその管理が考慮される。
2. 解熱療法は第 35 章 V 項に記述されている。
3. 脳卒中後の発熱は典型的には組織の傷害に起因し起こると考えられるが，発熱を合併した脳卒中患者の多くは感染を合併している研究がある[20]。解熱療法は感染の検索と同時に行うべきである。

C 血糖管理

1. 高血糖は急性脳卒中患者ではよくみられる[21]。高血糖は虚血性脳傷害を増悪させ予後を悪化させる[22]。高血糖を予防することに臨床的意義があるかどうかのエビデンスはないが[21]，脳卒中後の患者の血糖管理には注意したほうがよいと考えられる。
2. 最近のガイドラインでは，ICU 患者においては急性脳卒中患者の血糖値は 140〜180 mg/dL での管理が推奨されている(第 38 章の参考文献 1 を参照)。厳密すぎる血糖管理では低血糖の危険があり，むしろ神経傷害を増悪させる可能性がある。

D 高血圧

1. 急性虚血性脳卒中患者ではその半数で高血圧を合併していると報告さ

れており[23]，典型的には発症後 2～3 日以内にはもとのベースラインに戻る。

2. 急性脳卒中患者において急性期に血圧を下げるのは，梗塞周囲層の血流低下を招き虚血性脳傷害を進展させるリスクがあるため，推奨できない。

3. 最近の脳卒中ガイドラインでは[1]，前述したように血栓溶解療法が行われない限り，あるいは高血圧に伴う合併症(心不全など)が起こらない限り，発症後 24 時間では収縮期血圧が 220 mmHg，拡張期血圧が 120 mmHg を超えた場合に降圧療法が推奨されている。

4. もし降圧療法が必要であれば，表 42.2 に示した薬物投与が推奨される[1]。

参考文献

1. Jauch EC, Saver JL, Adams HP, et al. Guidelines for the early management of patients with acute ischemic stroke. A guideline for healthcare professionals from The American Heart Association/American Stroke Association. *Stroke* 2013; 44:1-78.
2. Special report from the National Institute of Neurological Disorders and Stroke. Classification of cerebrovascular diseases III. *Stroke* 1990; 21:637-676.
3. Go AS, Mozaffarian D, Roger VL, et al. Heart disease and stroke statistics—2013 update: A report from the American Heart Association. *Circulation* 2013; 127:e6-e245.
4. Kizer JR, Devereux RB. Clinical practice. Patent foramen ovale in young adults with unexplained stroke. *N Engl J Med* 2005; 353:2361-2372.
5. Culebras A, Kase CS, Masdeu JC, et al. Practice guidelines for the use of imaging in transient ischemic attacks and acute stroke. A report of the Stroke Council, American Heart Association. *Stroke* 1997; 28:1480-1497.
6. Ovbiagele B, Kidwell CS, Saver JL. Epidemiological impact in the United States of a tissue-based definition of transient ischemic attack. *Stroke* 2003; 34:919-924.
7. Saver JL. Time is brain—quantified. *Stroke* 2006; 37:263-266.
8. Bamford J. Clinical examination in diagnosis and subclassification of stroke. *Lancet* 1992; 339:400-402.
9. Atchison JW, Pellegrino M, Herbers P, et al. Hepatic encephalopathy mimicking stroke. A case report. *Am J Phys Med Rehabil* 1992; 71:114-118.
10. Maher J, Young GB. Septic encephalopathy. *Intensive Care Med* 1993; 8:177-187.
11. Hand PJ, Kwan J, Lindley RI, et al. Distinguishing between stroke and mimic at the bedside: the brain attack study. *Stroke* 2006; 37:769-775.
12. Warlow C, Sudlow C, Dennis M, et al. Stroke. *Lancet* 2003; 362:1211-1224.
13. Graves VB, Partington VB. Imaging evaluation of acute neurologic disease. In: Goodman LR Putman CE, eds. *Critical care imaging. 3rd ed.* Philadelphia: W.B. Saunders,

Co., 1993; 391-409.

14. Moseley ME, Cohen Y, Mintorovich J, et al. Early detection of regional cerebral ischemia in cats: comparison of diffusion- and T2-weighted MRI and spectroscopy. *Magn Reson Med* 1990; 14:330-346.
15. Asdaghi N, Coutts SB. Neuroimaging in acute stroke—where does MRI fit in? *Nature Rev Neurol* 2011; 7:6-7.
16. Chen CJ, Starke RM, Mehndiratta P, et al. Endovascular vs medical management of acute ischemic stroke. *Neurology* 2015; 85:1980-1990.
17. Ronning OM, Guldvog B. Should stroke victims routinely receive supplemental oxygen: A quasi-randomized controlled trial. *Stroke* 1999; 30:2033-2037.
18. Kety SS, Schmidt CF. The effects of altered tensions of carbon dioxide and oxygen on cerebral blood flow and cerebral oxygen consumption of normal young men. *J Clin Invest* 1984; 27:484-492.
19. Reith J, Jorgensen HS, Pedersen PM, et al. Body temperature in acute stroke: relation to stroke severity, infarct size, mortality, and outcome. *Lancet* 1996; 347:422-425.
20. Grau AJ, Buggle F, Schnitzler P, et al. Fever and infection early after ischemic stroke. *J Neurol Sci* 1999; 171:115-120.
21. Radermecker RP, Scheen AJ. Management of blood glucose in patients with stroke. *Diabetes Metab* 2010; 36(Suppl 3):S94-S99.
22. Baird TA, Parsons MW, Phanh T, et al. Persistent poststroke hyperglycemia is independently associated with infarct expansion and worse clinical outcome. *Stroke* 2003; 34:2208-2214.
23. Qureshi AI, Ezzeddine MA, Nasar A, et al. Prevalence of elevated blood pressure in 563,704 adult patients with stroke presenting to the ED in the United States. *Am J Emerg Med* 2007; 25:32-38.

Chapter 43

鎮痛・鎮静

Analgesia & Sedation

患者のケアにおけるわれわれの基本的な役割は命を救うことではなく（常にそうすることは不可能なため），痛みや苦しみを和らげることである。本章で紹介した鎮痛薬や鎮静薬の処方は，この基本的な役割を担ううえで役に立つだろう。

I. 鎮痛

A 痛みの評価

1. 重症患者の痛みを治療するにあたっては，疼痛軽減が適切かどうかを調べることのできる信頼できる疼痛評価ツールが必要である[1]。

a. numeric rating scale（NRS）は痛みを自己申告できる挿管患者に対して用いることができる[1]。このスケールは等間隔で1（痛みなし）から10（最大の痛み）まで10個の印がつけてある。患者は数字の印の1つを指し示して痛みの強さを知らせる。3点以下であれば疼痛コントロールは適切であることが示唆される。

b. 自己申告できない患者の場合は，表43.1に示すbehavioral pain scale（BPS）がベッドサイドで用いるにあたって信頼できるツールである[2]。

c. バイタルサイン（心拍数など）は患者が自己申告する痛みの強さとはほとんど相関しないため，痛みの評価に用いることは推奨されない[1, 3]。

B オピオイドによる鎮痛

ほとんどの場合，ICU患者の疼痛緩和はアヘンの天然誘導体であるオピオイドで達成することができるが，その効果は中枢神経系のオピオイド受容体を刺激することによって生じる。オピオイド受容体の刺激によって鎮痛や鎮静，多幸感といったさまざまな有益な効果が生じるが，健忘は生じない[4-6]。頻繁に用いられるオピオイドの経静脈投与製剤はモルヒネ，ヒドロモルフォン，フェンタニルである。これらの薬物の比較を表43.2に示した。

表 43.1 Behavioral Pain Scale

項目	説明	スコア
表情	穏やかな	1
	一部硬い	2
	全く硬い	3
	しかめ面	4
上肢	全く動かさない	1
	一部曲げている	2
	指を曲げて完全に曲げている	3
	ずっと引っ込めている	4
人工呼吸器との同調性	同調している	1
	時に咳嗽，大部分は呼吸器に同調している	2
	呼吸器とファイティング	3
	呼吸器の調節がきかない	4
	合計スコア	

スコア	解釈
3	痛みなし
4～5	許容できる痛みのコントロール
12	最大の痛み

（参考文献 2 より）

1. フェンタニル

a. フェンタニルは ICU で最も使われているオピオイド鎮痛薬である[7]。

b. モルヒネに比べてフェンタニルはより早く効果が発現し（フェンタニルはモルヒネの 600 倍脂溶性が高いため），低血圧の危険性が低く（フェンタニルはヒスタミン遊離作用がないため），活性代謝物が生じない。

c. フェンタニルの最大の欠点は，長期投与に伴い脳に薬物が蓄積しやすいことである（脂溶性が高いため）。

2. ヒドロモルフォン

a. ヒドロモルフォンはモルヒネ誘導体であり，モルヒネより強い鎮痛作用がある[8, 9]。

b. ヒドロモルフォンの他の利点は，活性代謝物がないことと腎不全においても用量調節が不要であることである。

表 43.2　一般に使用される経静脈オピオイド

	モルヒネ	ヒドロモルフォン	フェンタニル
効果発現	5〜10 分	5〜10 分	1〜2 分
単回投与	2〜4 mg 1〜2 時間ごと	0.3〜0.6mg 1〜2 時間ごと	0.35〜0.5 μg/kg 0.5〜1 時間ごと
持続投与	2〜30 mg/h	0.5〜3mg/h	0.5〜2 μg/h
PCA			
投与量（ボーラス）	0.5〜3 mg	0.1〜0.5mg	15〜75 μg
ロックアウト間隔	10〜20 分	5〜15 分	3〜10 分
脂溶性 [a]	1×	0.2×	600×
活性代謝物	あり	なし	なし
ヒスタミン遊離作用	あり	なし	なし
腎不全での投与量調整	↓ 50%	不要	不要
鎮痛の力価 [a]	1×	7×	100×

a：モルヒネを 1 としたときの相対値。
（投与量の推奨は参考文献 1 による）

3. モルヒネ

a. モルヒネは腎不全の際に蓄積するいくつかの活性代謝物が生じる。代謝産物の 1 つ（モルヒネ-3-グルクロニド）はミオクローヌスや痙攣を伴う中枢神経興奮を引き起こすが[10]，別の活性代謝物（モルヒネ-6-グルクロニド）はモルヒネよりも強力な鎮痛作用をもつ[5]。

b. これらの活性代謝物の蓄積を避けるため，**腎不全のある患者では持続投与量を 50%に減らすべきである**[11]。

c. モルヒネはヒスタミン遊離を促進するため，全身の血管拡張を起こして血圧が低下することがある[5]。

4. レミフェンタニル

a. レミフェンタニルは超短時間作用型のオピオイドで，以下のような投与方法で持続静脈内投与される[19]。

投与方法： 負荷用量として 1.5 μg/kg を投与し，0.5〜15 μg/kg/h

で持続投与する[1]。

b. レミフェンタニルは血漿中に存在するエステラーゼで分解されるため，薬物投与を中断すると8〜10分後には鎮痛作用が消失する。

c. 肝不全や腎不全で投与量を調節する必要はない。

d. レミフェンタニルが短時間作用型であることは，頻繁に脳機能を評価しなくてはならないような場合(外傷性脳損傷など)に利点となる。オピオイド作用が突然中断されることで急性離脱症状が起きることがあるが，レミフェンタニルに長時間作用型のオピオイドを組み合わせることで予防できる。

C オピオイドの副作用

1. 呼吸抑制

a. オピオイドは中枢性，用量依存性に呼吸回数と換気量を減少させるが，通常の投与量であれば呼吸抑制や低酸素血症を起こすことはまれである[12, 13]。覚醒度に影響を及ぼすオピオイド投与量であれば換気量も減少するため，高二酸化炭素症が生じる[12]。

b. 睡眠時無呼吸症候群や慢性高二酸化炭素症のある患者はオピオイドによって呼吸抑制を起こしやすい。

2. 心血管系への作用

a. オピオイド鎮痛に伴いしばしば血圧や心拍数が減少するが，これは交感神経系活動が減少して副交感神経系が活発になるからである。これらの効果は少なくとも仰臥位であれば通常軽度であり，許容できる[14]。

b. 循環血液量減少や心不全のある患者(ベースラインの交感神経系活動が亢進している)やベンゾジアゼピン系薬とともに投与した場合では血圧減少の程度が大きくなることがある[27]。オピオイド起因性低血圧が臓器灌流を脅かすことはまれで，輸液や少量の血管収縮薬で血圧は改善する。

3. 腸管運動

a. オピオイドは消化管のオピオイド受容体を活性化させることで腸管運動を抑制する。消化管運動が損なわれると経腸栄養剤が口咽頭に逆流し，誤嚥性肺炎のリスクが生じる。

b. ナロキソン(8 mgを6時間ごと)やナルトレキソン(50 mgを1日1回)の経腸投与で鎮痛効果に影響することなくオピオイド起因性腸管運動低下を部分的に拮抗できる[15]。

4. 悪心・嘔吐

a. オピオイドは下部脳幹の化学受容器引金帯（chemoreceptor trigger zone）を刺激することで嘔吐を引き起こすことがある[12]。すべてのオピオイドに同じように催吐作用があるが，あるオピオイドによって嘔吐が生じても，別のオピオイドを使用することによって軽快することがある。

D 自己調節鎮痛法

1. 覚醒している患者で薬物の自己投与が可能であれば，**自己調節鎮痛法**（patient-controlled analgesia：PCA）が効果的な鎮痛法になる可能性があり，間欠的オピオイド投与よりも優れているかもしれない。

2. 電子式注入ポンプを患者が操作することで PCA は行われる。痛みを感じた患者がポンプに接続されたボタンを押すと少量の薬物が静脈内にボーラス投与される。ボーラス投与後に**ロックアウト間隔**（lockout interval）と呼ばれる指定された時間はポンプを使用できなくなり，過量投与を予防している。

3. PCA におけるオピオイド投与計画を表 43.2 に示す。最小ロックアウト間隔は薬物の効果が最大になる時間に応じて算出される[22]。

E 非オピオイド鎮痛薬

さまざまな非オピオイド鎮痛薬があるが，経静脈投与できる薬物はわずかしかない。これらの薬物の大半は術後早期の鎮痛に用いられる。軽度の痛みに対しては単独で用いられることもあるが，中等度から重度の痛みに対しては通常はオピオイドと併用される。非オピオイド鎮痛薬の投与方法は表 43.3 に示した。

1. ケトロラク

a. ケトロラクはアスピリンの 350 倍の鎮痛作用をもつ非ステロイド性抗炎症薬（NSAID）である[16]。呼吸抑制を起こさないが他の毒性副作用によりその使用が制限される。**オピオイド節約効果をもち，**通常オピオイドの補助として投与される。

b. ケトロラクを筋注すると血腫を生じるため経静脈的にボーラス投与することが薦められる[16]。

c. ケトロラクや他の NSAID はプロスタグランジン産生を抑制することによって有益な効果をもたらすが，同時に胃粘膜障害，上部消化管出血，腎機能障害といった副作用のリスクを生じる[16]。薬物投与を5日までにとどめればこれらの副作用が生じることはまれである[16]。

d. ケトロラクは血小板凝集を抑制するため出血のリスクが高い患者には使用すべきではない。

2. イブプロフェン

a. イブプロフェンは経静脈投与できるNSAIDでオピオイド節約効果があり，短期間の疼痛コントロールに用いるのであれば安全であるという点でケトロラクに非常に似ている[17]。

b. ケトロラクと異なるのはイブプロフェンの治療期間に推奨される期限がないことである。イブプロフェン静脈投与を扱った臨床研究では24〜48時間という治療期間を採用しており，この期間であれば重篤な副作用はまれである。

表43.3 経静脈非オピオイド鎮痛薬

薬物	投与方法と備考
ケトロラク	投与量：6時間ごとに30 mgを静注ないし筋注し，5日間まで。65歳以上や体重50 kg未満では投与量を50%に減じる。 備考：ケトロラクはNSAIDであり，抗炎症作用と解熱作用をもつ。5日間の投与にとどめていれば重篤な合併症はまれである。
イブプロフェン	投与量：6時間ごとに400〜800 mgを静注する。 備考：イブプロフェンはケトロラクと同様NSAIDの1つだが使用期間に制限はない。
アセトアミノフェン	投与量：6時間ごとに1 gを静注する。1日の投与量は4 gを超えないようにする。 備考：抗炎症作用はない(これは重症患者においては大きな欠点である)。
ケタミン	投与量：0.1〜0.5 mg/kgを負荷投与した後に0.05〜0.4 mg/kg/hで持続投与する。 備考：オピオイドの急性耐性が形成されるのを抑える。幻覚や精神症状，流涎を起こすことがある。

(投与量の推奨は参考文献1による)

3. アセトアミノフェン

a. アセトアミノフェン静脈投与製剤は経口ないし経直腸投与ができない術後患者の短期間の疼痛や発熱に使用する目的で 2010 年に認可された[18]。

b. アセトアミノフェンは術後患者においてオピオイド節約効果をもつ。

c. アセトアミノフェンは抗炎症作用をもたず，これは全身性ないし局所性の炎症による疼痛が多い重症患者においては大きな欠点となる。さらに，**肝毒性を避けるために 1 日の投与量が 4 g に制限されているが，これは重症患者において検証されたものではない。**

4. 神経因性疼痛に対する経口薬

a. 通常，神経因性疼痛(糖尿病性ニューロパチーによるものなど)には非オピオイド鎮痛薬が必要であり，このタイプの痛みに対して推奨される薬物としてガバペンチン，プレガバリン，カルバマゼピンがあげられる[1]。

b. 効果的な薬物投与量は個々の患者で異なるが，典型的にはガバペンチンは 600 mg を 8 時間ごと，プレガバリンは 50～100 mg を 8 時間ごと，カルバマゼピンは 100 mg(経口懸濁液)を 6 時間ごとに投与する[1]。

5. ケタミン

a. ケタミンは解離性麻酔状態をもたらすが鎮痛作用ももつ[19]。

b. ケタミンを低用量投与することで二次性痛覚過敏や術後慢性痛を予防することが示されている[19]。

c. ケタミンはオピオイドを増量しても反応が悪い患者(慢性的なオピオイド使用者など)で鎮痛補助として用いられることが多い。

d. 血行動態や呼吸に対する副作用がないため，ケタミンは鎮痛補助と鎮静の両方において潜在的に望ましい薬物であるといえる。

e. 効果的な投与量はまだ明らかではなく，長期投与の安全性もわかっていない。提案されている投与方法を表 43.3 に示す。

II. 鎮静

不安や不安に関連する障害(不穏，譫妄)は ICU 患者の実に 85％に観察される[20]。これらの障害に共通して認められるのは幸福感の欠如である。これらの障害は以下のように定義される。

1. 不安は外的事象よりも内的機序によって持続する，恐怖または不安の誇張された感情によって特徴づけられる。
2. 不穏は運動活動の亢進を伴う不安状態である。
3. 譫妄は急性発症する混乱状態であり，症状の一部として不穏を伴うこともあれば伴わないこともある。譫妄はしばしば不穏と同一視されるが，嗜眠状態に特徴づけられる低活動型の譫妄もある(譫妄については第40章により詳細に記述してある)。

A 鎮静の評価

1. ICUで効果的な鎮静を達成するためには，鎮静スケールを日常的に使用することが役に立つ[1]。ICU患者において最も信頼できる鎮静スケールはSedation-Agitation Scale(SAS)とRichmond Agitation-Sedation Scale(RASS)である[1]。後者のスケールを表43.4に示した[20]。
   a. RASSのもう1つの利点は，患者の精神状態の連続した変化をモニターできることである[21]。このような特徴があるため，RASSスコアを鎮静薬治療の目標として使用することができる(鎮静薬投与を，軽度の鎮静を意味するRASSスコア−1〜−2になるように調節する)。

B ベンゾジアゼピン系薬

ICUにおける最も一般的な鎮静薬の1つであるベンゾジアゼピン系薬は，**蓄積して鎮静作用が遷延する傾向があるためしだいに人気が落ちている**[1]。ICUではミダゾラムとロラゼパムの2種類のベンゾジアゼピン系薬が使用される(ジアゼパムは長期投与に伴う過剰鎮静のためもはや使用されない)。両薬物とも経静脈投与されるが，その概要を表43.5に示した。

1. ミダゾラム

   a. ミダゾラムは迅速作用型の薬物であり(脂溶性が高いため)，静脈内ボーラス投与後1〜2分で鎮静効果が現れる。
   b. ミダゾラムは組織に取り込まれて血流から迅速に消失するため，作用時間が短くなる[22]。
   c. 作用時間が短いため(1〜2時間)，長期間の鎮静にはミダゾラムの持続静注を行う。しかし，その作用時間の短さは(体から薬物が排泄されやすいからというより)組織へ取り込まれやすいという特徴のためであり，ミダゾラムの持続投与は組織への進行性の薬物蓄積

表 43.4 Richmond Agitation-Sedation Scale（RASS）

スコア	用語	説明
+4	好戦的な	明らかに好戦的で暴力的。スタッフに対するさし迫った危険
+3	非常に興奮した	チューブやカテーテルの自己抜去，攻撃的態度
+2	興奮した	頻繁な非意図的運動，人工呼吸器非同調
+1	落ち着きのない	不安やおそれがあるが動きは攻撃的でも活発でもない
0	意識清明な	
−1	傾眠状態	完全に清明ではないが呼びかけに 10 秒を超えて覚醒しアイ・コンタクトする
−2	軽い鎮静	呼びかけに短時間（10 秒未満）覚醒しアイ・コンタクトする
−3	中等度鎮静	呼びかけに対して動く（アイ・コンタクトはできない）
−4	深い鎮静	呼びかけに無反応だが，身体刺激で動く
−5	覚醒不能	呼びかけにも身体刺激にも無反応

以下のように RASS を求める

ステップ 1　観察：何もしないで患者を観察する
　患者が覚醒していれば，適切なスコアを割りあてる（0〜+4）
　患者が覚醒していなければ，ステップ 2 に進む

ステップ 2　言語刺激：大きな声で患者の名前を呼び自分をみるようにいう。必要ならば 1 回繰り返す。患者が声に反応すれば適切なスコアを割りあてる（−1〜−3）。反応がなければ，ステップ 3 に進む

ステップ 3　身体刺激：患者の肩をゆする。反応がなければ胸骨を強くこする。適切なスコアを割りあてる（−4〜−5）

（参考文献 21 および *Am J Respir Crit Care Med.* 2002; 166:1338-1344 より）

を起こすことになる。薬物蓄積に伴う過剰鎮静を避けるため，ミダゾラム投与は 48 時間以内にとどめるべきである[22]。

d. ミダゾラムはシトクロム P450 酵素系で代謝されるため，この酵素系を阻害する薬物が存在するとミダゾラムの代謝が抑制され，効果が増強する。

e. ミダゾラムは腎臓で排泄される活性代謝物をもつため，腎機能障害患者ではミダゾラムの投与量の調節が必要である。

2. ロラゼパム

a. ロラゼパムはミダゾラムよりも作用時間が長く，静脈内単回投与後 6 時間効果が持続する[1]。

表 43.5 ベンゾジアゼピン系薬静脈投与による鎮静

項目	ミダゾラム	ロラゼパム
負荷用量	0.01～0.05 mg/kg	0.02～0.04 mg/kg（最大 2 mg）
効果発現	2～5 分	5～20 分
効果持続時間	1～2 時間	2～6 時間
持続投与	0.02～0.1 mg/kg/h	0.01～0.1 mg/kg/h（最大 10 mg/h）
間欠投与量	―	0.02～0.06 mg/kg 必要に応じて 2～6 時間ごと
脂溶性	＋＋＋	＋＋
特徴	活性代謝物 [a]	プロピレングリコール中毒 [b]

a：特に腎不全では活性代謝物によって鎮静が遷延する。
b：ロラゼパム（2 mg/mL）はプロピレングリコール（830 mg/mL）を溶解剤として含有する。
（投与量の推奨は参考文献 1 による）

b. ロラゼパムは間欠的ないし持続的に静脈内投与できる。
c. ロラゼパムの静脈投与製剤には血漿へ薬物を溶解しやすくするためにプロピレングリコールが含まれている。この溶解剤によって副作用が起きることがあるので（後述），ロラゼパムには許容される最大投与量が設定されている（ボーラス投与では 2 mg まで，持続投与では 10 mg/h まで）。
d. ロラゼパムに活性代謝物はない。

3. ベンゾジアゼピン系薬の利点

a. ベンゾジアゼピン系薬には鎮静作用とは別に用量依存性の健忘作用がある。この効果は鎮静効果が得られている期間を超えて認められる（順行性健忘）。
b. ベンゾジアゼピン系薬には抗痙攣作用がある（第 41 章参照）。
c. ベンゾジアゼピン系薬はアルコールやオピオイド，そしてベンゾジアゼピン系薬の離脱症候群に対して選択される。

4. ベンゾジアゼピン系薬の欠点

a. 長期鎮静：ミダゾラムもロラゼパムも長期投与によって組織に蓄積し，深鎮静となって薬物中断後の覚醒に時間がかかるようになる。脂溶性が高く活性代謝物の蓄積もあるため，長期鎮静の問題はミダゾラムで大きい。

1)ベンゾジアゼピン系薬の投与を毎日中断(患者が覚醒するまで)することで，薬物が蓄積せず，人工呼吸からの離脱が早まることが示されている[23]。

2)最新のICUにおける鎮静ガイドラインでは日常的に鎮静スケール(SASやRASS)を用いて軽度の鎮静レベルを維持するようにベンゾジアゼピン系薬投与量を調整することが提唱されている[3]。

b. 譫妄：ベンゾジアゼピン系薬は脳内の主要な抑制性神経伝達物質であるγ-アミノ酪酸(γ-aminobutyric acid：GABA)の受容体に結合することで効果を発揮するが，このGABAによる神経伝達は譫妄の発生にも関与している[24]。GABA受容体を介さない鎮静薬はICU患者に譫妄を起こしにくい[1]。

c. プロピレングリコール中毒：ロラゼパムの静注製剤は血漿への薬物溶解性を増強するためにプロピレングリコールが含まれている(2 mg/mLのロラゼパム1バイアル中に830 mg/mL)。プロピレングリコールは肝臓で乳酸に変換されるため，大量に摂取すると代謝性(乳酸)アシドーシス，譫妄(幻覚を伴う)，低血圧，(重症では)多臓器不全に特徴づけられるトキシドロームを呈する。

1)ロラゼパムを長期(>24時間)投与している際に説明のつかない代謝性アシドーシスを認めた場合は直ちに血中乳酸値を測定すべきであり，血中乳酸値が増加していればプロピレングリコール中毒を疑うべきである。

2)血漿プロピレングリコール濃度を測定することもできるが，結果を直ちに得ることができないかもしれない。このような場合は浸透圧較差の増加(第27章I-D項に詳述)がプロピレングリコール蓄積の指標となる。

d. 離脱症候群：長期投与していたベンゾジアゼピン系薬を突然中断すると，不穏，失見当識，幻覚，痙攣を呈する離脱症候群を発症することがある[25]。しかし，ICUにおけるベンゾジアゼピン使用に伴って起きることはあまりない。

C プロポフォール

プロポフォールは迅速作用性の全身麻酔薬であり，抑制性神経伝達物質であるGABAと相互作用することで効果を発揮する[26]。

1. 効果と用途

a. プロポフォールには鎮静作用と健忘作用があるが，鎮痛作用はない[26)]。

b. 作用時間が短いため，プロポフォールは持続投与される。投与を中断すると長期投与後であったとしても10～15分で覚醒する[26)]。

c. 頭蓋内圧を低下させるうえに，迅速に覚醒して精神機能を頻回に評価できるため，頭部外傷や脳神経外科手術後の患者に有用である[26)]。

2. 製剤の特徴と投与方法

a. プロポフォールは血漿に溶解しやすくするために10％脂肪乳剤に懸濁してある。この脂肪乳剤は経静脈栄養に用いられる10％イントラリピッドと同じであり，カロリーは1 kcal/mLである(毎日のカロリー摂取の一部として計上すべきである)。

b. 推奨される投与量を表43.6に示す。**投与量は実体重ではなく理想体重にもとづいて決定し，**腎不全や肝機能障害によって投与量を調節する必要はない[26)]。血行動態不安定な患者では負荷投与は行わないほうがよい(低血圧の危険があるため)[1)]。

c. プロポフォール投与中に尿が緑色になることがあるが，これは無害なフェノール代謝産物によるものである[26)]。

3. 副作用

a. プロポフォールには呼吸抑制作用があるため，人工呼吸中の使用にとどめるべきである。

b. プロポフォールによる低血圧は全身性血管拡張によるものであり[22)]，循環血液量減少や心不全(すなわち血管収縮によって血圧を維持しているような状況)がある場合に重篤となる可能性がある。

c. プロポフォールに対するアナフィラキシー反応はまれだが重篤になることがある[26)]。

d. プロポフォール製剤に含まれる脂肪乳剤のために高トリグリセリド血症となることがある。しかし，ICU患者では高トリグリセリド血症は頻繁に認められるものであり，予後を悪化させることはない[27)]。

e. **プロポフォール注入症候群**(propofol infusion syndrome)は突然発症する徐脈性心不全，乳酸アシドーシス，横紋筋融解症，急性腎不全を呈する，まれだが不明なところの多い疾患である[28)]。

1) この症候群はほぼ全例がプロポフォールの長期・高用量投与に伴って起きる(＞4～6 mg/kg/hかつ＞24～48時間)[28)]。

2)死亡率は30%である[28]。

3)発症リスクを減らすために5 mg/kg/hを超えるプロポフォール投与を48時間以上続けることを避けるように推奨されている[28]。

D デクスメデトミジン

1. 効果と用途

a. デクスメデトミジンは選択的α_2刺激薬であり，鎮静作用，健忘作用，軽度鎮痛作用をもつが，呼吸を抑制しない。薬物の概要を表43.6に示す。

b. デクスメデトミジンは深い鎮静レベルであるにもかかわらず覚醒は維持するというユニークな鎮静効果をもたらす。患者は薬物投与を中断しなくても鎮静状態から覚醒し，目が覚めれば意思疎通や従命動作が可能となる。覚醒する必要がなくなれば患者は鎮静状態に戻る。このような特性のため，人工呼吸から離脱しようとする患者においてデクスメデトミジンは魅力的な鎮静薬である。

c. ミダゾラムと比較してデクスメデトミジンで鎮静した患者のほうが譫妄が少ないという臨床研究の結果から，ICUで発症した譫妄患者の鎮静にはベンゾジアゼピン系薬よりもデクスメデトミジンが推奨される[1)]。

表43.6　覚醒の早い薬物による鎮静

項目	プロポフォール	デクスメデトミジン
負荷用量	25 μg/kg 5分かけて[a]	1 μg/kg 10分かけて[a]
効果発現時間	1分未満	1〜3分
維持投与量	5〜50 μg/kg/min	0.2〜0.7 μg/kg/h[b]
覚醒までの時間	10〜15分	6〜10分
呼吸抑制	あり	なし
副作用	低血圧 高脂血症 プロポフォール注入症候群	低血圧 徐脈 交感神経反跳

a：負荷投与は血行動態の安定した患者でのみ行う。
b：投与速度は1.5 μg/kg/hまで増加させることは許容される。
(投与量の推奨は参考文献1による)

2. 投与方法

a. 推奨される投与方法を表 43.6 に示す。たとえ推奨される投与量(1.5 μg/kg/h まで)を超えていたとしても，長期(＞24 時間)投与によって覚醒時間に悪影響が及ぶことはない[1]。

3. 副作用

a. デクスメデトミジンの最も多い副作用は低血圧と徐脈である(交感神経系抑制による)[1, 29]。循環血液量減少や心不全のある患者では低血圧が著明となる。

b. 負荷投与に伴って高血圧や低血圧が認められる。高血圧は末梢の α_{2B} 受容体(血管収縮を起こす)への作用によるものであり，低血圧は中枢の α_{2A} 受容体(血管を拡張させる)への作用によるものである[30]。

E ハロペリドール

1. 効果と使用法

a. ハロペリドールは第 1 世代の抗精神病薬であり，不穏譫妄の治療に用いられてきた長い歴史がある[31]。

b. ハロペリドールは中枢神経系のドパミン受容体を遮断することで効果を発揮する。

c. ハロペリドールを静脈内ボーラス投与すると 10～20 分で鎮静効果が現れ，その効果は 3～4 時間持続する。ハロペリドールの効果発現時間は遅いため，直ちに鎮静が必要な場合には適していない。

d. 呼吸抑制がないため人工呼吸器離脱中の鎮静に適する[31]。循環血液量減少がなければ低血圧はまれである。

2. 投与方法

a. 推奨されるハロペリドールの経静脈投与量を表 43.7 に示す。

b. ハロペリドール投与後の血清薬物濃度は個々の患者でばらつきが大きい[1, 31]。そのため，10～20 分後に鎮静効果が得られない場合は投与量を倍量にする。部分的な効果がみられる場合は 2 回目の投与時に 1 mg のロラゼパムを併用する(長時間作用性なのでミダゾラムより優れる)[31]。

c. 2 回目のハロペリドール投与に反応がない場合は他の薬物に変更する。

表 43.7 不穏状態の患者に対するハロペリドール静脈内投与

不安の重症度	投与量
軽度	0.5〜2 mg
中等度	5〜10 mg
重度	10〜20 mg

1. 表記の量を静注する
2. 反応をみるために 10〜20 分待つ
3. 反応がなければ薬物量を 2 倍に増やすかロラゼパム(1 mg)を追加する
4. それでも反応が悪ければ他の鎮静薬に変更する
5. 鎮静維持のために負荷投与量の 4 分の 1 の量を 6 時間ごとに投与する

(参考文献 1，31 より)

3. 副作用

a. **錐体外路反応**(固縮，痙性運動など)は経口ハロペリドールに認められる用量依存性副作用だが，**経静脈的に投与されたハロペリドールではこれらの副作用はまれである**(理由は明らかになっていない)[31)]。

b. **神経遮断性悪性症候群**(第 35 章に詳述されている)はハロペリドールのような神経遮断薬に特異な反応であり，高熱，重度の筋固縮，横紋筋融解症を呈する。これはハロペリドールの静脈内投与でも報告があるため[31)]，ハロペリドール投与中の患者に説明のつかない発熱を認めた場合は悪性症候群を考慮すべきである。

c. **QT 間隔延長は多形性心室頻拍の引き金になるが**，ハロペリドール静脈投与患者の 3.5%に認められると報告されている[31)]。

参考文献

1. Barr J, Fraser GL, Puntillo K, et al. Clinical practice guidelines for the management of pain, agitation, and delirium in adult patients in the intensive care unit. *Crit Care Med* 2013; 41(1):263-306.
2. Chanques G, Sebbane M, Barbotte E, et al. A prospective study of pain at rest: incidence and characteristics of an unrecognized symptom in surgical and trauma versus medical intensive care unit patients. *Anesthesiology* 2007; 107:858-860.
3. Jacobi J, Fraser GL, Coursin DB, et al. Clinical practice guidelines for the sustained use

of sedatives and analgesics in the critically ill adult. *Crit Care Med* 2002; 30:119-141.

4. Murray MJ, Plevak DJ. Analgesia in the critically ill patient. New Horizons 1994; 2:56-63.
5. Pasternak GW. Pharmacological mechanisms of opioid analgesics. *Clin Neuropharmacol* 1993; 16:1-18.
6. Veselis RA, Reinsel RA, Feshchenko VA, et al. The comparative amnestic effects of midazolam, propofol, thiopental, and fentanyl at equisedative concentrations. *Anesthesiology* 1997; 87:749-764.
7. Payen J-F, Chanques G, Mantz J, et al, for the DOLOREA Investigators. Current practices in sedation and analgesia for mechanically ventilated critically ill patients. *Anesthesiology* 2007; 106:687-695.
8. Quigley C. A systematic review of hydromorphone in acute and chronic pain. *J Pain Symptom Manag* 2003; 25:169-178.
9. Felden L, Walter C, Harder S, et al. Comparative clinical effects of hydromorphone and morphine: a meta-analysis. *Br J Anaesth.* 2011; 107:319-328.
10. Smith MT. Neuroexcitatory effects of morphine and hydromorphone: evidence implicating the 3-glucuronide metabolites. *Clin Exp Pharmacol Physiol* 2000; 27:524-528.
11. Aronoff GR, Berns JS, Brier ME, et al. *Drug Prescribing in Renal Failure: Dosing Guidelines for Adults. 4th ed.* Philadelphia: American College of Physicians, 1999.
12. Bowdle TA. Adverse effects of opioid agonists and agonistantagonists in anaesthesia. *Drug Safety* 1998; 19:173-189.
13. Bailey PL. The use of opioids in anesthesia is not especially associated with nor predictive of postoperative hypoxemia. *Anesthesiology* 1992; 77:1235.
14. Schug SA, Zech D, Grond S. Adverse effects of systemic opioid analgesics. *Drug Safety* 1992; 7:200-213.
15. Meissner W, Dohrn B, Reinhart K. Enteral naloxone reduces gastric tube reflux and frequency of pneumonia in critical care patients during opioid analgesia. *Crit Care Med* 2003; 31:776-780.
16. Ketorolac Tromethamine. In: McEvoy GK, ed. *AHFS Drug Information, 2012.* Bethesda: American Society of Health System Pharmacists, 2012:2139-2148.
17. Scott LJ. Intravenous ibuprofen. *Drugs* 2012; 72:1099-1109.
18. Yeh YC, Reddy P. Clinical and economic evidence for intravenous acetaminophen. *Pharmacother* 2012; 32:559-579.
19. Parashchanka A, Schelfout S, Coppens M. Role of novel drugs in sedation outside the operating room: dexmedetomidine, ketamine, and remifentanil. *Curr Opin Anesthesiol* 2014; 27(4):442-447.
20. Ely EW, Inouye SK, Bernard GR, et al. Delirium in mechanically ventilated patients: validity and reliability of the confusion assessment method for the intensive care unit (CAM-ICU). *JAMA* 2001; 286:2703-2710.
21. Ely EW, Truman B, Shintani A, et al. Monitoring sedation status over time in ICU patients: reliability and validity of the Richmond Agitation-Sedation Scale (RASS).

JAMA 2003; 289:2983-2991.
22. Devlin JW, Roberts RJ. Pharmacology of commonly used analgesics and sedatives in the ICU: benzodiazepines, propofol, and opioids. *Crit Care Clin* 2009; 25:431-449.
23. Kress JP, Pohlman AS, O'Connor MF, et al. Daily interruption of sedative infusions in critically ill patients undergoing mechanical ventilation. *N Engl J Med* 2000; 342:1471-1477.
24. Zaal IJ, Slooter AJC. Delirium in critically ill patients: epidemiology, pathophysiology diagnosis and management. *Drugs*, 2012; 72:1457-1471.
25. Shafer A. Complications of sedation with midazolam in the intensive care unit and a comparison with other sedative regimens. *Crit Care Med* 1998; 26:947-956.
26. McKeage K, Perry CM. Propofol: a review of its use in intensive care sedation of adults. *CNS drugs* 2003; 17:235-272.
27. Devaud JC, Berger MM, Pannatier A. Hypertriglyceridemia: a potential side effect of propofol sedation in critical illness. *Intensive Care Med* 2012; 38:1990-1998.
28. Fodale V, LaMonaca E. Propofol infusion syndrome: an overview of a perplexing disease. *Drug Saf* 2008; 31:293-303.
29. Parashchanka A, Schelfout S, Coppens M. Role of novel drugs in sedation outside the operating room: dexmedetomidine, ketamine, and remifentanil. *Curr Opin Anesthesiol* 2014; 27(4):442-447.
30. Carollo DS, Nossaman BD, Ramadhyani U. Dexmedetomidine: a review of clinical applications. *Curr Opin Anaesthesiol* 2008; 21:457-461.
31. Haloperidol. In: McEvoy GK, ed. AHFS *Drug Information, 2012*. Bethesda: American Society of Health System Pharmacists, 2012:2542-2547.

Chapter 44

抗菌薬治療

Antimicrobial Therapy

本章では，ICU でよく用いられる静注抗菌薬について記載する。記載順は以下のとおりである。

1. アミノグリコシド系薬(ゲンタマイシン，トブラマイシン，アミカシン)
2. 抗真菌薬(アムホテリシン B，フルコナゾール，キャンディン系薬)
3. カルバペネム系薬(イミペネム，メロペネム)
4. セファロスポリン系薬(セフトリアキソン，セフタジジム，セフェピム)
5. フルオロキノロン系薬(シプロフロキサシン，レボフロキサシン，モキシフロキサシン)
6. ペニシリン系薬(ピペラシリン・タゾバクタム)
7. バンコマイシンとその代替薬(リネゾリド，チゲサイクリン，ダプトマイシン)

I. アミノグリコシド系薬

アミノグリコシド系薬には，ゲンタマイシン，トブラマイシン，アミカシンがある。これらは，ある時期には集中治療の抗菌薬として頻用されていたが，腎毒性を有するため使用されることが少なくなってきている。

A 作用と臨床適応

1. アミノグリコシド系薬は，ブドウ球菌や緑膿菌を含む好気性グラム陰性桿菌に有効である[1]。なかでもアミカシンは最も効力が強く(表 44.1)，現在のところ緑膿菌に対して最も有効である[2]。
2. アミノグリコシド系薬は，あらゆる重篤なグラム陰性桿菌感染症に有効である。しかし，腎毒性があるために，生命を脅かす重篤な緑膿菌感染症のためにとっておかれる。
3. 好中球減少症や敗血症性ショックに関連するグラム陰性の菌血症の場合では，グラム陰性桿菌に有効な他の抗菌薬と併用することで，より高い有効性を示す[3]。

表 44.1 北米の ICU 患者に，最も高頻度に分離されるグラム陰性菌の抗菌薬感受性

抗菌薬	大腸菌	*Klebsiella* spp.	緑膿菌
アミカシン	100%	95%	97%
トブラマイシン	86%	89%	89%
イミペネム	100%	96%	72%
メロペネム	100%	95%	73%
セフェピム	91%	88%	76%
セフタジジム	91%	88%	76%
シプロフロキサシン	65%	87%	71%
レボフロキサシン	65%	89%	67%
ピペラシリン・タゾバクタム	91%	86%	71%

2009〜2011 年の 2 年以上にわたって病院 65 施設から集められたデータによる。表中の 3 種類の微生物で，グラム陰性菌全体(3,946)の 57%をしめる。
(参考文献 2 より)

B 投与量

アミノグリコシド系薬の投与量は，体重と腎機能にもとづいて計算する。

1. アミノグリコシド系薬の投与量は，理想体重(理想体重については付録 2 参照)にもとづく。

2. 肥満患者(理想体重より 20%を超える例)には，実体重と理想体重の差の 45%を理想体重に上乗せした補正体重にもとづいて計算する[1)]。すなわち，

$$補正体重 = 理想体重 + 0.45(実体重 - 理想体重) \tag{44.1}$$

3. 表 44.2 に，アミノグリコシド系薬の推奨投与量を示す[1)]。

a. 重症患者では，標準的なアミノグリコシド系薬の投与量では，しばしば有効血中濃度に達しない[4)]。したがって，(少なくとも初回投与時は)より多くの投与量が推奨される。

b. 予後に悪影響がないため，アミノグリコシド系薬の 1 日 1 回投与法が好まれ，これにより腎障害の発生を遅らせる[1)]。

c. 腎機能低下時には投与量を減じる[1)]。投与間隔を延長したり，総投与量を減らす。

表 44.2 アミノグリコシド系薬の推奨投与量

クレアチニンクリアランス(mL/min)	ゲンタマイシン トブラマイシン(mg/kg)	アミカシン(mg/kg)	投与間隔
80 以上	7	20	24 時間
60〜79	5	15	24 時間
40〜59	4	12	24 時間
20〜39	4	12	48 時間
10〜19	3	10	48 時間
10 未満	2.5	7.5	48 時間

(参考文献 1 より)

C 血中濃度

アミノグリコシド系薬の投与量を最適化するため，血中濃度のモニタリングは重要であり，特に腎機能低下例では必須である。

1. 血中濃度のピーク値(投与開始から 1 時間後の採血)は，治療効果判定の尺度として用いられる。1 日 1 回投与法では，目標とするピーク濃度は，アミカシンでは 56〜64 μg/mL，ゲンタマイシンとトブラマイシンでは 16〜24 μg/mL である[5]。
2. 病原菌が分離され最小発育阻止濃度(minimum inhibitory concentration：MIC)がわかる場合には，血中濃度のピーク値 Cmax と MIC の比は治療効果のさらによい指標となる。アミノグリコシド系薬の最も有効な Cmax と MIC の比は，8〜10 である[4]。

D 副作用

1. 腎毒性

a. 結局のところすべての患者に発症するため，アミノグリコシド系薬は，「避けられない腎毒」とみなされる。血清クレアチニン値の上昇は，通常は治療の 1 週間後に発現する[9]。

b. 腎尿細管細胞におけるアミノグリコシド系薬の蓄積が腎毒性の機序とされ，細胞死と急性尿細管壊死に至る[1]。

c. 腎毒性は，循環血液量の減少，腎疾患，低カリウム血症，ループ利尿薬やバンコマイシンにより増強される[1, 6]。

2. 低頻度の毒性

a. アミノグリコシド系薬の耳毒性は，不可逆性の聴力障害や前庭機能障害をもたらす[1)]。耳毒性の発生頻度は不明であるが，低周波数領域の聴力障害はゲンタマイシンを投与された患者の13％に生じた[7)]。アミノグリコシド系薬の投与量と耳毒性のリスクの関連は不明である。

b. アミノグリコシド系薬は神経終末のシナプス前に作用して，アセチルコリンの遊離を遮断する可能性がある[8)]。重症筋無力症患者の筋力低下が増悪した例がある[9)]。

II. 抗真菌薬

重症患者で問題となる病原菌は，カンジダ属（おもに *Candida albicans*）であるため，抗真菌薬についての記述はカンジダ感染症の治療に限定する。

A アムホテリシンB

1. 効果と臨床適応

アムホテリシンB（AmB）は，*C. lusitaniae*（まれな病原菌）[10)]を除くすべてのカンジダ種に対して有効であるが，副作用のリスクがあるためカンジダ感染症の治療には好まれない。その代わり，AmBは他の抗真菌薬に対して過敏性や耐性を有する症例のためにとっておかれる[11)]。

2. 投与量

a. 投与による血管炎のリスクを減らすため，中心静脈カテーテルからの投与が望ましい[10)]。

b. AmBは，0.5～1.0 mg/kgを1日1回静注する[10, 12)]。初回は4時間かけて投与するが，特に問題がなければ1時間投与も可能である。

c. AmBの総投与量は0.5～4.0 gで，真菌感染症の種類や程度により規定される。

3. 副作用

a. 全身性炎症反応症候群：AmBの持続投与時には，発熱，悪寒，硬直が約70％随伴する[12)]。この反応は初回投与時に頻繁にみられ，投与を繰り返すうちに減弱することが多い。この反応を和らげるには次のようにする[12)]。

1）投与30分前に，アセトアミノフェン（10～15 mg/kg経口）とジフェンヒドラミン（25 mg経口または静注）を投与する。

2）硬直が問題となる場合には，ペチジン（25 mg）を静注する。

3) 上記の方法が十分に奏効しない場合には，さらに AmB 注射液にヒドロコルチゾン(0.1 mg/mL)を混じる。

b. **腎毒性**：AmB は腎尿細管を傷害し，尿細管性アシドーシス(遠位型)をきたして，尿中へのカリウムおよびマグネシウムの排泄を増加する[13)]。結果として，低カリウム血症や低マグネシウム血症がよくみられる。

1) AmB 投与から 2〜3 週間後に，30％の患者で血清クレアチニン値が 2.5 mg/dL 以上に上昇し，このうち 15％は最終的に透析が必要となりうる[14)]。したがって，AmB 投与中に血清クレアチニン値が 2.5 mg/dL まで上昇した場合には，速やかに数日間休薬するか，脂質 AmB 製剤に切り替える。

4. 脂質製剤

哺乳動物細胞への結合を少なくする(それによって腎傷害のリスクを減少させる)目的で，AmB の特殊な脂質製剤が開発された。脂質製剤には，AmB リポソーム製剤と AmB 脂肪複合体の 2 種類があり，両者とも 3〜5 mg/kg を 1 日 1 回投与する[10)]。両者を比較した研究では，AmB リポソーム製剤のほうが腎傷害の頻度は少ない[13)]。

B フルコナゾール

フルコナゾールは，最初の経口抗真菌薬として 1990 年に導入されたアゾール系抗真菌薬(他にイトラコナゾール，ボリコナゾールがある)である。

1. 作用と臨床適応

a. フルコナゾールは，*Candida albicans*，*C. tropicalis* および *C. parapsilosis* に有効であるが，*C. krusei* と *C. grabrata* には効かない[10)]。

b. カンジダ症治療ガイドライン 2016 によると，感受性のある微生物による侵襲性カンジダ症治療の第 2 選択薬であり[11)]，それほど重症ではない(例えば非 ICU 症例)患者，以前にアゾール系薬が投与されたことのない患者にのみ適している。

c. フルコナゾールは，感受性のある微生物による症候性尿路感染症，*C. parapsilosis* による感染症に適している[11)]。

2. 投与量

a. フルコナゾールは，同一の用量で経口的にも経静脈的にも投与できる。

b. 侵襲性カンジダ症には，初回投与として 800 mg 静注し，その後は 400 mg を 1 日 1 回静注する[11]。

c. クレアチニンクリアランスが 50 mL/min 以下の場合には，投与量を半減することが推奨される[10]。

3. 副作用

a. フルコナゾールはシトクロム P450 アイソザイムを強力に抑制するので，フルコナゾール投与中には P450 アイソザイムで代謝される薬物は集積する。このような薬物には，QT 間隔を延長する薬物（シサプリド，エリスロマイシン，キニジン），中枢神経系作用薬（カルバマゼピン，フェニトイン，ハロペリドール，ベンゾジアゼピン系薬，オピオイド），クマジンおよびテオフィリンがある。フルコナゾールとシサプリドの同時投与は，禁忌である[10]。他の影響を受ける薬物を併用するときには，血中濃度モニターを行って適宜投与量を減じて治療継続可能である。

b. フルコナゾールは，HIV 患者の重篤で致死的な肝障害に関与している[16]。

C キャンディン系薬

キャンディン系薬は，フルコナゾールよりも広範囲な抗真菌作用を有する。カスポファンギン，ミカファンギン，アニデュラファンギンの 3 種類がある。初期の多くの臨床的知見は，カスポファンギンにもとづくものである。

1. 作用と臨床適応

a. キャンディン系薬はすべてのカンジダ属に有効であるが，*C. parapsilosis* には効果が劣る[17]。

b. 有効性の劣る *C. parapsilosis* を除き，キャンディン系薬は敗血症性ショックや好中球減少症を含むすべての侵襲性カンジダ症の治療に適している[11]。この推奨は，他の抗真菌薬を投与せずキャンディン系薬で侵襲性カンジダ症を治療したときに認められた生命予後の改善にもとづく[11, 18]。

2. 投与量

キャンディン系薬は，1 日 1 回静注する。侵襲性カンジダ症に対する投与量を以下に記載する。腎機能低下例にも投与量の変更は不要である。

a. カスポファンギン：初回投与として 70 mg 静注し，その後は

50 mg 静注を 1 日 1 回。

b. ミカファンギン：100 mg 静注を 1 日 1 回

c. アニデュラファンギン：初回投与として 200 mg 静注し，その後 100 mg 静注を 1 日 1 回。

3. 副作用

キャンディン系薬には，重篤な副作用は比較的少ない。肝酵素検査値の一過性上昇[17]，可逆性の血小板減少症の報告がある[5]。

III. カルバペネム系薬

カルバペネム系薬は，**現在使用可能な抗菌薬のうち最も広い抗菌スペクトルを有する**。イミペネム，メロペネム，ドリペネム，エルタペネムの 4 種類がある。臨床的知見のほとんどは，イミペネムとメロペネムにもとづいている。

A 作用

1. イミペネムとメロペネムは，次の病原体に有効である[5]。
   a. 緑膿菌を含むすべての好気性グラム陰性桿菌。
   b. 肺炎球菌，メチシリン感受性黄色ブドウ球菌（MSSA），表皮ブドウ球菌を含むほとんどの好気性グラム陽性球菌。
   c. *Enterococcus faecalis* と *Bacteroides fragilis* を含むすべての嫌気性グラム陽性および陰性の病原菌。
2. メチシリン耐性黄色ブドウ球菌（MRSA）とバンコマイシン耐性腸球菌（VRE）には無効である[5]。表 44.1 に示すように，最近では緑膿菌に対する効果が減弱している。

B 臨床適応

1. 広範囲な抗菌スペクトルを有するため，集中治療領域や好中球減少性発熱の患者に，経験的に好んで用いられる[24]。
2. カルバペネム系薬は，単独で経験的に抗菌薬として用いられるが[24]，MRSA や多剤耐性菌がはびこる ICU では複数の抗菌薬の併用が必要である。
3. メロペネムは脳血液関門を容易に通過するので，グラム陰性菌の髄膜炎の治療に用いられる。

C 投与量

表 43.3 に，イミペネムとメロペネムの推奨投与方法を示す。腎機能低下例では投与量を減じる必要がある。

表 44.3 カルバペネム系薬の推奨投与量

イミペネム

1. 通常 500 mg 静注を 6 時間ごと，もしくは緑膿菌に対しては 1 g 静注を 6 時間ごと。
2. クレアチニンクリアランスが 70 mL/min 以下の例には，以下のように減量する。
   クレアチニンクリアランス(mL/min)：
   51～70：500～700 mg を 8 時間ごと
   21～50：250～500 mg を 6 時間ごと
   6～20：250～500 mg を 12 時間ごと
   6 以下：250～500 mg を 12 時間ごと+48 時間ごとの血液透析

メロペネム

1. 通常 1 g 静注を 8 時間ごと，もしくは髄膜炎に対しては 2 g 静注を 8 時間ごと。
2. クレアチニンクリアランスが 50 mL/min 以下の例には，以下のように減量する。
   クレアチニンクリアランス(mL/min)：
   26～50：通常量を 12 時間ごと
   10～25：通常量の半量を 12 時間ごと
   10 以下：通常量の半量を 24 時間ごと

(参考文献 5，19 より)

D 副作用

1. カルバペネム系薬で治療中の患者は，痙攣のリスクが上昇する。しかし，そのリスクは小さい(治療中の患者 1,000 名につき 2 名)[22]。腎不全患者に用量を減じないと，痙攣リスクが上昇する。イミペネムに比較してメロペネムは痙攣発症率が低いと初期にいわれていたが，21 の大規模臨床試験のデータを検討した結果からは，両者に差はなかった[22]。

2. メロペネムはバルプロ酸の血中濃度を低下させうる。これにより，間接的に痙攣発生を惹起させる可能性がある[23]。

3. ペニシリン系薬に過敏な患者は，ときにカルバペネム系薬に過敏な反応を示す。過敏性反応の多くは皮膚の発疹や蕁麻疹であり，生命を脅かすものではない[24]。

IV. セファロスポリン系薬

25種類以上のセファロスポリン系薬が臨床使用されている。しかし，ICU患者に使われるのは，セフトリアキソン，セフタジジム，セフェピムの3種類にほぼ限られる。

A セフトリアキソン

1. セフトリアキソンは，グラム陰性桿菌(ただし*Pseudomonas*属を除く)，グラム陽性球菌(MRSAと表皮ブドウ球菌を除く)，インフルエンザ菌に有効である。
2. セフトリアキソンのおもな用途は，入院(もしくはICU入室)を要する市中肺炎の治療である[25]。マクロライド系薬(アジスロマイシン)との併用が推奨される[25]。予後不良なペニシリン耐性肺炎球菌に対してセフトリアキソンが有効であるために用いられる。
3. セフトリアキソンは，肺炎球菌による細菌性髄膜炎にも好んで用いられ，髄膜炎菌による細菌性髄膜炎治療のペニシリンGの代替薬としても適している[26]。
4. セフトリアキソンの推奨投与量は，表44.4参照。[26]。

B セフタジジム

1. セフタジジムは，緑膿菌を含むグラム陰性桿菌に有効であるが，グラム陽性球菌に対する有効性は限られている。
2. セフタジジムは，緑膿菌感染症に対するアミノグリコシド系薬に置き換わる最初の非毒性抗菌薬であった。しかし，緑膿菌分離株に対する有効性の低下や(表44.1)，広域スペクトルをもつ他の抗緑膿菌薬(次に述べるセフェピム)が導入されたことにより，しだいに用いられなくなっている。
3. 推奨投与量については，表44.4参照のこと[26]。

C セフェピム

1. セフェピムは，緑膿菌を含むグラム陰性桿菌に有効であり，MRSAを

表 44.4 セファロスポリン系薬の推奨投与量

セフトリアキソン
1. 通常 1 g 静注を毎日。髄膜炎に対しては 2 g 静注を 12 時間ごと。
2. 腎機能低下例でも，同一の投与量。

セフタジジム
1. 重篤な感染症，発熱性好中球減少症の経験的投与には 2 g 静注を 8 時間ごと。
2. クレアチニンクリアランスが 80 mL/min 以下の例には，減量する。初回投与 2 g 静注に続いて
   クレアチニンクリアランス（mL/min）：
   30〜80：2 g 静注を 12〜24 時間ごと
   10〜29：2 g 静注を 24〜36 時間ごと
   10 以下：2 g 静注を 36〜48 時間ごと

セフェピム
1. 重篤な感染症，発熱性好中球減少症の経験的投与には 1〜2 g 静注を 12 時間ごと。
2. クレアチニンクリアランスが 60 mL/min 以下の例には，減量する。
   a. 腎機能低下例には，通常量の初回投与の後に
      クレアチニンクリアランス（mL/min）：
      30〜60：通常量を 24 時間ごと
      11〜29：通常量の半分を 24 時間ごと
      11 以下：通常量の 4 分の 1 を 24 時間ごと
   b. 発熱性好中球減少症の経験的投与には，初回投与 2 g の後に
      クレアチニンクリアランス（mL/min）：
      30〜60：2 g を 12 時間ごと
      11〜29：2 g を 24 時間ごと
      11 以下：1 g を 24 時間時間ごと

（参考文献 26 より）

除くグラム陽性球菌に対する相加効果を有する。

2. セフェピムは，敗血症を疑う ICU 患者に対する経験的抗菌薬として重宝され，また発熱性好中球減少症患者によく用いられる抗菌薬の 1 つである[24]。

3. 推奨投与量については，表 44.4 を参照のこと[26]。

D 副作用

1. セファロスポリン系薬の副作用は少なく，非特異的(例えば発疹，下痢)である。

2. ペニシリンとの交差抗原性は5〜25%にみられ[26]，ペニシリンによる重篤な副作用(アナフィラキシー)の既往のある患者には投与を避けるべきである。

V. フルオロキノロン系薬

フルオロキノロン系抗菌薬には，シプロフロキサシン，レボフロキサシン，モキシフロキサシンがある。

A 作用と臨床適応

1. フルオロキノロン系薬は，緑膿菌を含む好気性グラム陰性桿菌に有効である。しかし，現在ではICUでみられる一般的な病原体に対する効果は，比較的劣っている(表44.1)。したがって，重症のグラム陰性桿菌に感染したICUの患者の治療には適していない。

2. 新世代フルオロキノロン系薬(レボフロキサシンとモキシフロキサシン)は，ペニシリン耐性株を含む肺炎球菌，肺炎マイコプラズマ，インフルエンザ菌，レジオネラ属のような肺炎の病原体まで有効性が広がっている[27]。

3. ICUでは，慢性閉塞性肺疾患の増悪例や市中肺炎の治療に第1選択薬として用いられる[25]。

B 投与量

表44.5に推奨投与量を示す[27]。これらの薬物は，経口でも静注でも同一用量で投与可能である。しかし，ICU患者の場合には，少なくとも初回投与は静注が望ましい。新世代のフルオロキノロン系薬は，シプロフロキサシンよりも半減期が長く，1日1回投与する。

C 副作用

1. シプロフロキサシンはテオフィリンやワルファリンの肝代謝を抑制し，双方の効果を増強する[27]。新世代フルオロキノロン系薬には，相互作用はない。

2. 神経毒性(錯乱，幻覚，痙攣)が，キノロン系薬を投与された患者の1〜2%に報告されている[28]。

3. QT間隔の延長と，多形性心室頻拍(torsades de pointes)が，モキシフ

表 44.5 キノロン系薬の推奨投与量

シプロフロキサシン 1. 重症感染症には 400 mg 静注を 12 時間ごと。 2. クレアチニンクリアランスが 30 mL/min 以下の場合には投与量を減じ，200〜400 mg 静注を 18〜24 時間ごと。
レボフロキサシン 1. 市中肺炎には，750 mg 経口または静注を 24 時間ごと。 2. クレアチニンクリアランスが 50 mL/min 以下の場合には投与量を減じる。 クレアチニンクリアランス(mL/min)： 20〜40：750 mg 静注を 48 時間ごと 10〜19：初回投与 750 mg 静注の後，500 mg 静注を 48 時間ごと
モキシフロキサシン 1. 通常，400 mg 経口または静注を 24 時間ごと。 2. 腎機能低下例にも同様の投与法を用いる。

(参考文献 27 より)

ロキサシンを除くすべてのキノロン系薬で報告されている。しかし，非常にまれである[29]。

4. キノロン系薬は，重症筋無力症の患者の筋力低下を悪化させうる[27]。

5. すべてのキノロン系薬は，麻薬の尿検査に偽陽性を生じる可能性がある[5]。

VI. ペニシリン系薬

ICU におけるペニシリン系薬の使用は，おもに *Pseudomonas* 属に有効なペニシリン系薬に限られ，これにはカルボキシペニシリン系(カルベニシリン，チカルシリン)とウレイドペニシリン系(アズロシリン，メズロシリン，ピペラシリン)がある[30]。この中でも，重症患者の治療にはピペラシリンが圧倒的によく用いられる。

A ピペラシリン・タゾバクタム

1. ピペラシリンは，広い抗菌スペクトルをもち，レンサ球菌，腸球菌，メチシリン感受性黄色ブドウ球菌(ただし MRSA を除く)，表皮ブドウ球菌，緑膿菌を含む好気性グラム陰性桿菌に有効である。このスペクトルの中に，ほとんどの院内感染病原体(ただし MRSA を除く)が含まれるが，緑膿菌に対する効果は低下している(表 44.1 参照)。
2. ピペラシリン静注用製剤には，ピペラシリンと相乗効果を有する β ラクタマーゼ阻害薬タゾバクタムが含まれている[39]。
3. 広範囲な抗菌スペクトルを有するため，ピペラシリン・タゾバクタム合剤(Pip-Tazo*1)は，重症患者や好中球減少患者の治療によく使われる[24]。しかし，MRSA の関与が考えられるときには，単独で使用すべきではない。
4. 通常，重症患者に対しては Pip-Tazo 3.375 g(ピペラシリン 3 g，タゾバクタム 0.375 g)*2 を 6 時間間隔で静注する[31]。
5. クレアチニンクリアランスが 40 mL/min 以下の患者には，投与量を減じる[31]。クレアチニンクリアランスが 20〜40 mL/min の場合には 2.25g を 6 時間ごと，20 mL/min 以下の場合には 2.25 g を 8 時間間隔で投与する[31]。

VII. バンコマイシン

バンコマイシンは，ICU で最も頻用される抗菌薬であるが，耐性獲得により使用が制限されるようになっている。

A 効果と臨床適応

1. バンコマイシンは，黄色ブドウ球菌のすべての株(コアグラーゼ陽性および陰性，メチシリン感受性および耐性)を含むすべてのグラム陽性球菌，さらに好気性および嫌気性レンサ球菌(肺炎球菌と腸球菌を含む)にも有効である[32]。
2. バンコマイシンはメチシリン耐性黄色ブドウ球菌(MRSA)，表皮ブド

*1 訳注：日本では商品名ゾシンとして発売されている。
*2 訳注：日本で発売されているゾシンは，ピペラシリン 2 g とタゾバクタム 0.25 g を含む。

ウ球菌，*Enterococcus faecalis*，ペニシリン耐性肺炎球菌に選択される。

3. ICUで使用されるバンコマイシンの約3分の2が，原因菌未特定のままグラム陽性菌の経験的投与として行われている[33]。

B 投与量

1. 体重にもとづいた投与量決定が推奨される[34]。肥満患者(理想体重の20％を超える患者)をのぞいて実体重で計算してよいが，肥満患者の場合には式44.1を利用して補正体重を求める。

2. 標準的な初回投与量は15〜20 mg/kgであるが，**重症患者に対してはそれより多い25〜30 mg/kgが推奨される**[34]。

3. 維持量は，体重，腎機能，目標とする血中濃度(トラフ値)にもとづいて決定する。これらの変数を考慮したノモグラムを表44.6に示す。このノモグラムでは，目標血中濃度(トラフ値)が10〜20 mg/Lであることに注意する。

4. 重症感染症の治療に投与する際には，バンコマイシンの血中濃度モニタリングが推奨される。通常，4回投与後に血中濃度は定常化する[42]。耐性獲得を防ぐため，血中濃度のトラフ値は10 mg/L以上とする。**重症感染症の場合のトラフ値は，15〜20 mg/Lが望ましい**[34]。

C 副作用

1. 全身発赤症候群

バンコマイシンの急速投与は，肥満細胞からのヒスタミン遊離の結果として血管拡張，潮紅，低血圧を生じることがある〔全身発赤症候群(red man syndrome)〕[32]。投与速度を10 mg/min未満にすれば，この問題は回避できることが多い。

2. 耳毒性

バンコマイシンの血中濃度が40 mg/Lを超えると，高周波数領域の可逆性の聴力障害を引き起こす可能性がある[35]。さらに血中濃度が80 mg/L以上の場合には，不可逆的な聴力障害が起きたとする報告がある。

3. 腎毒性

バンコマイシン投与の患者に腎機能低下の報告があるが[36]，バンコマイシン単独投与例では腎機能低下は認められなかったとするいくつかの報告がある[32]。

表 44.6　バンコマイシン投与量ノモグラム[a]

クレアチニンクリアランス (mL/min)	体重(kg)			
	60〜69	70〜79	80〜89	90〜99
80 以上	1,000 mg を 12 時間ごと	1,250 mg を 12 時間ごと	1,250 mg を 12 時間ごと	1,500 mg を 12 時間ごと
70〜79	1,000 mg を 12 時間ごと	1,250 mg を 12 時間ごと	1,250 mg を 12 時間ごと	1,250 mg を 12 時間ごと
60〜69	750 mg を 12 時間ごと	1,000 mg を 12 時間ごと	1,000 mg を 12 時間ごと	1,250 mg を 12 時間ごと
50〜59	1,000 mg を 18 時間ごと	1,000 mg を 18 時間ごと	1,250 mg を 18 時間ごと	1,250 mg を 18 時間ごと
40〜49	750 mg を 18 時間ごと	1,000 mg を 18 時間ごと	1,250 mg を 18 時間ごと	1,250 mg を 18 時間ごと
30〜39	750 mg を 24 時間ごと	1,000 mg を 24 時間ごと	1,250 mg を 24 時間ごと	1,250 mg を 24 時間ごと
20〜29	750 mg を 24 時間ごと	1,000 mg を 36 時間ごと	1,250 mg を 36 時間ごと	1,250 mg を 36 時間ごと
10〜19	1,000 mg を 48 時間ごと	1,000 mg を 48 時間ごと	1,250 mg を 48 時間ごと	1,250 mg を 48 時間ごと
10 未満	血中バンコマイシン濃度が 20 mg/L 以下に下がったら，投与を反復する。			

a：バンコマイシン血中濃度(トラフ値)を 10〜20 mg/L として計算。
〔UpToDate(www.uptodate.com)より。2016 年 1 月アクセス〕

4. 血液学的作用

バンコマイシンを投与された患者の 20%に，免疫系を介した血小板減少症がみられた[37]。バンコマイシンを 7 日以上投与された患者の 2〜12%に好中球減少症が生じたとする報告がある[38]。

D バンコマイシン代替薬

バンコマイシンは，集中治療領域では確固たる実績を有する抗菌薬であり続けているが，バンコマイシン耐性腸球菌(VRE)やバンコマイシンに過敏性を示す MRSA 患者の治療のために，バンコマイシン代替薬が求められている。

1. リネゾリド

a. リネゾリドはMRSAを含むバンコマイシンと同様の抗菌スペクトルを有する合成抗菌薬であり，バンコマイシン耐性腸球菌にも有効である[32)]。

b. 12時間ごとに600 mgを静注する。

c. リネゾリドはバンコマイシンよりも気道分泌物に非常によく浸透する。MRSA肺炎の治療成績の改善に寄与するとされた初期の臨床試験については，確立したものではない[39)]。

d. リネゾリドに起因する副作用には血小板減少症(長期使用例)[32)]，部分的で可逆的な視神経障害(まれ)[40)]，セロトニン症候群がある。

2. ダプトマイシン

a. ダプトマイシンは，MRSAとVREを含むグラム陽性球菌に有効な，天然物由来の抗菌薬である[32, 41)]。

b. 推奨投与量は，4～6 mg/kg静注を1日1回。クレアチニンクリアランスが30 mL/min以下の場合は減量する[41)]。

c. ダプトマイシンは，軟部組織感染症やMRSAおよびVREが関与する菌血症に使用できる[32)]。しかし，肺サーファクタントにより不活性化されるため，**肺炎の治療には用いられない**[41)]。

d. 重大な副作用として骨格筋のミオパチーがあるため，ダプトマイシンの投与中は血清クレアチンキナーゼ値を監視する必要がある[41)]。

3. チゲサイクリン

a. チゲサイクリン(タイガシル)は，MRSA，VRE，*Acinetobacter baumannii*のような治療抵抗性の病原体，基質特異性拡張型βラクタマーゼ(ESBL)産生グラム陰性桿菌に有効なテトラサイクリン誘導体である[42)]。

b. 通常，12時間ごとに50 mgを静注する。腎機能低下例も同じ用量を用いる。

c. 13の臨床試験のメタ解析の結果，チゲサイクリンにかかわる**死亡率の上昇が強く懸念されている**[43)]。この死亡率上昇の理由は不明であるが，FDAは黒枠警告(black box warning)を発した(FDA MedWatch, Sept 27, 2013)。いまのところ，他の代替療法の不適応例に投与するために，この薬を温存することを推奨する。

参考文献

1. Craig WA. Optimizing aminoglycoside use. *Crit Care Clin* 2011; 27:107-111.
2. Sader HS, Farrell DJ, Flamm RK, Jones RN. Antimicrobial susceptibility of Gram-negative organisms isolated from patients hospitalized in intensive care units in United States and European hospitals (2009-2111). *Diagn Microbiol Infect Dis* 2014; 78:443-448.
3. Martinez JA, Cobos-Triqueros N, Soriano A, et al. Influence of empiric therapy with a beta-lactam alone or combined with an aminoglycoside on prognosis of bacteremia due to gram-negative organisms. *Antimicrob Agents Chemother* 2010; 54:3590-3596.
4. Matthaiou DK, Waele JD, Dimopoulos G. What is new in the use of amino-glycosides in critically ill patients? *Intensive Care Med* 2014; 40:1553-1555.
5. Gilber DN, Chambers HF, Eliopoulos GM, et al. (eds). *The Sanford Guide to Antimicrobial Therapy, 45th ed.* Sperryville, VA: Antimicrobial Therapy, Inc, 2015:96-111.
6. Wilson SE. Aminoglycosides: assessing the potential for nephrotoxicity. *Surg Gynecol Obstet* 1986; 171(Suppl):24-30.
7. Sha S-H, Qiu J-H, Schacht J. Aspirin to prevent gentamicininduced hearing loss. *N Engl J Med* 2006; 354:1856-1857.
8. Lippmann M, Yang E, Au E, Lee C. Neuromuscular blocking effects of tobramycin, gentamicin, and cefazolin. *Anesth Analg* 1982; 61:767-770.
9. Drachman DB. Myasthenia gravis. *N Engl J Med* 1994; 330:179-1810.
10. Groll AH, Gea-Banacloche JC, Glasmacher A, et al. Clinical pharmacology of antifungal compounds. *Infect Dis Clin N Am* 2003; 17:159-191.
11. Pappas PG, Kauffman CA, Andes DR, et al. Clinical practice guideline for the management of candidiasis: 2016 update by the Infectious Disease Society of America. *Clin Infect Dis* 2016; 62:e1-50.
12. Bult J, Franklin CM. Using amphotericin B in the critically ill: a new look at an old drug. *J Crit Illness* 1996; 11:577-585.
13. Carlson MA, Condon RE. Nephrotoxicity of amphotericin B. *J Am Coll Surg* 1994; 179:361-381.
14. Wingard JR, Kublis P, Lee L, et al. Clinical significance of nephrotoxicity in patients treated with amphotericin B for suspected or proven aspergillosis. *Clin Infect Dis* 1999; 29:1402-1407.
15. Wade WL, Chaudhari P, Naroli JL, et al. Nephrotoxicity and other adverse events among inpatients receiving liposomal amphotericin B and amphotericin B lipid complex. *Diag Microbiol Infect Dis* 2013; 76:361-367.
16. Gearhart MO. Worsening of liver function with fluconazole and a review of azole antifungal hepatotoxicity. *Ann Pharmacother* 1994; 28:1177-1181.
17. Echinocandins. In: McEvoy GK, ed. *AHFS Drug Information, 2014.* Bethesda: American Society of Health-System Pharmacists, 2014:511-521.
18. Andes DR, Safdar N, Baddley JW, et al. Impact of treatment strategy on outcomes in patients with candidemia or other forms of invasive candidiasis: A patient-level quanti-

tative review of randomized trials. *Clin Infect Dis* 2012; 54:1110-1122.
19. Carbapenems. In: McEvoy GK, ed. *AHFS Drug Information, 2014.* Bethesda: American Society of Health-System Pharmacists, 2014:143-160.
20. Freifeld AG, Bow EJ, Sepkowitz KA, et al. Clinical practice guideline for the use of antimicrobial agents in neutropenic patients with cancer: 2010 update by the Infectious Disease Society of America. *Clin Infect Dis* 2011; 52:e56-e93.
21. Golightly LK, Teitelbaum I, Kiser TH, et al. (eds). *Renal pharmacotherapy: Dosage adjustment of medications eliminated by the kidneys.* New York: Springer, 2013.
22. Cannon JP, Lee TA, Clatk NM, et al. The risk of seizures among the carbapenems: a meta-analysis. *J Antimicrob Chemother* 2014; 69:2043-2055.
23. Baughman RP. The use of carbapenems in the treatment of serious infections. *J Intensive Care Med* 2009; 24:230-241.
24. Asbel LE, Levison ME. Cephalosporins, carbapenems, and monobactams. *Infect Dis Clin N Am* 2000; 14:1-10.
25. Mandell LA, Wunderink RG, Anzueto A, et al. Infectious Diseases Society/American Thoracic Society consensus guidelines on the management of community-acquired pneumonia in adults. *Clin Infect Dis* 2007; 44:S27-S72.
26. Third and fourth generation cephalosporins. In: McEvoy GK, ed. *AHFS Drug Information, 2014.* Bethesda: American Society of Health-System Pharmacists, 2014:82-140.
27. Quinolones. In: McEvoy GK, ed. *AHFS Drug Information, 2014.* Bethesda: American Society of Health-System Pharmacists, 2014:329-390.
28. Finch C, Self T. Quinolones: recognizing the potential for neurotoxicity. *J Crit Illness* 2000; 15:656-657.
29. Frothingham R. Rates of torsade de pointes associated with ciprofloxacin, ofloxacin, levofloxacin, gatifloxacin, and moxifloxacin. *Pharmacother* 2001; 21:1468-1472.
30. Wright AJ. The penicillins. *Mayo Clin Proc* 1999; 74:290-307.
31. Piperacillin and Tazobactam. In: McEvoy GK, ed. *AHFS drug information, 2014.* Bethesda: American Society of Hospital Pharmacists, 2014:319-324.
32. Nailor MD, Sobel JD. Antibiotics for gram-positive bacterial infections: vancomycin, teicoplanin, quinupristin/dalfopristin, oxazolidinones, daptomycin, dalbavancin, and telavancin. *Infect Dis Clin N Am* 2009; 23:965-982.
33. Ena J, Dick RW, Jones RN. The epidemiology of intravenous vancomycin usage in a university hospital. *JAMA* 1993; 269:598-605.
34. Rybak M, Lomaestro B, Rotschafer JC, et al. Therapeutic monitoring of vancomycin in adult patients: A consensus review of the American Society of Health System Pharmacists, the Infectious Disease Society of America, and the Society of Infectious Diseases Pharmacists. *Am J Heath-Syst Pharm* 2009; 66:82-98.
35. Saunders NJ. Why monitor peak vancomycin concentrations? *Lancet* 1994; 344: 1748-1750.
36. Hanrahan TP, Harlow G, Hutchinson J, et al. Vancomycin-associated nephrotoxicity in the critically ill: A retrospective multivariate regression analysis. *Crit Care Med* 2014;

42: 2527-2536.

37. Von Drygalski A, Curtis B, Bougie DW, et al. Vancomycin-induced immune thrombocytopenia. *N Engl J Med* 2007; 356:904-910.
38. Black E, Lau TT, Ensom MHH. Vancomycin-induced neutropenia. Is it dose- or duration-related? *Ann Pharmacother* 2011; 45:629-638.
39. Kali AC, Murthy MH, Hermsen ED, et al. Linezolid versus vancomycin or teicoplanin for nosocomial pneumonia: A systematic review and meta-analysis. *Crit Care Med* 2010; 38:1802-1808.
40. Rucker JC, Hamilton SR, Bardenstein D, et al. Linezolid-associated toxic optic neuropathy. *Neurology* 2006; 66:595-598.
41. Daptomycin. In: McEvoy GK, ed. *AHFS drug information, 2012.* Bethesda: American Society of Hospital Pharmacists, 2012:454-457.
42. Stein GE, Babinchak T. Tigecycline: an update. *Diagn Microbiol Infect Dis* 2013; 75 (4):331-6.
43. Prasad P, Sun J, Danner RL, Natanson C. Excess deaths associated with tigecycline after approval based on noninferiority trials. *Clin Infect Dis* 2012; 54:1699-1709.

1327-2346

37. Von Drygalski A, Curtis B, Bougie DW, et al. Vancomycin-induced immune thrombocytopenia. N Engl J Med 2007;356:904-910.
38. Black E, Lau TT, Ensom MHH. Vancomycin-induced neutropenia: is it dose- or duration-related? Ann Pharmacother 2011;45:629-638.
39. Kalil AC, Murthy MH, Hermsen ED, et al. Linezolid versus vancomycin or teicoplanin for nosocomial pneumonia: A systematic review and meta-analysis. Crit Care Med 2010;38:1802-1808.
40. Rucker JC, Hamilton SR, Bardenstein D, et al. Linezolid-associated toxic optic neuropathy. Neurology 2006;66:595-598.
41. Daptomycin. In: McEvoy GK, ed. AHFS drug information®. 2012. Bethesda: American Society of Hospital Pharmacists, 2012:454-457.
42. Stein GE, Babinchak T. Tigecycline: an update. Diagn Microbiol Infect Dis 2013;75(4):331-6.
43. Prasad P, Sun J, Danner RL, Natanson C. Excess deaths associated with tigecycline after approval based on noninferiority trials. Clin Infect Dis 2012;54:1699-1709.

Chapter 45

心血管作動薬

Hemodynamic Drugs

本章では，血圧と血流の調節目的に静脈内投与される薬に焦点をあて，ドブタミン，ドパミン，アドレナリン，ニカルジピン，ニトログリセリン，ニトロプルシド，ノルアドレナリン，フェニレフリンについて解説する。

I. ドブタミン

ドブタミンは合成カテコールアミンで，陽性変力作用と血管拡張作用をもつ〔すなわち，**強心血管拡張薬**(inodilator)〕。

A 作用

1. ドブタミンは β 受容体刺激薬で，β_1 受容体と β_2 受容体に 3：1 の割合で結合する(表 45.1 参照)[1, 2]。β_1 受容体刺激は，(心筋において)陽性変力作用と陽性変時作用を示し，β_2 受容体刺激は，(血管平滑筋において)血管拡張作用を示す。

表 45.1 カテコールアミンの投与量と受容体親和性

薬物	通常の投与範囲	アドレナリン受容体		
		α_1 受容体	β_1 受容体	β_2 受容体
ドブタミン	3〜20 μg/kg/min	−	+++++	++
ドパミン	3〜10 μg/kg/min 11〜20 μg/kg/min	− +++	++++ ++++	++ ++
アドレナリン	1〜15 μg/min	+++++	++++	+++
ノルアドレナリン	2〜20 μg/min	+++++	+++	++
フェニレフリン	0.1〜0.2 mg/min	+++++	−	−

2. ドブタミンの基本作用[1, 2]

a. 用量依存性に心拍出量を増加させる(心拍数増加より1回拍出量増加の影響が大きい)。

b. 心充満圧を低下させる。

c. 体血管抵抗を低下させる。

d. 血圧は，低下，不変，あるいは上昇する可能性がある。血圧変動は，1回拍出量の変化と体血管抵抗の変化のバランスで決まる。

B 臨床使用

1. 米国心臓協会心不全管理ガイドラインによれば[3]，心原性ショックあるいはショック前状態にまで進行した重症の収縮不全症例に対して，ドブタミンは使用すべきである。ドブタミンが血圧を上昇させるかどうかは不確実なので，ドブタミン投与前に血管収縮薬で低血圧を治療したほうがよい。

2. 敗血症診療国際ガイドラインの重症敗血症および敗血症性ショックの管理では[4]，輸液と血管収縮薬によっても中心静脈血酸素飽和度が正常化しない場合，ドブタミンの使用を推奨している(第9章参照)。

3. 心室充満不全による心不全(すなわち，拡張期心不全)の治療にドブタミンは適切でない。

C 投与方法

1. ドブタミンは持続静脈内投与され，初回負荷投与は不要である。

2. 3〜5 μg/kg/min で開始し，必要ならば，3〜5 μg/kg/min ずつ増量する。一般に，20 μg/kg/min を超えると有用性より副作用のリスクが高まる[3, 4]。

D 副作用

ドブタミンの副作用は心刺激作用に関連する。

1. 一般に，ドブタミン投与は軽度の心拍数増加(10〜15 bpm)を伴うが，ときにそれ以上に心拍数が増加(30 bpm 以上)する患者がいる[2]。ドブタミン投与中の悪性の頻脈性不整脈の発生はまれである。

2. ドブタミンは心筋酸素消費を増加させ，不全心筋のエネルギー貯蔵を枯渇させる。このことが，ドブタミンが短期間(72時間以内)の治療のみに推奨される理由の1つである[3]。

II. ドパミン

ドパミンは内因性カテコールアミンで，神経伝達物質としての役割とノルアドレナリン合成の前駆体としての役割を果たす。投与されたドパミンの25％はアドレナリン作動性神経の神経終末に取り込まれて代謝され，ノルアドレナリンに変換される[5)]。

A 作用

1. 低用量

低用量(＜3 μg/kg/min)では，ドパミンは腎血管と内臓血管のドパミン特異的受容体を選択的に活性化し，血管を拡張させ腎臓と内臓の血流を増加させる[5)]。急性腎不全患者では，低用量ドパミンの腎臓への効果はまったくないかあってもごくわずかである[6)]。

2. 中等量

中等量(3～10 μg/kg/min)では，ドパミンは心臓と全身血管の β 受容体を刺激し，ドブタミンの項で述べられているのとほぼ同様の心血管作用を示す。

3. 高用量

高用量(＞10 μg/kg/min)では，ドパミンは α 受容体を用量依存性に活性化し，全身性の血管収縮を引き起こし進行性に血圧を上昇させる。

B 臨床使用

循環補助薬としてのドパミンの使用頻度は近年著しく減少している。それは，治療に難渋する頻脈性不整脈の誘発や薬物関連の死亡率増加の報告のためである[7)]。ドパミン投与に関連した問題を以下に要約する。

1. 急性腎不全患者において，糸球体濾過量の増加目的に低用量ドパミン投与が従来は行われていた。しかし，低用量ドパミン投与は腎機能回復を早めることはなく[6)]，もはや推奨されていない。
2. ドパミンは，もはや敗血症性ショックの昇圧薬として選択されない。相対的あるいは絶対的な徐脈患者や頻脈性不整脈のリスクが最小の患者においてのみ投与が推奨されている[4)]。
3. ドパミンは心原性ショックに対しその投与が検討される。理由は，ドパミンのもつ α 受容体刺激作用と β 受容体刺激作用により，血圧を上昇させるだけではなく，陽性変力作用により心機能も補助するからである。

C 投与方法

1. 血管外漏出すれば，ドパミンはすべての昇圧薬と同様に広範囲に組織壊死を引き起こす。そのため，太い中心静脈から投与したほうがよい。

2. ドパミンは持続静脈内投与される。初回負荷投与は不要である。

a. 3〜5 μg/kg/min で開始し，必要ならば，期待する効果が得られるまで数分ごとに増量する。

b. 3〜10 μg/kg/min の投与量が心拍出量増加に最適である。

c. 一般的に，10 μg/kg/min を超える投与量が血圧上昇には必要である。

d. 一般的に，最大投与速度は 20 μg/kg/min である。高用量投与は期待したレベル以上の頻脈を伴うことが多く，それ以上の血圧上昇効果は得られない。

D 副作用

1. 頻脈性不整脈が最も一般的な副作用である。洞頻脈と心房細動が，ドパミンが投与された患者の 25％で報告されている[7]。

2. ドパミンの他の副作用には，指の壊死[5]，内臓の低灌流[5]，眼圧上昇[9]，胃内容物排出遅延[10]などがある。

III. アドレナリン

アドレナリンは内因性カテコールアミンで，生理的なストレスに反応して副腎髄質から分泌される。アドレナリンは最も強力な天然の β 刺激薬である。

A 作用

1. アドレナリンは非選択的な α および β 受容体刺激薬であり，用量依存性に心拍数と 1 回拍出量の増加，および血圧の上昇を生じる[11, 12]。

2. α 受容体刺激作用は不均一に末梢血管を収縮させる。特に強い収縮効果を示すのは，皮下，腎臓，内臓の血管である。内臓虚血のリスクはアドレナリン投与の最も懸念する事項の 1 つである[12]。

3. アドレナリンは以下のような代謝経路に効果を示す[11, 12]。

a. β 受容体活性化は，脂肪分解と解糖を促進させ乳酸産生を増加させる。乳酸産生の増加はしばしば高乳酸血症を伴う（これら効果は他の弱いβ刺激薬では目立たない)。

b. α受容体刺激作用はインスリンの分泌を抑制し，高血糖を生じる。

B 臨床使用

1. アドレナリンは心停止からの蘇生およびアナフィラキシーショックにおける第1選択薬である(第9，15章参照)。

2. アドレナリンは人工心肺を用いた手術の術後早期の血行動態維持によく用いられる心血管作動薬でもある。

3. 副作用の危険性を考慮し，敗血症性ショックにおける昇圧薬としてのアドレナリンの使用は限定されている。従来用いてきた敗血症性ショックの昇圧薬(例えば，ノルアドレナリン)が無効な症例においては，アドレナリンがよく使用される[12]。

C 投与方法

1. 血管収縮作用のためアドレナリンは太い中心静脈から投与したほうがよい。

2. アドレナリンを循環補助目的に使用する際の投与方法を以下に示す[11]。

a. **心停止**：自己心拍再開まで3〜5分ごとに1 mgを静脈内ボーラス投与する。

b. **アナフィラキシーショック**：5 μg/minで開始し，必要ならば，目標とした血圧に到達するまで2〜5 μg/minずつ増量する。通常の投与速度は5〜15 μg/minである。

c. **敗血症性ショックまたは人工心肺後の循環補助**：1〜2 μg/minで開始し，必要ならば，期待する血圧に到達するまで1〜2 μg/minずつ増量する。通常の投与速度は1〜10 μg/minである。

D 副作用

1. アドレナリンの副作用は，頻脈性不整脈(他のカテコールアミンよりリスクが高い)，高血糖，全身の酸素需要増加を伴う代謝亢進，内臓虚血である[11, 12]。

2. アドレナリン投与に伴う高乳酸血症は副作用にはあたらない。それは，高乳酸血症は解糖速度増加の影響であり組織低酸素の影響でないという理由と，乳酸は肝臓での糖新生に利用できるという理由からである(コリ回路)。

IV. ニカルジピン

ニカルジピンはカルシウム拮抗薬で，降圧薬として作用する。

A 作用

1. ニカルジピンは血管平滑筋細胞へのカルシウム流入を阻害することで血管を拡張させる[13]。
2. 血管拡張作用は不均一で，脳血管において最も強い作用を示す[13, 14]。
3. ニカルジピンは陰性変力作用をもつが，洞結節や房室結節の機能に影響を及ぼさない[14]。

B 臨床使用

1. ニカルジピンは，術後高血圧[15]や高血圧緊急症[16]などの難治性高血圧の急性治療に使用される。また，血栓溶解療法を行うために緊急に血圧低下を必要とする急性虚血性脳卒中症例の第1選択薬である[17]。

C 投与方法

1. ニカルジピンは経口投与が可能であるが，迅速な血圧コントロール目

表 45.2 血管拡張薬の持続投与療法

血管拡張薬	投与方法
ニカルジピン	投与量：5 mg/h で開始し，必要ならば最大15 mg/h まで5〜15分ごとに2.5 mg/h ずつ増量。 備考：高血圧緊急症に対し頻用される治療薬。
ニトログリセリン	投与量：5〜10 μg/min で開始し，期待する効果が得られるまで5分ごとに5〜10 μg/min ずつ増量。有効投与量は通常100 μg/min 以下。 備考：プロピレングリコール中毒と長期の高用量投与による亜硝酸耐性のリスク。
ニトロプルシド	投与量：0.2〜0.3 μg/kg/min で開始し，必要なら3 μg/kg/min（腎不全患者では1 μg/kg/min）まで数分ごとに徐々に増量。 備考：シアン化物の蓄積のリスクを軽減するために溶液にチオ硫酸塩を添加。

的に持続静注される。ニカルジピンは末梢静脈から安全に投与できる。

2. 5 mg/h で開始し，必要ならば，5〜10 分ごとに 2.5 mg/h ずつ増量する。最大投与量は 15 mg/h である[18]。

3. ニカルジピンは肝代謝・腎排泄性であるが，肝機能障害あるいは腎機能障害に対してその投与量を調節する必要はない[18]。

D 副作用

1. 報告頻度の高い副作用は，頭痛，顔面潮紅，低血圧，（反射性）頻脈である[16, 18]。

2. 重症の大動脈弁狭窄患者において，ニカルジピンは重篤な低血圧を引き起こす可能性があるため禁忌である[18]。

V. ニトログリセリン

ニトログリセリンは有機硝酸エステル（三硝酸グリセリン）で，血管拡張作用，抗血小板作用，抗狭心症作用を示す。

A 作用

1. 血管拡張作用

a. ニトログリセリンは，一酸化窒素に変換されることで血管拡張作用薬として作用する。一酸化窒素が血管平滑筋を弛緩させる[19]。

b. ニトログリセリンの血管拡張作用は用量依存性であり，動脈と静脈の両方に作用する。低用量（$<50\,\mu g/min$）では静脈拡張が優位であり，高用量では動脈拡張が優位となる[21, 22]。

c. ニトログリセリンは低用量で心充満圧を低下させるが，心拍出量はほとんど変化させない[20]。投与量を増加させると，動脈拡張作用により心拍出量が増加しはじめる。最初，血圧は変化しないが，さらに投与量を増加させると最終的には低下する。

2. 抗血小板作用

ニトログリセリンが一酸化窒素に変化し，血小板凝集を抑制する。この血小板凝集抑制作用がニトログリセリンの抗狭心症作用に関与する[22]。

B 臨床使用

1. ニトログリセリンは重症患者において 3 つの主要な用途がある。
   a. 急性，非代償性心不全患者における心拍出量増加。
   b. 不安定狭心症患者の胸痛緩和。
   c. 高血圧緊急症の治療。

C 投与方法

1. プラスチックへの吸着
   a. 標準的な静脈内投与システムを利用した場合，ポリ塩化ビニルへの吸着により 80％ものニトログリセリンが失われる可能性がある[21]。
   b. ニトログリセリンはガラスやポリエチレンのような硬化プラスチックには結合しないため，ガラスの薬物ボトルやポリエチレンチューブを使用することで，吸着によるニトログリセリンの損失を防ぐことができる。

2. 投与量
   a. ニトログリセリンは 5〜10 μg/min で投与を開始する。期待する効果が得られるまで 5 分ごとに 5〜10 μg/min ずつ増量する。
   b. 一般的に，効果的な投与量は 100 μg/min 以下である。

D 副作用

1. 血行動態への悪影響
   a. ニトログリセリンの静脈拡張作用は，循環血液量減少や右心不全のある患者では低血圧を引き起こす可能性がある。このような状況では，ニトログリセリン投与の前に輸液負荷が必要である。
   b. 勃起不全の治療のためにホスホジエラスターゼ阻害薬を 24 時間以内に内服した患者では，ニトログリセリンは急激な血圧低下を引き起こす可能性もある[20]。
   c. ニトログリセリンによる脳血流増加は，頭蓋内圧を上昇させる可能性がある[23]。
   d. 急性呼吸促迫症候群（ARDS）の患者では，ニトログリセリンの肺血管拡張作用が肺内シャント率を増加させ，動脈血酸素化を低下させる可能性がある[24]。

2. メトヘモグロビン血症

ニトログリセリンの代謝により無機亜硝酸が生成する。この無機亜硝酸がヘモグロビンの鉄の一部を酸化し，メトヘモグロビンを生成する。

しかし，明らかなメトヘモグロビン血症はニトログリセリン投与の一般的な合併症ではなく，高用量での長期間投与の場合においてのみ発症する[23]。

3. 溶剤の毒性

ニトログリセリンは水に溶けにくく，製剤の溶解にはエタノールやプロピレングリコールなどの非極性溶媒が必要である。これらの溶剤は長期投与により蓄積する。

- **a.** ニトログリセリン投与によるエタノール中毒[25]とプロピレングリコール中毒[26]が報告されている。
- **b.** 一部のニトログリセリン製剤は30～50％のプロピレングリコールを含んでいるので，プロピレングリコール中毒は特に懸念される[23]（プロピレングリコール中毒は第24章I-A-5項を参照）。

E 亜硝酸耐性

1. ニトログリセリンの血管拡張作用や抗血小板作用に対する耐性は，24時間の持続投与を行った場合に出現する可能性がある[23, 27]。その根本的な機序は，酸化誘導性の血管内皮傷害との関連が疑われる[27]。
2. 亜硝酸耐性の予防や治療に最も効果的な方法は，毎日少なくとも6時間は投与を中断することである[23]。

VI. ニトロプルシド

ニトロプルシドは速効性の血管拡張薬で，シアン化物蓄積を招く危険な性質をもつ。

A 作用

1. ニトロプルシドの血管拡張作用は，ニトログリセリンと同様に一酸化窒素を介している[19]。ニトロプルシドは動脈と静脈の両方を拡張させるが，ニトログリセリンと比較すると，静脈拡張作用は弱く動脈拡張作用が強い。
2. 心機能が正常な患者では，ニトロプルシドが心拍出量に及ぼす効果は一定していないが[28]，非代償性心不全患者では，心拍出量が増加する[29]。

B シアン化物の蓄積

1. ニトロプルシド分子はフェリシアン化物錯体の一種で，5つのシアン化物原子が3価鉄イオンに配位している。ニトロプルシドが血管拡張作用を示す際に，このシアン化物の部分が血中に放出される。

2. シアン化物の除去を促進する経路については第47章で説明する(式47.1，47.2を参照)

a. シアン化物を除去する主要な経路は，シアン化物がチオ硫酸塩から硫黄イオンを受け取り，チオシアン酸塩を生成して腎臓から排泄される経路である。健康成人の体内には，約68 mgのニトロプルシドを無毒化できる十分な内因性のチオ硫酸塩が存在する[23]。体重80 kgの成人に2 μg/kg/min(治療域内の高用量)の速度でニトロプルシドを投与すると，500分(8.3時間)後には68 mgのニトロプルシドを無毒化できる能力は失われる。

b. シアン化物を除去する第2の(補足的)経路は，シアン化物がメトヘモグロビンと結合し，シアノメトヘモグロビンを形成する経路である。

C 臨床使用

1. ニトロプルシドは，おもに急速に血圧を低下させることが望ましい病態で用いられる(例えば，高血圧緊急症，急性大動脈解離)。

2. ニトロプルシドは急性の非代償性心不全の短期間の治療にも用いられる[29]。

3. 血管拡張薬としてのニトロプルシドの有効性は実証されているが，シアン化物中毒を起こす可能性がその使用機会を著しく制限している[30]。

D 投与方法

1. シアン化物の蓄積を抑えるためにニトロプルシド溶液にチオ硫酸塩を添加しなければならない。ニトロプルシド50 mgにつき約500 mgのチオ硫酸塩を加える[31]。

2. ニトロプルシドの投与は0.2〜0.3 μg/kg/minから開始し，期待する効果が得られるまで数分ごとに増量する。シアン化物の蓄積を抑えるために，投与速度は3 μg/kg/minを超えてはならない[31]。

3. 腎不全患者では，チオシアン酸塩中毒の危険性を抑えるためにニトロプルシドの投与速度は1 μg/kg/minを超えてはならない[31](後述)。

E シアン化物中毒

1. シアン化物中毒の臨床症状と治療は第 47 章で説明する(第 47 章 II 項と表 47.1 を参照)。
2. ニトロプルシド投与中のシアン化物中毒の初期徴候の 1 つは，必要なニトロプルシド用量の漸増である(耐性)[23]。組織酸素代謝失調の徴候(例えば，乳酸アシドーシス)は，シアン化物中毒の後期まで出現しない[31]。

F チオシアン酸塩中毒

1. 腎機能障害がある場合，チオシアン酸塩が蓄積し，錯乱，幻覚，全身痙攣，耳鳴，縮瞳などの神経毒症状を呈する[32]。この臨床像はシアン化物中毒と鑑別するのが難しいことがある。しかし，チオシアン酸塩中毒は代謝性アシドーシスを伴わない(代謝性アシドーシスはシアン化物中毒の特徴である)。
2. 血清チオシアン酸塩濃度測定により確定診断に至る。正常範囲は 10 mg/L 未満で，100 mg/L を超えると臨床毒性を呈する[32]。
3. チオシアン酸塩中毒は血液透析で治療できる。

VII. ノルアドレナリン

ノルアドレナリンは内因性カテコールアミンで，興奮性神経伝達物質としての役割を果たす。臨床では，ノルアドレナリンは広範囲に全身の血管収縮を引き起こす薬として使用される。

A 作用

1. ノルアドレナリンは強力な α 受容体刺激作用と軽度の β_1 受容体刺激作用を示す。ノルアドレナリンの総合的な作用は全身性の血管収縮であり，心拍出量に対する作用は一定していない[33]。
2. 通常，ノルアドレナリン投与による血管収縮は腎血流の減少を伴う[33]。しかし，敗血症性ショック患者では減少を伴わず，ノルアドレナリン投与中に腎血流は維持される(または，わずかに増加する)[34, 35]。

B 臨床使用

現在，敗血症性ショック患者の昇圧薬としてドパミンよりノルアドレナリンが選択される[36]。この選択は，敗血症性ショック患者においてドパミンの代わりにノルアドレナリンを使用すると，副作用が減少する[7]，あるいは死亡率が低下する[4, 36]という研究にもとづいている。

C 投与方法

1. すべての血管収縮薬と同様に，ノルアドレナリンは太い中心静脈から投与したほうがよい。
2. ノルアドレナリンは持続投与する。初回負荷投与は不要である。2〜3 μg/min で開始し，必要ならば，期待した反応が得られるまで数分後ごとに 2〜3 μg/min ずつ増量する。
3. 有効な投与量は患者ごとに大きく異なる。通常の投与範囲は 2〜20 μg/min であり，40 μg/min を超える投与速度は推奨されない[33]。

D 副作用

ノルアドレナリンの副作用は，主として過剰な血管収縮と関連している。この血管収縮は，重要臓器(特に，腸管や腎臓)の低灌流や反射性徐脈を引き起こす。循環血液量減少によりこの副作用はさらに増悪する。

VIII. フェニレフリン

他の血管収縮薬と比較すると，フェニレフリンは，ほとんど利点がないうえにいくつか欠点がある強力な血管収縮薬である。

A 作用

フェニレフリンは選択的 α 刺激薬であり，きわめて強力で広範囲の血管収縮を引き起こす。通常，この血管収縮は反射性徐脈と心拍出量減少を伴う[37]。

B 臨床使用

1. フェニレフリンの主要な用途は，脊髄くも膜下麻酔で生じる低血圧の治療である。しかし，選択的 α 刺激薬は，このような状況では一般的に好ましくない。それは，選択的 α 刺激薬は，脊髄くも膜下麻酔に伴う心拍出量減少をさらに悪化させる可能性があるからである[37]。

2. フェニレフリンは，敗血症性ショック患者の昇圧薬として推奨されない。フェニレフリンは，心拍出量と腎灌流に悪影響を与えるからである[4]。

C 投与方法

1. フェニレフリンは緩徐な静脈内投与が可能である。初回投与量は 0.2 mg (200 μg) である。5～10 分ごとに 0.1 mg ずつ増量しながら反復投与可能で，最大 0.5 mg までの投与が可能である[37]。
2. フェニレフリンは，0.1～0.2 mg/min の投与速度で持続投与も可能であるが，できるだけ早く減量する[37]。

D 副作用

フェニレフリンの副作用には過剰な血管収縮が関与している。その副作用は，反射性徐脈，心拍出量減少，全身の重要臓器の低灌流である。循環血液量減少によりこの副作用はさらに増悪する。

参考文献

1. Overgaard CB, Dzavik V. Inotropes and vasopressors: review of physiology and clinical use in cardiovascular disease. *Circulation* 2008; 118:1047-1056.
2. Dobutamine hydrochloride. In McEvoy GK, ed. *AHFS Drug Information, 2014.* Bethesda: American Society of Health-System Pharmacists, 2014:1350-1352.
3. Yancy CW, Jessup M, Bozkurt B, et al. 2013 ACCF/AHA guideline for the management of heart failure: a report of the American College of Cardiology Foundation/American Heart Association Task Force on Practice Guidelines. *J Am Coll Cardiol* 2013; 62: e147-e239.
4. Dellinger RP, Levy MM, Rhodes A, et al. Surviving Sepsis Campaign: International guidelines for management of severe sepsis and septic shock. *Crit Care Med* 2013; 41:580-637.
5. Dopamine Hydrochloride. In McEvoy GK, ed. *AHFS Drug Information, 2014.* Bethesda: American Society of Health-System Pharmacists, 2014:1352-1356.
6. Kellum JA, Decker JM. Use of dopamine in acute renal failure: A meta-analysis. *Crit Care Med* 2001; 29:1526-1531.
7. De Backer D, Biston P, Devriendt J, et al. Comparison of dopamine and norepinephrine in the treatment of shock. *N Engl J Med* 2010; 362:779-789.
8. Ellender TJ, Skinner JC. The use of vasopressors and inotropes in the emergency medical treatment of shock. *Emerg Med Clin N Am* 2008; 26:759-786.

9. Brath PC, MacGregor DA, Ford JG, Prielipp RC. Dopamine and intraocular pressure in critically ill patients. *Anesthesiology* 2000; 93:1398-1400.
10. Johnson AG. Source of infection in nosocomial pneumonia. *Lancet* 1993; 341:1368 (Letter).
11. Epinephrine. In McEvoy GK, ed. *AHFS Drug Information, 2014.* Bethesda: American Society of Health-System Pharmacists, 2014:1402-1408.
12. Levy B. Bench-to-bedside review: Is there a place for epinephrine in septic shock? *Crit Care* 2005; 9:561-565.
13. Amenta F, Tomassoni D, Traini E, et al. Nicardipine: a hypotensive dihydropyridine-type calcium antagonist with a peculiar cerebrovascular profile. *Clinical and Experimental Hypertension* 2008; 30:808-826.
14. Struyker-Boudier HAJ, Smits JFM, De Mey JGR. The pharmacology of calcium antagonists: a review. *J Cardiovasc Pharmacol* 1990; 15 (Suppl. 4):S1-S10.
15. Kaplan JA. Clinical considerations for the use of intravenous nicardipine in the treatment of postoperative hypertension. *Am Heart J* 1990; 119:443-6.
16. Peacock WF, Hilleman DE, Levy PD, et al. A systematic review of nicardipine vs. labetalol for the management of hypertensive crises. *Am J Emerg Med* 2012; 30:981-993.
17. Ayagari V, Gorelick PB. Management of blood pressure for acute and recurrent stroke. *Stroke* 2009; 40:2251-2256.
18. Nicardipine hydrochloride [package insert]. Bedminster, NJ: EKR Therapeutics, Inc., 2010.
19. Anderson TJ, Meredith IT, Ganz P, et al. Nitric oxide and nitrovasodilators: similarities, differences and potential interactions. *J Am Coll Cardiol* 1994; 24:555-566.
20. Nitroglycerin. In: McEvoy GK, ed. *AHFS Drug Information, 2014.* Bethesda: American Society of Health System Pharmacists, 2014:1860-1863.
21. Elkayam U. Nitrates in heart failure. *Cardiol Clin* 1994; 12:73-85.
22. Stamler JS, Loscalzo J. The antiplatelet effects of organic nitrates and related nitroso compounds *in vitro* and *in vivo* and their relevance to cardiovascular disorders. *J Am Coll Cardiol* 1991; 18:1529-1536.
23. Curry SC, Arnold-Cappell P. Nitroprusside, nitroglycerin, and angiotensin-converting enzyme inhibitors. In: Blumer JL, Bond GR, eds. Toxic effects of drugs used in the ICU. *Crit Care Clin* 1991; 7:555-582.
24. Radermacher P, Santak B, Becker H, Falke KJ. Prostaglandin F1 and nitroglycerin reduce pulmonary capillary pressure but worsen ventilation-perfusion distribution in patients with adult respiratory distress syndrome. *Anesthesiology* 1989; 70:601-606.
25. Korn SH, Comer JB. Intravenous nitroglycerin and ethanol intoxication. *Ann Intern Med* 1985; 102:274.
26. Demey HE, Daelemans RA, Verpooten GA, et al. Propylene glycol-induced side effects during intravenous nitroglycerin therapy. *Intensive Care Med* 1988; 14:221-226.
27. Mu?nzel T, Gori T. Nitrate therapy and nitrate tolerance in patients with coronary ar-

tery disease. *Curr Opin Pharmacol* 2013; 13:251-259.
28. Sodium Nitroprusside. In: McEvoy GK, ed. *AHFS Drug Information, 2014.* Bethesda: American Society of Health System Pharmacists, 2014:1848-1851.
29. Guiha NH, Cohn JN, Mikulic E, et al. Treatment of refractory heart failure with infusion of nitroprusside. *N Engl J Med* 1974; 291:587-592.
30. Robin ED, McCauley R. Nitroprusside-related cyanide poisoning. Time (long past due) for urgent, effective interventions. *Chest* 1992; 102:1842-1845.
31. Hall VA, Guest JM. Sodium nitroprusside-induced cyanide intoxication and prevention with sodium thiosulfate prophylaxis. *Am J Crit Care* 1992; 2:19-27.
32. Apple FS, Lowe MC, Googins MK, Kloss J. Serum thiocyanate concentrations in patients with normal or impaired renal function receiving nitroprusside. *Clin Chem* 1996; 42:1878-1879.
33. Norepinephrine Bitartrate. In: McEvoy GK, ed. *AHFS Drug Information, 2014.* Bethesda: American Society of Health System Pharmacists, 2014:1410-1413.
34. Bellomo R, Wan L, May C. Vasoactive drugs and acute kidney injury. *Crit Care Med* 2008; 36(Suppl):S179-S186.
35. Desairs P, Pinaud M, Bugnon D, Tasseau F. Norepinephrine therapy has no deleterious renal effects in human septic shock. *Crit Care Med* 1989; 17:426-429.
36. Fawzy A, Evans SR, Walkey AJ. Practice patterns and outcomes associated with choice of initial vasopressor therapy for septic shock. *Crit Care Med* 2015; 43:2141-2146.
37. Phenylephrine Hydrochloride. In: McEvoy GK, ed. *AHFS Drug Information, 2014.* Bethesda: American Society of Health System Pharmacists, 2014:1342-1347.

Chapter 46

医薬品の過量投与

Pharmaceutical Drug Overdoses

本章では，アセトアミノフェン，ベンゾジアゼピン系薬，β遮断薬，オピオイド，サリチル酸の過量摂取による症状と治療について説明する。

I. アセトアミノフェン

アセトアミノフェンはどこにでもある解熱鎮痛薬であり，600 種以上の市販薬に含まれる。アセトアミノフェンは肝毒性もあり，**米国での急性肝不全の最も一般的な原因である**[1)]。アセトアミノフェンの過量摂取が米国の急性肝不全症例の半数を占め，また，**過量摂取の半数は偶発的なものである**[2)]。

A 病態生理

アセトアミノフェンの毒性は，その肝臓での代謝が関与する[1)]。

1. アセトアミノフェンの一部(5～15％)は代謝され，肝実質細胞で酸化傷害を引き起こす毒性代謝産物を生成する。通常，この代謝産物は細胞内抗酸化物質であるグルタチオンと結合し不活性化される。

2. アセトアミノフェン過量摂取による代謝産物の負荷が肝臓の貯蔵グルタチオンを枯渇させる。これにより，毒性代謝産物が蓄積し肝細胞傷害を引き起こす。

3. 中毒量

a. アセトアミノフェンの 1 日あたりの推奨最大投与量は 3～4 g である[1)]。

b. 中毒量は個体差が大きいが，成人では一般的に 7.5～15 g の間にある[3, 4)]。

c. 低栄養状態，エタノール乱用，慢性疾患患者では，アセトアミノフェン毒性の感受性が高まる可能性がある。このような状態では，4 g の急性摂取は肝損傷を引き起こす可能性がある[1)]。

B 臨床的特徴

1. 中毒量摂取後 24 時間以内は，無症状，あるいは非特異的な症状(例えば，悪心・嘔吐)である。

2. 肝酵素アスパラギン酸アミノトランスフェラーゼ(AST)は摂取後24～36時間までは上昇しない[3]。

a. ASTの上昇は，アセトアミノフェン中毒の最も鋭敏なマーカーである。ASTの上昇は肝機能障害に先行し，多くの場合72～96時間でピークに達する。

3. 上昇し続ける肝酵素，黄疸，凝固異常の出現によって，摂取24～48時間後に肝傷害発症の事実が明確となる。

4. 肝傷害のピークは中毒量摂取3～5日後である。肝性脳症，急性乏尿性腎不全，乳酸アシドーシスがこの時期に出現する。

C 予後予測のノモグラム

患者を最初にみるのは薬物摂取後24時間以内のことが多く，明らかな肝傷害発症の前である。この状況で，アセトアミノフェン摂取後4時間から24時間の間に得られた血漿アセトアミノフェン濃度にもとづいたノモグラム(図46.1参照)は，肝傷害リスクの予測に利用できる[4]。

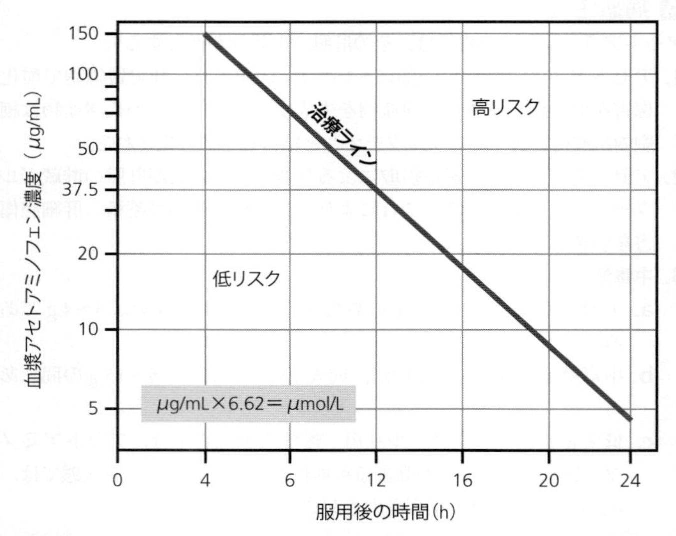

図46.1　アセトアミノフェンによる肝障害のリスクを予測するノモグラム
(参考文献4より)

1. このノモグラムは，薬物摂取の時刻が確認でき，かつ血漿濃度が薬物摂取後 4 時間から 24 時間の間に測定できた場合のみ役立つ[4]。
2. 血漿濃度がこのノモグラムの高リスク領域にあれば，肝毒性に進行するリスクは 60％以上であり，解毒治療の適応となる（次項参照）。
3. 血漿濃度がこのノモグラムの低リスク領域にあれば，肝毒性に進行するリスクは 1～3％にすぎず，解毒治療は必要ない。

D *N*-アセチルシステイン（解毒薬）

アセトアミノフェンによる肝毒性の解毒薬は，*N*-アセチルシステインである。*N*-アセチルシステインはグルタチオン類似体で細胞膜を通過し（グルタチオンは通過しない），有毒なアセトアミノフェン代謝産物を不活性化する[5]。

1. *N*-アセチルシステインの第 1 の適応は，血漿濃度が図 46.1 に示す予測ノモグラムの高リスク領域にある場合である。薬物摂取後 8 時間以内に治療が開始されれば，*N*-アセチルシステインは最も効果的である[1]。
2. 解毒治療は薬物摂取後 24 時間以内（肝傷害徴候の出現前）に開始されるのが一般的であるが[1,3,6]，**肝毒性の徴候があれば，薬物摂取後 24 時間以降であっても *N*-アセチルシステイン療法を開始してもよい**[1]。
3. **投与方法**
   a. *N*-アセチルシステインは表 46.1 に示す投与方法に従って，経口投与または静脈内投与が可能である[7-9]。どちらの投与法も同様の有効性を示すが[8]，作用部位への薬物送達が確実で有害事象の少ない静脈内投与法が選択される。
   b. 標準的な治療期間は，静脈内投与法 21 時間，経口投与法 72 時間である。*N*-アセチルシステインが明らかな肝傷害の発症後に開始された場合，解毒治療は通常の治療期間以上に継続したほうがよい。解毒治療は，肝酵素値が低下に転じ，かつ INR が 1.3 未満となるまで継続する[1]。
4. **副作用**
   a. *N*-アセチルシステインの静脈内投与はアナフィラキシー様反応を起こすことがあり，喘息患者では致死的となった報告がある[10]。
   b. *N*-アセチルシステインの経口投与は非常に不快な味がする（硫黄を含むため），そして，悪心・嘔吐を引き起こすことが多い。また，約半数の患者で下痢を引き起こすが，通常は投与を継続しているう

表 46.1 *N*-アセチルシステイン(NAC)を用いたアセトアミノフェン過量摂取の治療法

静脈内投与法

20% NAC (200 mg/mL)を使用し，下記の NAC 溶液を作成し，順次輸液する。

1. 150 mg/kg を 5%ブドウ糖液 200 mL に加え，60 分かけて投与
2. 50 mg/kg を 5%ブドウ糖液 500 mL に加え，4 時間かけて投与
3. 100 mg/kg を 5%ブドウ糖液 1,000 mL に加え，16 時間かけて投与

総量：300 mg/kg を 21 時間かけて

経口投与法

10% NAC (100 mg/mL)を水またはジュースで 2：1 に希釈し，5% 溶液(50 mg/mL)を作成。

初回投与量：140mg/kg
維持投与量：4 時間ごとに 70 mg/kg，計 17 回

総量：1,330 mg/kg を 72 時間かけて

(参考文献 9 より)

ちに改善する[11]。

E 活性炭

1. アセトアミノフェンは消化管から急速に吸収される。したがって，服用後 4 時間以内ならば，活性炭(1 g/kg)の投与が推奨される[12]。
2. 大量に服用した場合は，服用 16 時間後であっても活性炭は有効である[1]。
3. 活性炭は経口投与の *N*-アセチルシステインの効果を減弱させない[1]。

F 肝移植

アセトアミノフェンによる肝毒性が重症または難治性の症例は，肝移植が必要となる[13]。

II. ベンゾジアゼピン系薬

ベンゾジアゼピン系薬は，薬物関連死の原因として麻薬についで頻度が高い[14]。しかし，ベンゾジアゼピン系薬単独の服用で致死的となることはま

れである[15]。ほとんどの場合，他の呼吸抑制を引き起こす薬(例えば，麻薬)がベンゾジアゼピン系薬関連死に関与する[14]。

A 臨床的特徴

ベンゾジアゼピン系薬の過量投与は他の薬が併用されている場合が多いので，その臨床症状は併用された薬によってさまざまである。

1. ベンゾジアゼピン系薬単独の過量摂取は深鎮静を引き起こすが，昏睡にまで至ることはほとんどない[15]。
2. ベンゾジアゼピン系薬の過量摂取は幻覚を伴う興奮型の譫妄を引き起こすことがある。そのため，アルコール禁断症状と間違われることがある[15]。
3. ベンゾジアゼピン系薬単独の過量摂取によるまれな有害事象は，呼吸抑制(2〜12%)，徐脈(1〜2%)，低血圧(5〜7%)である[15]。
4. ベンゾジアゼピン系薬の尿定性分析は，その検出スペクトルが限られているので信頼性が低い[16]。ベンゾジアゼピン中毒の診断はおもに臨床経過にもとづいて行われる。

B フルマゼニル(解毒薬)

ベンゾジアゼピン系薬過量摂取の解毒薬はフルマゼニルである。ベンゾジアゼピン受容体に結合する純粋の拮抗薬であり，受容体刺激作用はまったくない[17]。フルマゼニルはベンゾジアゼピン系薬で引き起こされた鎮静作用の拮抗には有効だが，呼吸抑制の拮抗は不確実である[18]。

1. 投与方法

a. フルマゼニルは 0.2 mg 静脈内ボーラス投与する。必要ならば，総投与量 1 mg まで 1〜6 分間隔で反復投与可能である[17]。

b. 作用発現は早く(1〜2 分で効果発現)，効果のピークは 6〜10 分後である[19]。効果は約 1 時間持続する。

c. フルマゼニルはベンゾジアゼピン系薬より効果持続時間が短いため，再鎮静が起こることが多い。このリスクを減らすために，フルマゼニルはボーラス投与後に 0.3〜0.4 mg/h で持続投与が可能である[20]。

2. 副作用

a. ベンゾジアゼピン系薬の長期使用患者では，フルマゼニルは離脱症候群を引き起こすことがあるが，まれである[21]。

b. 痙攣コントロールのためにベンゾジアゼピン系薬を投与されている

患者，あるいは同時に三環系抗うつ薬が過量摂取されている患者では，フルマゼニルは痙攣を引き起こすことがある[22]。

III. β遮断薬

意図的なβ遮断薬の過量投与はまれであるが，致命的となる可能性がある。偶発的なβ遮断薬中毒はICUで起こることが多い。ICUでは，β遮断薬が高血圧，頻脈性不整脈，急性冠症候群などのさまざまな病態の治療に用いられるためである。

A 臨床毒性

1. β遮断薬過量投与の最も一般的な症状は，徐脈と低血圧である[23]。
   a. 通常，徐脈は洞徐脈で多くは無症状である。
   b. 低血圧は，毛細血管拡張(レニン系の遮断)，あるいは心拍出量減少(β_1受容体遮断)が原因である。通常，突然の発症あるいは難治性の低血圧は心拍出量減少が原因で，予後不良の徴候である。

2. β遮断薬は，β受容体遮断とは関係のない膜安定化作用により房室伝導を延長させる。これが完全房室ブロックを引き起こす[24]。

3. β遮断薬過量投与は，嗜眠，意識レベル低下，全身痙攣などの神経症状を伴うことが多い[25]。神経症状はβ受容体遮断によるものではなく，おそらく膜安定化作用が関係している[25]。

B グルカゴン(解毒薬)

グルカゴンはβ遮断薬の心血管作用を拮抗する。その作用機序は，心筋細胞にあるグルカゴン受容体がβ受容体刺激作用と同じ効果を発揮することによる。そのため，グルカゴンはβ受容体を介さずにβ受容体刺激作用と同様の効果を発揮する。

1. 適応
   a. グルカゴンは，β遮断薬中毒に伴う低血圧や症状のある徐脈の治療に適応がある。
   b. グルカゴンは，β遮断薬の過量摂取による房室伝導延長や神経症状の治療には適応がない。これらは，β受容体遮断作用によるものではないからである。

2. 投与方法

a. グルカゴンの投与法を表 46.2 に示す[26, 27]。静脈内ボーラス投与によるグルカゴンの効果時間は短い(5 分)ので，効果を維持するためはボーラス投与に続き持続静注(5 mg/h)したほうがよい。

b. 適切量のグルカゴンが投与されれば，90%の患者で 3 分以内に有効性を示す[26]。血漿イオン化カルシウム濃度が正常であれば，グルカゴンによる陽性変時作用が最も効果的である[28]。

表 46.2　解毒薬としてのグルカゴン

適応	投与方法
β遮断薬またはカルシウム拮抗薬の作用で以下の結果となった場合。 1. 低血圧 2. 症状のある徐脈	1. 最初に 50 μg/kg (あるいは 3 mg) のボーラス静注。 2. 反応が不十分ならば，2 回目として 70 μg/kg(あるいは 5 mg)のボーラス静注。 3. 十分な反応が得られた後，70 μg/kg/h (あるいは 5 mg/h)の持続投与。

(参考文献 26，27 より)

3. 副作用

a. グルカゴンの投与量が 5 mg/h を超えると，悪心・嘔吐がよく起こる。

b. 軽度高血糖はよく起こる。それは，グルカゴン誘導性のグリコーゲン分解によるものである。高血糖に対するインスリン分泌増加はカリウムイオンを細胞内に移動させ，低カリウム血症を生じることがある。

c. グルカゴンは副腎髄質からのカテコールアミン分泌を刺激し，高血圧患者では血圧が上昇する可能性がある。

4. カルシウム拮抗薬の過量投与

グルカゴンはカルシウム拮抗薬の作用も拮抗する[27]。しかし，カルシウム拮抗薬の過量投与による心抑制の改善効果は弱い。

C 補助的治療

ホスホジエステラーゼ阻害薬(例えば，ミルリノン)は，β遮断薬が投与されている状態でも心拍出量を増加させ[29]，グルカゴンの拮抗作用を増強する可能性がある。しかし，ホスホジエステラーゼ阻害薬は血管拡張薬であり，望ましくない低血圧を引き起こす可能性がある。そのため，ホスホジエステラーゼ阻害薬は，グルカゴンによる治療が無効なβ遮断薬中毒の症例に対して使用する。

IV. オピオイド

米国では，致死的な薬物過量摂取の75%はオピオイドが原因であり，その乱用が蔓延している[30]。また，オピオイド過量摂取は，集中治療が必要となる薬物過量摂取の中で最も頻度の高いものの1つである。

A 臨床的特徴

1. オピオイド過量摂取の典型的な症状は，昏睡，強い縮瞳，遅い呼吸(緩徐呼吸)である。しかし，これらの症状は特異的でなく，認めないこともある。そのため，臨床症状にもとづいてオピオイド過量摂取を診断できないことが多い[30](オピオイドの副作用の詳細については第43章I-C項を参照)。
2. おそらく，オピオイドの拮抗薬であるナロキソンに対する反応をみることが，オピオイド過量摂取を確定する最も信頼できる方法である。

B ナロキソン(解毒薬)

オピオイドの解毒薬ナロキソンは純粋なオピオイド拮抗薬で，内因性オピオイド受容体と結合するが，受容体刺激作用は発揮しない。鎮痛，多幸感，呼吸抑制に関与するオピオイド受容体を最も効果的に阻害する[30, 31]。

1. 投与経路

通常，ナロキソンは静脈内ボーラス投与され，3分以内にその効果は現れる。その他の投与経路としては，筋注(作用発現15分)，骨髄内注射，舌内注射，気管内投与がある[32]。

2. 投与量

ナロキソンの推奨投与量を表46.3に示す。通常，オピオイドの鎮静作用を拮抗するナロキソンの必要量は，呼吸抑制を拮抗する必要量より少ない。

a. 呼吸抑制はなく意識レベルが低下した患者では，初回投与量としてナロキソン0.4 mgを静注する。必要ならば，2分以内に反復投与できる。オピオイドで誘発された意識状態の変化を改善するのであ

表 46.3　ナロキソンの投与方法

意識レベルの低下	呼吸抑制
1. 0.4 mg のボーラス静注。 2. 2〜3 分で反応がなければ，0.4 mg のボーラス追加静注。 3. 2〜3 分で反応がなければ，2 mg のボーラス追加静注。 4. 2〜3 分で反応がなければ，投与を中止し再評価。	1. 2 mg のボーラス静注。 2. 2〜3 分で反応なければ，4 mg のボーラス静注。 3. 2〜3 分で反応なければ，10 mg のボーラス静注。 4. 2〜3 分で反応なければ，15 mg のボーラス静注。 5. 2〜3 分で反応なければ，投与を中止し再評価。

（参考文献 21，30 より）

れば，総投与量 0.8 mg で効果がみられるはずである[21]。

b. 呼吸抑制のある患者（例えば，高二酸化炭素血症）には，初回投与量としてナロキソン 2 mg を静注する。2〜3 分以内に反応がなければ，初回投与量の 2 倍量を追加投与する。必要ならば，追加投与量は 15 mg まで増量可能である[30]。**15 mg のナロキソンに対して反応がないならば，オピオイドが呼吸抑制の原因とは考えにくい。**

c. ナロキソンの作用持続時間は約 60〜90 分で，多くのオピオイドの作用持続時間より短い。したがって，ナロキソンの効果を認めれば，ナロキソンを 1 時間ごとに反復投与するか，あるいは持続投与したほうがいい。

d. ナロキソンを持続投与する場合，時間あたりの投与量はボーラス投与した有効投与量の 3 分の 2 にする（250〜500 mL の生理食塩液で希釈し，6 時間かけて投与する）[33]。ナロキソンの血中濃度を早く定常状態に到達させるためには，2 回目のボーラス投与（初回ボーラス投与量の半分）を持続投与開始 30 分後に行う。治療期間は一定していないが（オピオイドの種類や摂取量によって異なる），平均 10 時間である[21]。

3. 副作用

ナロキソンには副作用がほとんどない。最も一般的な副作用はオピオイド離脱症候群（不安，腹痛，嘔吐，鳥肌）である。ナロキソン投与後の急性肺水腫（ほとんどが術後の早期に起こる）や全身痙攣の症例報告があるが[21]，まれである。

4. 経験的治療

意識低下の患者に対して，潜んだオピオイド過量摂取の有無を確認するためにナロキソンの経験的治療(0.2～8 mg 静脈内ボーラス投与)が使用されてきた。しかし，この方法でオピオイドの過量摂取と特定できる症例は5%にも満たない[34]。そこで，**強い縮瞳とオピオイド乱用の状況証拠(例えば，注射針の後)がある患者のみに対してナロキソンの経験的治療を適応する方法に変更することが提唱されてきた**[21, 34]。このようにナロキソンを用いると，約90%の患者でオピオイド過量摂取の診断が期待できる[34]。

V. サリチル酸

サリチル酸中毒の発症は確実に減ってきているが，いまだ，米国における薬物性死亡の原因の14番目のままである[35]。

A 病態生理

10～30 g (150 mg/kg)のアスピリンの摂取は，致死的な結果を招く可能性がある。摂取後，アセチルサリチル酸(アスピリン)は直ちにサリチル酸に変換される。そのサリチル酸が薬物の活性型である。サリチル酸は上部消化管で容易に吸収され，肝臓で代謝される。摂取したサリチル酸のほとんどは，摂取後2時間で除去される。

1. 呼吸性アルカローシス

中毒量のアスピリン摂取後数時間以内に，呼吸数と1回換気量が増加する。これは，脳幹部の呼吸ニューロン群がサリチル酸によって直接刺激される結果である。その刺激により分時換気量は増加し，動脈血二酸化炭素分圧($Paco_2$)は低下(すなわち，急性呼吸性アルカローシス)する。

2. 代謝性アシドーシス

サリチル酸は弱酸で容易には解離しないため，代謝性アシドーシスを生じることはない。しかし，サリチル酸はミトコンドリアの酸化的リン酸化の脱共役タンパクを活性化し，嫌気性代謝による乳酸産生を著明に増加させる。これがサリチル酸中毒における代謝性アシドーシスのおもな原因である。

B 臨床的特徴

1. サリチル酸中毒の初期症状は，悪心，嘔吐，耳鳴，頻呼吸，興奮である。
2. 中毒症状の進行に伴って，神経学的変化(譫妄，痙攣，昏睡への進行)，発熱(酸化的リン酸化の脱共役による)，急性呼吸促迫症候群(ARDS)を認める。
3. サリチル酸中毒の特徴は，**呼吸性アルカローシスと代謝性(乳酸)アシドーシスが合わさっていることである**。この結果，動脈血の Pa_{CO_2} の低下と血清重炭酸値の低下が起こる。最初は，動脈血 pH は正常範囲にとどまるが，乳酸アシドーシス進行すれば pH は低下する。動脈血 pH の低下(アシデミア)は予後不良の徴候である[36]。

C 診断

1. 血漿サリチル酸値(通常，摂取 4〜6 時間後に上昇)は，サリチル酸中毒の確定診断や除外診断に用いられる。
2. 治療域の血漿サリチル酸濃度は 10〜30 mg/L (0.7〜2.2 mmol/L) で，40 mg/L (2.9 mmol/L) を超えるとサリチル酸中毒と考える[36]。

D 治療

1. サリチル酸摂取後 2〜3 時間以内に開始できるならば，活性炭の反復投与(1 回 25 g を 2 時間ごとに 3 回)が推奨される。
2. **尿のアルカリ化**
   a. 尿のアルカリ化はサリチル酸中毒の治療の基本である。アルカリ性の尿はサリチル酸の解離を促進させる。これは，サリチル酸を尿細管内に「閉じ込め」，尿へ排泄させる。
   b. 尿の pH を上昇させるための重炭酸の投与方法を表 46.4 に示す。
   c. 重炭酸の投与は低カリウム血症を生じ(カリウムイオンの細胞内移動)，この低カリウム血症が尿のアルカリ化を妨げる(低カリウム血

表 46.4　尿アルカリ化の手順

1. 1〜2 mEq/kg の重炭酸の初期負荷を開始。
2. 5%ブドウ糖液に重炭酸 3 アンプルを加えて重炭酸溶液を作成し，2〜3 mL/kg/h で持続投与。
3. 1〜2 mL/kg/h の尿量と尿 pH≧7.5 の維持。

(参考文献 34 より)

症では，遠位尿細管でカリウムイオンの代わりに水素イオンを分泌するから)。したがって，低カリウム血症のリスクを減らすために重炭酸溶液にカリウムイオン(40mEq/L)を加えたほうがよい。

3. 血液透析

血液透析は，サリチル酸を体内から除去する最も効果的な方法である[37]。

a. 血液透析の適応は，血清サリチル酸濃度が 100 mg/L を超える，腎不全または ARDS の存在，アルカリ化療法を施行しても中毒症状が進行する場合である[35]。

参考文献

1. Hodgman M, Garrard AR. A review of acetaminophen poisoning. *Crit Care Clin* 2012; 28(4):499-516.
2. Larson AM, Polson J, Fontana RJ, et al. Acetaminophen-induced acute liver failure: results of a United States multicenter, prospective study. *Hepatology* 2005; 42:1364-1372.
3. Hendrickson RG, Bizovi KE. Acetaminophen. In: Flomenbaum NE, et al., eds. *Goldfrank's Toxicologic Emergencies. 8th ed.* New York: McGraw-Hill, 2006; 523-543.
4. Rumack BH. Acetaminophen hepatotoxicity: the first 35 years. *J Toxicol Clin Toxicol* 2002; 40:3-20.
5. Holdiness MR. Clinical pharmacokinetics of N-acetylcysteine. *Clin Pharmacokinet* 1991; 20:123-134.
6. Rumack BH, Peterson RC, Koch GG, et al. Acetaminophen overdose. 662 cases with evaluation of oral acetylcysteine treatment. *Arch Int Med* 1981; 141:380-385.
7. Howland MA. Flumazenil. In: Flomenbaum NE, et al., eds. *Goldfrank's Toxicologic Emergencies. 8th ed.* New York: McGraw-Hill, 2006; 1112-1117.
8. Buckley NA, Whyte IM, O'Connell DL, et al. Oral or intravenous N-acetylcysteine: which is the treatment of choice for acetaminophen (paracetamol) poisoning? *J Toxicol Clin Toxicol* 1999; 37:759-767.
9. Temple AR, Bagish JS. Guideline for the Management of Acetaminophen Overdose. Camp Hill, PA: McNeil Consumer & Specialty Pharmaceuticals, 2005.
10. Appelboam AV, Dargan PI, Knighton J. Fatal anaphylactoid reaction to N-acetylcysteine: caution in patients with asthma. *Emerg Med J* 2002; 19:594-595.
11. Miller LF, Rumack BH. Clinical safety of high oral doses of acetylcysteine. *Semin Oncol* 1983; 10:76-85.
12. Spiller HA, Krenzelok EP, Grande GA, et al. A prospective evaluation of the effect of activated charcoal before oral *N*-acetylcysteine in acetaminophen overdose. *Ann Emerg Med* 1994; 23:519-523.
13. Lopez AM, Hendrickson RG. Toxin-induced hepatic injury. *Emerg Med Clin North Am*

2014; 32(1):103-25.

14. Centers for Disease Control and Prevention. National Vital Statistics System. 2010 Multiple Cause of Death File. Hyattsville, MD: US Department of Health and Human Services, Centers for Disease Control and Prevention; 2012.
15. Gaudreault P, Guay J, Thivierge RL, Verdy I. Benzodiazepine poisoning. Drug Saf 1991; 6:247-265.
16. Wu AH, McCay C, Broussard LA, et al. National Academy of Clinical Biochemistry laboratory medicine practice guidelines: Recommendations for the use of laboratory tests to support poisoned patients who present to the emergency department. *Clin Chem* 2003; 49:357-379.
17. Howland MA. Flumazenil. In: *Flomenbaum NE, et al., eds. Goldfrank's Toxicologic Emergencies. 8th ed.* New York: McGraw-Hill, 2006; 1112-1117.
18. Shalansky SJ, Naumann TL, Englander FA. Effect of flumazenil on benzodiazepine-induced respiratory depression. *Clin Pharm* 1993; 12:483-487.
19. Roche Laboratories. Romazicon (flumazenil) package insert. 2004.
20. Bodenham A, Park GR. Reversal of prolonged sedation using flumazenil in critically ill patients. *Anaesthesia* 1989; 44:603-605.
21. Doyon S, Roberts JR. Reappraisal of the "coma cocktail". Dextrose, flumazenil, naloxone, and thiamine. *Emerg Med Clin North Am* 1994; 12:301-316.
22. Haverkos GP, DiSalvo RP, Imhoff TE. Fatal seizures after flumazenil administration in a patient with mixed overdose. *Ann Pharmacother* 1994; 28:1347-1349.
23. Newton CR, Delgado JH, Gomez HF. Calcium and beta receptor antagonist overdose: a review and update of pharmacological principles and management. *Semin Respir Crit Care Med* 2002; 23:19-25.
24. Henry JA, Cassidy SL. Membrane stabilising activity: a major cause of fatal poisoning. *Lancet* 1986; 1:1414-1417.
25. Weinstein RS. Recognition and management of poisoning with beta-adrenergic blocking agents. *Ann Emerg Med* 1984; 13:1123-1131.
26. Kerns W, 2nd, Kline J, Ford MD. Beta-blocker and calcium channel blocker toxicity. *Emerg Med Clin North Am* 1994; 12:365-390.
27. Howland MA. Glucagon. In: *Flomenbaum NE, et al., eds. Goldfrank's Toxicologic Emergencies. 8th ed.* New York: McGraw-Hill, 2006:942-945.
28. Chernow B, Zaloga GP, Malcolm D, et al. Glucagon's chronotropic action is calcium dependent. *J Pharmacol Exp Ther* 1987; 241:833-837.
29. Travill CM, Pugh S, Noblr MI. The inotropic and hemodynamic effects of intravenous milrinone when reflex adrenergic stimulation is suppressed by beta adrenergic blockade. *Clin Ther* 1994; 16:783-792.
30. Boyer EW. Management of opioid analgesic overdose. *N Engl J Med* 2012; 367:146-155.
31. Handal KA, Schauben JL, Salamone FR. Naloxone. *Ann Emerg Med* 1983; 12:438-445.
32. Naloxone hydrochloride. In: McEvoy GK, ed. *AHFS Drug Information, 2012.* Bethesda: American Society of Hospital Systems Pharmacists, 2012:2236-2239.

33. Goldfrank L, Weisman RS, Errick JK, et al. A dosing nomogram for continuous infusion intravenous naloxone. *Ann Emerg Med* 1986; 15:566-570.
34. Hoffman JR, Schriger DL, Luo JS. The empiric use of naloxone in patients with altered mental status: a reappraisal. *Ann Emerg Med* 1991; 20:246-252.
35. Bronstein AC, Spyker DA, Cantilena LR, et al. 2011 Annual Report of the American Association of Poison Control Centers' National Poison Data System (NPDS): 29th Annual Report. *Clin Toxicol* 2012; 50:911-1164.
36. O'Malley GF. Emergency department management of the salicylate-poisoned patient. *Emerg Med Clin N Am* 2007; 25:333-346.
37. Fertel BS, Nelson LS, Goldfarb DS. The underutilization of hemodialysis in patients with salicylate poisoning. *Kidney Int* 2009; 75:1349-1353.

Chapter 47

非医薬品中毒

Nonpharmaceutical Toxidromes

本章では非医薬品の一酸化炭素(CO)，シアン化物，有毒アルコール類(メタノール，エチレングリコール)，有機リンによる中毒症状について述べる。

I. 一酸化炭素

一酸化炭素(CO)は有機物の不完全燃焼によって生成される気体である。CO 中毒のおもな原因は，建物火災での煙吸入にある。他に，窯(炉)の不完全燃焼や暖房器具(ストーブ)使用時の室内換気不良，炭化水素を燃料としたエンジンの排気ガスが原因となる[1]。

A 病態生理

1. CO がヘモグロビン分子のヘム部位(酸素分子が結合する部位)に結合することで一酸化炭素ヘモグロビン(CO ヘモグロビン)が生成される。CO 分子のヘモグロビン親和性は酸素の 200〜300 倍にのぼる[1, 2]。
2. CO ヘモグロビン値が上昇すると動脈血の酸素含有量が減少する。重篤な場合，組織低酸素症を引き起こし好気的エネルギー産生が障害される[1-3]。
3. CO ヘモグロビンによる組織低酸素に加え，CO は次の a〜c により細胞傷害を引き起こす。(a)シトクロムオキダーゼ阻害(ATP の好気的産生を抑制する)，(b)ペルオキシ亜硝酸産生(オキシダント活性により細胞傷害を引き起こす)，(c)好中球の脂質過酸化反応を促進する(細胞膜やミトコンドリア膜を傷害する)[1, 2, 4]。

B 臨床徴候

CO 中毒は，直近の CO 曝露歴と中毒症状，CO ヘモグロビン値により診断できる[4]。

1. 診断を確定または除外することができる徴候の組み合わせは存在しない。すなわち，CO ヘモグロビン値と CO 中毒症状は**相関しない**[1, 4]。
2. 初期症状は，頭痛(通常は前頭部)とめまいである。これらは，最も多くみられる症状である(全患者の85〜90%)[1]。

3. 長時間・高濃度のCO曝露では，運動失調，精神錯乱，譫妄，全身性痙攣，昏睡に至る[1]。
4. 心臓に対して一過性の左室収縮障害をきたす。この時心筋バイオマーカーの上昇を伴うが，冠動脈造影では正常所見である[5]。
5. 重篤なCO中毒の場合，横紋筋融解，乳酸アシドーシス，急性呼吸促迫症候群(ARDS)を合併する[1]。
6. 「チェリーレッド色」の皮膚(COヘモグロビンが酸素ヘモグロビンよりも鮮やかな赤色であるため)は古典的症状として記述されるが，実際にはまれである[4]。
7. 遅発性脳症：曝露から1年以内に発症する可能性がある。本症は認知機能低下(軽度の混乱から重度の認知症まで程度はさまざま)とパーキンソニズムを呈する。CO曝露が24時間以上遷延し初療時に意識障害またはCOヘモグロビン値が25%以上の場合に発症の可能性が高い[4]。

C 診断

ヘモグロビンの定量は，異なる形態(酸素ヘモグロビン，脱酸素ヘモグロビン，COヘモグロビン，メトヘモグロビン)における吸光特性を利用して測定している。オキシメトリは吸光光度分析法を利用したヘモグロビン値測定法である。以下にCOヘモグロビン値をオキシメトリを用いて測定する際の注意事項を記載した。

1. 通常のパルスオキシメトリはCOヘモグロビンの検出に利用できない。通常2種類の波長の吸光度を測定することで酸素ヘモグロビンと脱酸素ヘモグロビンを識別しているが，その1つの660 nm波長光に対して酸素ヘモグロビンとCOヘモグロビンはよく似た吸光を示すため，パルスオキシメータはCOヘモグロビンを酸素ヘモグロビンとして測定する。その結果，誤って高い酸素飽和度を表示してしまう[4]。
2. COヘモグロビンを測定するためには8種類の波長を用いたオキシメータを使用する必要がある。この機器では4形態すべてのヘモグロビン値を測定することができる。
3. 健康な非喫煙者においてCOヘモグロビン値は1%未満と無視できるほどの量だが，喫煙者では3〜5%，ときにそれ以上の場合もある[4]。よって，COヘモグロビン値上昇の閾値を非喫煙者では3〜4%，喫煙者では10%とする[4]。

D 治療

1. 最も重要な治療は100％酸素投与である。COヘモグロビンの排出半減期は大気下で320分であるのに対して，100％酸素投与下では74分である[1, 4]。よって，100％酸素投与により数時間でCOヘモグロビン値は正常域(＜3％)に低下する。
2. 中枢神経症状が重篤な患者に対して遅発性脳症の発症や重症化を抑える目的で高圧酸素療法が実施される(一致した結論は得られていない)[1, 7]。

II. シアン化物

シアン化物中毒のおもな原因は，家庭での火災におけるシアン化水素ガス吸入である[8, 9]。ICUにおいて血管拡張薬として使用されるニトロプルシドナトリウムもシアン化物中毒の原因となる。

A 病態生理

1. シアン化物イオンはメタロプロテイン(金属タンパク)に強い親和性をもつ。なかでもシトクロムオキダーゼの酸化鉄(Fe^{3+})に強く結合する。シトクロムオキダーゼは，ミトコンドリアでの電子伝達系の最終酵素である(貯蔵した電子は酸素分子を水分子に還元することでATPを産生する)。
2. シアン化物によるシトクロムオキシダーゼ活性の抑制は，ミトコンドリア内で酸化的リン酸化を阻害する。さらに，ミトコンドリアでピルビン酸の取り込みが阻害され，乳酸イオンが過剰に産生される。細胞質内での乳酸の蓄積は重篤な代謝性(乳酸)アシドーシスを引き起こし，これがシアン化物中毒の特徴的な徴候となる。
3. **クリアランス**

   生体におけるシアン化物の排泄経路は2つある。

   a. 主要排泄経路は，チオ硫酸(S_2O_3)とのトランススルフレーション反応によってチオシアン酸塩(SCN)を生成する経路である。

$$S_2O_3 + CN \rightarrow SCN + SO_3 \qquad (47.1)$$

   チオシアン酸塩は腎臓から排泄されるが，腎不全患者では蓄積し精神症状を呈する[10]。

b. 副排泄経路は，メトヘモグロビン($Hb\text{-}Fe^{3+}$)と結合しシアノヘモグロビンを生成する経路である。

$$Hb\text{-}Fe^{3+} + CN \rightarrow Hb\text{-}Fe^{3+}\text{-}CN \quad (47.2)$$

c. しかし，これらの排泄経路は容易に機能しなくなってしまう。とりわけ，チオ硫酸欠乏状態(喫煙者など)では無効である。

B 臨床症状

1. 初期症状は，興奮，頻脈，頻呼吸である。シアン化物の蓄積が進行すると，意識障害，徐脈，低血圧を呈し，最終的に心停止に至る。

2. 血漿乳酸値上昇は典型的(>10 mmol/L)である。静脈血の色調は，組織酸素消費量の減少のため動脈血様となる。

3. 煙を吸入した傷病者で重度の代謝性アシドーシス(pH<7.2)または著明な乳酸値の上昇を認めた場合，シアン化物中毒を疑う。煙を吸入してから症状発現まできわめて短時間である。症状が急速に進行すると5分以内に心停止に至ることもある[8)]。

C 診断

1. シアン化物中毒の診断は臨床症状にもとづく。血中のシアン化物濃度測定は書類作成のために有用であるが，(結果がすぐにでないので)臨床の場では利用できない。シアン化物中毒を疑った場合，シアン化物解毒薬を経験的に迅速投与する。臨床徴候の多くはCO中毒との区別が困難なため，確定診断が困難である。

2. 経験則によると，煙吸入の傷病者で重症の代謝性(乳酸)アシドーシスと不安定な血行動態を認めた場合，CO中毒ではなくシアン化物中毒と判断する[8, 9)]。

D 治療

解毒薬は，シアン化物中毒を疑った場合直ちに投与開始する。解毒薬の種類は表47.1に示す。

1. ヒドロキソコバラミン(シアノキット)

a. ヒドロキソコバラミンは，コバルト含有ビタミンB_{12}前駆体で，シアン化物と結合してシアノコバラミンを生成し，最終的に尿中に排泄される。推奨量5 gを静脈内にボーラス投与する。心停止の場合，5 gを追加投与する[8)]。

b. ヒドロキソコバラミンは安全に使用できるが，尿などの体液が数日間赤色になる。

2. チオ硫酸ナトリウム

a. チオ硫酸ナトリウムはシアン化物をチオシアン酸塩に変換する(式47.1参照)。通常，ヒドロキソコバラミンと併用する。推奨量は12.5 g を静脈内ボーラス投与する。

b. 腎不全患者ではチオシアン酸塩が体内に蓄積し急性の精神症状を引き起こすため[10)]，チオ硫酸ナトリウムの投与は禁忌である。腎不全が判明する前にチオ硫酸ナトリウムを投与した場合，チオシアン酸塩中毒の症状に注意する(症状が出現した場合，透析が必要となる)。

3. 亜硝酸塩

a. 亜硝酸塩はヘモグロビンからメトヘモグロビンを生成する過程でシアン化物を代謝する(式47.2参照)。

b. 亜硝酸塩はヘモグロビン酸素解離曲線の左方移動を起こすため(特にCO中毒が合併すると酸素運搬に不利に働くため)，煙吸入によるシアン化物中毒では禁忌である。

c. 亜硝酸アミルの吸入は静脈ラインが確保できない状況での応急処置としてシアン化物中毒に使用される(用量は表47.1参照)。

4. シアン化物解毒キット[*1]

a. シアン化物中毒専用の解毒キット(例えばAkorn Cyanide Antidote Kit)には，亜硝酸アミル吸入製剤，亜硝酸ナトリウム静注製剤(10 mL中に300 mg)，チオ硫酸ナトリウム静注製剤(50 mL中に12.5 g)が含まれる。

b. これらのキットはチオ硫酸塩を含んでいるが，(少なくとも執筆時において)ヒドロキソコバラミンが含まれていないため，シアン化物中毒に単独で用いてはならない。

＊1 訳注：国内未発売。国内で販売されているシアノキットはヒドロキソコバラミン製剤の静注キットである。

表 47.1 シアン化物中毒の解毒薬一覧

製剤名	用量と備考
ヒドロキソコバラミン	用量：5 g ボーラス静注。心停止時は 10 g。 備考：シアン化物中毒の解毒薬。尿が赤色となる。
チオ硫酸ナトリウム(25%)	用量：50 mL(12.5 g)ボーラス静注。 備考：ヒドロキソコバラミンと併用する。腎不全患者には投与しない。
亜硝酸アミル	用量：1 分ごとに吸入(30 秒間)，最大 5 分間。 備考：静脈ライン確保不可時の一時的対症療法。煙吸入時には禁忌。

III. 有毒アルコール類

エチレングリコールとメタノールは家庭用，自動車用，工業用の製品に含有される有毒アルコールで，中毒症状は多くの点で共通している(表 47.2)。

A エチレングリコール

エチレングリコールは自動車の不凍液の主成分として広く流通している。味は甘く美味であるため自殺の手段として使用されることが多い。

1. 病態生理

a. エチレングリコールは消化管から速やかに吸収され，服用量の

表 47.2 有毒アルコール中毒の比較

特徴	エチレングリコール	メタノール
酸塩基平衡	代謝性アシドーシス	代謝性アシドーシス
アニオンギャップ	増加	増加
浸透圧較差	増加	正常[a]/増加
他の所見	結晶尿	視力障害
おもな治療	ホメピゾール，血液透析	ホメピゾール，血液透析
補助治療	チアミン，ピリドキシン	フォリン酸

a：浸透圧較差は時間経過とともに正常範囲になる。

80％が肝臓で代謝される。

b. 代謝経路は，アルコールデヒドロゲナーゼと乳酸デヒドロゲナーゼが関与して複数の酸の生成を経て最終的にシュウ酸に代謝される(図 47.1)[12]。各段階において NAD から NADH(還元型 NAD)への変換，すなわちピルビン酸から乳酸の生成反応が媒介される。その結果，エチレングリコール中毒では血中の乳酸値が上昇する[12]。

c. 各段階の中間代謝産物は，強酸のため解離して高アニオンギャップ性代謝性アシドーシスを起こす。

2. 臨床徴候

a. 初期症状は，悪心，嘔吐，酩酊である。呼気のアルコール臭はない(エチレングリコール自体に臭いがない)。

b. 重症例では，傾眠，昏睡，全身性痙攣，腎不全，肺水腫，循環虚脱が起こる[12]。腎不全は遅発性に出現する(服用 24 時間後)。

c. 代謝産物のシュウ酸はカルシウムと結合し，不溶性のシュウ酸カルシウム結晶となって一部の体内組織，とりわけ腎尿細管に沈殿する。シュウ酸カルシウム結晶は尿細管傷害の原因となるが，尿沈渣で観察できる。エチレングリコール中毒における結晶の形態は特徴的である(立方体である二水和物結晶と対照的な，針状の一水和物結晶がみられる)[12]。

3. 治療

a. ホメピゾール

本剤はエチレングリコールの第 1 段階の代謝に関与するアルコールデヒドロゲナーゼを阻害する(図 47.1)。エチレングリコール中毒およびメタノール中毒における投与方法は表 47.3 を参照。良好な予後を得るために，服用後 4 時間以内の投与が推奨される。

b. 血液透析

エチレングリコールおよびその代謝産物は血液透析で除去される。重症アシデミア(pH＜7.1)および臓器障害の徴候(昏睡，痙攣，腎不全)がみられた場合，緊急透析の適応となる[12]。血液透析は複数回必要になることがある。この場合，ホメピゾールの投与量を調整する(表 47.3)

c. 解毒補助薬

チアミン(100 mg 静注)およびピリドキシン(100 mg 静注)：グリオキシル酸を無毒な代謝産物に変換する(表 47.2)。

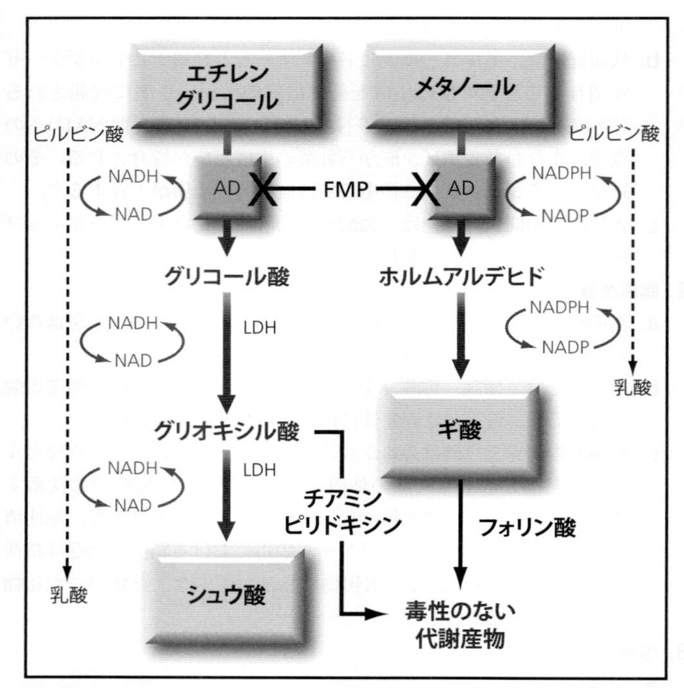

図 47.1　肝臓におけるエチレングリコールとメタノールの代謝
AD：アルコールデヒドロゲナーゼ，FMP：ホメピゾール，LDH：乳酸デヒドロゲナーゼ。

表 47.3	ホメピゾール投与方法
1. 初期投与量：15 mg/kg 静注 2. 維持量：10 mg/kg 静注（12 時間ごと，4 回投与） 3. 維持量の増加 [a]：15 mg/kg 静注，12 時間ごと 以下の状態が得られるまで継続 (a) 血中濃度 20 mg/dL 未満 (b) pH が正常化 (c) 症状の消失 4. 血液透析時の用量：15 mg/kg 静注，4 時間ごと。血液透析が不要となるまで継続	

a：薬物誘発性の代謝亢進を補正する目的で用量を増加する。
（参考文献 12 より）

B メタノール

メタノール〔木材の乾留によりはじめて生成されたことより木精(wood alcohol)と呼ばれている〕は，セラックニス，ワニス，車のウォッシャー液，固形燃料などに含まれている[12)]。

1. 病態生理

a. エチレングリコールと同様，速やかに上部消化管で吸収され，肝臓でアルコールデヒドロゲナーゼにより代謝される(図 47.1)。

b. 主要代謝産物のギ酸は，強酸のため容易に解離し高アニオンギャップ性代謝性アシドーシスの原因となる。さらに，ミトコンドリアのシトクロムオキシダーゼを阻害し酸化的エネルギー産生を抑制する。網膜，視神経，基底核はこの影響を受けやすい[12)]。

c. エチレングリコール代謝と同様に代謝過程においてピルビン酸から乳酸の生成が促進されるため，ギ酸自体の影響による量よりもはるかに大量の乳酸が産生される。

2. 臨床徴候

a. 初期症状：アルコール臭を伴わない酩酊状態。

b. 遅発性症状(服用 6〜24 時間)：視覚異常(暗点，霧視，完全な視覚障害)，意識障害，昏睡，全身性痙攣[12)]。

c. 視覚異常はメタノール中毒に特徴的でエチレングリコール中毒ではない。網膜検査で乳頭浮腫と全体的な網膜浮腫が観察される。

3. 検査所見

a. エチレングリコールと同様，高アニオンギャップ性代謝性アシドーシスとなるが，結晶尿はみられない。

b. メタノール血漿分析(血中濃度測定)は可能であるが(20 mg/dL 以上で中毒と診断)，結果報告に時間を要するため初期対応の判断材料にならない。

4. 治療

治療はエチレングリコールに準ずるが，以下の点が異なる。

a. 視力障害があれば，血液透析の適応。

b. 解毒補助薬(チアミン，ピリドキシンの代替として)：ギ酸を毒性のない代謝産物に変換するフォリン酸を投与する。推奨量は 1 mg/kg (最大 50 mg)を 4 時間ごとに投与する[12)]。フォリン酸が使用できない場合は葉酸を投与する[*2]。

IV. 有機リン

殺虫剤(例：パラチオン)に含まれている有機リン化合物の曝露により，毎年世界中で多くの命が失われている。これは生体異物の中で最多である[13]。とりわけ，神経ガス(例：サリン)は有機リンで致死性が非常に高い。有機リン全体の死亡率は 10〜40％である[13-15]。

A 病態生理

1. 有機リンは肺，消化管，口腔粘膜より速やかに吸収される。創傷のない皮膚からの吸収は限定的であるが，大量曝露では無視できない量が皮膚から吸収される[13]。
2. おもな作用はアセチルコリンエステラーゼ阻害作用で，この作用によって神経細胞と筋細胞のコリン作動性受容体(ムスカリン性受容体とニコチン性受容体)にアセチルコリンが蓄積する。有機リン中毒の症状はコリン作動性神経の活性化によって起こる。いわゆる**コリン作動性症候群**(重症例では**コリン作動性クリーゼ**)として知られる。

B 臨床症状

1. 有機リン中毒の症状[13, 14]

a. **中枢神経系**：初期症状は興奮，混乱だが，急速に意識混濁，昏睡に進行する。痙攣は殺虫薬ではまれであるが，神経ガスではてんかん重積を起こす[14]。

b. **瞳孔**：縮瞳は有機リンによるコリン作動性徴候として最も信頼できる所見である。

c. **筋**：ニコチン性受容体刺激によって線維束性攣縮が起こる。受容体刺激が長期間持続するとダウンレギュレーションにより筋弛緩(遅発性の徴候)が起こる[14]。

d. **外分泌腺**：コリン作動性刺激により外分泌腺は分泌亢進となる。発汗，流涙，唾液分泌，気管支漏をきたす。

e. **呼吸**：有機リンに曝露した時間に関係なく，呼吸不全を起こす。気管支分泌の過剰，呼吸筋力の低下，呼吸中枢抑制による低換気が原因である[15]。

f. **消化管**：嘔吐・下痢は特徴的な徴候である。外分泌過剰と併せて消化管からの体液喪失により高度脱水となる。

g. **泌尿器系**：膀胱の収縮により失禁を認める。

2. 有機リン中毒のおもな症状の頭文字を SLUDGEM〔sludge（泥）＋m〕として記憶する。

Salivation（唾液分泌），Lacrimation（流涙），Urination（排尿），Diarrhea（下痢），Gastrointestinal upset（悪心），Emesis（嘔吐），Miosis（縮瞳）。

C 治療

1. アトロピン

a. ムスカリン性受容体遮断作用。有機リン中毒の第 1 選択薬[13, 14, 16]。

b. 初期投与量：2 mg 静注または筋注。症状が改善しない場合，10 分間隔に 2 回追加投与可能[13]。治療初期の段階で重症の場合，間隔をあけずに 2 mg を追加投与する。

c. アトロピンはニコチン性受容体を遮断しないため筋症状は予防できない。

2. グリコピロレート

a. ムスカリン性受容体遮断作用（アトロピンと類似）。ただし，血液脳関門を通過しない（アトロピンと相違）。有機リン中毒の中枢神経系症状は抑制できない[13]。

b. アトロピンによる抗ムスカリン作用（興奮等）出現時にアトロピンと併用する。ただし，本剤によって末梢性ムスカリン作用を完全には抑制できない。

c. 通常量：1～2 mg 静注。症状改善するまで追加投与可能[10]。重症例では高用量となる[10]。

3. プラリドキシム

a. プラリドキシム（2-PAM）は有機リン分子に結合し，リン酸化アセチルコリンエステラーゼを再活性化する[16]。ただし，中毒初期の段階で投与開始しなければ効果が得られない（アセチルコリンエステラーゼのエージングにより無効となる）[14]。

b. 推奨投与方法：1 g を 1 時間かけて投与。コリン作動性の徴候が改善するまで 4 時間ごとに投与[14]。代替法：高用量を持続投与（1 g/h）[17]。

c. 治療期間：数日間継続する[14]。

＊2 **訳注**：日本では葉酸を投与する。

4. ベンゾジアゼピン系薬

有機リンによる興奮・痙攣時にベンゾジアゼピン系薬(ミダゾラム，ロラゼパム)が推奨される(投与量は表 43.5 参照)。

5. 消化管除染

a. 活性炭：有機リン中毒が疑われる場合，中毒物質に曝露後 1 時間以内であれば活性炭を投与する[14]。

b. 胃洗浄：活性炭投与前に胃洗浄を考慮する。ただし，気管挿管下に実施する[14]。

6. 皮膚除染

皮膚からの吸収は一定ではないが，曝露した患者を脱衣させ洗浄することは医療従事者への二次曝露を制限・予防するために妥当な処置である[14]。除染は必ずグローブ，ガウン，ゴーグルで防護したうえでICU 入室前に迅速に実施する。

参考文献

1. Guzman JA. Carbon monoxide poisoning. *Crit Care Clin* 2012; 28:537-548.
2. Hall JE. *Medical Physiology, 12th ed.* Philadelphia: Elsevier, W.B. Saunders, Co, 2011:495-504.
3. Lumb AB. *Nunn's Applied Respiratory Physiology. 7th ed.* Philadelphia: Elsevier, 2010:179-215.
4. Hampson NB, Piantadosi CA, Thom SR, Weaver LK. Practice recommendations in the diagnosis, management, and prevention of carbon monoxide poisoning. *Am J Resp Crit Care Med* 2012; 186:1095-1101.
5. Kalay N, Ozdogru I, Cetinkaya Y, et al. Cardiovascular effects of carbon monoxide poisoning. *Am J Cardiol* 2007; 99:322-324.
6. Choi IS. Delayed neurologic sequelae in carbon monoxide intoxication. *Arch Neurol* 1983; 40:433-435.
7. Buckley NA, Juurlick DN, Isbister G, et al. Hyperbaric oxygen for carbon monoxide poisoning. *Cochrane Database Syst Rev* 2011; 4:CD002041.
8. Anseeuw K, Delvau N, Burill-Putze G, et al. Cyanide poisoning by fire smoke inhalation: a European expert consensus. *Eur J Emerg Med* 2013; 20:2-9.
9. Baud FJ. Cyanide: critical issues in diagnosis and treatment. *Hum Exp Toxicol* 2007.
10. Weiner SW. Toxic alcohols. In: Nelson LS, Lewin NA, Howland MA, et al., eds. *Goldfrank's Toxicologic Emergencies. 9th ed.* New York: McGraw-Hill, 2011:1400-1410.
11. Bronstein AC, Spyker DA, Cantilena LR, Jr, et al. 2011 Annual Report of the American Association of Poison Control Centers' National Poison Data System (NPDS): 29th Annual Report. *Clin Toxicol* 2012; 50:911-1164.

12. Kruse PA. Methanol and ethylene glycol intoxication. *Crit Care Clin* 2012; 28:661-711.
13. Eddlestrom M, Clark, RF. Insecticides: Organic Phosphorus compounds and Carbamates. In: Nelson LS, Lewin NA, Howland MA, Hoffman RS, Goldfrank LR, Flomenbaum NE, eds. *Goldfrank's Toxicologic Emergencies. 9th ed.* New York: McGraw-Hill, 2011:1450-1466.
14. Blain PG. Organophosphorus poisoning (acute). *Clinical Evidence* 2011; 05:2102.
15. Carey JL, Dunn C, Gaspari RJ. Central respiratory failure during acute organophosphate poisoning. *Respiratory Physiology Neurobiology* 2013; 189:403-10.
16. Weissman BA, Raveh L. Multifunctional drugs as novel antidotes for organophosphates' poisoning. *Toxicology* 2011; 149-155.
17. Pawar KS, Bhoite RR, Pillay CP, et al. Continuous Pralidoxime infusion versus repeated bolus injection to treat organophosphorus pesticide poisoning: a randomized controlled trial. *Lancet* 2006; 368:2136-2141.

単位と換算

Units and Conversions

■国際単位系(SI)

パラメータ	SI 基本単位(記号)	換算
長さ	メートル(m)	1 m=3.28 フィート 2.54 cm=1 インチ
面積	平方メートル(m^2)	1 平方センチメートル(cm^2)=10^{-4} m^2 1 m^2=10.76 平方フィート
体積	立方メートル(cm^3)	1 m^3=1,000 リットル(L) 1 cm^3=1 ミリリットル(mL)
質量	キログラム(kg)	1 kg=2.2 ポンド(lb) 1 ポンド=453.5 g
密度	キログラム / 立方メートル(kg/m^3)	1,000 kg/m^3=水の密度
速さ	メートル / 秒(m/s)	1 m/s=3.28 フィート/s =2.23 マイル/h
力	ニュートン(N)=kg×(m/s^2)	1 ダイン=10^{-5} N
圧力	パスカル(Pa)=N/m^2	1 kPa=7.5 mmHg =10.2 cmH_2O
熱量	ジュール(J)=N×m	1 kcal=4,184 J
粘度	ニュートン秒毎平方メートル(N・s/m^2)	1 N・s/m^2=10^{-3} センチポアズ(cP)
物質量	モル(mol)=分子量をグラムで表す	mol×価数=当量(Eq)

■溶質濃度の単位換算

1. 水溶液中に遊離型として存在するイオンについては，その濃度はミリ当量毎リットル(mEq/L)単位で表現される。ミリモル毎リットル(mmol/L)単位に換算するには

$$mEq/L / 価数 = mmol/L$$

   a. カリウムイオン(K^+)のような1価イオンについては，mmol/L単位の濃度とmEq/L単位の濃度は等しい。
   b. マグネシウムイオン(Mg^{2+})のような2価イオンについてはmmol/L単位の濃度はmEq/L単位の濃度の半分である。

2. 他の分子と部分的に結合ないしは会合しているイオン(例えば，血漿中のCa^{2+})については，その濃度は通常，ミリグラム毎デシリットル(mg/dL)単位で表現される。mEq/L単位に換算するには

$$[(mg/dL) \times 10 / 分子量] \times 価数 = mEq/L$$

   ここで10はデシリットル(100 mL)をリットルに換算するための係数である。
   例：Ca^{2+}の分子量は40，価数は2である。したがって，血漿中のCa^{2+}濃度が8 mg/dLであったとすれば，$(8 \times 10/40) \times 2 = 4$ mEq/Lに相当する。

3. 非荷電分子(例えば，ブドウ糖)の濃度もミリグラム毎デシリットル(mg/dL)単位で表現される。mmol/L単位に変換するには

$$mg/dL \times 10 / 分子量 = mmol/L$$

   例：ブドウ糖の分子量は180である。したがって，血漿中のブドウ糖濃度が90 mg/dLであったとすれば，$90 \times 10/180 = 5$ mmoL/Lに相当する。

4. 溶質の濃度は浸透圧を使って表現することもできる。浸透圧は異なる液体コンパートメント間における水の分布を決定する。水溶液中での浸透圧活性(容量モル濃度と呼ばれる)はミリオスモル毎キログラム水(mOsm/kgH_2OまたはmOsm/kg)単位で表現される。
   溶質の濃度を重量モル浸透圧濃度に変換するには次の公式を使うことができる(nは1分子に含まれるそれ以上解離できない粒子の数)。

$$mmol/L \times n = mOsm/kg$$
$$(mEq/L) / 価数 \times n = mOsm/kg$$
$$[(mg/dL) \times 10 / 分子量] \times n = mOsm/kg$$

   例：
   a. 血漿中のNa^+濃度が140 mEq/Lであったとすれば，次のように浸透圧濃度に換算できる。

$$140/1 \times 1 = 140 \text{ mOsm/kg}$$

b. 血漿中のブドウ糖濃度が 90 mg/dL であったとすれば，次のように浸透圧濃度に換算できる。

$$(90 \times 10/180) \times 1 = 5 \text{ mOsm/kg}$$

血漿中の Na^+ は血漿中のブドウ糖よりもはるかに大きな浸透圧活性をもっている。浸透圧活性は溶液中の粒子の数によって決まり，粒子の大きさとは無関係である（つまり，Na^+1 個とブドウ糖 1 分子の浸透圧活性は等しい）。

■温度換算表

摂氏（℃）	華氏（°F）	摂氏（℃）	華氏（°F）
41	105.8	35	95
40	104	34	93.2
39	102.2	33	91.4
38	100.4	32	89.6
37	98.6	31	87.8
36	96.8	30	86
°F＝(9/5℃)＋32		℃＝5/9(°F－32)	

■調剤用単位ならびに家庭用単位の換算表

調剤用単位	家庭用単位
1 グレーン（grain）＝約 65 mg	ティースプーン（小さじ）1 杯＝約 5 mL
1 オンス（ounce）＝約 30 g	テーブルスプーン（大さじ）1 杯＝約 15 mL
1 液量オンス（fluid ounce）＝約 30 mL	ワイングラス 1 杯＝約 60 mL
1 パイント（pint）＝約 500 mL	ティーカップ 1 杯＝約 120 mL
1 クオート（quart）＝約 947 mL	

■圧力換算表

mmHg	kPa	mmHg	kPa	mmHg	kPa
41	5.45	61	8.11	81	10.77
42	5.59	62	8.25	82	10.91
43	5.72	63	8.38	83	11.04
44	5.85	64	8.51	84	11.17
45	5.99	65	8.65	85	11.31
46	6.12	66	8.78	86	11.44
47	6.25	67	8.91	87	11.57
48	6.38	68	9.04	88	11.70
49	6.52	69	9.18	89	11.84
50	6.65	70	9.31	90	11.97
51	6.78	71	9.44	91	12.10
52	6.92	72	9.58	92	12.24
53	7.05	73	9.71	93	12.37
54	7.18	74	9.84	94	12.50
55	7.32	75	9.98	95	12.64
56	7.45	76	10.11	96	12.77
57	7.58	77	10.24	97	12.90
58	7.71	78	10.37	98	13.03
59	7.85	79	10.51	99	13.17
60	7.98	80	10.64	100	13.90

キロパスカル(kPa)＝0.133×mmHg
ミリメートル水銀柱(mmHg)＝7.50×kPa

体型指標

Measures of Body Size

■体型指標

理想体重(ideal body weight：IBW)[a]

男性：IBW(kg)＝50＋0.9［身長(cm)－152］

女性：IBW(kg)＝45.5＋0.9［身長(cm)－152］

体型指数(body mass index：BMI)[b]

$$\mathrm{BMI}=\frac{\text{体重(kg)}}{[\text{身長(m)}]^{2}}$$

体表面積(body surface area)

デュボア(DuBois)の式[c]

$$\mathrm{BSA}(\mathrm{m}^2)=[\text{身長(cm)}]^{0.725}\times[\text{体重(kg)}]^{0.425}\times 0.007184$$

ヤコブソン(Jacobson)の式[d]

$$\mathrm{BSA}(\mathrm{m}^2)=\frac{\text{身長(cm)}+\text{体重(kg)}-60}{100}$$

a：Devine BJ. *Drug Intell Clin Pharm* 1974; 8:650
b：Matz R. *Ann Intern Med* 1993; 118:232
c：Dubois EF. *Basal metabolism in health and disease*. Philadelphia: Lea & Febiger, 1936
d：Jacobson B. *Medicine and clinical engineering.* Englewood Cliffs, NJ: Prentice-Hall, 1977

■成人男性の理想体重(kg)[a]

身長(cm)	体格・小	体格・中	体格・大
157.5	58.1～60.8	59.4～64.0	62.6～68.0
160	59.0～61.7	60.3～64.9	63.5～69.4
162.5	59.9～62.6	61.2～65.8	64.4～70.8
165	60.8～63.5	64.1～67.1	65.3～72.6
167.5	61.7～64.4	63.0～68.5	66.2～74.4
170	62.6～65.8	64.4～69.9	67.6～76.2
172.5	63.5～67.1	65.8～71.2	68.9～78.0
175	64.4～68.5	67.1～72.6	70.3～79.8
177.5	65.3～69.9	68.5～73.9	71.7～81.6
180	66.2～71.2	69.9～75.3	73.0～83.5
183	67.6～72.6	71.2～77.1	74.4～85.3
185.5	68.9～74.4	72.6～78.9	76.2～87.1
188	70.3～76.2	74.4～80.7	78.0～89.4
190.5	71.7～78.0	75.7～82.6	78.0～91.6
193	73.5～79.8	77.6～84.8	82.1～93.9

a：最長の余命を期待できる裸体体重。
(Statistics bureau of Metropolitan Life Insurance Company, 1983 より改変)

■成人女性の理想体重(kg)[a]

身長(cm)	体格・小	体格・中	体格・大
147	46.3～50.3	49.4～54.9	50.8～59.4
150	46.7～51.3	50.3～55.8	54.4～60.8
152.5	47.2～52.2	51.3～57.2	55.3～62.1
155	48.1～53.5	52.2～58.5	56.7～63.5
157.5	49.0～54.9	53.5～59.9	58.1～64.9
160	50.3～56.2	54.9～61.2	59.4～66.7
162.5	51.7～57.6	56.2～62.6	60.8～68.5
165	53.1～59.0	57.6～64.0	62.1～70.3
167.5	54.4～60.3	59.0～65.3	63.5～72.1
170	55.8～61.7	60.3～66.7	64.9～73.9
172.5	57.2～63.0	61.7～68.0	66.2～75.7
175	58.5～64.4	63.0～69.4	67.6～77.1
177.5	59.9～65.8	64.4～70.8	68.9～78.5
180	61.2～67.1	65.8～72.1	70.3～79.8
185.5	62.6～68.5	67.1～73.5	71.7～81.2

a：最長の余命を期待できる裸体体重。
(Statistics bureau of Metropolitan Life Insurance Company, 1983 より改変)

■予測体重 /1 回換気量対照表　男性

身長(cm)	予測体重(kg)	mL/kg				
		4	5	6	7	8
147	45.4	180	230	270	320	360
150	47.7	190	240	290	330	380
152	50.0	200	250	300	350	400
155	52.3	210	260	310	370	420
157	54.6	220	270	330	380	440
160	56.9	230	280	340	400	460
163	59.2	240	300	360	410	470
165	61.5	250	310	370	430	490
167	63.8	260	320	380	450	510
170	66.1	260	330	400	460	530
173	68.4	270	340	410	480	550
175	70.7	280	350	420	490	570
178	73.0	290	370	440	510	580
180	75.3	300	380	450	530	600
183	77.6	310	390	470	540	620
185	79.9	320	400	480	560	640
188	82.2	330	410	490	580	660
191	84.5	340	420	510	590	680
193	86.8	350	430	520	610	690
196	89.1	360	450	530	620	710
198	91.4	370	460	550	640	730

■予測体重 /1 回換気量対照表　女性

身長(cm)	予測体重(kg)	mL/kg				
		4	5	6	7	8
140	34.0	140	170	200	240	270
142	36.3	150	180	220	250	290
145	38.6	150	190	230	270	310
147	40.9	160	200	250	290	330
150	43.2	170	220	260	300	350
152	45.5	180	230	270	320	360
155	47.8	190	240	290	330	380
157	50.1	200	250	300	350	400
160	52.4	210	260	310	370	420
163	54.7	220	270	330	380	440
165	57.0	230	290	340	400	460
168	59.3	240	300	360	420	470
170	61.6	250	310	370	430	490
173	63.9	260	320	380	450	510
175	66.2	260	330	400	460	530
178	68.5	270	340	410	480	550
180	70.6	280	350	420	500	570
183	73.1	290	370	440	510	580
185	75.4	300	380	450	530	600
188	77.7	310	390	470	540	620
191	80.0	320	400	480	560	640

■体型指数(Body Mass Index：BMI)

低体重　標準体重　過体重　肥満　高度肥満

身長(cm) \ 体重(kg)	45.5	47.7	50.0	52.3	54.5	56.8	59.1	61.4	63.6	65.9	68.2	70.5	72.7	75.0	77.3	79.5	81.8	84.1	86.4	88.6	90.9	93.2	95.5	97.7
152.4	19	20	21	22	23	24	25	26	27	28	29	30	31	32	33	34	35	36	37	38	39	40	41	42
154.9	18	19	20	21	22	23	24	25	26	27	28	29	30	31	32	33	34	35	36	36	37	38	39	40
157.4	18	19	20	21	22	22	23	24	25	26	27	28	29	30	31	32	33	33	34	35	36	37	38	39
160.0	17	18	19	20	21	22	23	24	24	25	26	27	28	29	30	31	32	32	33	34	35	36	37	38
162.5	17	18	18	19	20	21	22	23	24	24	25	26	27	28	29	30	31	31	32	33	34	35	36	37
165.1	16	17	18	19	20	20	21	22	23	24	25	25	26	27	28	29	30	30	31	32	33	34	35	35
167.6	16	17	17	18	19	20	21	21	22	23	24	25	25	26	27	28	29	29	30	31	32	33	34	34
170.1	15	16	17	18	18	19	20	21	22	22	23	24	25	25	26	27	28	29	29	30	31	32	33	33
172.7	15	16	16	17	18	19	19	20	21	22	22	23	24	25	25	26	27	28	28	29	30	31	32	32
175.2	14	15	16	17	17	18	19	20	20	21	22	22	23	24	25	25	26	27	28	28	29	30	31	31
177.8	14	15	15	16	17	18	18	19	20	20	21	22	23	23	24	25	25	26	27	28	28	29	30	30
180.3	14	14	15	16	16	17	18	18	19	20	21	21	22	23	23	24	25	25	26	27	28	28	29	30
182.8	13	14	14	15	16	17	17	18	19	19	20	21	21	22	23	23	24	25	25	26	27	27	28	29
185.4	13	13	14	15	15	16	17	17	18	19	19	20	21	21	22	23	23	24	25	25	26	27	27	28
187.9	12	13	14	14	15	16	16	17	18	18	19	19	20	21	21	22	23	23	24	25	25	26	27	27
190.5	12	13	13	14	15	15	16	16	17	18	18	19	20	20	21	21	22	23	23	24	25	25	26	26
193.0	12	12	13	14	14	15	15	16	17	17	18	18	19	20	20	21	22	22	23	23	24	25	25	26

穿刺針とカテーテル

Needles and Catheters

■ゲージサイズ

ゲージサイズ	外径[a]	
	インチ	mm
26	0.018	0.45
25	0.020	0.50
24	0.022	0.56
23	0.024	0.61
22	0.028	0.71
21	0.032	0.81
20	0.036	0.91
19	0.040	1.02
18	0.048	1.22
16	0.064	1.62
14	0.080	2.03
12	0.104	2.64

a：外径は製造元により異なる。

■フレンチサイズ

フレンチサイズ	外径[a]	
	インチ	mm
1	0.01	0.3
4	0.05	1.3
8	0.10	2.6
10	0.13	3.3
12	0.16	4.0
14	0.18	4.6
16	0.21	5.3
18	0.23	6.0
20	0.26	6.6
22	0.28	7.3
24	0.31	8.0
26	0.34	8.6
28	0.36	9.3
30	0.39	10.0
32	0.41	10.6
34	0.44	11.3
36	0.47	12.0
38	0.50	12.6

a：外径は製造元により異なる。外径(mm)を 3 倍すれば，およそのフレンチサイズがわかる。

■末梢静脈カテーテルの流量

ゲージサイズ	カテーテル長	流量(L/h)
16	30 mm	13.2
18	30 mm	6.0
	50 mm	3.6
20	30 mm	3.6

流量は自然滴下による。
〔*Ann Emerg Med* 1983; 12:149 と Emergency Medicine Updates (emupdates.com) より〕

■中心静脈カテーテル（トリプルルーメン）の流量

フレンチサイズ	カテーテル長	ルーメン	カテーテル径	流量（L/h）
7	16 cm	遠位 中間 近位	16 ゲージ 18 ゲージ 18 ゲージ	3.4 1.8 1.9
7	20 cm	遠位 中間 近位	16 ゲージ 18 ゲージ 18 ゲージ	3.1 1.5 1.6
7	30 cm	遠位 中間 近位	16 ゲージ 18 ゲージ 18 ゲージ	2.3 1.0 1.1

流量はカテーテルから 100 cm の高さの生理食塩液を自然滴下した際の数値。
（Arrow International より）

■末梢挿入中心静脈カテーテルの流量

フレンチサイズ	カテーテル長	ルーメン	カテーテル径	流量（L/h）
5	50 cm	シングル	16 ゲージ	1.75
5	70 cm	シングル	16 ゲージ	1.30
5	50 cm	遠位 近位	18 ゲージ 20 ゲージ	0.58 0.16
5	70 cm	遠位 近位	18 ゲージ 20 ゲージ	0.44 0.12

流量はカテーテルから 100 cm の高さの生理食塩液を自然滴下した際の数値。
（Arrow International より）

■血液透析カテーテルの流量

フレンチサイズ	カテーテル長	ルーメン	カテーテル径	流量（L/h）
12	16 cm	近位 遠位	12 ゲージ 12 ゲージ	23.7 17.4
12	20 cm	近位 遠位	12 ゲージ 12 ゲージ	19.8 15.5

流量はカテーテルから 100 cm の高さの生理食塩液を自然滴下した際の数値。
（Arrow International より）

雑録

Miscellany

■ SOFA スコア(Sequential Organ Failure Assessment)

指標	点数				
	0	1	2	3	4
Pa_{O_2}/F_{IO_2} (mmHg)	≧400	<400	<300	<200 (呼吸補助下)	<100 (呼吸補助下)
血小板数 ($10^3/\mu L$)	≧150	<150	<100	<50	<20
ビリルビン (mg/dL)	<1.2	1. 2〜1.9	2〜5.9	6〜11.9	>12
平均血圧 (mmHg)	>70	<70	ドパミン(<5)またはドブタミン(投与量は問わない)[a]	ドパミン(5〜15)またはアドレナリン(≦0.1)またはノルアドレナリン(≦0.1)[a]	ドパミン(>15)またはアドレナリン(>0.1)またはノルアドレナリン(>0.1)[a]
グラスゴー昏睡スコア	15	13〜14	10〜12	6〜9	<6
クレアチニン(mg/dL)または尿量(mL/日)	<1.2	1.2〜1.9	2〜3.4	3.5〜4.9 または <500	≧5 または <200

a:カテコールアミン投与単位は μg/kg/min。
(Vincent et al, *Intensive Care Med* 1996; 22:707-710 より)

■ CHA_2DS_2-VASc スコアと非弁膜症性心房細動患者における脳梗塞の危険性

危険因子	（ポイント）	合計スコア	脳卒中発生率（% / 年）
心不全	(1)	0	0.0
高血圧	(1)	1	1.3
75 歳以上	(2)	2	2.2
糖尿病	(1)	3	3.2
脳梗塞 / 一過性脳虚血発作（TIA）/ 血栓塞栓症	(2)	4	4.0
		5	6.7
血管疾患（心筋梗塞の既往, 末梢動脈疾患）	(1)	6	9.8
		7	9.6
65～74 歳	(1)	8	6.7
女性	(1)	9	15.20

CHA_2DS_2-VASc : Congestive heart failure, Hypertension, Age≧75yrs, Diabetes mellitus, prior Stroke, TIA or thromboembolism, Vascular disease, Age 65-74yrs, Sex category（female sex）。
（*Circulation* 2014; 130:e199 より）

■試験成績の評価

	疾患あり	疾患なし
試験陽性	真陽性 a	偽陽性 c
試験陰性	偽陰性 b	真陰性 d

指標	計算式	定義
感度	$\frac{a}{a+b}$	疾患が存在する患者が試験陽性となる割合
特異度	$\frac{d}{c+d}$	疾患が存在しない患者が試験陰性となる割合
陽性適中率	$\frac{a}{a+c}$	試験陽性のときに疾患が存在する割合
陰性適中率	$\frac{d}{b+d}$	試験陰性のときに疾患が存在しない割合

索引

・語頭が欧文の用語は，すべて欧文索引に含めた。
・f は図，t は表を表す。

欧文索引

■ 数字・ギリシャ文字

■ A

■ B

■ N

■ O

■ P

■T

■V

■W

和文索引

■ あ行

■ か行

■た行

■な行

■は行

■ま行

■ や行

■ ら行

■ わ行

リトル ICU ブック　第2版　定価：本体 5,000 円＋税

2010 年 5 月 25 日発行　第 1 版第 1 刷
2018 年 5 月 17 日発行　第 2 版第 1 刷 ©

著　者　ポール L. マリノ

監訳者　稲田（いなだ） 英一（えいいち）

発行者　株式会社 メディカル・サイエンス・インターナショナル
代表取締役　金子 浩平
東京都文京区本郷 1-28-36
郵便番号 113-0033　電話(03)5804-6050

印刷：横山印刷／表紙装丁：ソルティフロッグ デザインスタジオ(サトウヒロシ)／本文デザイン：GRID CO., LTD.

ISBN 978-4-8157-0122-2 C3047